新文京開發出版股份有限公司
NEW WCDP
新世紀・新視野・新文京 ― 精選教科書・考試用書・專業參考書

全方位護理
應考e寶典

書中QR碼
下載試題

2024
必勝秘笈 考前衝刺

基本護理學

張玉珠、王玉真◎編著

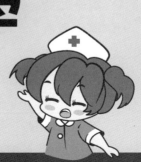

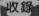

國家圖書館出版品預行編目資料

全方位護理應考 e 寶典：基本護理學／張玉珠，
　王玉真編著. -- 第十六版. -- 新北市：新文京
　開發出版股份有限公司, 2024.09
　　面；　　公分
ISBN　978-626-392-054-5（平裝）

1.CST: 基本護理學

419.6　　　　　　　　　　　　　113012141

全方位護理應考 e 寶典－基本護理學　　（書號：B261e16）

編 著 者	張玉珠　王玉真
出 版 者	新文京開發出版股份有限公司
地　　址	新北市中和區中山路二段 362 號 9 樓
電　　話	(02) 2244-8188（代表號）
F A X	(02) 2244-8189
郵　　撥	1958730-2
第十一版	2019 年 03 月 01 日
第十二版	2020 年 03 月 01 日
第十三版	2021 年 03 月 20 日
第十四版	2022 年 09 月 30 日
第十五版	2023 年 09 月 30 日
第十六版	2024 年 09 月 15 日

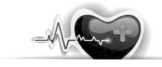

完勝國考三步驟

　　按照下面三個步驟練習，《全方位護理應考e寶典》就能幫你在考前完整複習，戰勝國考！挑戰國考最高分！

✔ Step 1　了解重點

詳讀「重點彙整」**黑體字國考重點**，學會重要概念。♥標示點出命題比例，考前先知得分區。

✔ Step 2　訓練答題技巧

讓專家為你解析考題，藉由「題庫練習」歷屆考題，複習考試重點，找到自己的弱點。

✔ Step 3　模擬試題

考前的實戰練習，讓你應考更得心應手。

　　覺得練習不足嗎？《全方位護理應考e寶典》還**收錄歷屆考題QR code**，不管是「升學、考照、期中期末考」，《全方位護理應考e寶典》永遠能幫你在最短時間內，做好最佳的準備！

　　考選部於2022年啓動國家考試數位轉型發展及推動計畫，將國家考試擴大為電腦化測驗，以順應數位化趨勢。有關國家考試測驗式試題採行電腦化測驗及各項應考注意事項請至考選部應考人專區查詢。

　　應考人專區　QR code　

❤　新文京編輯部祝你金榜題名　❤

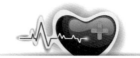

編・者・簡・介

| 張玉珠 |

學歷　國防大學國防醫學院在職護理系學士
　　　國防大學國防醫學院護理研究所碩士

| 王玉真 |

學歷　慈濟大學護理研究所碩士
　　　國立臺北護理健康大學護理哲學博士
現職　長庚科技大學護理系副教授

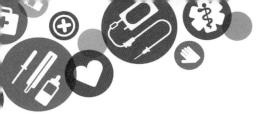

CONTENTS 目錄

掃描QR code

或至https://reurl.cc/OrEV2g下載題庫

緒　論

出題率：♥ ♡ ♡

護理的內涵 ── 護理的由來與定義
　　　　　　── 專家學者對護理的看法
　　　　　　── 護理的範圍

護理理念及工作模式 ── 護理理念
　　　　　　　　　── 護理工作模式

護理倫理理論與原則 ── 護理倫理理論
　　　　　　　　　── 護理倫理原則

護理人員的角色功能

護理人員與法律 ── 護理人員法及其施行細則
　　　　　　　── 護理業務的法律責任
　　　　　　　── 護病糾紛發生的預防原則

護理專業團體概述 ── 護理專業團體的特性
　　　　　　　　── 國外護理專業團體
　　　　　　　　── 臺灣護理專業團體

醫療保健體系

全民健康保險概述

Fundamentals of Nursing

人類的基本需要 ── 馬斯洛的人類需要階段論

　　　　　　　　── 韓德森的 14 項人類基本需求

　　　　　　　　── 艾瑞克森的社會心理發展

健康與疾病 ── 健康的概念

　　　　　　── 疾病的概念

　　　　　　── 三段五級的預防概念

　　　　　　── 健康促進相關概念

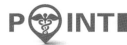

1-1　護理的內涵

一、護理的由來與定義

1. 護理(nursing)：延伸自 *nutricius* (L.)，原是撫育、扶助、照顧之意。

2. **護理是一門科學，也是一門藝術，更是一種為社會服務的專門職業**，其特徵包括：
   (1) 是一群經由立案機構訓練和有長期經驗的人員（具有專門職業及技術人員資格）組成，均受過**嚴謹的教育訓練**，有**自主能力**使個案樂意接受其照護，在於**達到滿足人類基本需求，促進及重建人類的健康**為服務目的。
   (2) 是以**護理學識與護理技術**為專業架構，並有**專門之公會及學會**做為從業人員之後盾。**專業成員對專業有歸屬感，進而努力投入其中**，且**嚴守**職業團體及政府訂定的**規範**及法律之約束。
   (3) **護理專業持續受到社會改變的影響而改革，且護理人員對於政策具有影響力。**

二、專家學者對護理的看法

1. **南丁格爾**(Florence Nightingale)：強調**護理是科學與藝術的結合**，並提出**護理是一種使個案置身於最自然而良好狀態下的活動**。19 世紀中葉，她發展以**改善環境衛生、促進舒適和健康為基礎**的護理理念，注重護理知識與護理教育的傳授、個案情緒與心靈的健康。

2. **韓德森**(Virginia Henderson)：認為護理人員的獨特功能是在**生病或健康的個體有足夠的體力、意願或知識下，盡可能協助他獲得獨立的能力**。

3. 歐倫(Orem)：強調個案有其自我意願與責任，護理是要協助個案完成自己無法執行的事情，最終是要**使其能自行負責與自我照顧**。

4. **羅依(Roy)**：強調以**適應**為導向，護理是協助個人、家庭或社區，在**生理**、**自我概念**、**角色功能**、**相互依賴**上對環境的適應，以達動態平衡。

5. **美國護理學會(American Nurses' Association, ANA)：護理是診斷和處理個體對現有的或潛在的健康問題的行為反應。**強調**運用護理過程**進行照護，以解決其健康問題或滿足其需求。

6. 余玉眉女士(1980)：護理是要幫助人類維持健康，於疾患中給予身心照顧，直至其恢復而能承擔滿足己身基本需要的責任，並且協助瀕死病人平靜地走向終期。

三、護理的範圍

1. 護理人員法第 24 條明訂護理人員的業務包括：(1)健康問題之護理評估；(2)預防保健之護理措施；(3)護理指導與諮詢；(4)醫療輔助行為（護理的非獨立性功能）。

2. 1973 年國際護理協會(ICN)修訂的護理人員倫理規則中指出護理人員的基本責任在**減輕痛苦**、**恢復健康**、**維持健康**、**預防疾病**及**促進健康**。

(一) 依護理工作的專業度來分

1. 非專業性護理：是指**不需透過學習**、**訓練或專業性判斷的簡單照護工作**，工作範圍最窄，如**擦澡**、**餵食**、**翻身**等。

2. 半專業性護理：是指**需具備相關知識而習得的技術**，**且需經時間訓練的**，有一定的執行步驟，通常為照護常規(routine)，如**測量生命徵象**、**給藥**、**抽血**等。

3. 專業性護理：是指**需經過專業的護理養成教育及訓練，運用所學提供個案所需的健康照護**，需發揮獨立思考、分析及判斷的能力，如**健康問題之評估**、預防保健的護理措施之提供等，工作範圍最廣。而專業的特點包括：**專業的任務必須配合時代需要、專業有正式的訓練制度、專業善於應用理論知識，有解決問題的能力**。依據目前護理專業的發展，如當藥廠研發新藥而需進行臨床試驗，則應聘請**研究護士**擔任此新藥試驗的執行者。

(二) 依護理功能來分

1. 非獨立性功能：又稱為**依賴性功能、工具性功能或機械性功能** (instrumental function)，**乃指護理人員必須遵照醫囑(order)而執行的護理業務**，如給藥、打針（醫療輔助行為）等。但於執行前仍需運用護理專業知識判斷個案是否適合給予，**對醫囑有疑慮時，應與護理長或醫師商討後再執行。若醫師指示錯誤時，應由醫師負全責。**

2. 相依性（協同性、合作性）功能：是指**護理人員必須與其他醫療專業人員協力合作，相互配合**，以解決個案的健康問題。

3. 獨立性功能：是指**護理人員不必受醫囑約束，運用護理的專業知識及經驗獨立判斷並決定所要執行的護理活動**。如健康問題之護理評估、預防保健之護理措施、護理指導及諮詢等。

1-2 護理理念及工作模式

一、護理理念

1. **護理服務的對象是「人」**，包括生病的人和健康的人。

2. 護理信念或價值觀，常是護理人員作判斷或決定的依據。護理理念的要素主要包括**人、環境、健康及護理**之概念。

(1) 人：是一個**開放的系統，持續不斷的與周圍環境互動**。每個人在各自生長發育過程中均有不同的需求。

(2) 環境：人在內在與外在環境中持續不斷的進行互動及能量交換。

(3) 健康：**是一種動力狀態**。人與環境互動會影響其生理、心理及社會的健康狀態。**WHO 強調健康是個體包括身、心、社會的良好狀態，不單只是沒有疾病或缺陷。**

(4) 護理：主要目的在**協助個人、家庭、團體及社會充分發揮健康**。

3. **貝維斯**(Bevis, 1982)以時間為主軸，將護理理念分為四大階段：**苦行僧主義→浪漫主義→實用主義→存在主義**（表 1-1）。

二、護理工作模式

1. 個案護理(case nursing)：是最早的工作模式，強調**依醫囑執行照護**，著重於疾病治療，**每一位護理人員負責病人所有的照顧工作，責任劃分清楚**。適於**護生**或**特別護士**。

2. **功能性護理**(functional nursing)：**以工作為中心，依工作性質，機械化地分配給固定人員**，一人負責一項工作，以最少的人力照護最多的病人，適於**護理人力短缺**或**降低人事成本**時，例如**靜脈注射小組**。

3. 成組護理(team nursing)：由護理師、護理人員、護理助理員組成照護小組以負責一組病人。**小組長**負責工作之分派、指導、計畫及評值。可讓護理人員運用判斷能力進行照護，使其滿意度提高。另外，也可**縮短新進人員的適應時間，及增加工作人員的成就感**。

4. **全責護理**(primary nursing)：以病人為中心，病人自入院至出院皆由**責任護理師**負責個別性的護理評估、計畫、執行及評值，**護理人員需有高度的獨立性**，並適時與其他專業人員聯繫與協調，故**可提供病人連續性、整體性與個別性的護理**，此種方式亦適合用於**隔離病房**之情境。若責任護理師休假時，有其協同

護理師依該計畫執行照護。此模式雖使護理人員的責任感、自主能力、工作滿意度增加，缺點是會**增加人事成本（人力與經費）**，當**護理人員能力不足時即會影響護理品質**。

5. 綜合性護理(modular nursing)：**較全責護理節省人力和經費**，其**可提供病人整體持續性照護**。

表 1-1	護理理念的四大階段
四大階段	**特色說明**
苦行僧主義	・源起：**由理想主義及柏拉圖式的信念衍生而來。精神上昇華才是人生最終及最重要的目標**。盛行於 1850~1920 年代。 ・特點：**「燃燒自己，照亮別人」**，他們深信照護病人的工作需要自我否定及犧牲奉獻。
浪漫主義	・源起：源於**現實主義**，相信人必須與所存在的物理環境達成和諧。盛行於 1920~1940 年代的初期。 ・特點：**「在成功醫師的背後，都有一位偉大的護理人員」**，把南丁格爾女士美化成手持油燈的白衣天使，強調護理人員應**依賴**醫師，是**醫師的助手**，不應該有獨立或自主性的想法。
實用主義	・源起：二次大戰爆發，傷患大增，護理界人力又短缺，因而藉由辦理短期訓練以訓練護理助（佐）理員，從事簡單的病人照護。 ・特點：強調**工作的分派**及**工作的效率**，延伸出**成組護理、功能性護理**之工作模式。到 1950 年代中期，開始**重視整體性**及**「以病人為中心」**的護理工作模式。
存在主義	・源起：源於傳統之希臘與拉丁文化，1960 年代開始在護理界產生影響力。存在主義**相信每個人是獨特的，具有思想及意志力**，強調人是一個整體(holistic)。 ・特點：護理專業發展成為**有思考力且自主性**的專業，延伸出**以病人為中心**，為**「病人的代言人」**的全責護理之工作模式。

1-3　護理倫理理論與原則

一、護理倫理理論

1. 義務論：行為的善惡、應當與否，應該由**行為之正當性、出發點及義務性**來判斷，而非以行為的結果來判斷。

2. 效益論：又稱為「實用論」，強調**行為的結果應為最多數人謀求最大的幸福**（利他的快樂主義），如：護理人員致力於「使病人得到最大的好處」。

二、護理倫理原則

1. **自主原則**：係指**尊重個案自己做決定**的原則，如：「**知情同意**」－強調**同意必須是知情及自願的**。醫護人員必須**詳實告知**治療或護理活動的目的、過程、結果、危險性等，並**確認個案充分了解後再做決定**，例如：**當病人意識清醒時，應由病人簽署相關醫療同意書；當病人意識不清或失去意識時，才依民法規定之代理順位簽署之**。自此延伸出誠實規則、守信規則、保密及隱私規則。

2. **行善（施益）原則**：為最優先的原則，照護時，要**避免傷害個案、預防及去除傷害，並做對其有益之事**。

3. **不傷害原則**：係指**不得故意對個案施予傷害**，在檢查和治療上盡可能維護個案身心安全。應**密切探視**及**觀察病人**，並**維護周圍環境安全**，預防傷害的發生。但在治療過程中，難免會傷害到個案，故需以**如何平衡利益與傷害以達成最大福祉為基本考量**。例如：**南丁格爾誓言中「勿取服或用有害之藥」**。

4. **公平（正義）原則**：目前醫學界大多採用**平等、先來先服務**及**急症與重症優先**的公平原則。

1-4 護理人員的角色功能

1. 管理者與協調者：**統籌管理個案的健康照護相關事宜**，提供最佳的治療性環境，使其得到良好的照護品質。此外，護理人員需要與個案、家屬及其他專業人員**密切合作與溝通**，**負責居中協調**照護相關事務。

2. **諮詢者與教導（育）者：給予健康諮詢的服務**，以澄清個案或家屬的疑慮，客觀地**引導**他們做出最利於健康的決定。並且需**給予**他們合宜的**護理指導**，以恢復自我照顧的能力。

3. **健康活動設計者**：根據其專業知識**評估個案的健康情況，確立其健康問題，訂定整體性的個別護理計畫**，並視其需要作修正。

4. 照護提供者：又稱照顧者，即是**提供個案所需的一切照護活動，並給予情緒上的支持**，以儘速重獲健康，恢復自我照顧之能力。

5. 治療者：**協助醫師執行治療計畫，並與之共同討論**，密切觀察個案的情況及對藥物治療之反應，促進個案恢復健康。

6. **評值者**：須**隨時評值**所執行的護理措施是否有效，若個案問題仍無法解決時，則須重新擬定護理計畫。

7. 代言者：發現其他專業人員有任何對個案不利的情形時，護理人員要代為發言，以維護其權利。

1-5　護理人員與法律

一、護理人員法及其施行細則

　　護理人員法於 1991 年 5 月 17 日制定，由總統公布實施，隔年發布護理人員法施行細則。該法中明定護理人員之**資格、權利、義務、業務與責任、懲處**等，不僅能**有效管理護理人員**，並能**提升護理專業之服務品質**，同時亦能**保障全民的健康**。

　　依護理人員法第 8 條規定，護理人員執業，應**每六年接受一定時數繼續教育，始得辦理執業執照更新**。

　　依護理人員法第 14 條規定，為減少醫療資源浪費，因應連續性醫療照護之需求，並發揮護理人員之執業功能，得設置**護理機構**，包括**居家護理機構、護理之家機構、產後護理機構**。

　　依據 2020 年公布之護理人員法第 11 條規定，**護理人員因停業或歇業時，應自事實發生之日起 30 日內，報請原發執業執照機關備查**。

二、護理業務的法律責任

　　護理業務之過失，係指護理人員未履行份內之義務，提供個案適當的護理照顧。若因而導致個案身心受創時，護理人員可能會有**刑事上、民事上及行政上的責任**。

1. **刑事責任：重點在於處以刑罰**。因過失造成個案損害，依其程度處以有期徒刑、拘役甚或併科罰金，罪責可分為：**業務過失傷害罪、業務過失重傷罪**及**業務過失致死罪**。

2. **民事責任：重點在於賠償損害**。當被害人之身體健康受損時，依民法規定之賠償範圍包括扶養賠償費、喪葬費、慰撫金等。

3. 行政責任：護理人員發生護理過失時，將受到**停業**之處分。

三、護病糾紛發生的預防原則

1. 護病糾紛：為醫療糾紛的一部分，醫療糾紛是指個案或其親友，對醫療進行之過程、內容、結果不滿意，或因醫療人員的服務態度欠佳，而引起之紛爭。

2. 預防原則
   (1) 保持專業形象，加強**溝通技巧**，**關懷及尊重個案**，**建立良好的護病關係**。並**善盡告知與說明義務**，與個案經常會談，盡可能減少彼此的認知差距。
   (2) **在病人入院時告知**其有**知道診斷、病情、治療內容的權利**，**也有閱讀、索取自己病歷或相關文件的權利，以及接受或拒絕治療、護理活動的權利。**
   (3) 溫故知新，維持專業能力，以提供個案最佳的護理服務品質。
   (4) 依法執行護理業務，執行時要提高警覺及專心，**有任何疑問應立即反應及澄清，詳實書寫護理記錄。**

1-6 護理專業團體概述

一、護理專業團體的特性

1. 成立護理專業團體的目標：(1)推動護理專業發展，以提升其地位。(2)增進護理人員對專業的興趣與事業發展。(3)促進民眾健康。

2. 護理專業團體的特性：團體的組成為自願性質，團體是一個民主的動態性組織，可促進會員的成長。

二、國外護理專業團體

1. 世界衛生組織(World Health Organization, WHO)：成立於 1948 年 4 月 7 日（世界衛生日）。總部設於**瑞士日內瓦**(Geneva)，下設世界衛生大會、執行委員會、秘書處、及區域委員會和區辦事處（世界六大洲），旨在**促進全人類達到最高的健康水準。**

2. 國際護理協會(International Council of Nurses, ICN)：成立於 1899 年，會址設於瑞士日內瓦，由各國護理學／協會組成（台灣護理學會於 1922 年成為會員國之一）。旨在**為提升護理專業，影響及制定全球護理、衛生及社會政策及凝聚全球護理人員的力量，維持高度照護品質**，為所有護理會員國的代言人。

3. 美國護理學會(American Nurses Association, ANA)：1911 年正式成立的護理專業團體，旨在盡力提高護理專業標準，使全民獲得高品質的健康照護，支持及建立對護理人員工作環境合理的法規制度，並增進護理人員的福祉。

三、臺灣護理專業團體

1. 台灣護理學會(Taiwan Nurses Association, TWNA)：1914 年成立，旨在**發展護理專業，促進護理學術研究，提高護理教育水準，增進全民健康及提升本會國際地位**。

2. 中華民國護理師護士公會全國聯合會(The National Union of Nurses' Association, R.O.C.)：成立於 1986 年，旨在**聯合全國護理師、護士，增進護理知能，共謀護理事業發展，力行社會服務，維護護理人員權益**，並提升其地位。護理人員法第 10 條規定，**護理人員均需加入服務所在地之護士公會**，故可同時成為該會的會員。

1-7　醫療保健體系

1. 一個完善的醫療保健體系必須具備**易近性、即時性、持續性、日常性、有效性、機動性和整合性**之功能。「**醫療社區化**」是未來醫療保健服務的重點。

2. 我國目前的醫療保健體系（圖 1-1）包括：
   (1) **公共衛生預防保健服務**：主要提供社區民眾促進健康、篩檢及預防和緊急救護等服務。
   (2) **急性醫療服務**：服務範圍包括衛生所（室）、基層醫療、地區醫院、區域醫院和醫學中心等場所。
   (3) 中期照顧服務。
   (4) **復健及後續性照護服務**：主要提供復健、居家照護、療養照護和安寧照護等服務。護理機構的服務對象可包括：**罹患慢性病需長期護理之病人、出院後需繼續護理之病人、產後需護理之產婦及嬰幼兒**。

3. 我國現行衛生行政組織體系：**行政院衛生福利部（中央層級）**→國民健康署（中央次層級）→直轄市政府衛生局（直轄市層級）→各縣市衛生局（鄉鎮市區層級）→衛生所（室）或保健站。

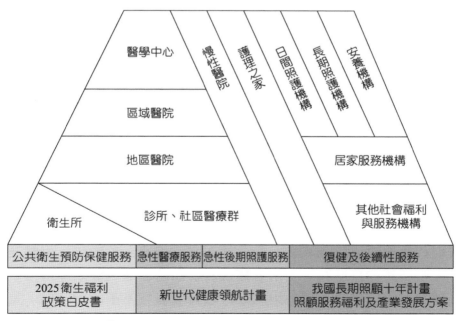

➕ 圖 1-1　醫療保健體系及醫療機構層級

4. 醫院機構依功能分為：
   (1) **醫學中心**：須經醫院評鑑及教學醫院評鑑合格，具有研究、教學、訓練及高度醫療作業之功能。服務人口數為 100 **萬人**，病床數在 500 床（含）以上。
   (2) **區域醫院**：須經醫院評鑑及教學醫院評鑑合格，除具有各專科門診以外，另有病理、麻醉、放射線、復健等，**從事需精密診斷與高度技術之醫療工作**。服務人口數為 40 **萬人**，病床數在 250~499 床。
   (3) **地區醫院**：須經醫院評鑑合格，能提供一般專科門診及住院服務。服務人口數為 10 **萬人**，病床數在 100~299 床。
   (4) **基層醫療機構**：小型醫院診所（**開業醫院或診所**）、**衛生所**（**室**）、**群體醫療中心**。每一單位服務人口數為 2,000~50,000 人。

1-8　全民健康保險概述

1. 法源依據：2004 年立法院三讀通過「**全民健康保險法**」，旨在**提供民眾適當醫療服務、有效利用醫療資源、減少國民就醫財務障礙並促進國民健康**。由**中央健康保險署**負責籌辦全民健康保險業務，而**行政院衛生福利部**為全民健康保險的主管機關，下設**中央健康保險署**及相關委員會，以推動健保體制的運作。

2. 健保 IC 卡概述：2004 年 1 月 1 日起，**全面實施健保 IC 卡制度**，重大傷病者亦可憑卡就醫。

3. 現行健保醫療給付範圍：全民健保醫療服務涵蓋**西醫、中醫及牙醫門診醫療服務、住院醫療服務**及**預防保健、分娩**等項目。**無關疾病治療**或易致濫用的醫療項目及器材**不予給付**（如：美容手術、預防性手術、眼鏡、義眼、義齒、助聽器等）。

1-9　人類的基本需要

一、馬斯洛的人類需要階段論（圖 1-2）

　　馬斯洛(Abraham Maslow)認為人類有許多基本需要，彼此是環環相扣的，**較低層次的需要必須比較高層次的需要先滿足**，但需求的滿足沒有一定的發生順序。

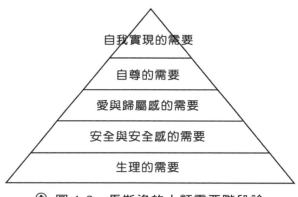

🕀 圖 1-2　馬斯洛的人類需要階段論

1. 生理的需要：是維持身體運作的基本需要，也是最重要的，包括：**氧氣、水分、營養及生命徵象穩定**等。

2. 安全與安全感的需要：個體有免於身體傷害和擺脫恐懼、焦慮的需要。護理人員藉由**協助個案認識病房環境及常規**可滿足之。

3. 愛與歸屬感的需要：個體需要愛與被愛的親密情感關係，護理人員藉由**安排親友來探視個案、運用治療性溝通技巧與之建立良好護病關係**，讓個案有**屬於病房一分子的感覺**可滿足之。

4. 自尊的需要：認為自己是個有用的人，**護理人員與個案間應互相尊重**。若此需要未獲滿足，個案會變得依賴、缺乏自信。

5. 自我實現的需要：指個體有發揮潛能、創造力、實踐理想和信念的需要，**是最高層次的需要**。

二、韓德森的 14 項人類基本需求

韓德森(Virginia Henderson, 1966)提出的 14 項人類基本需求
（表 1-2）可做為護理人員在提供護理照護時的指引。

表 1-2　韓德森的 14 項人類基本需求	
照護面	人類基本需求
生理及身體照護	・正常的呼吸。
	・恰當的飲食。
	・順暢排泄身體的廢棄物。
	・運動並維持合適的姿勢。
	・合宜的睡眠和休息。
	・選擇合宜的衣服，協助穿脫衣物。
	・透過調整衣服和改變環境來維持體溫於正常範圍。
	・保持身體的清潔、修飾儀容和保持皮膚完整。
	・避免環境中危險因素且避免傷害他人。
心理、靈性及社會照護	・能夠和他人溝通以表達情感、需要、恐懼或觀點。
	・根據個人的信仰參加宗教活動。
	・能有成就感地工作。
	・參加或進行各種形式的娛樂活動。
	・學習、發現或滿足好奇心以導致正常發展和健康，以及有效的利用健康設施。

三、艾瑞克森的社會心理發展

艾瑞克森(Erikson, 1902)的理論將**人生分成八個發展階段**，而
每個階段都有其應完成的任務。

1. 嬰兒期（0~1 歲）：信任感對不信任感。

2. 幼兒期（1~3 歲）：自主對羞愧／懷疑。

3. 兒童早期（3~6 歲）：主動進取對罪惡感。

4. 兒童中期（6~12 歲）：勤勉對自卑。

5. 青少年期（12~20 歲）：認同感對角色混淆。

6. 成年前期（20~40 歲）：親密感對孤立感。

7. 中年期（40~65 歲）：創造對停滯。

8. 老年期（65 歲以上）：自我統合對絕望。

1-10　健康與疾病

一、健康的概念

1. 鄧恩(Dunn, 1961)：「**健康是使個人在環境中有功能，能完整的朝向最大潛能的發揮。**」

2. 杜勃斯(Dubos, 1965)：強調「**適應**」的概念，主張個體若能設法使自己的健康狀況達到最佳狀態，即應被視為健康。

3. 世界衛生組織(WHO, 1974)：「健康是**身體、心理及社會**上皆處於完全安寧美好的狀態，而不僅是沒有疾病或虛弱而已。」

4. 南丁格爾(Nightingale)：「運用每一種能力的狀況，且無任何疾病，並強調**在最自然的情境下，協助病人恢復、保持健康。**」

5. 紐曼(Neuman)：「護理模式，是以防禦線之正常動態平衡為導向。」

6. 健康相關模式

   (1) **健康－疾病的連續性狀態**：是一種**經常改變的動態過程，會受到內外環境的影響**，其具有相對性關係，連續線上**沒有清楚的中界點，越靠左端越健康**，含括生理和心理的健康，隨著年齡的增加和慢性病的出現，會越向右偏（疾病端）。

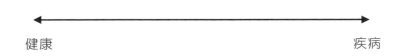

🌐 圖 1-3　健康－疾病的連續性狀態

(2) **高度安適的健康模式**：由鄧恩(Dunn, 1961)提出，**水平線是健康疾病的連續狀態，垂直線是環境的好壞**；模式中指出**健康是個體在其環境中，充分發揮自我的潛能，達到個體內在和外在環境間的平衡，劃分出四個象限。第一象限：最高度**安適的健康，個體健康狀況及其生活環境品質均良好。**第二象限**：高度安適的健康，個體健康狀況良好，但其生活環境品質不良。**第三象限**：低度的健康，個體健康狀況不良，但其生活環境品質良好，尚能提供健康照護資源。**第四象限：**最低度的健康，個體的健康狀況及其生活環境品質均不良。

7. 影響健康的因素：Marc Lalonde(1974)指出**生物遺傳因素、環境因素、生活型態（影響最大）及醫療服務體系**為健康的影響因素。

二、疾病的概念

(一) 致病模式

1. **三角致病模式**(epidemiological triangle)：**宿主、病原與環境**為疾病產生的三大要素，彼此需維持平衡狀態，若任一要素產生改變則可能導致疾病的發生。

   (1) 宿主(host)：是指**個體**。若常熬夜或有不正確的飲食習慣可能提高罹病的機會。

   (2) 病原(agent)：是指**致病因子**，如：細菌、毒素、酒精等，如：抗藥性提高則可能造成疾病發生的機會提升。

(3) 環境(environment)：是指**疾病傳播的途徑或所處的周遭地域**。可能的環境因子包括溫度、濕度、居家環境、飲用水質等，如：環境髒亂可能提高罹病的機會。

2. **網狀致病模式**(web of causation)：強調疾病受到關係鏈重重影響，這些關係鏈往往環環相扣，並交織形成複雜的因果網絡。

3. **輪狀致病模式**(epidemiological wheel)：強調宿主受環境因素的影響而發病，注重**宿主與環境的交互作用、多重致病因子的複雜多變**，且**更重視生態性的平衡**。

(二) 疾病的自然史

1. **易感期**(susceptible stage)：疾病尚未發生，但在宿主體內或環境中已存有危險因子，如：吸菸及二手菸易引發呼吸系統疾病。

2. **臨床前期**(preclinical stage)：致病因子導致宿主產生病理變化，但尚未出現臨床徵狀而無法察覺，如：動脈粥狀硬化，應早期做檢查並適當的處理。

3. **臨床期**(clinical stage)：致病因子已明顯對宿主的生理或心理狀態造成影響，可見臨床徵狀。

4. **殘障期**(disable stage)：疾病在臨床期過後，有些可以痊癒，有些卻有暫時或永久性的身體折損，如：重度中風所導致的半身不遂。

5. **死亡**(death)：疾病持續的惡化可能使罹病或殘障的宿主因原發疾病、併發症及後續病變等而死亡。

三、三段五級的預防概念（圖 1-4）

健康促進	特殊保護	早期診斷適當治療	限制殘障	復健
1. 加強衛生教育 2. 提高生活水準 3. 良好的營養補充 4. 正當休閒和適當運動 5. 良好的就業及工作環境 6. 正常個性的發展 7. 改善環境衛生 8. 性教育與婚姻指導 9. 遺傳優生諮詢 10. 婚前健康檢查與定期身體檢查 11. 員工定期健康檢查	1. 按時接受預防接種 2. 注意個人衛生 3. 利用環境衛生知識 4. 職業傷害的保護 5. 預防意外 6. 給予特殊營養 7. 避免接觸致癌物質 8. 慎防接觸過敏原 9. 高危險群的照顧	1. 個人或團體中尋找病例 2. 實施篩檢 3. 選擇性檢查，其目的在： (1) 預防和治療疾病的進行 (2) 預防病源傳播 (3) 預防出現併症 (4) 減少殘障的可能性	1. 完全治療 2. 住院診治 3. 居家照顧及療養 4. 防止病情惡化及限制殘障、死亡	1. 心理、生理及社會適應、發揮最大能力 2. 職能復健 3. 完全就業 4. 長期照顧
第一級預防	第二級預防	第三級預防	第四級預防	第五級預防
初段預防		次段預防	末段預防	
病理前期		病理期		
無症狀期／易感期		臨床病徵期		殘障期／死亡期

🜨 圖 1-4　三段五級的預防

1. **初段預防**(primary prevention)：在疾病的易感期進行，包括**促進健康的活動**和**提供特殊保護**兩級，以預防致病因子進入人體內，增強抵抗力。

2. **次段預防**(secondary prevention)：在臨床前期或臨床期進行，藉由疾病的**早期診斷**和**適當治療**，延緩疾病的進行，一般常利用**篩檢**（測量血壓）來發現高危險群（高血壓病人）。

3. **末段預防**(tertiary prevention)：在臨床期及殘障期進行，包括**限制殘障**和**復健**兩級，使發病者不再繼續惡化而進入殘障期，或協助殘障者恢復自主能力、減少依賴。

四、健康促進相關概念

1. 健康促進的定義：「健康促進」是**個人增加對健康的控制與改善健康的過程**，包含增強個人技巧和能力的行動、改變社會環境與經濟狀況，以減輕對人類或個人健康影響的行動。

2. **健康信念模式**（圖 1-5）：建立在**自覺利益**和**自覺障礙**的衡量與比較，進而影響個體最佳行動途徑的選擇。同時人們**自覺健康的威脅和疾病的嚴重程度**，會影響個體執行預防性健康行為的決定。

3. 健康促進的方法：首重「**養成健康的生活型態**」，而透過「**自我照顧**」可以改變生活及飲食型態、適當運動及壓力處理等。

4. 保健：**積極意義為促進健康，消極意義為避免疾病**。

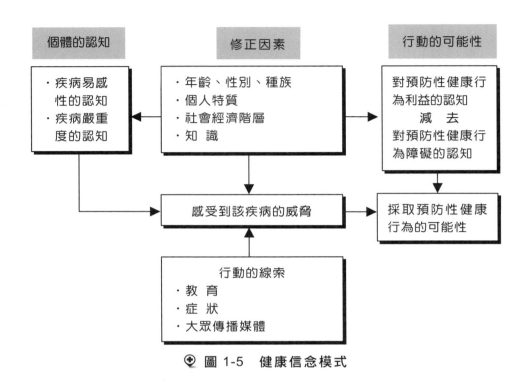

●圖 1-5 健康信念模式

QUESTI❓N

1. 下列何種護理措施的形式是屬於「獨立性護理措施」？(A)依照醫囑給藥　(B)指導初產婦哺餵母乳並提供相關衛教　(C)與其他醫療團隊人員共同討論病人的出院規畫　(D)照會其他專業人員的協助　　　　　　　　　　　　　　　　　（100專高一）

2. 曾太太因子宮肌瘤進行子宮切除術，手術後哀怨地說：「我這樣已經不算是女人了，我擔心我先生會不會因為這樣不愛我了！」此時曾太太最需要滿足的是什麼需求？(A)生理　(B)愛及歸屬感　(C)自尊　(D)自我實現　　　　　　　　　　　（100專高一）

3. 醫院組成靜脈注射小組，負責全院病人之靜脈注射，屬下列何種護理模式？(A)功能性護理　(B)成組護理　(C)全責護理　(D)個案護理　　　　　　　　　　　　　　　　　　　（100專高一）

4. 有關護理倫理之敘述，下列何者錯誤？(A)照護病人時，應運用護理倫理原則以從事最適當的護理活動　(B)護理師得以拒絕照顧愛滋病病人　(C)倫理原則包括自主原則、不傷害原則、施益原則及公平原則　(D)在知情同意下，執行護理措施而造成病人傷害時仍屬合法道德的作為　　　　　　　　　（100專高二）

5. 有關壓力源(stressor)的敘述，下列何者錯誤？(A)於短時間內、同時集中多重壓力源，可能會超過個人的身體負荷而致病　(B)每個人對壓力忍受度有程度上的不同　(C)若壓力源持續時間愈長及程度愈嚴重，致病機率也愈大　(D)當身體已準備好抵抗壓力源時，交感神經隨即開始活動　　　　　　　　　（100專高二）

6. 有關保健之敘述，下列何者正確？　(1)消極意義為避免疾病　(2)消極意義為促進健康　(3)積極意義為避免疾病　(4)積極意義為促進健康。(A) (1)(2)　(B) (1)(4)　(C) (2)(3)　(D) (3)(4)　　　　（100專普一）

解答：　1.B　　2.B　　3.A　　4.B　　5.D　　6.B

7. 護理人員邀請營養師一同指導病人做飲食計劃，這是屬於：(A)獨立性功能之護理　(B)非獨立性功能之護理　(C)協同性功能之護理　(D)依賴性功能之護理　（100專普一）

8. 「每2小時協助病人翻身1次」是屬於下列何種護理功能？(A)獨立性護理功能　(B)相依性護理功能　(C)非獨立性護理功能　(D)醫囑性護理功能　（100專普二）

9. 護理師應告知病人各種檢查之危險性，並尊重病人本人的決定，此為何種倫理原則？(A)自主原則　(B)行善原則　(C)不傷害原則　(D)公平原則　（101專高一）

10. 下列何者屬於獨立性護理措施？(A)給予病人每6小時500 c.c.的靜脈輸液　(B)教導病人家屬每2小時為病人翻身乙次　(C)與營養師共同擬定病人出院飲食計畫　(D)依醫囑每4小時給予病人導尿乙次　（101專高一）

11. 病人住院期間，將病人所需要的護理活動依工作性質，機械化地分配給固定的人員，此種護理工作模式稱為：(A)個案護理(case nursing)　(B)功能性護理(functional nursing)　(C)全責護理(primary nursing)　(D)綜合護理(modular nursing)　（101專普一）

12. 在執行護理活動時，下列哪一項為優先考量？(A)環境設備　(B)隱私　(C)避免傷害　(D)供應物品　（101專普一）

13. 醫師告知癌末病人其病情及預後之後，病人自己決定簽下不急救同意書，這是符合下列哪一項護理倫理原則？(A)公平原則　(B)自主原則　(C)不傷害原則　(D)行善原則　（101專高二）

14. 病人及家屬找不到主治醫師請教病人的病情、診斷及預後等問題時，轉而求助護理師，能告知上述問題。則護理師的處理為何？(A)請實習醫師向病人及家屬說明　(B)拿病歷給病人及家屬看　(C)拿病歷逐一解釋給病人及家屬了解　(D)協助聯絡醫師，請醫師為其解釋　（101專高二）

解答：　7.C　　8.A　　9.A　　10.B　　11.B　　12.C　　13.B　　14.D

15. 我國護理人員法規定護理人員的業務中，有哪些為法定的護理獨特功能？ (1)健康問題的護理評估 (2)預防保健的護理措施 (3)護理指導與諮詢 (4)醫療輔助行為。 (A) (1)(2)(3)　(B) (1)(2)(4)　(C) (1)(3)(4)　(D) (2)(3)(4)　　　　　　　　　　　（101專普二）

16. 下列何種護理工作模式所需花費的人力及經費是最大的？(A)成組護理(Team Nursing)　(B)全責護理(Primary Nursing)　(C)功能性護理(Functional Nursing)　(D)綜合性護理(Modular Nursing)
（101專普二）

解析 全責護理為病人自入院至出院皆由責任護理人員執行個別性之護理過程，但會增加人事成本，易花費較多人力與經費。

17. 有關護理服務的敘述，下列何者錯誤？(A)護理服務的對象是「人」　(B)護理服務的範圍在醫療院所中　(C)護理服務的對象包括生病的人，以及健康的人　(D)護理服務在達到滿足人類基本需求，並促進人類的健康　　　　　　　　　　　（101專普二）

18. 王小明就讀國中，因病住院，他希望能夠很快康復回到學校和好朋友一起打球。以馬斯洛(Maslow)五大需求理論而言，王小明有哪一層次的需求？(A)生理需求　(B)愛與歸屬感需求　(C)自尊自重需求　(D)自我實現需求　　　　　　　　　　　（102專高一）

19. 陳先生因肺癌入院接受治療，護理師於其入院時，須告知在法律上的權利，但不包含下列何者？(A)有知道診斷、病情、治療內容的權利　(B)有選擇護理師的權利　(C)有閱讀、索取自己病歷或相關文件的權利　(D)有接受或拒絕治療、護理活動的權利
（102專高二）

20. 南丁格爾誓言中「勿取服或用有害之藥」，即強調護理師應符合何種倫理的原則？(A)行善原則　(B)不傷害原則　(C)誠實原則　(D)自主原則　　　　　　　　　　　（102專高二）

解答：　15.A　16.B　17.B　18.B　19.B　20.B

21. 依馬斯洛(Maslow)之五大需求理論，人類最高層次之需求是：(A)生理需求　(B)愛和歸屬感需求　(C)自尊及自重需求　(D)自我實現需求　　　　　　　　　　　　　　　　　　　　（102專高二）

    解析 依馬斯洛(Maslow)之五大需求理論，人類最高層次之需求為自我實現需求。

22. 有關健康的看法，下列敘述何者正確？(A)羅伊(Roy)認為健康是一個人達到整合與完整狀態或過程，強調自覺良好即表示健康　(B)歐倫(Orem)認為健康是一種能成功地處理所面臨的問題，達到自我照顧的狀態　(C)羅傑茲(Rogers)強調人類不斷地與病菌保持互動，當人與病菌保持距離即表示健康　(D)世界衛生組織(WHO)認為健康是生理、心理沒有疾病或虛弱狀態　　（104專高二）

23. 有關護理倫理的原則，下列敘述何者錯誤？(A)醫師將愛滋病病人的資料向當地衛生局報告，違反保密原則　(B)施行人體實驗時，事前告知相關注意事項，並取得受試者的書面同意，符合自主原則　(C)告知40歲的婦女子宮頸抹片檢查的重要性，此為行善原則　(D)醫師應末期病人的要求不予維生的治療，此種行為並不違反不傷害原則　　　　　　　　　　　　　　　　（105專高一）

24. 周女士，24歲，已婚，因子宮頸癌行子宮切除術，術後常有掉淚及鬱悶情形，也曾表示自己已不像是女人，依馬斯洛(Maslow)的五大需求理論，護理師此時最需滿足周女士的是哪方面需求？(A)安全感需求　(B)愛及歸屬感需求　(C)自尊自重需求　(D)自我實現需求　　　　　　　　　　　　　　　　　　　（105專高一）

    解析 協助個案認為自己是個有用的人，增加其自信，是滿足自尊與自重的需要。

解答：　21.D　22.B　23.A　24.C

25. 有關護理專業特性之敘述，下列何者錯誤？(A)運用護理過程解決病人的健康問題是屬於「相互依賴功能」 (B)「人、環境、健康、護理」是護理專業的核心構面 (C)重視人為「身、心、靈、社會」的複合體 (D)護理所強調的理念是「care」，而不是「cure」 （105專高一）

    解析 護理人員運用專業知識與經驗獨立判斷並決定所要執行的護理活動，是為獨立性功能。

26. 辦理社區子宮頸抹片檢查及胸部X光篩檢，依據三段五級健康學說，此活動是屬於哪一層級的預防？(A)第一段第一級 (B)第二段第二級 (C)第一段第三級 (D)第二段第三級 （105專高一）

    解析 子宮頸抹片檢查及胸部X光篩檢為選擇性檢查，視為第二段第三級的預防概念。

27. 依據護理人員法第24條規範，下列何者不是護理人員的業務範圍？(A)健康問題之護理評估 (B)預防保健之護理措施 (C)護理指導及諮詢 (D)醫療處置行為 （105專高一）

    解析 醫療處置行為非護理人員法所制訂的業務範圍。

28. 有關健康與疾病概念之敘述，下列何者正確？(A)二者是一個動態且絕對的關係 (B)個體在此一連續線上的位置會受內外在環境的影響 (C)是一個明確、客觀且可測量的狀態 (D)二者都有明確且一致性的定義 （106專高二）

29. 王小弟，4歲，罹患罕見疾病，因多重併發症入院治療，其住院醫師目前正從事此疾病相關研究，要求護理師為病人抽血時，順便多留5 c.c.血液檢體提供研究之用，護理師的回應下列何者最適宜？(A)遵從醫囑多抽5 c.c.血液檢體，展現醫護合作 (B)因未增加病人額外的侵入性治療，無關倫理問題 (C)發現新知有助於醫療突破，考量病人利益協助抽血 (D)告知醫師必須徵求孩童父母知情同意 （106專高二）

解答： 25.A 26.D 27.D 28.B 29.D

30. 有關病人安全工作中「鼓勵異常事件通報」之執行策略，下列何者錯誤？(A)營造異常事件通報文化　(B)對異常事件進行根本原因分析　(C)多為個人疏失，應予懲處　(D)鼓勵參與全國性病人安全通報系統　　　　　　　　　　　　　　　　（106專高二補）

31. 以人類疾病病程分期中病人的反應，下列何者表示其處於接受期？(A)「為什麼是我？我又沒做壞事！」　(B)「我想我會生病應該是我沒有好好吃三餐，上帝在處罰我。」　(C)「護理師你可以告訴我生病後應該如何照顧自己。」　(D)「我認為沒什麼好說的，你不要再問了。」　　　　　　　　　　　　（106專高二補）

32. 以馬斯洛(Maslow)的五大基本需要而言，下列何者須最優先處理？(A)協助病人與家人溝通　(B)協助病人維持身體舒適　(C)協助病人完成心願　(D)協助病人了解病情　　　　　（106專高二補）

33. 針對護理學者對護理所下的定義及其倡導的護理理論，下列何者錯誤？(A)南丁格爾(Nightingale)強調護理是藝術與科學的結合　(B)羅伊(Roy)發展適應模式理論　(C)奧倫(Orem)發展自我照顧需求理論　(D)韓德森(Henderson)強調治療性人際關係過程
　　　　　　　　　　　　　　　　　　　　　　　　　　（107專高二）

34. 照護一位躁動不安、長期臥床且裝置胃造口的病人，下列何項活動不屬於護理的獨立功能？(A)教導照服員胃造口照護方式　(B)觀察病人服藥後的反應　(C)病人躁動時給予約束　(D)評估病人自我照顧的能力　　　　　　　　　　　　　　（107專高二）
解析〉約束需有醫囑，是為非獨立性的護理功能。

35. 吳先生住院期間因為食慾不佳、體重下降，照會營養師提供飲食計畫並改變進食熱量，護理師協助持續追蹤病人進食狀態，此為何項護理功能？(A)獨立性護理功能　(B)機械性護理功能　(C)依賴性護理功能　(D)協同性護理功能　　　　　（107專高二）
解析〉護理人員需與其他醫療專業人員協力合作，一同解決病人的健康問題，是為協同性護理功能。

解答：　　30.C　　31.C　　32.B　　33.D　　34.C　　35.D

36. 王老先生因為下肢動脈血管粥狀硬化導致大範圍的傷口，需要執行截肢手術，但家屬考量病人高齡而拒絕接受手術，表示只要接受傷口換藥即可，家屬的決定可能違反下列哪一項護理倫理原則？(A)不傷害原則　(B)自主原則　(C)公平原則　(D)保密原則
（108專高一）

37. 病人接受化學治療時，護理師評估注射部位是否有紅腫以助確認是否有化學藥物滲漏，此照護措施符合下列何者護理倫理原則？(A)自主原則　(B)正義原則　(C)公平原則　(D)不傷害原則
（108專高二）

38. 根據國際護理協會(ICN)護理人員倫理規範，護理師的基本責任不包括下列何者？(A)健康促進　(B)疾病預防　(C)減輕痛苦　(D)疾病診斷
（108專高二）
解析 疾病診斷是醫師的職責。

39. 依據109年公布之護理人員法第11條，護理人員因停業或歇業時，應自事實發生之日起幾日內，報請原發執業執照機關備查？(A) 3日　(B) 10日　(C) 15日　(D) 30日
（109專高一）

40. 下列何者不是主責護理(primary nursing)之特性？(A)提供個別性護理　(B)提供功能性護理　(C)提供連續性護理　(D)提供整體性護理
（109專高二）

41. 下列那位專家提出「人生可分成八個發展階段，而每個階段都有其應完成的任務」？(A)佛洛依德(Freud)　(B)艾瑞克森(Erikson)　(C)佩普洛(Peplau)　(D)馬斯洛(Maslow)
（110專高一）

42. 下列何者不是病人的權利？(A)可延長住院期限獲取醫療保險給付　(B)知道自己的診斷、進展與治療內容　(C)閱讀、影印自己的病歷或相關文件　(D)拒絕非其意願之治療及護理活動
（110專高一）

解答：　36.B　37.D　38.D　39.D　40.B　41.B　42.A

43. 雇主提供員工定期身體檢查，在三段五級健康學說中屬於哪一層級的預防？(A)第一段第一級　(B)第一段第二級　(C)第二段第三級　(D)第三段第四級　　　　　　　　　　　　　　（110專高二）

　　解析 員工定期身體檢查是三段五級健康學說中的第一段第一級。

44. 病人因化學治療導致噁心嘔吐，無法進食，照會營養師給予飲食指導，隨後護理人員追蹤病人的進食狀態，屬於下列何種護理功能？(A)依賴性功能　(B)治療性功能　(C)合作性功能　(D)獨立性功能　　　　　　　　　　　　　　　　　　（110專高二）

　　解析 護理人員與醫療專業人員共同處理個案問題的功能稱為合作性功能。

45. Maslow的需要階層理論中，最高層級的需要為何？(A)自我實現　(B)愛及歸屬感　(C)自尊　(D)安全與安全感　　　　（111專高一）

46. 有關與護理人員相關的法律問題，下列敘述何者錯誤？(A)未實際測量血壓而依過去的數值做成記錄，護理人員將有法律責任　(B)有自殺傾向的病人以病房內延長線自殺以致成為植物人，護理人員有怠忽職守　(C)一般醫療處置時，護理人員不經病人同意即可進行抽血檢查，以維護病人健康　(D)管制藥品只能在醫師的指示下使用，若擅自攜帶出去將有違法之虞　（111專高一）

　　解析 一般醫療處置時，護理人員需向病人解釋，並取得病人的知情同意。

47. 林先生因腹部手術後傷口疼痛，10分疼痛量表評估為5分。護理師依據醫囑給予止痛劑Acetaminophen (500mg) 1# P.O.，此項活動屬於下列何項護理功能？(A)非獨立性護理功能　(B)獨立性護理功能　(C)協同性護理功能　(D)功能性護理功能　（111專高一）

　　解析 護理師依據醫囑給予止痛劑是屬於非獨立性護理功能。

解答：　　43.A　　44.C　　45.A　　46.C　　47.A

48. 有關健康與疾病觀點的敘述，下列何者錯誤？(A)社會學的觀點而言，健康是人與其存在的生態環境達到和諧關係的結果　(B)消費者的觀點而言，健康是一種可以被購買的商品　(C)生理學的觀點認為，疾病是身體的系統或功能有不正常現象　(D)流行病學觀點認為，疾病為宿主在其所處環境中對病原體產生易感性
（111專高二）

49. 一位意識清楚的腎衰竭病人，當醫師告知需進行長期且定期血液透析時，病人考慮醫院路程太遠及造成家人負擔，堅持出院不願意接受治療。下列敘述何者正確？(A)接受病人的醫療決定讓他出院，以符合保密原則　(B)答應病人不告知家屬他的決定，以符合正義原則　(C)強制病人一定要留在醫院進行血液透析，以符合施益原則　(D)提供病人居家附近血液透析室的完整訊息，以符合資源公平原則
（111專高二）

50. 王先生，闌尾炎痊癒即將出院，但看起來心情欠佳。依羅氏適應模式(Roy's adaptationmodel)生理、心理與社會的整體評估，下列敘述何者正確？(A)王先生因疾病痊癒出院，即達成羅氏適應模式健康之適應狀態　(B)王先生獲得其生理上的健康，即達成以病人為中心的護理照護目標　(C)王先生的心理健康狀態而言，已達成羅氏適應模式之健康與安適狀態　(D)了解王先生心情欠佳的原因並協助調適，是羅氏適應模式護理照顧範圍（112專高一）

51. 照顧一位有自傷行為的精神科病人，下列敘述何者符合不傷害倫理原則？(A)在沒有同意書的情況下，約束病人使其不至於傷害自己　(B)提供約束相關的資訊給病人，讓病人自己決定是否接受約束　(C)基於保護病人的隱私，對家人及親友探視次數加以限制　(D)密切探視觀察病人並維護周圍環境安全，預防傷害的發生
（112專高一）

解析 不傷害原則意指不得故意對個案施予傷害，盡可能維護個案身心安全。

解答：　48.A　49.D　50.D　51.D

52. 影響健康的相關因素，下列敘述何者錯誤？(A)健康保險制度會影響整體社會對健康的促進與重視程度　(B)充足的睡眠與休息等日常生活型態是影響健康重要的因素　(C)不同社會經濟狀態的民眾在維持其健康的能力均相同　(D)民眾獲得醫療照護的便利性會影響其維護健康的選擇　　　　　　　　（112專高一）

53. 依照我國護理人員法第24條之規定，護理人員的業務範圍不包括下列何者？(A)進行病情解釋　(B)評估健康問題　(C)提供護理指導　(D)執行預防性之護理措施　　　　　　　　　　　（112專高一）
   解析　解釋病情是醫師的業務範圍。

54. 隨著時代變遷，臺灣現階段所發展之護理專業化角色及趨勢，下列敘述何者錯誤？(A)管理式照護模式漸增　(B)產兒照護人口增加　(C)發展進階護理角色　(D)重視實證及資訊化護理

   　　　　　　　　　　　　　　　　　　　　　　（112專高二）

55. 張簡女士頭痛、嘔吐，意識清醒有自決能力，由其先生與小兒子送至急診，診斷後懷疑顱內高壓，欲進行核磁造影(MRI)協助診察。下列何人是簽署「核磁造影檢查同意書」的第一順位？(A)病人本人　(B)病人配偶　(C)病人兒子　(D)病人與家屬自行決定

   　　　　　　　　　　　　　　　　　　　　　　（112專高二）

56. 林先生是初診斷為糖尿病的病人，下列護理工作何者為協同性或相互依賴性護理功能？(A)告訴林先生糖尿病飲食的重要性，以取得病人的合作，促進病人疾病控制的動機　(B)提供林太太糖尿病飲食製備的訊息，以取得家屬合作，共同照顧林先生的健康(C)與林先生的兒子討論，共同制定林先生的運動計畫表，並請兒子陪伴林先生運動以維護安全　(D)與營養師討論並制定林先生的住院中糖尿病飲食，共同照顧林先生的健康　　（112專高二）
   解析　協同性或相互依賴性護理功能是指護理師與其他醫療專業人員協力合作、相互配合，以解決病人健康問題。

解答：　　52.C　　53.A　　54.B　　55.A　　56.D

57. 有關疾病病程的三階段理論，各分期的護理重點，下列敘述何者最不適當？(A)開始期應儘速讓病人接受疾病的事實　(B)開始期應與病人和家屬建立信任感　(C)接受期須鼓勵病人參與護理照護計畫　(D)恢復期應加強病人自我照顧能力　（112專高三）

58. 有關護理人員助人專業的倫理守則，下列敘述何者錯誤？(A)提供照護時須尊重個案的價值觀和信仰　(B)對服務對象之隱私應予保密　(C)善用社交關係與服務對象互惠　(D)關心大眾的健康及社會的需要　（112專高三）

59. 急診湧入大量病人，病房護理人員被派至急診支援時，聽從急診行政領導人員的指令，依據不同的工作性質，到固定地點拿取不同的護理設備與工具，固定分工協助急診病人照顧。此為哪一類護理工作模式？(A)功能性護理(functional nursing)　(B)成組護理(team nursing)　(C)全責護理(primary nursing)　(D)綜合性護理(modular nursing)　（113專高一）

60. 依據109年修訂之護理人員法，護理人員因停業、歇業、復業或變更執業處所時，應於自事實發生之日起於規定時間內，報請原發執業執照機關備查，若違反其規定者得處新臺幣多少罰鍰？(A) 1,000元以上～10,000元以下　(B) 2,000元以上～20,000元以下　(C) 3,000元以上～30,000元以下　(D) 4,000元以上～40,000元以下　（113專高一）

解析 依據《護理人員法》第11條及第39條，應處3,000元以上至30,000元以下之罰鍰。

解答：　57.A　58.C　59.A　60.C

MEMO

醫療環境

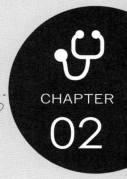

出題率：♥ ♡ ♡

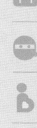

Fundamentals of Nursing

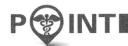

2-1 醫療環境的意義

1. 醫療環境是指**提供健康照顧的環境**，包括醫院、診所、家庭、社區、療養院等。**可提供個案安全與舒適的治療性環境。**

2. 護理專業自**南丁格爾(Nightingale)**時期就強調環境控制的重要性，護理人員應促進空氣流通、加強照明、維持環境清潔、安靜等，以幫助個案恢復健康。

3. 護理人員在提供個案安全舒適的醫療環境時，應依據馬斯洛(Maslow)所提的人類基本需要理論：**生理→安全→愛及所屬感→自尊→自我實現**，致力於滿足個案的基本需要。

4. 維持醫療環境的首要條件是：**適當的室溫與濕度。**

5. 最適宜的醫療環境包括：(1)良好的物理環境：空氣、聲音、光線、溫濕度等防護；(2)**安全的生物環境：醫院為能有效感控監控，成立院內感染控制小組**；(3)安適的心理社會環境。

6. 三級安全防護理念
   (1) 第一級防護：不要讓災害發生。
   (2) 第二級防護：**提供完善防護措施。**
   (3) 第三級防護：處理災害的緊急應變措施及後續處理。

7. **安全防護措施**
   (1) **隨時維持安全通道的通暢。**
   (2) **化學藥品應分類存放，以防危險。**
   (3) **儲備足量的急救用藥品與器材。**
   (4) **公共空間放置乾洗手液。**

2-2 醫院物理環境控制

一、溫　度

1. 人體感覺最適宜的室溫是 20~24℃；手術室溫度為 20~27℃。

2. **嬰幼兒**（因體溫調節中樞未發育完全）**或老人**（因體溫調節中樞功能退化），**室溫應調高**。

3. **燙傷、發高燒或甲狀腺機能亢進者**（因 BMR↑），**室溫宜調低**。

4. 若室內有冷暖氣機調溫，**環境溫差宜維持在 4～6℃最為適宜**。

5. $℃=(℉-32)\times\dfrac{5}{9}$

二、濕　度

1. 人體感覺最舒服的相對濕度在 40~60%，**相對濕度太高，氣溫悶熱，汗液不易蒸發；若相對濕度太低，氣溫乾冷則皮膚易乾燥**。

2. **手術房**相對濕度應維持於 50~70%，**以避免手術房產生靜電**。

3. **上呼吸道感染、支氣管炎病人**適合**高濕度環境**，約 80%為宜（以減輕口鼻黏膜乾燥）；**氣喘病人**適合**低濕度環境**，約 10~20%為宜（以減少發作機會）。

4. 當病房濕度太高時，可利用**除濕機、空調或暖氣來降低濕度**。

5. 當病房**濕度太低**時，可建議病人在皮膚上**塗抹乳液**。

三、空氣流動

1. 正常空氣中的**氧氣含量約為 21%**，適當的空氣流動率為 10~80 立方呎／分。

2. 空氣移動的方向：**冷空氣往下，熱空氣往上**。

四、光　　線

1. **天然光線**為最適宜光線，**可合成 Vit. D，對軟骨症病人有療效**。**眼科手術後病人（因散瞳需休息）、腦炎病人光線宜暗；老年人因視力差需較亮的光線**。為使天然光線射入，其門窗占地面積應為：(1)室內者約占 1/4~1/5；(2)病房者約占 1/7；(3)居家者約占 1/10。同時病房中應**裝設窗簾**，以**避免日光直接照射**。

2. 人工光線（電燈、蠟燭）以**米燭光(LUX)**為單位，平時約 **20~30 米燭光**，閱讀約 **60~100 米燭**光，刺繡或雕刻時約 **300 米燭光**。

3. 閱讀寫字時，**光源應來自其非慣用手後上方為宜（慣用右手者，光源應來自左後上方）；使用頭鏡時光源宜來自檢查者前方**。

4. **光線不可直接照射病人臉部或眼睛**。

5. **夜間病房中應留有適當燈光**，以避免病人因光線不足發生意外。

五、噪　　音

1. 測量的單位為分貝(dB)，噪音對健康的影響如下：
   (1) 20 分貝：為平時說話音量。
   (2) 50 分貝：情緒會受影響。
   (3) 90 分貝：**耳膜受侵襲，聽力受損、干擾神經內分泌**（血壓上升、肌肉緊張、焦躁不安、頭痛、易怒、注意力不集中、睡眠干擾等）。
   (4) 120 分貝以上：將造成**永久性失聰**。

2. 噪音防治是護理人員最能盡心使力的部分，其防治方法包括：
　(1) 工作人員宜降低談話聲音，但應**避免使用耳語（屬於噪音的一種，令人不悅且易產生懷疑）**。
　(2) **限制病房內個案及訪客交談聲的音量**，並調低電視、收音機、呼叫系統及電話鈴聲音量。
　(3) 護理人員應選擇橡膠材質為底的護士鞋，將腳步輕柔，以避免噪音。
　(4) **工作車的車輪定期上油保養。**
　(5) **呻吟個案移至單獨病室。**

六、優美環境布置

顏　色	效　果
灰色或藍色	具鎮靜安撫效果，如**躁症病人**
黃色	**具興奮刺激**作用，**對憂鬱症病人有療效**
綠色	有助於注意力集中，適用於**手術室衣服、包布**
粉紅	溫馨、降低焦慮，適用於產兒科病房
純白	**冷漠、無生氣、反光影響視力**
淡青、米黃	柔和、舒適，適用於**病房牆壁**

2-3 汙物處理

類　別		放置容器	廢棄物種類	處理方式
一般性	可燃	**白色透明**塑膠袋	果皮、塑膠類、免洗餐具、菜渣、廢布、**無菌敷料包裝袋、空針封套**、擦手紙	焚化
	不可燃	**藍色透明**塑膠袋	玻璃製品（點滴瓶、amp、vial）、石膏製品、金屬製品	掩埋或回收

類　別	放置容器	廢棄物種類	處理方式
可燃	**紅色**塑膠袋或**紅色堅固容器（加貼感染標誌）**	**接觸過病人血液體液的紗布、敷料、棉枝、棉球、尿布、壓舌板、尿杯、吸管、手套、IV Set、塑膠類引流瓶、引流管、抽痰管、蛇型管、廢血液製品、廢器官組織、廢檢體標本、氣切套管**（尖銳物以不穿透堅固容器盛裝密封並加貼感染標誌）	**常溫**儲存以**一日**為限，攝氏五度以**下冷藏**以**七日**為限。高溫焚化（胎盤、殘肢、生理組織由殯葬館代為處理）
不可燃	**黃色**塑膠袋或**黃色堅固容器（加貼感染標誌）**	**玻璃類引流瓶、試管、培養皿、空針、刀片、手術剪、縫合針**、（尖銳物以不穿透堅固容器盛裝密封並加貼感染標誌）	先滅菌再掩埋
毒性廢棄物	與原廢棄物具相容性的特定容器（並標示種類及**加貼毒性廢棄標誌**）	化學治療藥物、有機溶劑等相關物品	業者回收
輻射性廢棄物	鉛筒（**加貼放射性標誌**）	原子能固態廢料（X-ray、鐳）	原子核能委員會處理

（感染性或毒性 — 貫穿可燃、不可燃、毒性廢棄物、輻射性廢棄物四列第一欄）

註：醫療廢棄物專用容器或垃圾桶八分滿即應綑紮或移除。

2-4　醫院安全維護

1. 預防機械性傷害－**跌倒**：**機械性傷害（跌倒）為醫院最常見的傷害之一**，約占醫院意外事件的 41%。**浴廁與樓梯是醫院中病人常發生跌倒的地點**。其他的機械性傷害還包括因為**使用約束帶而造成的皮膚磨損**。其高危險群及預防措施如下表所示。

高危險群	預防措施
・**老人** ・小孩 ・意識不清者 ・視力或平衡障礙者 ・感覺運動功能障礙者 ・姿勢性低血壓者 ・**服用鎮靜安眠藥、止痛藥及精神神經安定劑者** ・**服用降血壓藥、利尿劑、瀉劑者**	・**定期且持續評估**環境及高危險群，並加強個案及家屬衛教 ・**詳細環境介紹**，定時探視 ・病床條件：病床高度 26 吋、**可調整上下高度**、病床面可分段升降（抬高床頭或床尾）、有床輪 ・**視需要使用床欄及約束帶，並向病人加以解釋**使用目的（但盡量不去使用約束帶） ・良好照明設備，**使用夜燈，以避免夜間發生跌倒** ・浴室及廁所裝置扶手及止滑墊，並保持乾燥 ・清潔走廊時，濕拖把宜先拖半邊地面，待乾燥後再拖另外半邊 ・清潔地面過程要放警示牌提醒路過者 ・呼叫器置於易取得處，並衛教正確使用方式 ・服用鎮靜劑個案，應將床欄拉起 ・有定向障礙的病人，可安排在靠近護理站的病室

2. 預防溫度傷害：溫度傷害可分為燙傷、電器傷害及火災三類，其預防措施或處理步驟如下表所示。

種　類	預防措施或處理步驟
燙傷	・使用熱水袋、熱敷墊、烤燈、電毯、熱水坐浴時，宜加強注意安全 ・**老人、小孩及感覺損傷、循環障礙者，熱水袋溫度為 40.5~46°C，並套上布套**
電器 傷害	・定期保養 ・保持乾燥 ・**斷電 10 秒內恢復緊急供電**
火災	・種類：A 類－紙張木材著火，使用蘇打及酸劑、水幫浦喞筒滅火 　　　　B 類－易燃液體著火（酒精），使用二氧化碳滅火器、掩蓋法滅火 　　　　C 類－電器著火，使用二氧化碳滅火器、乾燥性化學性滅火器滅火 ・預防措施：醫院應全面禁菸，**氧療附近 12 呎內設「嚴禁煙火」警告標誌** ・定期舉辦火災防災演練 ・處理步驟 (1) **通知總機報告著火地點，啟動警報系統**（在火災未擴散前利用警報及消防系統求援）→安撫病人情緒，教導病人使用毛巾沾濕覆蓋口鼻呼吸 →疏散病人（不可搭電梯）→切斷氧氣設備及電源，關閉門窗（防止火勢擴散）→利用就近的滅火器滅火 (2) RACE處理步驟 　　R (rescue)：病人救援，進行病人疏散 　　A (active the alarm)：啟動警報系統，在火災未擴散前利用警報及消防系統求援 　　C (confine the fire)：侷限火源，切斷氧氣設備及電源，關閉門窗（防止火勢擴散） 　　E (extinguish)：使用滅火器滅火

3. 預防化學性傷害：**最常見的化學性傷害為給藥錯誤，因此需確實執行三讀五對。** 並利用條碼技術(barcode)給藥。

4. 預防放射線傷害
   (1) **伽瑪(γ)射線**是所有放射線中對人體破壞力最大的一種，穿透力強且具蓄積作用。
   (2) **暴露時間越久、距離越近，輻射暴露量越大。**
   (3) **放射線強度與距離的平方呈反比，**故距離輻射線越近，所受到的輻射線傷害越大。
   (4) **輻射防護原則：使用屏障阻擋輻射、增加人體與輻射源的距離、減少與輻射源接觸的時間。**
   (5) 與個案接觸時需**穿鉛衣**保護，**採集中護理，**處理排泄物需**戴橡皮手套。**
   (6) 操作人員應隨時戴上感光片，定期追蹤所接受輻射量。

5. 地震災害的預防及處理
   (1) 提醒家屬病房**床頭燈上不要放置花瓶、罐子**等物品。
   (2) 衛教病人及家屬**遇到地震時，不要靠近窗戶。**
   (3) 平日**氣體鋼瓶需用鎖鏈固定。**
   (4) 平日**化學物物品應依地震考量分類儲放。**
   (5) 疏散病人時應視**病人嚴重度而定，從最穩定的病人到最嚴重的病人，先移動可自行行走者，**再移動能提早出院者，接著是**使用輪椅能移動者，**最後是無法行走者。

2-5　心理社會環境

　　評估個案心理社會需要，滿足愛、尊重及歸屬感的方法如下：(1)**以禮貌及專業的態度接待個案及家屬；**(2)**不以醫療專業名詞向個案及家屬解釋；**(3)不直呼個案名字，以建立親切感；**不稱**

呼「**床號**」損其自尊；(4)提供訊息；(5)滿足個別需求；(6)**鼓勵自我照顧，增強自信**；(7)讓個案擁有控制權；(8)傾聽、心理及心靈支持。

2-6　鋪床法

1. 鋪床過程中除布置一個整潔舒適的環境外，還可**藉機觀察個案情況**。

2. 鋪床方法
   (1) 密蓋床（備用床）：個案出院後所鋪設的備用床。
   (2) 暫空床（應用床）：迎接新個案。
   (3) 臥有病人床：使臥床個案感到舒適並得到合宜的活動。
   (4) 手術後應用床。

3. 鋪床前後均須洗手。

4. 鋪床原則

   ⇨ **維持安全與舒適**
   (1) 選用清潔、乾燥、無破損的床單，且**以床單正面接觸個案**。
   (2) 符合**內科無菌原則**：清潔床單勿碰觸到髒的床單、**髒的床單勿置放於地面**、勿將床單抱於身體、鋪床時勿抖動床單等。
   (3) **使用橡皮中單時，應加鋪布中單**。
   (4) 鋪床過程中若需翻動個案，應協助其翻向自己，以維護其安全。
   (5) 墊單必須緊固平整以防壓傷；**足部蓋單則應寬鬆以防垂足**。

   ⇨ **節省體力與時間**
   (1) **正確的摺疊床單**使其打開時便可對準中線。
   (2) 將用物準備齊全並**按使用順序排列**。

(3) **調整床的高度**使其配合鋪床者高度，可**避免彎腰駝背**，保護鋪床者的背部，以減輕背痛。

(4) 按鋪床步驟順序完成，如：**先鋪床頭再鋪床尾、鋪完一側再鋪另一側**，以免浪費時間與體力。

(5) 正確鋪床姿勢

A. **彎曲膝蓋、髖關節（降低重心）來調整高度。**

B. **脊柱平直，兩腳分開，與肩同寬（增加底面積）。**

C. **使用大肌肉（腹肌、臀肌及股四頭肌）而非小肌肉，不可彎腰駝背**（不使用背肌），以**避免肌肉疲勞與受傷**。

D. **使用手肘力量**，非肩部力量。

E. **利用拉、滑技巧。**

F. 讓個案靠近自己，以自己的體重抵抗個案的體重。

G. 利用**身體重心的轉移**來移動個案。

H. 身體面對進行工作的方向，以節省體力並避免扭傷。

2-7　正確洗手原則

1. 洗手前**先檢視雙手指甲長度及有無破皮**。

2. **摘除手錶與飾品。**

3. **衣袖要捲至肘關節上 2 吋**，以防止沾濕及汙染。

4. **採流動的水、足夠的肥皂（產生乳化作用減少微生物孳生）、適當的機械性摩擦動作。**

5. 洗手時每一部位，包括：**掌面、手背、指尖、指縫、指甲溝、指甲周圍及手腕上 2 吋**，至少要搓洗 5~10 次，搓洗時間至少要 30 秒～1 分鐘。

6. 有效性洗手可以清除手中 **90%以上**之**暫時性細菌**。

7. 內科無菌洗手依序為**掌對掌→掌對背→十指縫→指背對指掌→ 大拇指虎口→手指尖→手腕**（口訣：**內外夾弓大立腕**）。

8. 內科無菌洗手方式：**指尖須朝下，雙手低於肘部**。

9. 外科無菌洗手方式：**需以刷子刷洗**，沖水時**指尖朝上，由指尖→ 手→手臂方向沖洗，不可來回；以無菌小毛巾擦乾雙手→自手 腕往手肘方向擦拭，雙手指尖朝上高於肘部**。

10. 擦手紙丟在**一般可燃性廢棄物桶**中。

11. 乾洗手使用酒精溶液，各動作搓洗次數 5~10 次，待酒精自然 風乾後即達消毒效果。

12. 照護病人前洗手是為了保護病人不受到護理人員傳染；**照護病 人後洗手是為了保護護理人員不受到病人傳染**。

13. **正確洗手原則：(1)接觸病人前；(2)執行清潔／無菌操作前； (3)暴觸病人體液風險後；(4)接觸病人後；(5)接觸病人周遭環 境後**。

QUESTI❓N

1. 保持病室環境安靜的方式，下列何者不適當？(A)盡量以耳語的方式進行交班　(B)將呻吟的病人移至單獨病室　(C)使用機油潤滑治療車的輪子　(D)張貼「保持安靜」的標語提醒　　（99二技）

2. 王奶奶70歲，此次入院診斷是肺炎，5年前因中風造成右側肢體無力。護理師在提供王奶奶病室安全的措施上，下列敘述何者錯誤？(A)將叫人鈴放置在王奶奶的病床邊，方便呼叫護理人員協助　(B)調整病床的高度放到最低，方便王奶奶下床，避免跌倒發生　(C)將病室內的光線調暗，讓王奶奶能夠充分的休息　(D)將走道的物品移開，地板有積水時，要隨時擦乾淨

   解析 老年人因視力差需要較亮的光線。　　（95專普；99專高一）

3. 有關護理人員在照護病人前、後執行洗手的程序，下列敘述何者正確？(A)照護病人前洗手是為了保護自己不受病人傳染　(B)每個部位須搓洗10次，洗手時間約10秒　(C)雙手搓洗範圍從指尖到腕關節上2吋　(D)雙手指尖朝上，以流動的水沖洗至乾淨為止

   解析 (A)照護病人前洗手是為了保護病人不受到護理人員傳染；(B)每個部位須搓洗5~10次，洗手時間約30秒至1分鐘；(D)內科無菌洗手方式指尖需朝下。　　（99專高一）

4. 一位右尺骨及右脛骨骨折且意識清楚的老人入院時，護理人員應如何安排合宜的醫療環境？(A)為使病人充分休息，宜保持室內昏暗的光線　(B)為預防病人跌倒，必須給予約束　(C)將叫人鈴置於病人左側方便取用處　(D)為方便病人下床活動，勿使用床欄

   解析 (A)昏暗光線易造成跌倒；(B)病人意識清楚，不宜約束；(D)需使用床欄，預防病人跌落。　　（99專高二）

5. 陳老太太罹患肺炎，有氣管切開造口留置，她使用後更換下來的塑膠氣管切開套管，是屬於何種醫療廢棄物？(A)可燃之感染性廢棄物　(B)可燃之非感染性廢棄物　(C)不可燃之感染性廢棄物　(D)不可燃之非感染性廢棄物　　（99專高二）

解答：　　1.A　　2.C　　3.C　　4.C　　5.A

解析 塑膠類為可燃性（金屬類或玻璃類為不可燃性），而氣管切開套管沾有分泌物，具傳染性。

6. 在協助病人整理床鋪時，應注意的正確事項為：(A)蓋單被在床尾部分要拉緊，以免足部被單過於寬鬆容易造成凌亂　(B)換下來的髒床單，先放置在床尾的地板上　(C)鋪床前和鋪床後都必須要洗手　(D)鋪床時一般先鋪好床尾再鋪床頭 （99專普一）

解析 (A)足部蓋單則應寬鬆以防垂足；(B)髒的床單勿置放於地面；(D)先鋪床頭再鋪床尾。

7. 有關醫療環境中光線的調節，下列何者正確？(A)為了能看清楚病人臉部的變化，光線必須直接照到病人的臉部　(B)病房中應裝設窗簾，以避免日光直接照射　(C)夜間病房中不宜開燈，以免影響病人睡眠　(D)眼科手術病人的室內光線必須要明亮一點

（99專普一）

解析 (A)光線直射病人臉部會造成不適，光線應來自病人後上方；(C)夜間病房可開夜燈，提供安全環境、讓老幼病人感到舒適；(D)眼科手術病人的室內光線須暗一點，以免過度刺激患眼。

8. 有關預防跌倒措施的敘述，下列何者正確？(A)有家屬照顧，跌倒就不會發生，所以鼓勵家屬陪伴住院病人　(B)藥物作用可能會造成病人跌倒，只要有服用藥物的病人都應防跌倒　(C)評估病人服藥後的反應比評估何種藥物是否會造成跌倒重要　(D)為防跌倒，所有病人都應使用床欄 （99專普二）

9. 醫院所提供之安全措施中，下列何者不適當？(A)走廊及浴室裝置扶手　(B)進病房門口放置小型地毯　(C)照明設備適宜　(D)病床均有床欄設計 （99專普二）

解析 小型地毯易滑移位置而造成人員跌倒，不宜放置於病房內。

10. 當醫院出現火災時，有關護理師在疏散病人的處置，下列敘述何者錯誤？(A)啟動火災警報器，安撫病人不要慌張　(B)指示能行走的病人趕緊搭電梯離開　(C)教導病人將毛巾沾濕覆蓋口鼻呼吸　(D)利用床單拖拉法來搬運長期臥床病人 （100專高一）

解答： 　6.C　　7.B　　8.C　　9.B　　10.B

11. 輻射防護的三原則中，不包括下列何者？(A)減少與輻射源接觸的時間 (B)使用屏障阻擋輻射 (C)操作人員定期健康檢查 (D)增加人體與輻射源的距離 （100專普一）

12. 有關安全防護措施敘述，下列何者錯誤？(A)隨時維持安全通道的通暢 (B)儲備足量的急救用藥品與器材 (C)定期檢測建築物基本結構，龜裂時應重新油漆 (D)化學藥品應分類存放，以防危險 （100專普二）

13. 有關鋪床之注意事項，下列何者正確？(A)應遵守外科無菌原則 (B)橡皮中單上應再加鋪布中單 (C)應使用肩部力量，而非手肘小肌肉力量 (D)鋪床後應將床鋪搖高固定 （100專普二）

14. 醫院意外事件中，最常見的機械性傷害為何？(A)割傷 (B)壓傷 (C)跌倒 (D)燙傷 （95專普；98專高一；100專普二；101專普二）

15. 當病室內室溫28℃，濕度80%，病人容易產生下列何種感覺？(A)熱且自覺汗液不易蒸發 (B)熱且自覺汗液容易蒸發 (C)有涼意且自覺汗液不易蒸發 (D)有涼意且自覺汗液容易蒸發 （101專普二）

16. 護理人員執行鋪床技術時的正確方式為：(A)調整床鋪的高度至腰下20公分較為省力 (B)將重心保持在臀部，較不會造成腰背不適 (C)使用肩部力量而非肘部，以減少肌肉疲乏 (D)盡量利用大肌肉群（如臀肌、腹肌），較不易受傷 （95專高；97二技；101專普二）

17. 有關醫療環境適宜濕度的敘述，下列何者錯誤？(A)手術室的濕度宜維持在50~70% (B)氣喘病人的病房濕度以50~60%為宜 (C)支氣管炎、呼吸道傳染疾病者之病房濕度以80%為宜 (D)病房濕度太高時，可使用除濕機、空調設備或暖氣以降低之

解析 氣喘病人適合低濕度之環境，以減少發作機會，約為10~20%為宜。 （97二技；101專普二）

解答： 11.C 12.C 13.B 14.C 15.A 16.D 17.B

18. 血液檢體收集後，應將用過的棉籤依下列哪一種廢棄物規定處理？(A)感染性可燃　(B)感染性不可燃　(C)一般性可燃　(D)一般性不可燃 （102專高二）

19. 有效性的洗手可以清除手中約多少％暫時性的細菌？(A) 60%~69%　(B) 70%~79%　(C) 80%~89%　(D) 90%以上 （103專高一）

20. 有關維持安全醫環境之敘述，下列何者正確？(A)拔除病人注射後的空針都必須回套　(B)使用後的尿袋可丟入廁所內的普通垃圾袋　(C)感染性可燃廢棄物的容器是黃色的　(D)醫療廢棄物專用容器或垃圾桶八分滿即應綑紮或移除 （103專高一）

解析 (A)針頭不需回套，直接丟棄於針頭處理盒；(B)接觸過病人體液的尿袋應丟棄於紅色可燃性垃圾袋；(C)感染性可燃廢棄物的容器應是紅色的。

21. 有關留有病人體液汙漬的玻璃引流瓶，其處置方式之敘述，何者正確？(1)屬於感染性可燃廢棄物 (2)屬於感染性不可燃廢棄物 (3)應置於黃色容器密封儲存 (4)應置於紅色容器密封儲存。(A)(1)(3)　(B)(1)(4)　(C)(2)(3)　(D)(2)(4) （103專高二）

解析 接觸過病人體液的玻璃類引流瓶為感染性不可燃廢棄物，應放置於黃色容器中，可以容器外加貼感染標記。

22. 下列兩項護理工作轉換間，若執行前項工作已洗手，無需再次洗手者為何？(A)加針劑藥物至輸液袋後，測量血壓　(B)執行尾骶骨壓瘡傷口護理後，執行足跟壓瘡傷口護理　(C)以手觸診病人腹部後，返回工作車拿東西　(D)拔除病人靜脈留置針後，執行傷口護理 （104專高一）

解析 (B)(D)若先後執行兩項技術，再執行外科無菌技術前需再次洗手；(C)接觸病人後需洗手再碰觸其他物品。

解答： 18.A　19.D　20.D　21.C　22.A

23. 有關提供住院病人舒適醫療環境的敘述，下列何者正確？(A)嬰幼兒及老年人室溫需要比一般人室溫稍低　(B)氣喘病人環境中濕度應比一般人濕度高　(C)限制訪客人數及時間可以維持病室安寧　(D)接受眼科手術病人室內光線宜明亮　　　（104專高一）
解析 (A)嬰幼兒及老人應較一般人室溫較高；(B)氣喘病人應比一般人濕度較低；(D)眼科手術後病人光線應較暗。

24. 許奶奶89歲，不慎於浴室滑倒，致右股骨頸骨折，入院行人工髖關節置換手術，護理師為維護此個案之安全，下列敘述何者錯誤？(A)許奶奶為高危險性跌倒個案，應予以約束並限制下床活動　(B)隨時評估許奶奶翻身、活動及行走能力，適時給予協助　(C)夜間病房走道應加強照明，保持乾燥　(D)放低床的高度，並確實使用床欄　　　（104專高二）
解析 意識清醒個案，不宜使用約束及限制活動方法。

25. 提供舒適的病房環境，下列措施何者錯誤？(A)青光眼手術後第2天，光線應稍暗　(B)支氣管炎及氣喘病人濕度維持在80~90%　(C)躁症且有攻擊行為病人布置適合藍、綠色系　(D)燒燙傷病房室溫應較一般病房為低　　　（104專高二）
解析 氣喘病人適合低濕度環境，濕度約10~20%為宜。

26. 尿液檢體收集後，應將用過的小兒集尿袋依下列哪一種廢棄物規定處理？(A)一般性可燃　(B)一般性不可燃　(C)感染性可燃　(D)感染性不可燃　　　（105專高一）

27. 針對HBsAg及HBeAg均為陽性的病人，其廢棄物處理的方式，下列敘述何者正確？(A)餐具屬於「可燃性非感染性」廢棄物　(B)耳溫套屬於「不可燃性非感染性」廢棄物　(C)紙尿褲屬於「可燃性感染性」廢棄物　(D)鼻胃管引流裝置屬於「不可燃性感染性」廢棄物　　　（105專高二）
解析 HBsAg及HBeAg陽性的病人使用過的廢棄物應為感染性。鼻胃管引流裝置應丟棄於「可燃性感染性」廢棄物中。

解答： 　23.C　　24.A　　25.B　　26.C　　27.C

28. 下列病人使用過的醫療廢棄物之處理方式，何者錯誤？(A)化學治療後之靜脈點滴管，棄置於標有感染性廢棄物之紅色安全容器 (B)空針及針頭，棄置於標有感染性廢棄物之黃色安全容器 (C)胸腔引流瓶及引流管，棄置於標有感染性廢棄物之紅色塑膠袋 (D)手術刀片及縫針，棄置於標有感染性廢棄物之黃色安全容器

    解析 化學治療後的靜脈點滴管應丟棄於標有「毒性廢棄物」之專用容器中。 （105專高二）

29. 林小姐因中風導致右側肢體偏癱，住院期間有關病人之安全，下列敘述何者錯誤？(A)將常使用物品置於病人身體左側容易拿到之處 (B)床面需要搖高避免病人自行下床 (C)浴室內放置止滑墊及固定的洗澡椅 (D)病人臥床時應隨時拉起床欄 （106專高一）

    解析 一般病床高度為26吋，調整為較低之病床高度，以避免病人下床時跌倒。

30. 當病房確定發生火災且濃煙密布時，第一時間所採取的處置，下列何者正確？(A)關掉氧氣及電器的開關 (B)進行病人疏散 (C)打開門窗排除濃煙 (D)拿起滅火器撲滅火源 （106專高二）

    解析 火災RACE之第一處理步驟為病人救援，進行病人疏散。

31. 有關醫療環境中機械性傷害之敘述，下列何者正確？(A)婦女是高危險群 (B)常發生在正中午時間 (C)定向感障礙者宜安置在靠近護理站 (D)臥床病人宜將床面升高避免跌倒 （106專高二）

    解析 (A)婦女非醫療環境中機械性傷害之高危險群；(B)常發生在夜間；(D)避免將床面升高以防跌倒。

32. 洗手是避免交叉感染的重要防護措施，有關洗手的敘述，下列何者錯誤？(A)清洗至手腕上2吋 (B)每一個部位至少搓洗10次 (C)內科無菌洗手法於沖水時，保持手掌高於手肘，讓水流由手指流至手腕 (D)外科無菌洗手法於沖水時，將手指指尖朝上，讓水流由指尖沖洗至手肘 （107專高一）

    解析 內科無菌洗手法於沖水時保持指尖朝下，雙手低於肘部。

解答： 28.A 29.B 30.B 31.C 32.C

33. 有關內科無菌洗手原則之敘述，下列何者正確？(A)依序為手指尖→大拇指虎口→掌對掌→掌對背→十指縫→指背對指掌　(B)肥皂清水洗手，每一部位至少搓洗5~10次，過程至少40~60秒　(C)沖水時指尖朝上，使水由指尖、手掌向下流　(D)乾洗手的時間與肥皂清水洗手完全相同　　　　　　　　　　（107專高二）

　　解析) (A)依序為掌對掌→掌對背→十指縫→指背對指掌→大拇指虎口→手指尖→手腕[內外夾弓大立腕]；(C)沖水時指尖朝下，雙手低於肘部；(D)乾洗手使用酒精溶液，各動作搓洗次數5~10次，待酒精自然風乾後即達消毒效果。

34. 有關預防住院老人走失的措施，下列何者最為適切？(A)將病人的病室房門鎖上　(B)依醫囑給予抗焦慮劑　(C)提供聽覺及視覺刺激　(D)將病人安排距護理站最近的病房　　　　　（108專高一）

35. 針對不同醫療情境的合宜室溫之調節，下列敘述何者正確？(A)嬰兒的體溫較高，故嬰兒室的室溫需較一般室溫為低　(B)發燒病人體溫較高，故病房室溫需較一般室溫為低　(C)燙傷病人皮膚受損易失溫，故燙傷病房室溫較一般室溫為高　(D)病房內外環境溫差宜維持在1~3℃最為適宜　　　　　　（108專高二）

　　解析) (A)嬰兒室的室溫需較一般室溫為高；(C)燙傷病房室溫較一般室溫為低；(D)若室內有冷暖氣機調溫，環境溫差宜維持在4~6℃最為適宜。

36. 有關醫院地震的預防與處理，下列敘述何者錯誤？(A)衛教病人與家屬遇地震時，不要靠近窗戶　(B)提醒家屬病房床頭燈上方勿放置花瓶、罐子等物品　(C)疏散病人，先將無法行動者抬離現場，其次再協助能行動者　(D)平日氣體鋼瓶需用鎖鍊固定，化學藥品應依防震考量分類存放　　　　　　（108專高二）

　　解析) 疏散病人時應視病人嚴重度而定，從最穩定的病人到最嚴重的病人，先移動可自行行走者，再移動能提早出院者，接著是使用輪椅能移動者，最後是無法行走者。

解答：　33.B　34.D　35.B　36.C

37. 醫療院所為滿足病人安全的需求，下列措施何者正確？(1)定期舉辦火災防災演練　(2)嚴格限制訪客　(3)公共空間放置乾洗手液　(4)利用條碼技術(barcode)給藥　(5)地板定時清潔打蠟。(A) (1)(2)(3)　(B) (1)(3)(4)　(C) (2)(3)(4)　(D) (2)(4)(5)　　　　　　　（109專高一）

38. 服用下列藥物容易發生跌倒危險性，何者除外？(A)利尿劑　(B)降血壓劑　(C)瀉劑　(D)退燒劑　　　　　　　　　　（109專高一）

39. 沾到病人血液的傷口紗布，應依下列何種廢棄物規定處理？(A)一般性可燃　(B)感染性可燃　(C)一般性不可燃　(D)感染性不可燃　　　　　　　　　　　　　　　　　　　　　（109專高二）

40. 醫療廢棄物之收集處理方式，下列何者錯誤？(A)非有害藥用的ampule和vial瓶，需以白色透明塑膠袋收集　(B)手術後手套、紗布、排泄用具，需以藍色透明塑膠袋收集　(C)病人使用過後的胸腔引流瓶及引流管，棄置於標有感染性廢棄物之紅色容器　(D)空針及針頭，棄置於標有感染性廢棄物之黃色安全容器　　　　　　　　　　　　　　　　　　　　　（109專高二）

解析 手術後手套、紗布、排泄用具，需以紅色透明塑膠袋收集。

41. 有關預防病人跌倒之敘述，下列何者正確？(A)應固定床高，不宜調整床面高低　(B)床欄固定拉起，不宜調整床欄起落　(C)有定向障礙病人，病室不宜太靠近護理站　(D)浴廁與樓梯是醫院中病人跌倒常發生的地點　　　　　　　　　（110專高一）

解析 床高及床欄應視病人使用狀況調整之。對於有定向障礙病人，可安排靠近護理站的病室。

42. 提供左側下肢乏力但意識清楚之老人安全環境，下列敘述何者正確？(A)為方便上下床，不要拉起右側床欄　(B)夜間仍須打開照明設備　(C)浴室進出口應放置小地毯以防濕滑　(D)助行器應置放左側床尾　　　　　　　　　　　　　　　　（110專高一）

解析 (A)為避免跌落床下，應拉起兩側床欄；(C)浴室內外應放置止滑墊並保持乾燥；(D)病人從健側下床，助行器應置於右側床尾。

解答：　37.B　38.D　39.B　40.B　41.D　42.B

43. 當醫療院所開始發生火災時，護理人員依RACE的原則進行臨場處置，其中A是指：(A)關閉電器以侷限火源　(B)啟動警報系統通知消防單位　(C)將病人立即移開危險區　(D)使用合宜滅火器滅火　（110專高一）

44. 關於醫院火災種類和適用的滅火器，下列敘述何者錯誤？(A)配電盤系統引發火災適用二氧化碳滅火器滅火　(B)實驗室鎂離子引發火災適用乾粉滅火器滅火　(C)裝潢時油漆引發火災適用泡沫滅火器滅火　(D)燃紙引發火災適用二氧化碳滅火器滅火　（110專高二）

解析 燃紙引發火災適用蘇打及酸劑、水幫浦唧筒滅火器。

45. 有關輻射防護之敘述，下列何者正確？(A)曝露時間越長對人體傷害越大，故照顧病人宜採取短時間多次的方式　(B)放射線強度與距離的平方呈正比，故越接近輻射線所受到的輻射線傷害越大　(C)操作人員須隨時戴上感光片，並定期追蹤所接受輻射量之多寡　(D)輻射線α、β、γ當中，以α射線穿透力最強，對人體危害的嚴重程度最強　（110專高二）

解析 (A)照顧病人宜採取集中護理的方式；(B)放射線強度與距離的平方呈反比，故越接近輻射線所受到的輻射線傷害越大；(D)輻射線α、β、γ當中，以α射線穿透力最強，對人體危害的嚴重程度最強。

46. 手術室最適宜的室溫以及相對濕度之範圍，下列何者正確？(A) 15~20℃，30~50%　(B) 15~20℃，50~70%　(C) 20~27℃，30~50%　(D) 20~27℃，50~70%　（110專高二）

47. 護理師舖床協助病人執行移位時，下列原則何者正確？(A)盡量使用「滑動」的方式移動病人，以節省體力　(B)盡可能使用小肌肉，如：背肌比臀肌佳，減少肌肉疲勞　(C)站立時，應縮小底面積，以減少身體移動範圍　(D)以彎曲腰部的方式，調整工作高度，以降低重心　（111專高一）

解答：　43.B　44.D　45.C　46.D　47.A

解析 (B)盡可能使用大肌肉，例如腹肌、臀肌，減少肌肉疲勞；(C)站立時，應增加底面積，以增加穩定度及身體移動範圍；(D)以彎曲膝蓋及髖關節，調整工作高度，以降低重心。

48. 當某病房出現火災時，以R.A.C.E.原則處理，有關其口訣與意義的敘述，下列何者錯誤？(A) R：將病人移出火源區　(B) A：啟動警報裝置及通報　(C) C：關上房門，侷限火煙於一處　(D) E：立即撤離著火房間再進行初期滅火　　　（111專高二）

解析 E：使用滅火器滅火。

49. 有關舒適醫療環境之敘述，下列何者錯誤？(A)護理人員撰寫護理記錄時，光源應來自於其非慣用手後上方為宜　(B)支氣管炎病人之病房溼度以80%為宜　(C)病房溼度太低時，建議病人在皮膚上塗抹乳液　(D)眼科手術後病人室內光線應調整為明亮

（112專高一）

解析 針對眼科手術後病人，光線宜暗，以利病人休息。

50. 護理人員在執行任何護理活動時，應以病人安全為首要考量，下列敘述何者正確？(A)給藥錯誤屬於物理性傷害　(B)跌倒屬於化學性傷害　(C)照護老年人或使用鎮定劑的病人應給與約束　(D)感覺功能障礙者須注意用熱導致的溫度傷害　　　（113專高一）

解析 (A)給藥錯誤屬於化學性傷害；(B)跌倒屬於機械性傷害；(C)照護老年人或使用鎮定劑的病人應給予安全防護。

解答：　48.D　49.D　50.D

感染控制

出題率：♥ ♥ ♡

CHAPTER

03

名詞解釋

防衛機制

感染鏈

感染控制的方法

院內感染

物理消毒法

化學消毒法

滅菌法

外科無菌技術

Fundamentals of Nursing

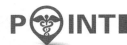

3-1 名詞解釋

名　詞	解　釋
感染 (infection)	微生物進入體內生長繁殖，分泌毒素或引發抗原抗體反應，導致疾病
交互感染 (cross contamination)	感染原經由一個人傳給另一個人
帶原者 (carrier)	**一個人或動物雖然沒有症狀，但卻帶著足以讓他人生病的致病菌**
消毒 (disinfection)	利用物理或化學方法將感染原殺滅，但無法殺滅芽孢和濾過性病毒
滅菌 (sterilization)	**利用物理或化學的方法殺滅所有的微生物，包括芽孢及病毒**，而達到無菌的狀態
內科無菌（清潔技術） (medical asepsis)	**指防止致病微生物直接或間接由人或物傳給他人的方法**，如：洗手、戴口罩、穿隔離衣、**灌腸、戴手套**等
外科無菌（無菌技術） (surgical asepsis)	**指保持無菌區域及無菌物品的無菌狀態的技術**，如：**換藥、導尿、抽痰、胰島素注射、靜脈注射**等
終期消毒 (terminal disinfection)	病人轉出或出院後，將所用過的物品或接觸過的環境徹底消毒的方法
隔離技術 (isolation technique)	使用障蔽物讓致病菌侷限於某特定區域之內，阻止其傳播開來的預防措施，如：單獨的病室、戴口罩、穿隔離衣、戴護目鏡等
保護性隔離（反隔離） (protective isolation)	**保護易感性宿主**，如：接受化學治療或器官移植者、**絕對嗜中性白血球 500 個／mm^3 以下**的病人，以預防遭受感染的措施

3-2　防衛機制

1. 人體抵抗微生物的四道防線
   (1) 第一道：完整皮膚、黏膜。
   (2) 第二道：白血球引發炎症反應（前列腺素之釋放會活化局部發炎反應）。
   (3) 第三道：淋巴球（細胞免疫；T cell）。
   (4) 第四道：免疫（體液免疫；B cell）。

2. 人體正常的防衛機制

防衛機制	作　用
皮膚	· 抵抗感染的第一道防線（機械性屏障） · 脫落的表皮細胞，可移除黏附在皮膚外層的微生物 · 皮脂腺分泌油脂，具殺菌作用
口腔	· 完整黏膜如同機械性障壁 · 唾液中的溶菌酶可抑制細菌 · 唾液可沖掉微生物微粒
呼吸道	· 黏液纖毛可吸附微生物，藉咳痰排除 · 肺泡中的巨噬細胞可吞噬微生物
腸胃道	· 蠕動 · 胃酸可破壞不耐酸的微生物（制酸劑會破壞防禦機制）
泌尿道	· 完整的上皮組織可預防微生物的侵入 · 尿流可清除泌尿道的微生物
陰道	· 陰道內正常的菌叢可使陰道分泌物呈弱酸性，可抑制微生物的生長與繁殖

3-3 感染鏈

1. 感染鏈及疾病感染過程：感染鏈包括**感染原**、傳染窩、傳染窩出口、**傳染途徑**、易感宿主入口、**易感宿主**等六大要素。疾病感染過程詳見下圖所示，六大要素說明詳見下表。

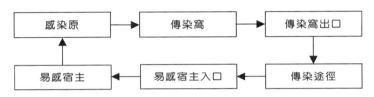

感染鏈		重　點
感染原		・致病菌主要有細菌、病毒、黴菌
		・**是否造成感染需視微生物數量多寡、毒性強弱、宿主抵抗力而定**
傳染窩		・**微生物生長繁殖的地方（人體、動物、食物、水、氧氣潮濕瓶）**
		・**人體六大傳染窩：皮膚黏膜、血液、呼吸道、腸胃道、泌尿道、生殖道**
傳染窩出口	・皮膚與黏膜	致病菌經皮膚與黏膜上的感染性傷口離開
	・血液	**B 型肝炎或 AIDS 病人皮膚被針頭扎破而流血**
	・呼吸道	說話、咳嗽、打噴嚏時，經口、鼻或**氣管內管 (Endo)**、氣切開口離開
	・腸胃道	經由嘔吐物、排泄物及鼻胃管、**引流管**引流離開
	・泌尿道	經由尿道口或造瘻口離開
	・生殖道	經由男性尿液、精液開口（尿道口）及女性陰道分泌物開口（陰道口）離開
傳染途徑	・接觸傳染	**直接接觸：致病菌經由一人傳給另一人，像是性行為、藉由醫護人員的手將病菌帶到乙病人身上**，如：換藥、背部按摩、擦澡

感染鏈		重　點
傳染途徑	・接觸傳染	**間接接觸**：藉由**無生命物質**將致病菌傳遞給易感性宿主，如：**導尿管、呼吸設備、儀器、針頭、敷料、床單** **飛沫接觸**：含致病菌的口沫（1 公尺內）進入易感宿主體內，如：**嚴重急性呼吸道症候群（SARS，發燒後才具傳染力）、流行性感冒、百日咳** **性接觸**：淋病（接觸感染者黏膜滲出物、嬰兒眼結膜經產道感染，引致結膜炎，亦是其傳染途徑） **糞口傳染**：小兒麻痺（大流行期間也會有接觸傳染或飛沫傳染）
	・空氣傳染	含導尿管、呼吸設備、儀器、針頭、敷料、床單飛沫，懸浮在空氣或塵埃中，漂浮達 1 公尺以外造成感染，如：**肺結核、水痘**
	・媒介傳染	經由汙染的水、食物、輸液製品或血液，將致病菌傳給易感宿主，如：**輸血得到 AIDS、B肝、C肝**；吃了汙染的食物而發生食物中毒；**痢疾**
	・病媒傳染	由**昆蟲或動物傳播**致病菌所造成的感染，如：**蚊子傳播瘧疾、日本腦炎及登革熱；疥蟲引起疥瘡**
	・垂直傳染	**病原體經由胎盤血液進入胎兒體內**
易感宿主入口		・微生物離開與進入宿主體內的路徑相同，故傳染窩的出口（原宿主）與易感性宿主的入口（新宿主）是同一開口
易感宿主		**・包括免疫功能障礙者、重病人者、具侵入性治療或醫療器械存留體內者及面臨過大壓力者等**

2. 傷口感染的徵兆：**發紅、腫脹、溫暖或發熱、疼痛或壓痛、分泌物增加、不正常的氣味、淋巴結腫大、發燒**等。

3-4 感染控制的方法

1. 感染控制的方法：包括管制感染原、清除傳染窩、控制傳染窩
   的出口、阻斷傳染途徑、控制易感宿主的入口、保護易感宿主
   等。只要有效的中斷感染鏈其中任一環節，感染原的傳播即會
   停止。

中斷感染鏈	方　法
管制感染原	
・清潔	・具傳染性物品先消毒再行清洗
	・物品在消毒滅菌前應徹底去除血漬、蛋白質、黏液、殘留的化學物品，以達到有效、完全的消毒或滅菌：(1)舊血漬以雙氧水(H_2O_2)去除；(2)指甲油汙漬用乙醚或丙酮(Acetone)去除；(3)膠布痕跡用乙醚、汽油或石油苯清(Benzine)去除
	・金屬類可使用清潔劑以軟毛刷清洗，不可使用鋼絲刷，以免磨損生銹
	・金屬類製品以清水沖淨後應立即擦乾，以防生銹
	・打開所有的絞環、卡鎖
	・橡皮類用冷水清洗→晾於陰涼處，以防橡皮乾裂與粘連
	・玻璃及陶瓷類應於冷水時放入
	・橡皮及金屬類應於水沸後放入
	・最好用蒸餾水，避免腐蝕
	・鋁製品不可浸泡於重碳酸鈉溶液中，以防變黑
	・水溫低於 45℃，避免蛋白質凝結
	・以濕拖把拖地，避免塵埃飛揚
・消毒	・見 3-6 節
・滅菌	・見 3-7 節

中斷感染鏈	方　法
清除傳染窩	・以肥皂清水清除身上的分泌物、汗水 ・**定期更換床單**，隨時保持病房環境清潔 ・**立即更換滲濕的傷口敷料** ・**保持引流管通暢** ・**定期排空蓄尿袋、引流袋** ・**盡快用完已開啟的瓶裝溶液並於使用後蓋緊瓶蓋** ・**定期更換氧氣潮濕瓶** ・**用過的針頭及輸液管置於防滲堅硬的容器** ・**鼓勵咳出痰液，必要時予以抽痰** ・**教導病人不可憋尿**
控制傳染窩 的出口	・避免直接對著病人的臉、傷口或無菌區域說話、咳嗽、打噴嚏 ・護理人員感冒時應戴上口罩 ・**可能觸及排泄物或分泌物應戴上手套** ・將**所有的排泄物、分泌物、引流液及血液**視為**感染性物質**，工作人員需戴上手套處理 ・**肺結核病人的口鼻分泌物應投入感染可燃垃圾袋中，再經由高溫焚毀處理**
阻斷傳染途徑	・需**確實做好無菌技術**，可分為內科無菌與外科無菌技術 ・內科無菌（又稱清潔技術）：將致病菌侷限在某一特定區域，並預防其直接或間接傳播到另一人或另一處，如： (1) 洗手 　A. 最簡單有效的預防及控制微生物傳播的方法 　B. 是控制院內感染最常用且重要的方法 　C. 至少30秒才能將細菌除去，最好1~2分鐘 　D. 用流動的水、足夠的肥皂（肥皂可降低水的表面張力、和汙垢中的油脂結合產生乳化作用而達到清潔和減少微生物效果）、適當的機械性摩擦動作、自動給水裝置、擦手紙要掛起來，不可以弄濕 　E. 處理侵入性程序要使用抗菌性消毒液洗手 　F. 手套不能完全取代洗手

中斷感染鏈	方　法
阻斷傳染途徑 （續）	**(2) 戴手套** A. 接觸血液、體液、分泌物或排泄物時應戴上手套 **B. 使用後應立即脫下手套並洗手** **(3) 戴口罩、護目鏡或面罩** A. 用以保護顏面、眼睛、鼻子、口唇黏膜 **B. 護目設備須於離開隔離病室前(前室中)脫除** C. 口罩須罩住口鼻及下巴，上下兩條帶子都要繫上 **D. 不用時不可掛於頸部** E. 潮濕時應立即更換，最好不超過2小時（最好1小時），以免增加細菌**滲透**的機會 F. 照護**伊波拉病毒感染**的病人，應**配戴N95等級以上**的口罩 **(4) 隔離衣** A. 用以保護皮膚及避免汙染衣服 B. 要完全覆蓋工作服、長度及膝（離地面1呎） **C. 隔離衣應完全覆蓋手腕** **D. 重複使用時：汙染面朝外→保護內面** E. 脫掉清洗時：汙染面包在裡面→避免微生物散播 F. 穿戴時手部不可碰到隔離衣外面、手套應**蓋住**袖口 **G. 先脫手套→脫衣→再脫一層手套→洗手** H. 隔離衣放隔離病房內，不可穿出房外 **I. 隔離衣使用後，領口視為清潔區，正面與背面之腰部和肘部以下區域視為汙染區** **(5) 單獨房間或隔離房** A. **傳染病病人**應使用單獨房間或同種感染者共用房間 B. **保護性隔離（反隔離）**：接受化學治療等**免疫力差**的病人，住隔離房可預防病人本身受感染 C. **負壓隔離：開放性肺結核(TB)、SARS等**病人，若住負壓隔離病房，可預防他人受感染 D. **外科無菌（又稱無菌技術）**：例如導尿、抽痰、注射胰島素

中斷感染鏈	方　法
控制易感宿主的入口	・保持皮膚清潔、濕潤及完整性（皮膚護理） ・保持口腔清潔，預防黏膜損傷（口腔護理） ・正確處理汙染的針頭，避免針扎 ・正確處理導管（導尿管、引流管），以防微生物經由導管或引流管進入體內 ・以無菌技術執行傷口護理 ・執行會陰清潔（會陰護理），以預防微生物經由尿道、陰道進入
保護易感宿主	・維持均衡且足夠的營養、充足的睡眠及適當的運動 ・學習減少壓力的方法 ・定時接受預防注射及流行性感冒疫苗接種

2. 隔離種類及其適用情境

隔離種類	目　的	適用情境	洗手	戴手套	戴口罩	穿隔離衣	住隔離房
絕對隔離	↓傳染病傳播	**白喉**、**水痘**、**疱疹**、SARS 等高度傳染性疾病	˅	˅	˅	˅	˅
接觸隔離	↓因接觸而感染	嬰幼兒急性呼吸道感染、**皮膚傷口感染**、帶狀疱疹、德國麻疹、**疥瘡**	˅	˅	△ 和病人較接近時	˅	˅
呼吸道隔離	↓因接觸飛沫而感染	百日咳、麻疹、**腦膜炎**、肺炎、嗜血桿菌性流行性感冒	˅	△	˅	△	˅

隔離種類	目 的	適用情境	洗手	戴手套	戴口罩	穿隔離衣	住隔離房
結核病隔離（耐酸性隔離）	↓結核菌傳播	X光檢查為開放性肺結核、痰液培養(＋)	˅	△	˅	△	˅ 負壓隔離病房
腸胃道隔離	↓接觸糞便而感染	細菌性腸胃炎、感染引起的腹瀉、霍亂、傷寒、痢疾、小兒麻痺、A型肝炎	˅	△	×	△	△ 自己或同病者一間
引流液、分泌物隔離	↓接觸分泌物、汙物而感染	皮膚傷口感染、膿腫、燙傷傷口、結膜炎	˅	△	×	△	×
血液或體液隔離	↓接觸血液或體液而感染	AIDS、B肝、C肝、梅毒	˅	△	△	△	△
保護性隔離（反隔離）	↓抵抗力差者感染	白血病、淋巴瘤、再生不良性貧血、C/T、器官移植、骨髓移植、大面積燙傷、服用類固醇或免疫抑制劑	˅	˅	˅	˅	˅

註：「∨」表示一定需要；「×」表示不需要；「△」表示視情況而定。

3. 全面性防護措施：1987 年由美國疾病管制局(CDC)提出，**為了預防一些未經篩檢或潛伏期中的疾病侵入人體，建議醫療小組成員在照顧所有病人時，採取全面性防護措施**，以保護醫護人員避免感染。其措施包括：洗手、戴手套、穿隔離衣、戴護目鏡、戴口罩。

3-5　院內感染

1. 院內感染(nosocomial infection; hospital acquired infection)：院內感染又稱為「**醫療照護相關感染**(healthcare-associated infection, HAI)」，其定義及舉例如下表所示。

	醫療照護相關感染	院外感染
定義	・住院期間因抵抗力減低或侵入性治療，以致微生物侵入人體所造成的感染 ・入院即有的感染是由上次住院執行的醫療措施所引起者 ・個案原有的感染未痊癒又感染新的菌種 ・醫護人員、員工、訪客在院內遭微生物感染 ・醫療照護相關感染多發生於住院後 72 小時，但判斷是否為醫療照護相關感染和時間無絕對的相關，可依臨床症狀及相關檢驗結果進行判定。	・一入院就有的感染 ・住院前就已經潛伏的感染
舉例	・注射部位感染（中心靜脈導管注射處有膿性分泌物） ・手術傷口感染（手術後第四天傷口出現紅、腫情形） ・新生兒呼吸道感染 ・燒傷的感染症狀在入院後發生或重覆感染	・新生兒經胎盤感染 ・盲腸炎、膽囊炎、憩室炎等引起的併發症，如腹膜炎、蜂窩性組織炎 ・入院時足部傷口出現膿性分泌物

	院內感染	院外感染
舉例 （續）	‧開刀病人出院返家後第二日，傷口出現膿性分泌物 ‧甲護士因被針扎而感染 C 肝	‧在急診室一天後出現發燒情形 ‧因肺炎發燒入院，持續發燒三天以上 ‧糖尿病人於入院當日開始發燒

2. 院內感染概述

(1) 院內感染的分類：分為內生性院內感染與外生性院內感染。

分　類	特　性
內生性院內感染	‧為人體正常菌叢，存於皮膚、呼吸道、腸胃道，宿主防衛機能衰退時→**伺機性感染** ‧**大腸桿菌由腸道轉至陰道或膀胱造成陰道炎、膀胱炎**
外生性院內感染	‧源自院內其他病人、訪客及醫護人員等（患有活動性疾病、**正處於潛伏期**或帶原者） ‧存於各式醫療用物、靜脈輸液及呼吸治療設備等（經由醫療措施而感染）

(2) 造成院內感染的原因：**病人抵抗力降低（例如需考量病人之年齡、營養狀況及服用藥物等）抗生素的濫用→抗藥性菌種↑、侵入性治療措施、正常防衛機制受阻。**

(3) 院內感染最主要的來源：**護理人員的手（最有效的控制方法為：勤洗手）。**

(4) 院內感染常見菌種：**以金黃色葡萄球菌居多，其次為綠膿桿菌及大腸桿菌。**

(5) 院內感染常見部位：**泌尿道感染**、呼吸道感染、外科傷口感染、血流感染。

(6) 與肺結核病人接觸者應檢查**胸部 X-ray 攝影。**

3. 「醫療照護相關感染」(health-care associated infection; HAI)
定義為：因感染的病原體或其毒素而導致的局部或全身性不良
反應，且這項感染在入院時未發生或未處於潛伏期階段。

3-6 物理消毒法

物理消毒法	重　點
煮沸法	・最簡單經濟的消毒法，對芽孢、病毒無效，無法達到滅菌之效 ・物品先洗淨 ・水需蓋過物品 1 吋以上，水中加入 2%的碳酸鈉可增加消毒作用 ・物品不可重疊放置，有絞環者要打開 ・玻璃類及陶瓷類→先以布單包好，冷水放入 ・橡皮類及金屬類→水沸放入（避免粘連及生鏽） ・時間→水沸後計時，正常時間為 30 分鐘，橡皮及玻璃類為 10 分鐘 ・消毒後以無菌鑷子取物 ・傳染物品→先消毒後清洗 ・尖銳器械不可用此法 ・玻璃與金屬類物品應避免同鍋
巴斯德消毒法 （低溫消毒法）	・62℃持續 30 分鐘，可殺滅細菌繁殖體 ・瞬間高溫消毒：130℃，持續 2~3 秒 ・用於不耐高溫的飲品，如：**牛奶、酒類、果汁**等
流動蒸氣消毒法	・100℃的流動蒸氣消毒持續 15~30 分鐘 ・原理：水蒸氣凝聚物體表面，釋放熱量殺死病原體 ・用於**便盆及餐盤**的消毒
紫外線消毒法	・3000~4000Å 穿透力弱，**無法殺滅芽孢** ・以紫外線燈照射床褥，是管制感染源 ・日光照射→強烈陽光下照射 6~8 小時→用於床褥、棉被、毛毯、枕頭之消毒 ・人工紫外線→照射 15~30 分鐘→用於空氣、病房（TB 病房、OR、燒燙傷中心）或家具（毛毯、聽診器、血壓計）表面之消毒→注意眼睛與皮膚的防護

3-7 化學消毒法

1. 化學消毒法的注意事項
   (1) 物品**洗淨擦乾後**，再置入消毒溶液中，以免降低殺菌效果。
   (2) **消毒劑濃度愈高效果愈好，酒精例外（75%＞95%）。**
   (3) **以最後放入物品的時間做計時**，並依指示時間浸泡。
   (4) **規定溫度內，溫度越高效果越好**（可加快化學反應速率）。
   (5) **化學消毒需視個消毒劑所需特定的消毒時間。**
   (6) 微生物數目愈多愈難達消毒目的。
   (7) 殺死微生物的難易度（由易至難）：細菌繁殖體、黴菌與親脂性病毒→結核菌、親水性病毒→**芽孢（最難）。**
   (8) **可用以消毒尖銳的刀剪器械。**
   (9) **中空導管需先將溶液灌入。**
   (10) **關節部分需打開以完全浸泡。**
   (11) 使用前以 D/W 完全沖洗。

2. 醫院常用的化學消毒劑：分為酒精、碘化合物、氯化合物、酚類、四級銨化合物、氧化合物、重金屬、染料等八大類，如下表所示。

3. 消毒層級
   (1) 低層次消毒：殺滅大部分細菌及黴菌，無法殺滅結核桿菌、芽孢及病毒。
   (2) 中層次消毒：殺滅細菌、黴菌、結核桿菌、親脂性病毒，無法殺滅芽孢及親水性病毒。
   (3) **高層次消毒：殺滅細菌、黴菌、結核桿菌、病毒，及大部分芽孢。大腸鏡、呼吸器蛇型管要進行高層次消毒。**

種類	原理	濃度	用途	特性
酒精	微生物蛋白質脫水、凝固變性	70~75%	消毒完整皮膚及體溫計	・受有機物影響 ・有刺激性，不適用於傷口黏膜的消毒 ・對芽孢、病毒無效 ・自然乾燥更有效果 ・屬中層次消毒
碘化合物	微生物核酸及蛋白質氧化	10% Aq-BI（優碘）Betadine	消毒傷口或黏膜	・須等30秒待碘離子釋放才有效 ・有刺激感性及深染色反應 ・屬中層次消毒，對芽孢、黴菌及某些病毒無效
		1% AI-BI（碘酒）Tincture providine iodine	消毒完整皮膚	
		7.5% Scrub	外科刷手	
氯化合物	微生物核酸及蛋白質氧化	次氯酸鈉（漂白水） ・高濃度（6%稀釋10倍） ・低濃度（6%稀釋200倍）	血液透析器、血液或體液汙染物、洗衣房、浴池、水療房、廁所、手術室、汙染的桌面地板之消毒	・對細菌繁殖體及病毒有效 ・對芽孢無效
		Hibiscrub 0.75~4%	刷手	
酚類	微生物蛋白質變性	Lysol（來舒）1~5%	地板、牆壁、家具、病床等終期消毒	・不易受有機物影響 ・對芽孢、病毒無效
		Lysol（來舒）10%	消毒排泄物	・會腐蝕皮膚黏膜，須戴手套 ・屬低至中層次消毒
		Cresol（甲酚）1:40	消毒器械（傳染病患者的血壓計）	
		Cresol（甲酚）1:100	消毒排泄物	

種類	原理	濃度	用途	特性
四級銨化合物	陽離子界面活性劑，破壞細胞細胞膜通透性	Zephiran 1:1000~1:4000	消毒皮膚黏膜（會陰沖洗）、醫院環境表面（地板、牆壁、家具）	・不可與肥皂合用會降低效果 ・對 G(+)及 G(−)有效
		10% Antiseptol 1:100~1:400	消毒器械	
		10% Antiseptol 1:1000	消毒皮膚黏膜（會陰沖洗）	
氧化物	產生具破壞性的經基(OH)自由基，破壞細胞膜的脂肪與 DNA	H_2O_2（過氧化氫；雙氧水）1%	漱口劑	・有抑菌及殺菌作用、對芽孢無效
		H_2O_2 3%	清潔骯髒的傷口、清除陳舊血漬、溶解氣切套管內管的痰液	
重金屬	微生物蛋白質變性	紅汞（紅藥水）2%	消毒皮膚黏膜	・有殺菌、防腐及收斂作用 ・去除肉芽組織使傷口癒合 ・預防新生兒淋雙病球菌感染
		硝酸銀 1~2%	清洗傷口、眼藥膏	
染料	抑制核酸蛋白、阻礙 DNA 複製、抑制細菌生長	龍膽紫（紫藥水）1:500~1000	白色念珠菌感染的鵝口瘡、黴菌感染的陰道炎	・不可用於開放性傷口
		Rivanol（黃藥水）1:1000	血栓靜脈炎局部冷敷	

3-8 滅菌法

種類	方法	原理	注意事項	適用情況
物理滅菌法	高壓蒸氣滅菌法（最常用最普遍的滅菌法）	· 高壓、高溫、高飽和蒸氣，使蛋白質凝結變性，可殺滅所有微生物（包括芽孢與病毒） · 壓力越大、溫度越高、時間越短，如：121°C→15磅→15分鐘；133°C→27磅→3分鐘	· 濕度不夠→穿透力差→滅菌不完整 · 小型包：6×6×10吋（＜6磅）；大型包：12×12×20吋（＜12磅） · **滅菌包間隔 1 吋避免重疊，以利蒸氣通過** · 敷料罐側放、有蓋子的要打開或墊紗布 · 不同性質的物品應分別包裝（如布類）：吸水性物品（如布類）應放在非吸水性物品的上面 · **溶液類、大滅菌包置於下層** · 滅菌指示帶是標示有效日期：**有效日為滅菌日加 7 天**	· **不受濕熱損壞的物品及醫療器材設備** · 非水溶性物質或不耐熱製品，如：石蠟油、油脂類、**橡膠或塑膠製品**（如：塑膠注射器、導尿管、無菌培養皿等）不能以此法滅菌

種類	方法	原理	注意事項	適用情況
物理滅菌法	高壓蒸氣滅菌法（最常用最普遍的滅菌法）		・包布應選擇能使蒸氣完全穿透為原則：如雙層棉質包布 ・指示帶由米白變黑色條斜紋 ・生物滅菌指示劑放在高壓蒸氣鍋的前下方	
	乾熱滅菌法	利用熱空氣傳導使生物蛋白質凝固，達滅菌效果	乾熱較濕熱的傳導差，故溫度要高、時間也要長，如：121℃：12小時、141℃：3小時、160℃：2小時、170℃：1小時方能達滅菌之效	適用於無法被蒸氣透過或不耐水的物品，如：粉劑、油劑、凡士林、石蠟、玻璃類、尖銳器械
	火焰滅菌法		95%Alcohol：燒3分鐘或燒至器械變紅為止	
	伽馬(γ)射線滅菌法	利用電磁游離輻射能，穿透力強，故可達滅菌效果		大宗無菌醫療器材，如：塑膠空針、各式導管及敷料等，有效期限為3~5年

種類	方法	原理	注意事項	適用情況
氣體滅菌法	氧化乙烯氣體滅菌法 (E.O. gas)	在 E.O. 環境下，微生物細胞與 E.O. 間產生烷基化反應，其「氫」被烷基所取代，無法複製與代謝而死亡	・所加入的氟氯碳化物 (CFC) 會破壞臭氧層，台灣於 2000 年全面禁用 ・氣態、無色、有特殊氣味、易燃、易爆炸，為一級致癌物 ・對皮膚、眼睛、呼吸道有毒性，故滅菌後的物品需長時間曝氣處理才能安全使用 ・工作人員必須戴活性碳口罩、穿隔離衣、戴手套、戴帽子且每年健檢 ・保存 6 個月至 1 年 ・指示帶由綠色斜紋變黃色斜紋	適用於不耐高溫、高壓物品或精密儀器，如：光學儀器、眼科器械、橡膠類、塑膠製品等

種類	方法	原理	注意事項	適用情況
氣體滅菌法	過氧化氫電漿滅菌法	干擾微生物的細胞膜、核酸及酵素作用以達滅菌的效果	·無毒性殘留，不影響工作人員健康 ·不慎碰觸 HO 時以大量清水沖洗 ·物品須清潔乾燥	大部分利用 E.O.滅菌之器材、不耐熱的塑膠製品、精密金屬器械、內視鏡等
	過醋酸液體滅菌法	過醋酸是一種氧化劑，可使蛋白質變性，達滅菌的效果	·不殘留且不影響工作人員的健康 ·溫度 50~55℃，時間 30 分鐘	精密器械，包括腹腔鏡、關節鏡、胃鏡、支氣管鏡、大腸纖維鏡及顯微鏡手術器械組
化學劑滅菌法	過醋酸液體滅菌法		·物品須先清洗乾淨 ·一個滅菌週期只能處理一支內視鏡或其他少量物品	

種類	方法	原理	注意事項	適用情況
化學劑滅菌法	Cidex	使微生物蛋白質凝固，喪失複製 DNA 能力而死亡	· 浸泡 20 分鐘高程度消毒，1 小時達滅菌作用 · 管腔類物品需使溶液充滿管腔 · 具刺激性 · 保存期限為 14 天 · 滅菌後以 D/W 徹底沖淨才能使用 · 加入活性劑後 Cidex 的有效期限可達 14~28 天 · 浸泡前先洗乾淨	不耐熱或不能用氧化乙烯滅菌的物品，如：內視鏡、麻醉器材、呼吸治療裝置（如：氣管內管）、橡皮管、導管等
	甲醛（福馬林）(formaline)	使蛋白質凝固，喪失複製 DNA 的能力	· 對眼、鼻及呼吸道有刺激性，同時對組織有毒性，不宜用來消毒皮膚	· 3~8% 可消毒器械、血液透析器及保存標本 · 8~20% 浸泡 18 小時有滅菌作用

3-9　外科無菌技術

1. 定義：保持無菌區域及無菌物品之無菌狀態，違反無菌原則視同染汙。

2. 使用時機：醫療操作有機會進入人體的血管系統及無菌組織者，如：外科手術、侵入性診斷檢查、注射給藥、靜脈注射、導尿、導尿管護理、抽痰、傷口護理、眼科治療等。

3. 無菌原則
   (1) 滅菌包應包裝完整，破損、**潮濕（毛細現象）**或開封視為汙染。
   (2) 化學指示帶應**變色完全**，且在**有效期限內**，過期應重新滅菌才能使用。
   (3) 無菌物碰到非無菌物品，須重新滅菌。
   (4) **無菌物須以無菌鑷子或戴無菌手套取用。**
   (5) **已取出的無菌物不可再放回無菌包或無菌區域中。**
   (6) **不可越過無菌區，不可面對無菌區說話、咳嗽、打噴嚏**，並應減少走動（↓空氣流動）。
   (7) 無菌物**避免暴露在空氣中太久。**
   (8) **無菌區邊緣 1 吋為非無菌區，無菌物品應放於 1 吋以內。**
   (9) 桌面**下垂部分視為非無菌。**
   (10) 倒無菌溶液時應**避免弄濕無菌區域。**
   (11) **無菌物應保持在腰部以上，視線範圍內；並面向無菌區域，不可背對無菌區。**
   (12) **無人看管的無菌區視為非無菌。**
   (13) 有呼吸道感染之工作人員，應避免操作無菌技術。

4. 技術操作

(1) 將無菌包置於**清潔乾燥桌面**，依順序按**上→左右→下打開**，**打開無菌包的第一個角是朝向操作者的對側（遠側），有帶子的一角應置於操作者的遠側。**

(2) 打開無菌包時，**不可碰觸到包布的內面**。

(3) 在手中展開無菌包時，應使**無菌面朝上，且拿無菌包的手需被反包在內。**

(4) 取出所需敷料後，若有剩餘敷料，應**立即以無菌技術包好**，**再將包布帶子橫繞在包布外及收好，帶端無須再打結，並貼回滅菌指示帶。包覆以減少暴露時間，並盡快使用。**

(5) 倒溶液法：手握標籤處→**清洗瓶口→距離 10~15 公分→不可滲濕無菌面**，需要擦拭瓶口時，**以紗布由上往下，一次完成，不可來回擦拭。**

(6) 在距離 10~15 公分的高度將無菌紗布或棉球拋入無菌區域中。

(7) **手持容器蓋時，蓋口朝下；容器蓋置放桌上則蓋口朝上。**

(8) **取蓋時手勿接處蓋子的內面及邊緣**，取完用物後，應立即蓋上蓋子，以避免汙染。

(9) **手持無菌敷料鉗上 1/3 處並保持鉗尖向下，在取出或放入泡鑷罐時應夾緊，在泡鑷罐內則呈鬆開狀。**

(10) **乾的泡鑷罐每 8 小時更換，泡有消毒溶液則每日更換。**

(11) **外科刷手**

A. 刷手只能去除暫留性細菌、減少微生物數目，並不能保證無菌，故需再穿戴無菌衣及無菌手套。

B. 脫除手錶，捲袖至肘上 3 吋，依指尖→手→手臂方向刷，刷至肘上 2 吋（指尖刷 20~30 次；其餘部位各刷 10~20 次）。

C. 沖水時不可來回沖洗，保持手掌、指尖朝上，小心勿濺濕衣服。

D. 刷畢，雙手指尖朝上，保持在腰部以上的範圍，背對著手術室房門，進入手術室。

E. 使用無菌巾由手指朝手肘方向，以旋轉方式擦乾。

(12) 正確穿戴無菌手套的步驟

A. **洗手。**

B. 打開無菌手套。

C. 右手拿取左側手套反折處，左手對準套入。

D. 穿戴好的左手插入右側手套反折內面，右手對準套入。

E. 戴上無菌手套後的雙手應保持**在腰部以上、視線範圍以內。**

QUESTI❓N

1. 正確穿戴無菌手套的步驟為何？ (1)洗手 (2)右手拿取左側手套反褶處，左手對準套入 (3)右手拿取左側手套反褶內面，左手對準套入 (4)穿戴好的左手拿取右側手套反褶處，右手對準套入 (5)穿戴好的左手插入右側手套反褶內面，右手對準套入 (6)打開無菌手套。(A) (1)(6)(3)(4)　(B) (6)(2)(1)(4)　(C) (1)(6)(2)(5)　(D) (6)(1)(3)(5) 　　　　　　　　　　　　　　（100專高一）

2. 有關高壓蒸氣滅菌的敘述，下列何者正確？(A)滅菌後保存期限大多是30天　(B)滅菌後加上防塵套，可延長保存期限達兩年以上　(C)滅菌後物品不論抱在身上或夾在腋下，均不影響無菌效果　(D)滅菌後物品取用，仍應維持在腰部以上 （100專高一）

3. 有關無菌用品取用原則之敘述，下列何者正確？(A)為避免飛沫噴濺，工作人員應背對無菌區　(B)應戴無菌手套打開無菌包，以防受汙染　(C)無菌包打開後，無菌布面上皆視為無菌區　(D)自無菌包取出之物品若未用且立即放回可視為無菌 （100專高一）

情況： 林小弟因高燒不退，抽搐住院，被診斷出罹患腦膜炎。依此回答以下二題。

4. 林小弟需採何種隔離方式？(A)絕對隔離　(B)呼吸道隔離　(C)接觸隔離　(D)分泌物隔離 　　　　　　　　　　　　　（100專高二）

5. 承上題，護理師在照顧林小弟時，應採取何種隔離防護措施？ (1)洗手 (2)穿隔離衣 (3)戴手套 (4)戴口罩。(A) (1)(2)　(B) (1)(4)　(C) (2)(3)　(D) (3)(4) 　　　　　　　　　　　　　　　　（100專高二）

6. 有關操作無菌技術之敘述，下列何者錯誤？(A)在倒無菌溶液時，須先倒出少量溶液沖洗瓶口　(B)滅菌物品置放到無菌區時，須距離無菌面約10~15公分高　(C)倒無菌溶液後若有殘留液體在瓶口，須以無菌紗布由下而上擦拭　(D)在手中展開滅菌包時，無菌面朝上且拿滅菌包的手須被反包在內 （100專高二）

解答：　1.C　　2.D　　3.C　　4.B　　5.B　　6.C

7. 對降低院內感染之措施，下列何者最適宜？(A)替病人傷口換藥時，應邊對其說話邊換藥　(B)開放性肺結核病人只要不咳嗽，可不必戴口罩　(C)非罹患傳染性疾病的病人，引流液應不必視為感染性物質　(D)處理所有病人的傷口或檢體，均應戴上手套
（100專高二）

8. 下列何項為控制院內感染最常用且重要的方法？(A)洗手　(B)適當的使用抗生素　(C)定期環境消毒　(D)適當隔離措施　（100專普一）

9. 一般住院個案，最常見院內感染發生的部位是：(A)皮膚　(B)呼吸道　(C)傷口　(D)泌尿道　（97專普二；100專普一）

10. 有關感染控制的敘述，下列何者錯誤？(A)無生命體也可能是傳染窩　(B)反隔離是保護易受傳染病人的措施　(C)只要有細菌存在就一定會形成感染　(D)切斷了感染鏈則感染原的傳播即停止
（100專普一）

11. 一個人或動物雖然沒有出現症狀，但是卻帶著足以使其他生物致病的病原體，稱為：(A)感染鏈　(B)宿主　(C)感染原　(D)帶菌者　（100專普一）

12. 臨床常用的優碘溶液消毒法，其可達到的最佳消毒效果是屬於何種消毒層級？(A)可殺滅所有微生物　(B)可殺滅所有微生物，除芽孢外　(C)可殺滅多數微生物，除芽孢、某些病毒或黴菌之外　(D)可殺死多數細菌，但對有抵抗性的細菌無效　（100專普一）

13. 有關取用無菌物品之原則，下列敘述何者錯誤？(A)不可背對無菌物品　(B)無菌物品應放置於肘部以下腰部以上　(C)勿對無菌物品咳嗽或說話　(D)有呼吸道感染之工作人員，應避免操作無菌技術　（100專普一）

14. 下列何者為外科手術器械最好的消毒方法？(A)高壓蒸氣滅菌法　(B)巴斯德消毒法　(C)煮沸法　(D)氧化乙烯氣體滅菌法　（100專普一）

解答：　　7.D　　8.A　　9.D　　10.C　　11.D　　12.C　　13.B　　14.A

15. 有關外科無菌技術操作的敘述，下列何者錯誤？(A)將容器蓋子移開放置桌上時，蓋口朝上放置　(B)無菌物品應避免置放於無菌區的邊緣　(C)無菌物品應保持在腰部以上　(D)使用無菌敷料鉗時，應保持鉗尖朝上　（100專普一）

16. 有關院內感染的敘述，下列何者錯誤？(A)是指病人住院中得到的感染　(B)不包括住院前就已經潛伏的感染　(C)不包括病人出院24小時內出現症狀的感染　(D)包括病人入院後到出院前就已經潛伏的感染　（100專普二）

17. 下列何者為因輸血而感染愛滋病(AIDS)的傳染途徑？(A)直接接觸傳染　(B)間接接觸傳染　(C)媒介傳染　(D)交互傳染　（100專普二）

18. 有關氧化乙烯(E.O.)滅菌法的敘述，下列何者錯誤？(A) E.O.的有效濃度為10~20%　(B) E.O.滅菌的溫度一般是50~60°C　(C)濕度維持在40%以下為宜　(D)滅菌時間依氧化乙烯之濃度、溫度、濕度改變的情況而定　（100專普二）

19. 有關使用無菌包的敘述，下列何者正確？(A)解開無菌包後，有帶子的一角應置於操作者的近側　(B)打開包布時只要不碰到內裝的敷料就好，包布的內面可以碰觸　(C)取出所需敷料後應儘快將包布內角覆蓋剩餘敷料，以減少暴露時間　(D)無菌敷料包中剩下的敷料，即使仍在有效期限內也不可再使用　（100專普二）

20. 一位產婦向護理人員詢問有關玻璃奶瓶的煮沸消毒方法，下列敘述何者錯誤？(A)消毒前，應先將奶瓶洗淨　(B)奶瓶應於水煮沸後，再放入　(C)煮沸時，水面應蓋過奶瓶1吋以上　(D)消毒時間以水沸騰後，開始計時10分鐘　（100專普二）

解答：　15.D　16.C　17.C　18.C　19.C　20.B

21. 王先生，83歲，近日因食慾不佳體重下降、輕度發燒（耳溫
    37.7~38.8℃）住院，住院診斷為疑似結核病，護理師照顧此個案
    在感染控制概念之應用，下列敘述何者正確？(A)照顧前後必須
    要洗手，洗手時間至少30秒　(B)王先生為易感染宿主，需應用
    外科無菌技術提供照顧　(C)照顧王先生護理人員應穿戴隔離
    衣、口罩及手套　(D)王先生年紀大需要有人陪伴，最好安排住
    健保床。　　　　　　　　　　　　　　　　　　　　（101專高一）
    解析 (B)病人應接受結核病隔離；(C)(D)隔離方式包括洗手、戴口罩及
    　　　　住負壓隔離病房，戴手套則須視情況而定。

22. 承上題，王先生住院期間所使用過的用物，應如何處置？(A)個
    案擦拭過口鼻分泌物之衛生紙，應投入感染性可燃垃圾袋內，以
    高溫高壓滅菌法處理　(B)病室內專用血壓計、聽診器，待個案
    出院後以75%酒精徹底擦拭消毒　(C)病室內病床及傢俱應以人工
    紫外線進行消毒，時間約60分鐘　(D)清潔人員應以3.0%漂白水
    擦拭地板及相關用物。　　　　　　　　　　　　　　（101專高一）
    解析 (A)口鼻分泌物衛生紙應以高溫焚毀處理；(C)病床及家具使用人
    　　　　工紫外線消毒時間為15~30分鐘；(D)應以0.6%漂白水擦拭地板
    　　　　及相關用物。

23. 有關無菌物品的操作使用，下列敘述何者正確？(A)手持無菌敷
    料鉗時，需握鑷子的上1/3處　(B)從泡鑷罐取出無菌敷料鉗時，
    鉗尖須保持開立狀態　(C)手持無菌棉球罐蓋時，蓋口需朝上，
    保持在腰部以上　(D)打開無菌棉球罐時，手持蓋子邊緣處，以
    利旋轉。　　　　　　　　　　　　　　　　　　　　（101專高一）
    解析 (B)鉗尖須保持緊閉狀態；(C)手持無菌棉球罐蓋時，蓋口需朝
    　　　　下；(D)打開所有無菌容器時應手持中間握把處，勿持邊緣避免
    　　　　染汙。

24. 有關煮沸法(boiling)消毒之敘述，下列何者正確？(A)可殺死所有的
    細菌及芽孢　(B)適用於尖銳器械的消毒　(C)煮鍋內的水需蓋過被
    消毒物品1吋以上　(D)消毒時間從加熱起開始計算　（101專普一）

解答：　　21.A　　22.B　　23.A　　24.C

25. 以棉布或紙包裝之無菌物品，經高壓滅菌後有效日期以多少天為限？(A) 5天　(B) 6天　(C) 7天　(D) 8天 （101專普一）

26. 有關無菌技術的敘述，下列何者正確？(A)以鉗夾取無菌敷料在無菌區上方10~15公分處將敷料放下　(B)使用無菌有蓋容器時，應將蓋口朝下放在桌上　(C)使用無菌敷料鉗時，應手握鉗柄上1/3位置，且保持鉗尖朝上　(D)乾的泡鑷罐每天更換一次即可
（101專普一）

27. 傳染登革熱的埃及斑蚊，是屬於傳染鏈中的：(A)宿主　(B)感染原　(C)散播出口　(D)傳染途徑 （101專普一）

28. 無菌區域周圍多少範圍以內，通常視為非無菌區？(A) 1吋　(B) 1.5吋　(C) 2吋　(D) 2.5吋 （101專普一）

29. 下列哪類病人應採保護性隔離？ (1)肺結核　(2)大範圍燒傷　(3)SARS (4)骨髓移植。(A) (1)(2)　(B) (1)(3)　(C) (3)(4)　(D) (2)(4)
解析 保護性隔離目的為保護易感宿主。 （101專高二）

30. 當護理師為罹患SARS的陳女士做完導尿管護理，正準備要離開病室返回護理站，下列何種措施最適宜？(A)將使用過的棉棒，全部帶回護理站前的汙物間丟棄　(B)先將雙層手套脫掉，才能進入前室依序脫掉隔離衣、帽　(C)在病室先脫外層手套，進入前室脫內層手套，另戴手套移除隔離衣　(D)做完技術後，可請陳女士將口罩取下，方便與護理人員說話 （101專高二）
解析 照顧SARS病人需採絕對隔離，需逐層移除接觸病人之防護用物，並在執行可能會接觸到傳染物質時均戴上手套處理之。

31. 有關院內感染的敘述，下列何者正確？(A)指個案住院期間所得到的感染，不包括入院時已有的感染　(B)院內感染的範圍包括個案入院前潛伏的病症與併發症　(C)個案入院72小時以後的感染皆稱為院內感染　(D)院內感染最常發生在加護病房與嬰兒室
（101專高二）

解答： 25.C　26.A　27.D　28.A　29.D　30.C　31.A

32. 取用無菌物品的原則，下列敘述何者正確？(A)非無菌物品應遠離無菌區至少30公分以上　(B)無菌物品應維持在腰部以下並面向無菌區　(C)無菌區邊緣1吋範圍內通常被視為非無菌區　(D)拆封但未使用的無菌物品保存好可繼續供下一位病人使用

（101專高二）

33. 臨床上常用物理或化學方式來殺滅致病微生物的芽孢與繁殖體，此種方式稱為：(A)消毒(disinfection)　(B)滅菌(sterilization)　(C)清潔(clean)　(D)無菌(asepsis)　（101專高二）

34. 下列何者為目前醫院最常用與最普遍使用的滅菌方法？(A)乾熱氣滅菌法　(B)高壓蒸氣滅菌法　(C)火焰滅菌法　(D)氧化乙烯氣體滅菌法　（101專普二）

35. 低溫消毒法（巴斯德消毒法）適合下列哪種物品的消毒？(A)牛奶　(B)金屬　(C)便盆　(D)玻璃　（101專普二）

36. 為了預防院內感染的發生，下列處置何者錯誤？(A)要謹慎使用抗生素　(B)要提高病人的抵抗力　(C)先治療感染比預防感染更重要　(D)降低侵入性治療或檢查的機會　（101專普二）

37. 護理人員評估病人抵抗感染的能力時，下列何項除外？(A)年齡　(B)營養狀況　(C)服用藥物　(D)身高　（101專普二）

38. 有關戴口罩方法的敘述，下列何者錯誤？(A)口罩上下的兩條帶子都要繫上　(B)口罩須把口部和鼻部都罩住　(C)口罩潮濕時應立即更換　(D)口罩不用時應掛在頸部周圍　（101專普二）

39. 王小弟罹患白血病，此次住院的目的是要進行骨髓移植。王小弟住院期間應採何種隔離方式？(A)腸胃道隔離　(B)接觸隔離　(C)保護性隔離　(D)血液隔離　（102專高一）

40. 承上題，護理師在照顧王小弟時的處置措施，下列何者最適當？(A)鼓勵王小弟多到戶外散步，增強抵抗力　(B)給王小弟用的餐盤，最好先經流動蒸氣消毒　(C)白血病屬血液傳染疾病，護理時須戴手套　(D)安排王小弟與其他病童同一房間作伴

解答：　32.C　33.B　34.B　35.A　36.C　37.D　38.D　39.C　40.B

解析 白血病非傳染性疾病，行保護性隔離病人須戴口罩、住隔離房、避免出入公共場所。並且使用流動蒸氣消毒餐盤，可利用熱能殺死病原體，減少感染的機會。　（102專高一）

41. 有關「院內感染」的敘述，下列何者正確？(A)常見的院內感染部位以呼吸道感染為最高　(B)多因誤用與濫用抗生素、病人抵抗力低、侵入性檢查與治療機會增加所致　(C)病人入院時已有尿道感染，住院後尿液培養又發現另一種病菌，且菌落數約1000個／mL，即是院內感染　(D)開放性骨折病人住院後併發骨髓炎屬於院內感染　（102專高一）

解析 (A)最常見的院內感染部位為泌尿道感染；(C)(D)院內感染多指於住院72小時後所發生的感染，且菌尿症是指每毫升的尿液有≥10^5CFU的細菌。

42. 護理師執行下列何項處置，所使用過的空針最具有傳染性？(A) IV bag加藥　(B) penicillin藥物稀釋　(C)驗CBC/DC　(D)打水球固定存留導尿管　（102專高二）

解析 直接接觸血液類的空針最具有傳染性。

43. 下列何者不是外科無菌技術的應用對象？(A)導尿技術　(B)鼻胃灌食　(C)靜脈注射　(D)手術傷口換藥　（102專高二）

解析 (B)執行鼻胃管灌食時應採內科無菌法。

44. 有關院內感染之敘述，下列何者正確？(A)護理師照顧同病房的兩位病人後，再一併洗手，就能避免交互感染　(B)有臨床症狀顯現的病人，才算是感染鏈中的帶菌者　(C)有效切斷感染鏈其中任一環節，則感染源的傳播即會停止　(D)病人單位使用清潔劑擦拭，就可以達到滅菌的效果　（102專高二）

解析 (A)接觸每一位病人後需先洗手，才能再接觸另一位病人；(B)源自院內其他病人、訪客及醫護人員等正處於潛伏期者也可能為帶菌者；(D)病人單位使用的清潔劑多低程度消毒劑，無法殺滅所有的細菌。

解答：　41.B　42.C　43.B　44.C

45. 保持滅菌物品或無菌區域於無菌狀態的技術，稱為：(A)隔離技術　(B)外科無菌技術　(C)滅菌技術　(D)內科無菌技術

    解析 (A)隔離技術是指使用障蔽物讓致病菌侷限於某特定區域內，阻止其傳播之預防措施，如：住單獨病室、戴口罩、穿隔離衣、戴護目鏡等；(C)滅菌技術為利用物理或化學的方法殺滅所有的微生物，達到無菌狀態；(D)內科無菌技術為防止致病微生物直接或間接由人或物傳給他人的方法，如：洗手、戴口罩、穿隔離衣、戴手套等。　　　　　　　　　　　　　　　　（102專高二）

46. 預防或控制致病微生物直接或間接由一個人或地方傳播到另一個人或地方之技術稱為：(A)消毒技術　(B)外科無菌技術　(C)滅菌技術　(D)內科無菌技術　　　　　　　　　　　　　　　　（103專高一）

47. 有關巴氏消毒法之敘述，下列何者正確？(1)加熱至62°C持續30分鐘　(2)加熱至32°C持續60分鐘　(3)適用於乳製品的消毒　(4)適用於餐盤的消毒。(A) (1)(3)　(B) (1)(4)　(C) (2)(3)　(D) (2)(4)

    　　　　　　　　　　　　　　　　（103專高二）

48. 護理師在照顧愛滋病人者時所採取的隔離措施，下列敘述何者正確？(A)安排單人房，採絕對隔離　(B)與病人交談時須穿隔離衣　(C)進行抽血技術時須戴手套　(D)使用過的餐盤需要高壓蒸氣消毒　　　　　　　　　　　　　　　　（103專高二）

    解析 護理師在照顧愛滋病人時應採取血液或體液隔離。

49. 有關內科無菌之敘述，下列何者正確？(A)勤加洗手並戴口罩，是維持內科無菌的要項　(B)內科無菌是用消毒與滅菌的觀念來保持物品無菌　(C)內科無菌並不適用於肺結核或腸病毒病人之照護　(D)替病人灌腸或擦澡時，不宜採用內科無菌技術

    　　　　　　　　　　　　　　　　（103專高二）

    解析 (B)保持物品無菌是為外科無菌概念；(C)內科無菌可適用於肺結核或腸病毒病人之照護；(D)灌腸或擦澡是採用內科無菌技術。

解答：　45.B　46.D　47.A　48.C　49.A

50. 有關洗手法的敘述，下列何者正確？(A)非執行手術的話，搓洗的位置到手腕為止　(B)執行內科無菌洗手法沖水時，手指尖朝上高於手肘　(C)執行外科無菌洗手法洗手時，需要用刷子刷洗　(D)若使用擦手紙，用完後要丟到感染性可燃垃圾桶　（103專高二）

　　解析 (A)洗手位置需至手腕上2吋；(B)執行內科無菌洗手法沖水時，指尖朝下、低於手肘；(D)擦手紙用完後應丟到一般可燃垃圾桶。

51. 有關隔離與全面防護措施之敘述，下列何者錯誤？(A)隔離衣使用後，正面與背面之腰部和肘部以下區域視為汙染區　(B)易感宿主之房間採負壓　(C)口罩潮濕就失去防護成效，應立即更換　(D)脫下手套後應立即洗手　（104專高一）

　　解析 負壓隔離適用於開放性肺結核(TB)、SARS等病人。

52. 有關化學消毒法之敘述，下列何者正確？(A)不論物品表面清潔與否，均不影響消毒效果　(B)酒精的濃度愈濃，其殺菌效果愈佳　(C)溫度升高可促進化學反應速度，提高殺菌速率　(D)殺菌效果好壞，與化學消毒時間之長短通常無關　（104專高一）

　　解析 (A)消毒前需先將物品表面洗淨，以免降低殺菌效果；(B) 75%酒精較95%酒精消毒效果佳；(D)化學消毒需視個消毒劑所需特定的消毒時間。

53. 依據疾病感染鏈的模式，下列敘述何者錯誤？(A)以外科無菌技術執行導尿，是阻斷傳染途徑　(B)定期更換氧氣潮濕瓶，是移除傳染窩　(C)維持氣管內插管及引流管的通暢，是清除傳染窩　(D)以紫外線燈照射床褥，是阻斷傳染途徑　（104專高一）

　　解析 以紫外線燈照射床褥，是管制感染源。

54. 將白血球低下病人安排在獨立病室中，是阻斷下列疾病傳染模式中的何項因素？(A)感染原　(B)傳染窩　(C)傳染途徑　(D)易感性宿主　（104專高二）

解答：　50.C　51.B　52.C　53.D　54.D

55. 內視鏡使用後以2%活性戊乙醛（Glutaraldehyde；商品名Cidex）處置，下列敘述何者正確？(1)浸泡3~10小時可達滅菌效果 (2)浸泡後取出可直接乾燥使用 (3)加入活性劑後Cidex的有效期限可達14~28天 (4)為確保溶液無菌，每次使用須重新泡製 (5)浸泡前須先刷洗內視鏡上的汙漬 (6)不具腐蝕性，因此可用於各式金屬器械。(A) (1)(3)(5)　(B) (2)(4)(6)　(C) (1)(3)(6)　(D) (2)(3)(4)

（104專高二）

56. 手術時，有關鋪設無菌區域之敘述，下列何者正確？(A)無菌物品應放置於無菌區域邊緣0.5吋以內的區域中　(B)無菌物品應維持在大腿以上，不可背對無菌區域　(C)桌面的無菌區域不應包含桌面下垂部分　(D)使用滅菌包應注意有效期限為14天

（104專高二）

解析 (A)無菌物品應放置於無菌區域邊緣1吋以內的區域中；(B)無菌物品應維持在腰部以上；(D)滅菌包有效期限為7天。

57. 有關SARS的隔離措施，下列敘述何者錯誤？(A) SARS屬於飛沫傳染，故需給予負壓單獨病房　(B)只有在接觸SARS病人的體液時，才需要穿戴防護用具　(C) SARS病人使用的醫療用品，最好是拋棄式或單獨一套使用　(D) SARS病人的床單需要先行高壓滅菌消毒後才可進行清洗

（105專高一）

解析 SARS為高度傳染性疾病，應採取絕對隔離，照護過程中需穿戴防護用具。

58. 有關穿脫隔離衣之敘述，下列何者正確？(1)隔離衣須完全覆蓋工作服且長度及膝者為佳 (2)隔離衣使用後，正面、領口皆視為汙染區 (3)脫隔離衣時，須將隔離衣外面包裹在內側 (4)脫下隔離衣後須立即洗手。(A) (1)(2)(3)　(B) (2)(3)(4)　(C) (1)(3)(4)　(D) (1)(2)(4)

（105專高二）

解析 隔離衣使用後，正面及背面的腰部與肘部以下區域均為汙染區。

解答： 　55.A 　56.C 　57.B 　58.C

59. 下列哪一種護理技術，不需採用外科無菌操作？(A)單次導尿 (B)胸管置放 (C)鼻胃管置放 (D)靜脈注射 （105專高二）

解析 放置鼻胃管採用內科無菌技術。

60. 下列何者為預防院內感染最經濟有效的方法？(A)戴手套 (B)戴口罩 (C)正確洗手 (D)穿隔離衣 （106專高一）

61. 測量H5N1流感病毒感染病人生命徵象時，下列何項防護設備較不必要？(A)手套 (B)無菌隔離衣 (C)護目設備 (D)外科口罩 （106專高一）

62. 下列何種情況符合醫療照護相關感染(healthcare-associated infection, HAI)之定義？(A)肝癌病人接受動脈血管栓篩治療的隔日，出現體溫上升情形 (B)出生48小時被診斷感染德國麻疹的新生兒 (C)剖腹產新生兒出生後第4天臍帶感染 (D)服用類固醇藥物後發生帶狀疱疹入院診治的病人 （106專高一）

解析 「醫療照護相關感染」定義為：因感染的病原體或其毒素而導致的局部或全身性不良反應，且這項感染在入院時未發生或未處於潛伏期階段。

63. 引起外生性院內感染的病菌，下列何者最常見？(A)金黃色葡萄球菌 (B)大腸桿菌 (C)鏈球菌 (D)沙門桿菌 （106專高二）

64. 林小弟，連續三天出現腹瀉情況，糞便檢體發現有痢疾桿菌。下列何者是痢疾的傳染途徑？(A)飛沫傳染 (B)媒介物傳染 (C)垂直傳染 (D)空氣傳染 （106專高二）

65. 承上題，護理師在照顧林小弟時，下列措施何者最適宜？(A)安排林小弟在單人房，採取絕對隔離 (B)林小弟的排泄物需用消毒水浸泡後再沖掉 (C)所有訪客來探視林小弟時，需先戴上口罩 (D)林小弟使用過的餐盤需要進行煮沸消毒 （106專高二）

解析 痢疾應進行腸胃道隔離，排泄物需以消毒溶液浸泡後再沖掉。

解答： 59.C 60.C 61.B 62.C 63.A 64.B 65.B

66. 下列哪些項目是符合醫療照護相關感染(health-care associated infection; HAI)之定義？(1)胎兒於出生後36小時發現感染梅毒　(2)住院注射之靜脈導管部位紅腫熱痛　(3)注射化學治療藥物滲漏導致局部發炎　(4)闌尾炎住院合併腹膜炎　(5)手術後二天傷口感染發炎　(6)因泌尿道感染住院期間培養出新菌種。(A) (1)(3)(4)　(B) (2)(5)(6)　(C) (3)(4)(6)　(D) (2)(4)(5)　　（106專高二）

　　解析　「醫療照護相關感染」定義為：因感染的病原體或其毒素而導致的局部或全身性不良反應，且這項感染在入院時未發生或未處於潛伏期階段。

67. 張小姐住院時出現全身肌肉酸痛、中度發燒，臉部、軀幹與四肢出現斑丘疹等情形，被診斷為水痘。水痘屬於第四類傳染病，張小姐應進行何種隔離方式？(A)保護隔離　(B)接觸隔離　(C)絕對隔離　(D)呼吸道隔離　　（106專高二補）

68. 承上題，護理師在照顧張小姐時，下列何種護理措施錯誤？(A)水痘會經由談話、咳嗽方式傳染，故與張小姐講話時需戴上口罩　(B)張小姐如廁後，需先用漂白水浸泡10分鐘後，才可以沖掉　(C)張小姐用來擦拭臉上水痘傷口的衛生紙，屬於感染性垃圾　(D)張小姐出院後，房間必須用消毒水擦拭過，並進行終期消毒

　　　　　　　　　　　　　　　　　　　　　　　（106專高二補）

69. 一位護理師同時照護下列四位病人，(1)血液中驗出有MRSA(Methicillin-resistant Staphylococcus aureus)的病人　(2)腹部有引流傷口及導管的病人　(3)糖尿病合併腎功能受損的洗腎病人　(4)絕對嗜中性球計數為1,000個／立方毫米的病人，依據感染控制照護原則，在探視病人的先後順序，下列何者正確？

　　(A) (1)→(2)→(3)→(4)　(B) (3)→(4)→(2)→(1)

　　(C) (4)→(2)→(3)→(1)　(D) (4)→(3)→(2)→(1)　　（106專高二補）

解答：　　66.B　　67.C　　68.B　　69.D

70. 醫院內所爆發的院內感染中，最常見的致病菌種為何？(A)金黃色葡萄球菌與綠膿桿菌　(B)白色念珠菌與大腸桿菌　(C)大腸桿菌與肉毒桿菌　(D)肺炎雙球菌與痢疾桿菌　（107專高一）

71. 有關院內感染之敘述，下列何者錯誤？(A)病人手術後若傷口發炎或化膿，都考慮為院內感染　(B)靜脈導管部位如有化膿，須行細菌培養才能確定是否為院內感染　(C)病人在入院後出院前就已潛伏，而出院後才出現症狀的感染亦屬院內感染　(D)院內感染大多發生在病人住院72小時以後　（107專高一）

解析 注射部位感染是為院內感染。

72. 適用外科無菌之護理技術，包括下列哪幾項？(1)灌腸　(2)點滴加藥　(3)肌肉注射　(4)單次導尿　(5)傷口換藥。(A)　(1)(3)(4)(5)　(B)　(1)(2)(3)(4)　(C)　(2)(3)(4)(5)　(D)　(1)(2)(4)(5)　（107專高一）

73. 依據疾病管制署公告，為懷疑有伊波拉病毒感染病人執行常規醫療照護時，下列何項個人防護設備不適宜？(A)手套　(B)外科口罩　(C)護目設備　(D)連身型防護衣　（107專高一）

解析 應配戴N95等級以上的口罩。

74. 消除登革熱四大重點：「巡、倒、清、刷」，是阻斷下列疾病傳染模式中的何項因素？(A)進入易感性宿主的門戶　(B)離開感染窩的門戶　(C)易感性宿主　(D)感染窩　（107專高一）

75. 下列哪項護理可減少病人傷口感染的機會？(A)打開無菌換藥碗包布時，先開遠側端　(B)手持無菌棉枝或鑷子時應握於上1/2處　(C)須於換藥碗上方5~8公分放下敷料　(D)執行換藥過程中，同時向病人說明每一個步驟　（107專高一）

76. 外科無菌技術中，打開無菌包時的敘述，下列何者正確？(A)無菌包外的消毒指示帶須沒有變色，且於有效日期內方可使用　(B)打開無菌包的第一角要朝向自己　(C)打開包布時，手只能接觸包布四角的外面　(D)若無菌包內尚有敷料，則按原步驟包好並將綁帶打結可於下次再使用　（107專高二）

解答：　70.A　71.B　72.C　73.B　74.D　75.A　76.C

解析 (A)無菌包外的消毒指示帶若沒有變黑色，不可使用；(B)打開無菌包的第一個角是朝向操作者的對側（遠側）；(D)若無菌包內尚有敷料，應以無菌技術包好，再將包布帶子橫繞在包布外及收好，帶端無須再打結，並貼回滅菌指示帶。

77. 有關使用無菌敷料鉗之敘述，下列何者正確？(A)手握敷料鉗中段1/2處　(B)保持敷料鉗朝上　(C)夾取無菌棉球後，在距離無菌區3公分高度小心放入　(D)用畢時，夾緊鉗尖垂直放入泡鑷罐中

　　解析 (A)手握敷料鉗上段1/3處；(B)保持敷料鉗尖朝下；(C)夾取無菌棉球後，在距離無菌區10~15公分高度拋入。　　　　　（107專高二）

78. 護理師照顧後天免疫缺乏症候群病人預期可能接觸到血液時，不須採用下列何項隔離防護措施？(A)洗手　(B)單獨房間　(C)手套　(D)口罩　　　　　　　　　　　　　　　　　　　　　　（107專高二）

　　解析 洗手是必要的防護措施，若會接觸到體液應再增加戴手套及口罩，以避免接觸到體液。

79. 林小姐，56歲，近日因全身痠痛、頭痛、咳嗽及發燒，疑似新型流行性感冒，醫師建議住院治療，護理人員首先應提供的衛生教育為下列何者？(A)安排入住負壓隔離病房　(B)請病人不要和鄰床聊天說話，以免交互感染　(C)晚間9點以後，限制家屬再進病房探訪　(D)請病人勤洗手並戴口罩，以避免感染傳播

　　解析 預防飛沫感染宜配戴口罩。洗手是最簡單、有效預防及控制微生物散播的方法。　　　　　　　　　　　　　　　　　（108專高一）

80. 承上題，林小姐呼吸喘、咳嗽加劇，經胸腔X光顯示右下葉肺炎及肋膜積水，施行胸腔放液穿刺術合併胸管留置，當您協助更換病人胸管傷口敷料時，下列措施何者正確？(A)無菌容器打開後，先將蓋子置放於桌面上備用，無需蓋回，以免手忙腳亂汙染無菌區域　(B)拆開無菌敷料，以手指抓出敷料角落，離無菌區域10~15公分處放入無菌容器內　(C)戴上無菌手套後的雙手應保持在膝蓋以上、視線範圍以內　(D)非無菌物品應遠離無菌區至少1~2吋　　　　　　　　　　　　　　　　　　　　　　（108專高一）

解答：　　77.D　　78.B　　79.D　　80.D

　　解析 (A)無菌容器打開取完物品後，應盡速蓋回，以免汙染無菌用物；(B)以非無菌碰觸無菌物品即造成汙染；(C)戴上無菌手套後的雙手應保持在腰部以上、視線範圍以內。

81. 承上題，林小姐住院已經5天，病情未見好轉，心情沮喪，擔心家人受感染，但又期盼家人的陪伴，常在夜裡哭泣，針對此現象，下列何項護理措施較為合適？(A)告訴病人心情不佳是正常情形，要多休息放鬆心情，可請家人提供音樂　(B)告訴病人要忍耐，得傳染疾病要自己承受，不要拖累家人　(C)告訴病人只要好好服藥就好了，其它不需要多擔心　(D)告訴病人不要胡思亂想，多想對疾病進展無用　　　　　　　　　　（108專高一）

　　解析 應接納及同理病人的想法，並提供解決方法。

82. 下列何種製劑可以達到高程度消毒，消滅微生物的繁殖體，包括芽孢？(A) 10%碘酒(tincture iodine)　(B) 3%來舒(lysol)　(C) 2%二醛(cidex)　(D) 70%酒精(alcohol)　　　　　　　　　（108專高一）

　　解析 3%來舒(lysol)是酚類消毒劑，為低程度消毒。

83. 對於傷口培養有抗二甲氧基苯青黴素性之金黃色葡萄球菌(*Methicillin-Resistant Staphylococcus Aureus*, MRSA)之病人，其隔離措施之敘述，下列何者正確？(A)安排居住單人負壓病房　(B)照護人員需要戴過濾式口罩　(C)照護人員需要穿戴手套、隔離衣　(D)照顧病人之次序，以此病人為優先　　　　　（108專高一）

　　解析 皮膚傷口感染應採接觸隔離，因此，照護人員需要穿戴手套、隔離衣。

84. 下列何者不適用高壓蒸氣滅菌？(A)布類　(B)塑膠類　(C)手術器械　(D)水溶性溶液　　　　　　　　　　　　　　　　（108專高二）

85. 有關巴斯德消毒法之敘述，下列何者正確？(A)常用在牛奶、果汁飲品的消毒　(B)以62℃加熱15分鐘，可達高層次消毒　(C)無法殺死真菌類微生物　(D)屬於一種生物抑菌劑消毒法　　　（109專高二）

解答：　　81.A　　82.C　　83.C　　84.B　　85.A

86. 照護H5N1流感病毒感染的病人時，在穿戴各項個人防護措施時，下列何者錯誤？(A)脫下隔離衣時，領口被視為清潔區　(B)隔離衣要重複使用時，掛置時污染面應朝外　(C)護目設備須於前室中脫除　(D)外科手術口罩應每8小時更換一次　（109專高二）

解析 外科手術口罩使用時間不宜高過2小時（最好每小時更換一次），若有潮溼，應立即更換。

87. 有關化學消毒法之敘述，下列何者錯誤？(A)70~75%的酒精殺菌效果比95%酒精效果好　(B)5.25%的漂白水對肝炎病毒的消毒無效　(C)化學消毒劑時間越長殺菌程度越高　(D)每升高10°C化學消毒劑殺菌度增加一倍　（109專高二）

解析 5.25%的漂白水對病毒的消毒有效。

88. 臨床上常遇到布類有舊血漬沾染，下列何者對於清除舊血漬的效果最佳？(A)漂白水　(B)雙氧水　(C)肥皂水　(D)溫開水　（110專高一）

89. 下列何項護理措施，需採外科無菌原則？(1)胃造瘻灌食　(2)氣管內插管抽痰　(3)結腸造瘻灌洗　(4)胰島素注射。(A) (1)(2)　(B) (2)(3)　(C) (2)(4)　(D) (3)(4)　（110專高一）

解析 氣管內插管抽痰及胰島素注射需採外科無菌原則。

90. 有關煮沸消毒法的敘述，下列何者正確？(A)水量須蓋過消毒物品且與消毒物品等高　(B)消毒時間是自打開爐火後開始計算　(C)沸水中加入2%的碳酸鈉可增加消毒作用　(D)玻璃類以煮沸3~5分鐘為原則　（110專高二）

解析 (A)水量須蓋過消毒物品1吋以上；(B)消毒時間是自水沸後開始計時；(D)玻璃類以煮沸10分鐘為原則。

91. 有關外科無菌的定義，下列敘述何者正確？(A)屬於清潔的技術之一　(B)可以處理病人與病人間的交互感染　(C)用來確保無菌物品維持在無菌狀態　(D)常運用在傳染病人的隔離防治　（111專高一）

解答：　86.D　87.B　88.B　89.C　90.C　91.C

92. 關於滅菌法之敘述，下列何者正確？(A)高壓滅菌法屬於物理滅菌法，使用條件為每平方吋壓力10~12磅，達到90~110℃的水蒸氣　(B) 2%戊二醛(Cidex)或6~10%過氧化氫(H_2O_2)可以適用於內視鏡或呼吸治療器材的消毒　(C)濕熱滅菌法較乾熱滅菌法傳導效果差，故使用的溫度需較高才能達到滅菌效果　(D)紫外線消毒法穿透力佳，可以有效殺滅細菌芽胞，屬於物理滅菌方式

（111專高一）

解析 (A)高壓滅菌法屬於物理滅菌法，使用條件為每平方吋壓力15磅，達到121℃的水蒸氣；(C)濕熱滅菌法較乾熱滅菌法傳導效果好；(D)紫外線消毒法穿透力佳無法殺滅細菌芽胞。

93. 下列何者不屬於內科無菌的技術？(A)洗手　(B)傷口換藥　(C)戴口罩　(D)隔離技術　（111專高一）

94. 有關感染控制措施，下列敘述何者錯誤？(A)絕對嗜中性白血球500個/mm^3以下的病人，應採保護性隔離　(B)疥瘡的病人，應採接觸性隔離　(C)德國麻疹的病人，應採飛沫隔離　(D)水痘感染的病人，應採接觸性隔離但無須單獨房間　（111專高二）

解析 水痘感染的病人，應採絕對隔離，住在隔離房間。

95. 下列何者屬於空氣傳染疾病？(A)淋病　(B)小兒麻痺　(C)百日咳　(D)開放性肺結核　（112專高一）

解析 (A)淋病主要是性接觸傳染或產道傳染；(B)小兒麻痺主要是糞口傳染；(C)百日咳是飛沫傳染；(D)開放性肺結核是空氣傳染。

96. 訪客進出醫院時，使用75%酒精洗手，此管制感染源的方法為下列何者？(A)清潔　(B)消毒　(C)滅菌　(D)無菌　（112專高一）

解析 使用75%酒精洗手是屬於化學消毒法。

97. 臨床上常用物理或化學方式來殺滅病毒、致病微生物的芽胞與繁殖體，達完全無菌狀態的方式稱為下列何者？(A)消毒 (disinfection)　(B)隔離 (isolation)　(C)清潔 (clean)　(D)滅菌 (sterilization)　（112專高二）

解答：　92.B　93.B　94.D　95.D　96.B　97.D

98. 醫院中最常使用戊乙醛(Cidex)消毒劑來消毒那些物品或設備？(A)醫院地板及浴廁　(B)橡皮導管及內視鏡　(C)病床旁桌及床上桌　(D)病人之分泌物及排泄物　**(112專高二)**

99. 有關穿脫隔離衣之敘述，下列何者正確？(1)脫除隔離衣時，應將污染區包裹在裡面送洗　(2)隔離衣須覆蓋至手腕、膝蓋為佳　(3)脫隔離衣時，只能持拿外面，以維持裡面乾淨　(4)脫下隔離衣後應該立即洗手(A)　(1)(2)(3)　(B)　(1)(3)(4)　(C)　(2)(3)(4)　(D)(1)(2)(4)　**(112專高二)**
解析 脫隔離衣時，應將汙染面包裹在內，避免碰觸造成汙染。

100. 下列何種情形最符合照護相關感染(healthcare-associated infection, HAI)的定義？(A)肝癌病人接受肝動脈栓塞術後隔日出現體溫上升的情形　(B)出生48小時內被診斷感染B型肝炎的新生兒　(C)剖腹產的新生兒出生後第5天發生臍帶感染　(D)服用類固醇藥物後發生帶狀疱疹而入院治療的病人　**(112專高三)**
解析 醫療照護相關感染多發生於住院72小時後。

101. 有關消毒劑的敘述，下列何者正確？(A)化學消毒劑的濃度越高，消毒效果越好，例如95%酒精殺菌效果優於75%酒精　(B)優碘是碘性化合物，可以用來消毒傷口，能有效殺死所有黴菌、病毒與芽孢　(C)來紓(Lysol)是酚類化合物，一般用來對醫院環境的消毒，例如地板、家具等　(D)黃藥水(Rivanol)可以用於靜脈炎局部冷敷，及濕敷在開放性傷口以防止感染　**(112專高三)**
解析 (A)75%酒精的消毒效果優於95%酒精；(B)優碘對芽孢、黴菌及某些病毒無效；(D)黃藥水不用以濕敷開放性傷口。

102. 王先生因登革熱入院，下列敘述何者正確？(A)此疾病傳染途徑為共通媒介物傳播　(B)使用蚊帳，是為阻斷傳染途徑　(C)處理居家環境積水，是為阻斷進入宿主的入口　(D)照護病人採用外科無菌技術，是為阻斷傳染窩　**(113專高一)**
解析 (A)傳染途徑為病媒傳染；(C)處理積水是為清除傳染窩；(D)登革熱照護不需執行外科無菌技術。

解答：　　98.B　　99.D　　100.C　　101.C　　102.B

觀察與溝通

出題率：♥ ♥ ♡

溝通的概念

觀察的概念

行為過程實錄

Fundamentals of Nursing

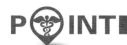

重｜點｜彙｜整

4-1　溝通的概念

1. 溝通基本架構：**發訊者、收訊者、訊息、傳遞途徑、回饋、環境**。

2. 影響溝通的因素
   (1) 發訊者的身心功能受限，如：啞巴或文盲、氣切或全喉切除、**腦部受損**、極度驚嚇、**情緒障礙**或缺乏知識與傳遞技巧等。
   (2) 收訊者的身心功能受限，如：**認知功能退化**、意識障礙、聽覺障礙、特殊背景與價值觀等。
   (3) 訊息：不夠清楚，欠缺完整與組織性，或無法被收訊者所了解。
   (4) 傳遞途徑：選擇錯誤的傳遞途徑，如：提供文盲者衛教單張。
   (5) 回饋：無法發出訊息或誤傳正確的訊息。
   (6) 環境：例如**環境的隱私性**、**安靜度**、溫度高低等。

3. 溝通途徑
   (1) **語言溝通方式**：占溝通途徑的 35%，包括**口頭語言及書面文字**。
   (2) **非語言溝通方式**：占溝通途徑的 65%，包括**臉部表情、眼睛接觸、身體姿勢或動作、外在修飾、手勢、說話音調或音量、溝通時的距離或位置**等。

4. 溝通模式：柏恩(Berne)提出溝通時的三種自我狀態，包括「父母」、「成人」、「兒童」，是指個體在溝通時的真實心態。
   (1) **「父母」自我狀態**：模仿父母所產生思考與行為的反應。
   (2) 「成人」自我狀態：依目前發生事件理性分析，所產生思考與行為的反應。
   (3) 「兒童」自我狀態：回到兒時的情緒反應，所產生思考與行為的反應。

5. 溝通距離
   (1) 親密距離：3~18 吋（7.5~45 公分），如：情侶、配偶、親子之間。
   (2) **私人距離：1.5~4 呎（45~120 公分），如：親友關係、護病之間溝通。**
   (3) 社交距離：4~12 呎（120~360 公分），如：同事關係、社交性互動。
   (4) 公共距離：12 呎以上（360 公分以上），如：演講場合。

6. 會談時應**面對病人，與病人保持相同水平的視線**，以避免壓迫感。

7. **佩普洛(Peplau)強調以「治療性人際關係」為導向的護理模式。**

8. 護理人員與個案的會談應為**治療性溝通**，是**以病人為中心，運用護理過程**的原理，目的在於**協助病人解決問題**，過程中**勿使用專業術語**，以免造成訊息誤解或傳遞錯誤，阻礙治療性人際關係的建立。

9. **隨時、隨地均可能發生治療性溝通。**

10. 「正式會談」比「非正式會談」較具結構性且省時。

11. 非正式會談的優點在於**被約談者可自由發表**。

12. 治療性溝通行為

治療性溝通行為	意　義	舉　例
澄清	當護理人員**對於所接收的訊息感到模糊、無法了解或矛盾時，可以不完整的問句鼓勵個案繼續述說，**使其有機會澄清原意、或表達較為完整的想法，此種溝通方式能**使雙方對於訊息有一致性的共識**	「您的意思是說⋯。」「我不太明白您的意思，可以請您再說一次嗎？」「您願意再說得更清楚一些嗎？」

治療性溝通行為	意　義	舉　例
反映	護理人員**將個案所表達的感覺、想法與問題，以開放式問句把問題反拋回給個案**，協助個案體會並了解自己的想法後，再做出合宜的決策	「您想要怎麼做？」 「您認為呢？」 「您想過這個問題嗎？」
重述	護理人員**以相同意涵的字句重複個案的陳述**，其可協助個案重新整理思路外，亦可**顯示護理人員已接收到其訊息，並澄清護理人員對於訊息是否有所誤解**	「您的意思是說肚子很脹嗎？」 「您是感覺食慾有變差嗎？」
改述	護理人員以**相同意涵的其他字句來澄清個案的話語**	「您的意思是晚上睡得並不好？」
提供訊息	護理人員**提供相關資料**給缺乏正確訊息的個案，可**減少個案的焦慮，及增加對問題的瞭解程度**	「急性腸胃炎時應先禁食，以使腸胃道暫時獲得休息。」
開放式問句	運用開放式問句的溝通方法來**鼓勵個案述說其內心感受**，可協助護理人員更深入了解個案的問題所在	「您感覺如何？」 「昨晚睡得怎麼樣？」 「您在想什麼？」 「發生什麼事讓您改變心意」
傾聽	當個案出現情緒低落、自暴自棄時，護理人員應運用「傾聽」的溝通行為，**用心且認真地聆聽個案的陳述**，注意談話內容的意涵，以瞭解個案內心之真實想法，並適時予以回應	「嗯。」 「喔。」 「是的。」 （點頭，看著個案）

治療性溝通行為	意　義	舉　例
沉默 治療性觸摸	當個案在**情緒波動或重整思路**時，護理人員宜善用**沉默及治療性觸摸的技巧**，在旁陪伴，靜待並觀察個案以語言或非語言的方式表達其感受與想法	（拍拍個案肩膀） （握著個案的手） （重整思緒，觀察個案）
接納	護理人員需以客觀態度面對個案的問題，**接受個案的看法與意見，使其感受到尊重與被接受**，進而願意述說其感受，並視情況協助個案解決問題。**但接納並非贊同，以免使個案錯誤的行為思想受到鼓舞**	「**我剛才有聽到您說關於…**。」 「我有聽到您所表達的意思。」
識別個案 建立指引	護理人員於會談之始，應先確認個案、禮貌性問候，而後向個案介紹自己、說明溝通目的及所需時間	「陳香小姐好，我是白班負責照顧您的護士－趙明珠，我想跟您談談有關您腹部疼痛的情況，大約需20分鐘的時間……。」
閉鎖式問句	護理人員對於語言表達困難的個案或要收集特定訊息時，所使用的溝通方式	「您吃早餐了沒有？」 「您今天有排便嗎？」
集中焦點	護理人員**欲深入了解某種狀況**，或**對於注意力無法集中之個案**，所適用的溝通方式	「您疼痛部位在哪裡？」 「多久會痛一次？」 「最痛的時候是幾分痛？」 「平時是幾分痛？」
鼓勵比較	鼓勵個案比較過去和現在的不同，能使個案了解目前的狀況，增加病識感	「您現在嘔吐的情況和前兩天比較起來，有什麼不同？」

治療性溝通行為	意　義	舉　例
結論	護理人員在會談結束之前，需將此次的會談內容做成重點摘要，以共同確認問題及衛教內容，並可先計畫下次會談的時間和主題	「陳香小姐，今天我們主要是談腹脹的問題，如果您發生腹脹時，可以先試著做腹部環狀按摩或下床活動來幫助腸蠕動及排氣。下午兩點時，我再過來看您。」

13. 非治療性溝通行為

非治療性溝通行為	意　義	舉　例
過早下結論	護理人員**未深入了解個案真正的問題，就急於提供解決問題的方法或給予敷衍性的回答**，此種溝通方式易使個案無法充分表達感覺與想法，並有可能造成提供錯誤的訊息	「您一定是太緊張了，所以才會肚子痛。」
批判的態度	護理人員**以個人主觀意識標準批評或指責個案的不當言行**，有損於護病關係	「您這種想法太天真了，真是沒有醫學常識。」
改變話題轉移話題	護理人員在會談過程中**任意將溝通主題移轉至另一話題上**，會使個案感到失望或不受重視，也無法深入了解個案的問題所在	個案：「我的人生沒希望了。」護士：「您今天早餐吃什麼？」
使用下結論式的給予勸告	護理人員**以制式的忠告或建議要求個案按照自己的指示去做**，易造成個案感覺自己的意見不受到尊重	「您就是照醫生開的藥物按時服用就對了。」

非治療性溝通行為	意　義	舉　例
視個案的煩惱為一般性	護理人員**以敷衍、事不關己的態度來面對個案所擔心的問題**，易使個案感到不受尊重或不敢表露自己真正的想法	「您的這問題很簡單，沒什麼大不了的，很多人都跟您一樣呀！」
預設立場	護理人員已**存有先入為主的主觀意識**，易造成與個案間的溝通障礙	護理人員心理認為個案喜歡無病呻吟，對於個案的抱怨無須太過理會
給予忠告	護理人員提出自己的想法，並**希望個案依指示執行**，易致個案自覺無能或做出錯誤的決定	「我覺得妳應該要考慮跟妳先生離婚。」
猜測	護理人員在沒有證據的情況下，即對個案行為加以猜測，易造成誤解及評估缺失	「病人一定是利用運動的時候出去吸菸了。」
不適當的保證（假保證）	護理人員試圖用敷衍或安慰的字眼給予個案某種保證，而易造成個案期望過大或懷疑護理人員的專業能力	「您的腳不會癱瘓，一定可以再恢復正常走路的。」
超過負荷	護理人員一次提出太多問題或不斷更改話題，使個案無從回答，易增加其焦慮，且無法完整回答問題	「您昨晚睡得如何？早餐吃了沒有？有沒有下床去走走？家人有沒有來陪您？」
防禦性態度	護理人員面對個案的評價，在未求證的情況下即提出辯解或反駁，影響護病關係的發展	「我們的醫生有三十幾年的經驗，不可能會弄錯的。」
過分表示自己的意見	護理人員站在自己的立場，強力表示個人意見	**「如果我是你，我一定會打止痛針的。」**

14. 專業性人際關係

(1) 分為介紹前期、介紹期、工作期及結束期。

分　期	特　色	目　標	護理重點
介紹前期 又稱為： · **互動前期** · **認識前期** · **準備期** · 前期	· 個案尚未參與或初次見面	· **收集資料** · **自我介紹** · **環境介紹** · 確認關係建立之目的 · **提供治療性環境** · 安排充裕時間以完成互動計畫	(1) 由病歷及其他醫護人員處**收集資料**，以了解個案情況 (2) 準備第一次見面 (3) 檢視自己的情緒與期望 (4) **確認個案對治療性關係的期望**，以評估自己有無能力滿足其需要
介紹期 又稱為： · **開始期** · **認識期** · 初期	· 個案常出現**試探性行為**、拒絕行為或反抗行為	· 為初次實際接觸 · 界定關係所涵蓋的範圍 · 確認問題 · **建立信任感** · 評估自己與個案的焦慮程度 · 確認期望的結果	(1) 向個案**介紹自己**及工作範圍 (2) **說明互動目的** (3) 當個案出現「試探性行為」時，護理人員應**尊重個案的想法，避免給予過大的壓力，並以關懷及信守承諾的方式，建立護病關係的信任感**，化解試探性行為 (4) 評估**其症狀、徵象及需要，並確認護理問題** (5) **滿足個案的生理需求** (6) **主動收集資料，評估健康狀況及確立問題** (7) **於新病人入院時，可為其介紹病房環境及常規** (8) 運用各種護理活動機會接觸個案，並善用溝通技巧評估問題 (9) 限制個案行為，防止其自傷 (10) 勿以冷漠態度對待個案 (11) 尊重個案的自尊與權利

分 期	特 色	目 標	護理重點
工作期 又稱為： ·運作期 ·持續期 ·**接受期** ·問題探討期	·以**問題解決法**解除個案的健康問題 ·個案多以**自我為中心**，且依賴與要求增多	·**彼此願意接納**對方，減少焦慮 ·提供治療 ·解決**已經確認的問題** ·持續評估與評價 ·**增進個案的獨立自主性，減少對醫護人員的依賴**	(1) 協助個案認識與了解自身狀況 (2) **協助病人面對及確認自己的態度和行為的一致性** (3) **雙方主動參與健康問題的確立** (4) **主動與個案擬定護理目標及計畫，以實際護理措施解決個案的問題** (5) 激勵病人面對疾病的動機 (6) 鼓勵個案擬定計畫，並提出疑問與表達感覺 (7) 運用傾聽技巧，接納並尊重個案 (8) 建立個案自信心，增強自我照顧能力，**協助個案發展調適機轉** (9) 執行護理活動、評價與修正
結束期 又稱為： ·解決期	·個案可能會因**過度依賴而產生暫時性的退化行為**，其情緒反應有：憤怒、壓抑、退縮、攻擊等	·維持最初所界定的關係範圍 ·預期可能會面臨的問題 ·了解個案對關係結束之感受 ·**成功結束關係**	(1) **在開始期時即應為結束期做準備** (2) 減少探訪病人的次數與時間 (3) **鼓勵個案述說其感受**，並處理其情緒反應 (4) 鼓勵**獨立及自我照顧的意願與能力** (5) 安排回診，適度轉介至相關機構 (6) **協助個案具備面對個人健康問題的能力**

(2) 專業性人際關係的特性

A. 四期有一定的順序，**無時間限制**且長短不一，**無明顯界限，且不連續**。各期可能會重複出現、省略，或退回初期。

B. 專業性人際關係的產生會與**某種職業**有關，是具有**特定的目的及特定的人、時、地情境**，為一**暫時性存在的關係**。其是用以**解決個案問題而存在的關係**，彼此間會**隨目標的完成而發生變化**。

C. 護理人員是扮演**協調者、教育者、計畫者、諮詢者及健康管理者**的角色。

D. **護理人員應適當表露自己可協助病人的意願與程度，且掌控雙方關係的建立與進展。**

E. **與個案共同訂定健康目標，滿足個案需求，護病雙方均能從專業性人際關係互動過程中獲得注意或成長。**

(3) 護理人員與個案建立的專業性的人際關係，又可稱之為**治療性護病關係或護病關係**。

(4) 護病關係具有三大特性：**專業性**（解決病人的健康問題）、**時間性**（雙方互動關係具**有時間限制**）、**獨特性**（護病關係發生在**特定的時間、地點與人物之間**）。

(5) 護病關係在專業性人際關係中應**依照倫理守則進行彼此的權利與義務**。護理人員在專業性人際關係的過程中應**尊重**個案，所謂尊重是指護理人員將個案視為一獨立且完整的個體，接受個案擁有個人的經驗與感受、個體價值與潛能、**健康信念**。

4-2　觀察的概念

1. 觀察在護理之目的
   (1) 有助於護理人員選擇或調整溝通方式。
   (2) **觀察病程發展和醫療計畫，確認病人需求，**可作為**擬定和評值護理計畫的依據。**
   (3) **可提供醫療小組診斷之參考。**

(4) 可作為**護理研究與發展主題與方法之參考**。

(5) 可預防發生疾病與意外災害。

2. 正確觀察的條件

(1) **目的性：確認觀察的目的與重點**。

(2) **計畫性：擬定觀察計畫**，包括 6W（who、when、where、why、how 及 what）。

(3) **客觀性：不可加入個人主觀的意見與判斷**。

(4) **有彈性：視病人情況彈性調整觀察的內容**。

(5) **持續性：是一種經常性的活動，從入院開始即持續進行**。

3. 觀察的種類

(1) **旁觀性（非參與性）觀察**：觀察者未參與被觀察者的互動中，且被觀察者不會察覺正受到觀察。應用情境包括：**夜間巡視、照顧昏迷個案時**。

(2) **參與性觀察：由觀察者參與被觀察者的活動中，彼此間產生互動**，觀察者可在此過程中提供護理措施並收集到較為真實的資料。應用情境包括：背部護理、擦澡、灌食、翻身、**灌腸、執行 ROM 時**。

(3) **自省性（內省性）觀察：護理人員用來自我觀察的方法**，可以分析自己、反省自己，將有助於自我的成長。例如：利用**行為過程實錄**分析與反思會談過程中的非語言及語言行為。

4. 觀察的方法

(1) 護理人員取得個案資料的方法：**實際與個案的言語溝通、直接觀察法**（運用視、聽、叩、觸及嗅覺等感覺器官所獲得的資料，又稱為**第一手資料**）、**間接觀察法**（**透過家屬、病歷及其他醫療小組成員所獲得的資料，未直接接觸病人**，又稱為**第二手資料**）。

(2) 身體評估檢查順序：**視診→聽診→叩診→觸診**。

(3) 視診：是最基本也最重要的觀察方式，如：觀察皮膚黏膜或指甲床顏色（發紺）、皮膚質地、鞏膜（有無黃疸）、毛髮分布、異常腫脹發亮、潰瘍或損傷等。視診觀察在護病關係建立初期對個案最不造成威脅。

(4) 聽診：為第二常用的觀察方法，如利用耳朵或聽診器所聽到的聲音，如呼吸音、心音、腸蠕動音等。

(5) 叩診：是評估胸腔常用的方法，以指叩或拳叩的方式評估內部臟器狀況，如：明顯鼓音（腸內脹氣）、濁音（臟器或積液）、共鳴音（肺組織）。

(6) 觸診

A. 是指經由檢查者的雙手觸覺診察與評估身體的狀況，觸診前需先經過病人同意，常用以觸診淋巴結、異常結節腫塊及動脈搏動、皮膚彈性及組織水腫等，如欲得知四肢動脈搏動的情形應以觸診評估之。

B. 觸診頸部淋巴結時，應評估其位置、大小、形狀、硬度、表面平滑度及規則度、對稱性、可動性、觸痛感及紅腫溫熱狀況等。

(7) 嗅覺：可用以分辨分泌物氣味。

5. 觀察範圍是以病人為中心，向外擴展到整個大環境。依序為病人、病人周圍設備、病人周圍環境、對病人有影響力的他人、大環境。

6. 阻礙個體發展觀察技能的可能因素：感官缺陷、知識及經驗不足、主觀判斷及缺乏動機等。

7. 症狀(symptoms)：是指由不需使用特殊儀器或特殊檢查方法所獲得的資料，是一種主觀感受或客觀觀察，如：臉色蒼白、四肢冰冷、傷口疼痛、呼吸困難等。

(1) 主觀症狀（自覺症狀）：個案自己感覺到的症狀，如：痛、脹、酸麻、心悸等。

(2) **客觀症狀（他覺症狀）：由他人所察覺到的症狀**，如：**蒼白、紅腫、呼吸急促、下肢水腫**等。

8. **徵象(signs)：是指需使用特殊儀器**（如體溫計、血壓計、心電圖、顯微鏡等）**或特殊檢查方法**（如視、聽、叩、觸診等），所測量或檢查出來的**客觀資料**，如：**體溫 39℃、血壓 126/72mmHg、聽診腸蠕動音 12 次／分、血色素 12.6gm/dL** 等。

9. 同理心、同感心與同情心
   (1) **同理心：也就是將心比心**，是指能**站在對方的立場，體會與了解其想法與感受**。護理人員不可忽略個案的感受，**應鼓勵個案陳述其感想與意見，以同理心、接納與接受、信任的態度及開放式溝通了解個案的想法**，並協助解決。
   (2) **同感心：是指護理人員能客觀地意識到個案的感受，且個人不會與個案的情緒產生糾結。**
   (3) **同情心：是指依自身主觀的立場去了解他人感受，或以情緒性介入他人的感覺或觀點，因此，常使自己陷入需要幫助的困境。**

4-3　行為過程實錄

1. 行為過程實錄**最能完整呈現會談時的情境**，有完整記錄個案基本資料、情境（**含旁觀性觀察的資料**）、溝通目的、溝通內容與評值。

2. **運用觀察會談法，在會談後以回溯的方式記錄護理人員與個案或家屬之語言及非語言行為。**

3. 為求資料完整確實，應在會談後立即做成行為過程記錄。

4. **將所有溝通內容與當時情境詳實完整轉換成文字記錄**，以**客觀真實**呈現溝通內容。

5. **客觀分析**與個案互動過程的實質意義，可**訓練護理人員自我省察的能力**。

6. **避免在溝通過程中同時做記錄**，以防止個案分散注意力或讓個案感到不被尊重，**每次會談的時間以 20~30 分鐘為宜**。

7. 在與病人會談過程中**不建議錄影或錄音**，若**有必要**，應確實告知病人，並**徵求其知情同意**。

8. **配合觀察目的，可以選擇特定時間活動進行行為過程觀察**。

QUESTI?N

1. 下列何項溝通情境最符合治療性溝通的定義？(A)一位護理師正在與醫師討論病人的病況　(B)一位護理師正在與病人討論出院計畫　(C)一位白班護理師正在向小夜班護理師交班　(D)二位病人正在彼此分享住院經驗　　　　　　　　　　　　（100專高一）

2. 針對剛入院病人，運用同理心護理措施的敘述，下列何者正確？(A)鼓勵病人描述住院的感想及其關心的議題　(B)向病人多作一些自我介紹，幫助病人認識護理師　(C)關心病人三代成員的性別、年齡及健康現況　(D)鼓勵病人參與自我照顧，以期早日獨立　　　　　　　　　　　　　　　　　　　　　（100專高一）

3. 專業性人際關係不具有下列哪一項特點？(A)是用於協助解決個案問題而存在的關係　(B)彼此間會隨著目標的完成而發生變化　(C)必須有著一致的想法才能進行　(D)以滿足個案需求為目標下成立的　　　　　　　　　　　　　　　　　　　（100專高一）

4. 要達到正確觀察時必須符合下列哪些條件？　(1)擬定觀察計畫　(2)加入主觀的判斷　(3)不要預設目的　(4)病人入院即持續進行　(A) (1)(2)　(B) (1)(4)　(C) (2)(3)　(D) (3)(4)　　　（100專高二）

5. 一位罹患先天性心臟病病童的母親不停的抱怨：「這孩子怎麼這麼命苦！將來的日子還那麼長，他該怎麼辦！」下列何者是護理師最適宜的處置？(A)傾聽　(B)鼓勵她面對現實　(C)告知她目前醫療科技日新月異，不用太擔心　(D)和她一起儘早為病童擬定照護計畫　　　　　　　　　　　　　　　　　　　（100專高二）

6. 有關評估的敘述，下列何者錯誤？(A)視診是一種重要的觀察法　(B)觸診主由指尖進行資料收集　(C)叩診是評估胸腔的常用方法　(D)嗅覺常用於分辨分泌物的氣味　　　　　　　　　　（100專高二）

解答：　　1.B　　2.A　　3.C　　4.B　　5.A　　6.B

7. 有關護理師與個案間專業性人際關係的敘述，下列何者正確？
(A)信任感是在工作期(working phase)建立的　(B)治療性人際關係結束代表病人要出院　(C)在互動前期(preinteraction phase)需讓病人了解護理師的功能，方能達到更好的成效　(D)護理師與病人是在開始期(orientation phase)進行第一次接觸　（100專高二）

8. 有關護病專業性人際關係開始期的敘述，下列何者正確？(A)儘速讓病人了解自己對健康應負的責任　(B)依據病人問題多給家屬一些照護建議　(C)請教家屬對於病人本次住院的期待　(D)教導病人及家屬均衡飲食和規律運動　（100專高二）

9. 陳先生告訴護理人員：「到開刀房裝Port-A的感覺，冷冰冰的，而且在胸口開一個洞，覺得自己很倒楣。」護理人員回答：「你覺得自己很倒楣嗎？」護理人員採取的治療性會談技巧為何？(A)重述　(B)傾聽　(C)接納　(D)結論　（100專普一）

10. 下列何者不是觀察病人之目的？(A)作為擬訂護理計畫的依據(B)作為幫病人下決定的依據　(C)作為醫療小組診斷治療之參考(D)作為未來護理研究與發展的參考　（100專普二）

11. 下列何者為病人健康資料的最佳來源？(A)醫師　(B)病歷記錄(C)個案本身　(D)家屬及親友　（100專普二）
　解析 直接與病人溝通及觀察，可獲得第一手資料，此為病人健康資料的最佳來源。

12. 林小姐告訴你說：「我覺得腳扭傷時，中醫治療比西醫治療有效」，此時運用下列何項會談技巧較為適宜？(A)讚賞　(B)不批評　(C)沉默　(D)質問　（100專普二）
　解析 不批評個案的想法或意見，亦可稱之為「接納」。

13. 利用視聽觸叩得知的病人狀況，是屬於下列何種觀察法？(A)旁觀性觀察　(B)自省性觀察　(C)直接觀察法　(D)參與性觀察法
（100專普二）

解答：　7.D　8.C　9.A　10.B　11.C　12.B　13.C

14. 在人際關係發展的週期中，下列何者為「護理人員與病人主動參與健康問題的確立」的階段？(A)介紹前期　(B)介紹期　(C)工作期　(D)結束期　　　　　　　　　　　　　　　　（100專普二）

15. 當病人告訴你他有神力可以飛行，你為其主護護理人員，下列何種反應最適當？(A)「怎麼可能，我不相信。」　(B)「這真的令我難以相信！」　(C)心不在焉地點頭或「嗯」　(D)「我相信，那您可以飛給我看嗎？」　　　　　　　　　　（100專普二）

16. 有關疾病病程中各分期的護理重點，下列敘述何者錯誤？(A)開始期最重要的是與病人建立信任感　(B)開始期應促使病人接受疾病的事實，以便儘早接受治療　(C)接受期的病人最適合鼓勵其參與護理計畫　(D)教導病人自我照顧的能力是恢復期的重點。　　　　　　　　　　　　　　　　　　　（101專高一）

17. 下列何者不是護理師在觀察過程中所應扮演的角色？(A)必須使用各種觀察技能　(B)分析資料判斷個案問題　(C)依據資料變更醫療處置　(D)以報告及記錄方式與他人溝通。　（101專高一）
    解析 護理人員不得私自變更醫療處置的醫囑。

18. 李先生疑似肺部腫瘤住院，晚上8點李先生的兒子由臺北趕回來至醫院探視父親，並想了解其父親電腦斷層攝影的結果，下列何者是護理師適當的回應？(A)「我聽醫師說，您父親的檢查結果肺部有數顆大小不一的腫塊」　(B)「醫師已下班，我拿病歷向您解釋」　(C)「主治醫師已經下班，不要急，明天得知檢查結果也不會太晚」　(D)「我已聯繫值班醫師，由值班醫師向您解釋檢查結果」。　　　　　　　　　　　　　（101專高一）
    解析 護理人員不得解釋病歷及檢查結果，亦不可視病人或家屬的煩惱為一般性。

解答： 14.C　　15.B　　16.B　　17.C　　18.D

19. 吳太太因病住院，她告訴護理人員：「小孩上學都是我接送，現在住院了，我該怎麼處理小孩上學的接送呢？」此時較適當的回答為：(A)「妳現在著急也沒有用，先把病治療好了再說。」(B)「妳先不要急，船到橋頭自然直，自然會有辦法的。」(C)「我幫妳找找看，看有沒有人能幫忙妳接送小孩。」(D)「妳覺得目前妳能用什麼樣的方法處理呢？」 （101專普一）

解析 利用反映的技巧以開放式問句將問題反拋回給病人，協助病人了解自己的想法並作出決策。

20. 在下列何種專業性人際關係的發展階段，其護理工作重點為「確認病人對治療性關係的期望」？(A)互動前期　(B)認識期　(C)工作期　(D)結束期 （101專普一）

21. 臨床上，為病人進行身體評估時檢查的順序為何？(A)視診→聽診→叩診→觸診　(B)視診→觸診→叩診→聽診　(C)聽診→視診→觸診→叩診　(D)聽診→叩診→觸診→視診 （101專普一）

22. 唐女士因發現左側乳房有硬塊，入院接受進一步檢查，因擔心檢查結果而失眠，針對唐女士心理狀況，下列何項護理措施較不合適？(A)向個案說明不需要擔心太多，治療成功例子很多　(B)請醫療團隊向個案說明目前疾病進展狀態　(C)提供曾接受疾病治療之病友分享治療經驗　(D)請家屬多陪伴個案提供心理支持 （101專高二）

23. 王小姐罹患卵巢腫瘤，護理師替她量vital signs時，王小姐問：「醫師何時會來查房？」，下列護理師的回應何者適當？(A)「等我量完所有病人血壓後再告訴您」　(B)「醫師目前在開刀，不會來查房」　(C)「您找醫師有甚麼事嗎？」　(D)立刻打手機給醫師，請病人直接和醫師用電話交談 （101專高二）

24. 下列何者不是正確觀察的特性？(A)有目的　(B)需事先擬定計畫 (C)應依據計畫來執行，不應修改　(D)需持續進行 （101專普二）

解答：　19.D　20.A　21.A　22.A　23.C　24.C

25. 當病人感覺不舒適，覺得極度疲倦時，下列何項護理措施是較適當的？(A)告知病人疾病診斷及每次檢驗的結果 (B)教導病人自我照顧的技巧 (C)儘量滿足病人的生理需求，以建立病人對護理人員的信任感 (D)建立病人的自信心，以期早日恢復健康 （101專普二）

26. 當護理人員與病人於初期建立關係時，較不適宜採用下列何種行為？(A)自我介紹 (B)介紹治療性環境 (C)詢問病人的疾病史 (D)解釋病人的健康問題 （101專普二）

27. 下列敘述，何者不屬於護病關係的專業特性？(A)適切的表達同理心 (B)以開放式的溝通，來了解病人的想法 (C)不論病人言行類別，均應予以接納與信任的態度 (D)接受並贊同病人所陳述的一切 （101專普二）

28. 依行為過程記錄分析與個案會談過程內容，每次會談以多久時間較適當？(A) 5分鐘 (B) 10~15分鐘 (C) 20~30分鐘 (D) 45分鐘~1小時 （101專普二）

29. 王先生對護理人員抱怨說：「我受夠了每天吃那麼多藥，醫生來看我的次數卻那麼少！」此時最佳的回應方式是：(A)「王先生，您是否能更具體的說明您不滿意的地方為何？」 (B)「我會請醫生把口服藥數量減少一點」 (C)「我會請醫生每天多來看您幾次」 (D)「醫生是依照您的疾病需要，才會開這麼多藥」 （101專普二）

30. 病人對護理人員說：「我睡不好，昨天整晚都沒睡」，護理人員回應：「你昨晚都沒入睡。」在此對話過程中，護理人員是運用了下列何種溝通技巧？(A)集中焦點 (B)澄清 (C)重述 (D)接納 （101專普二）

解答： 25.C 26.D 27.D 28.C 29.A 30.C

31. 在專業性人際關係的工作期，護理師為了協助病人能更進一步了解自己的問題及需要，最理想的方法為何？(A)協助病人面對及確認自己的態度和行為的一致性　(B)告知病人必須為自己的計畫負責　(C)讓其他病友加入討論，以確認問題所在　(D)將互動的焦點放在疾病上面，以恢復身體健康為優先　　（102專高一）

32. 有關治療性溝通之敘述，下列何者正確？(A)是隨意、未加計劃的但能增加護病關係之溝通　(B)是一種有目的、有計劃且溝通結果受益較大一方為治療者　(C)是有時間性、有目的、有計劃的溝通，而溝通結果受益者為個案　(D)是一經謹慎計劃、構思且以滿足工作效率為主之溝通　　（102專高一）

33. 護理師面對家屬急著找醫師要請教「檢驗報告結果」的回應，下列敘述何者最適當？(A)「醫師交代等明天早上檢驗結果出來再討論。」　(B)「檢驗結果若是有問題，醫師應該就會去找您們。」　(C)「早上開會時，醫師好像有提到檢驗結果是正常的。」　(D)「依據醫師在病歷上的記錄，檢驗結果應該沒有問題。」　　（102專高一）

解析 護理人員不可進行病情解釋或給予模擬兩可的答案。

情況： 黃先生工作時，因突然說話口齒含糊不清，走路偏斜不穩，右側肢體乏力，緊急住院治療，診斷為腦梗塞。請依此回答下列二題。

34. 護理師依據馬斯洛(Maslow)五大需求理論，應該優先滿足個案何項需要？(A)調適身體心像改變　(B)建立溝通能力　(C)穩定生命徵象　(D)討論復健目標　　（102專高二）

解析 生理需求是需要優先被滿足的需要。

35. 承上題，黃先生非常注意自己的身體變化，每次檢查完一定會詢問檢查結果，也會詢問護理師用藥情形，您認為個案所呈現的行為，是處於病程的哪一個階段？(A)開始期　(B)接受期　(C)恢復期　(D)復健期　　（102專高二）

解答：　31.A　32.C　33.A　34.C　35.B

36. 有關觸診的敘述，下列何者正確？(A)觸診前必須先經過病人同意　(B)避免誤會，檢查時一律戴手套　(C)顧及隱私，檢查時不可掀開衣物　(D)觸診時動作應該越輕越快越好　（102專高二）

37. 有關以間接觀察法蒐集病人資料之敘述，下列何者錯誤？(A)不需要接觸病人　(B)可由病歷獲得　(C)可觀察病人外觀獲得　(D)可透過家屬取得　（102專高二）

38. 李小姐主訴最近心情很差所以都沒有吃東西，護理師的反應下列何者不當？(A)「真的啊！那你現在一定很餓了，要不要先吃點東西？」　(B)「你是說因為心情不好，所以會影響你吃東西的狀況？」　(C)「你說你沒有吃東西的意思是…」　(D)「你可不可以再說清楚一點？」　（102專高二）

　　解析 (A)護理人員未深入了解個案真正問題，就急於提供解決方法或給予敷衍性回答，屬於非治療性溝通行為中之「過早下結論」。

39. 下列哪一個部位無法確實觀察到病人發紺的情形？(A)皮膚　(B)指甲床　(C)嘴唇　(D)鞏膜　（103專高一）

　　解析 鞏膜常用以觀察黃疸。

40. 當病人有右心衰竭時，可能會觀察到病人的何種症狀(symptoms)？(A)脈搏減弱、次數減少　(B)下肢水腫　(C)肺水腫　(D)肺部聽診呈現囉音　（103專高二）

41. 下列何種資料不是運用「護理觀察」的技巧所收集到的客觀資料？(A)病人的皮膚呈現蒼白的顏色　(B)病人動脈血氧值為80 mmHg　(C)病人呼出的氣體呈現水果的氣味　(D)病人的脈搏快且弱　（103專高二）

　　解析 動脈血液氣體分析需要透過儀器檢測。

42. 盧小姐主訴腹部不適，聽診腸蠕動20次／分，體溫38.6℃。上述資料何者屬於症狀(symptoms)？(A)個案主訴腹部不適　(B)腸蠕動次數　(C)體溫　(D)性別　（104專高一）

解答：　36.A　37.C　38.A　39.D　40.B　41.B　42.A

43. 護理師與病人建立關係的過程，下列敘述何者正確？(A)開始期先介紹自己並直呼病人全名或床號　(B)工作期主要是執行病人護理計畫，病人只需被動參與　(C)建立關係的初期就應為結束期做準備　(D)結束期時為避免病人傷心不需特別告知病人

（104專高一）

解析 (A)不可直呼病人全名或床號；(B)工作期病人應主動參與計畫；(D)結束期應明確告知病人治療性人際關係即將結束。

44. 一位剛入院且預計明日要進行心臟手術的成年病人，他向護理師表示：「我明天可以不要接受手術嗎？」下列何項敘述最符合同理心的回應？(A)我需要立即打電話告訴您的家人此事　(B)您已經簽署手術同意書了，所以您須接受手術　(C)我打電話給主治醫師，您可以和他談談　(D)發生什麼事讓您改變心意　（104專高一）

45. 張小姐，意識清楚，體溫39.2℃，現入住病房。目前護理師與張小姐正處於專業性人際關係發展階段的認識期，此期的護理工作重點為：(A)計畫與張小姐第一次見面時的會談重點　(B)為張小姐介紹環境及病房常規　(C)邀請張小姐一起擬定護理計畫　(D)評值護理目標是否達成　（105專高一）

解析 (A)認識前期；(C)工作期；(D)結束期。

46. 病人表達「我吃不下飯，一點胃口也沒有！」在建立專業性護病關係時，護理師如何回應較恰當？(A)「你不餓嗎？我可是餓死了！」　(B)「怎麼可能？你已經兩餐沒吃了？這樣可能有問題喔！」　(C)「我認為你這樣做對你的病一點好處都沒有！」(D)「你哪裡不舒服？我幫你檢查看看！」　（105專高一）

解析 護理師可運用澄清及身體評估等方式確認病人的問題。

解答：　43.C　44.D　45.B　46.D

47. 陳先生剛由醫師口中得知自己罹患末期癌症，護理師此時應如何表示最適當？(A)輕握病人的手或是輕拍其肩膀表示支持與關懷 (B)鼓勵病人面對現實，儘量協助個案完成未完成之願望 (C)告訴病人目前醫療進步非常快，應抱持希望接受持續醫療照顧 (D)主動詳細告訴病人其後續所應做的準備 （105專高一）

解析 護理師可運用沉默及治療性觸摸表達支持與關懷。

48. 晨間護理時，李先生向主護護理師抱怨說：「昨天夜裡，我開刀傷口很痛，夜班護理師態度很差，都不理會我」，護理師此時最適當的反應為：(A)「李先生您不可以批評護理師，夜班護理師人手不足」 (B)「不要想昨天的事，您現在傷口感覺如何？」 (C)「您能告訴我，昨天夜裡當時的情況嗎？」 (D)「我等會兒去找夜班護理師問清楚，您現在心情還很差嗎？」 （105專高二）

解析 護理師可運用集中焦點的方式深入探討病人的疼痛狀況。

49. 有關行為過程記錄之敘述，下列何者錯誤？(A)記錄護理師與病人間語言及非語言的互動過程 (B)透過此記錄可以發現病人的健康問題 (C)本質上是屬於一種以問題為導向的記錄方式 (D)透過此記錄有助於護理師自我分析，促進自我成長 （105專高二）

解析 行為過程實錄是完整地記錄整個會談過程中語言及非語言的內容。

50. 有關護病專業性人際關係工作期護理重點的敘述，下列何者正確？(A)避免與病人討論過去未規則服藥原因 (B)小心病人試探性行為，真誠提供照護 (C)收集病人基本資料及疾病治療史 (D)協助病人定時練習自我照顧技巧 （105專高二）

解析 工作期的重點為增強病人自我照顧能力及處理健康問題。

解答： 47.A 48.C 49.C 50.D

51. 下列護理師的行為，何者不是對病人的直接觀察？(A)為陳先生翻身時，發現1 cm×1 cm的破皮　(B)在測量莊太太的TPR時，呼吸有過熟的果香味　(C)從病歷的檢驗資料中，發現王先生有營養不良的問題　(D)在為曾太太聽診時，發現左邊肺臟有囉音

　　解析　透過病歷所獲得的資料為間接觀察。　　　　　（105專高二）

52. 有關行為過程記錄之書寫，下列敘述何者錯誤？(A)應採敘述性文字書寫法記錄　(B)會談後應儘早記錄，避免遺漏失真　(C)如果病人情況許可，會談時間越久越詳細　(D)與病人對話之內容，記錄內容應真實　　　　　　　　　　（106專高一）

　　解析　每次會談時間宜為20~30分鐘。

53. 有關專業性人際關係結束期的護理重點，下列何者正確？(A)加強病人持續服藥的意願　(B)激勵病人面對疾病的動機　(C)建立病人對醫療的信任感　(D)鼓勵病人參與疾病照護活動

　　解析　結束期時應加強病人持續自我照顧的意願與能力。　（106專高一）

54. 林先生在修理門窗時不慎由二樓摔下來，經家人送到醫院急診時，臉色蒼白、閉眼皺眉、呼吸急促並主訴頭暈。護理師測得其血壓為142/96mmHg、心跳102次／分。下列何者正確？(A)血壓及頭暈為主觀症狀　(B)呼吸急促及臉色蒼白為客觀症狀　(C)閉眼皺眉及心跳為徵象(signs)　(D)血壓及呼吸急促為徵象

　　　　　　　　　　　　　　　　　　　　　　　　　　　（106專高二）

55. 一位母嬰同室的產婦對護理師說：「我的寶寶每次吸奶時都會發出聲音，而且不到2小時就要餵，太累了，我不想餵了。」下列何者為最合宜的護理措施？(A)告知哺餵母乳的優點，請她多忍耐　(B)觀察家人支持者角色扮演的情形　(C)告知飢餓及吸吮為人的本能，只要盡到母親的天職就好了　(D)實際觀察產婦哺餵母乳時的困難，並提供協助　　　　　　　　　　　　（106專高二）

解答：　51.C　　52.C　　53.A　　54.B　　55.D

56. 有關專業性人際關係的敘述，下列何者錯誤？(A)護理師可以經由互動過程中獲得工作上的成就感　(B)有終止期　(C)當個案出院後，雙方的關係就轉變為社交性人際關係　(D)以個案的需要為中心　　　　　　　　　　　　　　　　（106專高二）

　解析〉護病關係是有時間性的專業性人際關係，而非社交性人際關係。

57. 有關護理師「行為過程記錄與分析」的敘述，下列何者正確？(A)主觀描述病人的言行，不記錄護理師當時的情緒　(B)病人負向的言行表現，才是行為過程記錄的焦點　(C)記錄分析時，必須以行為發生的前後情境為依據　(D)病人重複出現的言行，宜省略不須再詳細記錄過程　　　　　　　　　（106專高二）

58. 有關護病關係的敘述，下列何者錯誤？(A)是為了解決病人所有的問題而建立的關係　(B)又稱為治療性關係　(C)關係之建立只發生在工作時間　(D)關係之建立只發生在工作場所　（106專高二）

　解析〉護病關係是為解決病人健康問題所建立的關係。

59. 有關治療性溝通的敘述，下列何者錯誤？(A)以病人需要為中心　(B)目的為協助護理師解決常規問題　(C)須運用護理過程原理　(D)無時無刻都可能發生　　　　　　　　　　　（106專高二補）

60. 護理師在與張太太會談時本來進行的相當順利，但是問及其家庭關係時，張太太突然低頭不語，此時護理師的應對何者最適當？(A)告訴張太太：「我們已經談了很久了，妳可能累了，先休息一下，我等一下再來看妳。」　(B)張太太可能沒有聽清楚問題，因此再重複一次問題　(C)張太太目前可能不想談及此問題，可以轉換話題以免破壞關係　(D)可以靜靜的陪在張太太身旁，給予時間思考應如何回答問題　　　　　　　（106專高二補）

　解析〉當個案情緒改變化重整思路時，應善用「沉默」之溝通行為。

61. 脊髓損傷病人說：「我再也不能行走，乾脆死了算了！」　護理師回答：「努力復健後一定會好起來的！」下列何者為護理師的溝通行為？(A)與事實不符的讚許　(B)不適當的保證　(C)防衛的態度　(D)過早下結論　　　　　　　　　　（106專高二補）

解答：　56.C　57.C　58.A　59.B　60.D　61.B

解析　不適當保證是指護理人員使用敷衍或安慰的字眼給予病人某種保
　　　　　證。

62. 朱先生剛出獄不久，隨後因疑似肝硬化而入院接受檢查與治療，
　　護理師正與其進行治療性溝通。治療性溝通的目的不包含下列何
　　項？(A)了解朱先生與疾病無關的隱私性資料　(B)表達護理師的
　　關懷與支持　(C)了解朱先生生活型態　(D)給予朱先生有效護理
　　指導　　　　　　　　　　　　　　　　　　　　　　（107專高一）

63. 有關促進護病溝通的技巧，下列何者正確？(A)治療性觸摸如輕
　　拍病人肩膀有助於溝通　(B)與病人溝通時的距離越近越好　(C)
　　病人沉默不語時可轉移話題以免冷場　(D)接納病人即表示贊同
　　病人所有錯誤的想法　　　　　　　　　　　　　　　（107專高一）
　　解析　(B)與病人溝通時的距離應在45~120公分的私人距離；(C)病人沉
　　　　　　默不語時，應給予病人重整思緒的時間，並觀察病人的反應；
　　　　　　(D)接納病人不表示贊同病人的想法。

64. 有關同理心與同情心的敘述，下列何者正確？(A)同理心通常是
　　較主觀的，指護理師依自身立場去了解個案感受　(B)「設身處
　　地」指的是同情心　(C)同理心是以情緒性的介入他人的感覺或
　　觀點　(D)同情心常使自己陷入需要幫助的困境　　　（107專高二）
　　解析　(A)同情心通常是較主觀的，指護理師依自身立場去了解個案感
　　　　　　受；(B)「設身處地」指的是同理心；(C)同情心是以情緒性的介
　　　　　　入他人的感覺或觀點。

65. 有關促進護病溝通的方式，下列敘述何者不適宜？(A)開放式的
　　溝通如「昨晚睡得如何？」可促進病人表達多一點的想法　(B)
　　當病人無法以口語表達或表達不清時，可使用封閉式溝通如「您
　　的傷口還痛嗎？」　(C)溝通時勿直視病人，保持視線低於病人
　　眼睛，以減輕其威脅感　(D)當對病人述說之內容不太清楚時，
　　可以進一步澄清病人的想法　　　　　　　　　　　　（107專高二）
　　解析　溝通時應面對病人，保持相同水平的視線。

解答：　　62.A　　63.A　　64.D　　65.C

66. 王小姐罹患卵巢腫瘤，護理人員進入王小姐的病房時，發現她看著窗外，正在流眼淚，護理人員的反應，下列何者最為適當？(A)保持沉默，安靜走出病房，讓王小姐發洩情緒 (B)走到王小姐身邊，小聲問：「您是不是得了憂鬱症」 (C)拍拍王小姐肩膀，並說「看開一點，腫瘤不一定是惡性的」 (D)走到王小姐身邊，並說：「您怎麼了？我們可以聊一聊」 （108專高一）

解析 使用開放式問句，鼓勵病人説出內心的感受，以了解病人問題之所在。

67. 下列哪些項目是徵象(signs)的描述？(1)眩暈 (2)肚子絞痛 (3)血壓 130/68 mmHg (4) WBC：8900/uL (5)胸部聽診呈爆裂音(crackles) (6)疲倦無力。(A) (1)(2)(5) (B) (3)(4)(6) (C) (3)(4)(5) (D) (1)(2)(6) （108專高二）

解析 利用特殊儀器測量或特殊方法檢查所獲得的資料，即為徵象。

68. 下列何者屬於間接觀察法(indirect observation)之觀察項目？(1)觀察傷口出現50%的腐肉 (2)叩診腹部為鼓音 (3)查閱病歷Hb：10g/dL (4)經會診報告得知病人雙側肺葉浸潤 (5)聽診呼吸音雙下肺葉為囉音(rales) (6)查閱護理記錄了解病人疼痛緩解程度。(A) (1)(2)(3) (B) (1)(2)(5) (C) (3)(4)(6) (D) (2)(4)(6)

解析 未直接接觸病人，透過病歷及其他醫療人員所獲得的資料，稱為第二手資料。 （108專高二）

69. 急診通知一位骨折病人將轉入病房，護理師開始查閱其電子病歷，收集相關資料，並準備入院用物，此屬於專業性人際關係建立的哪一期？(A)互動前期 (B)介紹期 (C)工作期 (D)結束期 （108專高二）

解析 尚未與病人接觸，僅透過病歷收集資料，稱為互動前期。

70. 有關護理人員和病人間的互動關係之敘述，下列何者正確？(A)是屬於一種社交性人際關係 (B)初次的互動多採用沒有設定目標的方式隨性進行 (C)結束治療性關係比開始建立關係來得容易 (D)雙方都可以由互動過程中獲得助益或成長 （109專高一）

解答： 66.D 67.C 68.C 69.A 70.D

解析 (A)專業性人際關係；(B)初次互動需設定目標，例如建立信任感之專業性人際關係；(C)性人際關係之各分期均有其不同的任務與挑戰，並無難易之分。

71. 下列何者為第一手資料來源？(A)病人：「我覺得胸悶、好痛呀！」　(B)照服員：「病人已經好幾天沒有解大便了。」　(C)護理師：「病人的臉色蒼白、冒冷汗。」　(D)家屬：「他已經三天沒有好好睡覺，害我晚上也沒睡。」　　　　（109專高二）

72. 護理人員跟隨醫師巡視住院病人的主要專業角色，下列敘述何者正確？(A)隨時提供病歷，方便醫師開立醫囑　(B)表示同屬一醫療團隊，增加病人信任　(C)觀察病程發展和醫療計畫，確認病人需求　(D)即時向醫師報告說明護理目標與措施　（110專高一）

73. 有關病人症狀(symptoms)資料的敘述，下列何者正確？(A)腹部手術部位傷口疼痛　(B)空腹血糖值180mg/dL　(C)肺部X光檢查有肺泡結核浸潤現象　(D)痰液結核桿菌試驗呈陽性反應　（110專高一）
解析 症狀包括主觀感受症狀及客觀觀察症狀，不需要使用特殊儀器及特殊檢查方法而獲知資料。

74. 有關病人的資料收集及觀察時機，下列敘述何者正確？(A)晨間護理時可收集到病人的白血球數　(B)傷口換藥時可觀察到感染情形　(C)檢閱體溫記錄單時可觀察到病人排尿困難　(D)測量生命徵象時可觀察病人的人際關係　（110專高一）
解析 行傷口換藥時可觀察到傷口癒合情形、分泌物性狀及感染徵象等。

75. 有關行為過程觀察與記錄方法，下列敘述何者正確？(A)為避免個案隱藏情緒想法，錄音錄影可不需事先告知　(B)會談者一面會談同時作記錄，可增加觀察資料的真實性　(C)配合觀察目的，可以選擇特定時間活動進行行為過程觀察　(D)記錄偏重於個案的語言和非語言行為，不關心當時的情境　（110專高一）

解答：　71.A　72.C　73.A　74.B　75.C

解析 (A)不建議在與病人會談過程中進行錄影或錄音，若有必要，應確實告知病人，並徵求病人的知情同意；(B)避免在會談同時作記錄，以防止病人分散注意力或感到不受尊重；(D)記錄需完整呈現語言及非語言行為，以及當時的情境。

76. 張女士，因乳癌入院接受化療，住院期間非常關心血液檢查結果，依疾病病程，張女士現處於哪一階段？(A)開始期　(B)接受期　(C)恢復期　(D)結束期　　　　　　　　　　　（110專高二）

解析 在接受期時，病人會開始主動參與照護過程。

77. 下列何者不是主觀症狀(subjective symptom)？(A)全身發癢　(B)口渴　(C)陳施氏呼吸　(D)心悸　　　　　　　　　　（111專高一）

78. 王先生進行全喉切除手術，術後僅能以書寫溝通。王先生多次以書寫方式溝通，護理師皆無法了解，王先生於是無奈地向護理師擺擺手，轉頭留下眼淚。依據伯儂(Berlo)溝通模式，下列敘述何者正確？(A)王先生訊息傳遞的途徑為書寫，是一種語言溝通　(B)王先生與護理師之間是為父母式(parent)與兒童式(child)之互補溝通模式　(C)王先生與護理師之間是parent-adult-child理論的交錯溝通模式　(D)情境中因王先生無法言語，此溝通過程中缺乏訊息的回饋與反應　　　　　　　　　　　　　（111專高一）

79. 一位剛入院且預計明日要進行乳房切除手術的王太太，哭著向護理師表示：「我好害怕，明天可以不要手術嗎？」下列何項敘述最符合同理心的回應？(A)可以跟我說您在害怕些什麼事情嗎？　(B)要我打電話給主治醫師，跟您談談嗎？　(C)不用害怕，醫師技術高明，沒問題　(D)我了解您的害怕，我跟醫師說取消明天開刀　　　　　　　　　　　　　　　　　（111專高一）

80. 護理師評估病人所收集的資料，下列何者為症狀(symptom)？(A)測量體溫：39.7度　(B)壓傷傷口紅、有異味　(C)聽診1分鐘腸蠕動為12次　(D)檢查血色素為8.7g/dL　　　　　　　（111專高二）

解答：　76.B　77.C　78.A　79.A　80.B

81. 下列何項屬於治療性溝通技巧？(1)反映(reflecting)　(2)重述(restating)　(3)猜測(questioning)　(4)批判(criticize)。(A) (1)(2)　(B) (1)(4)　(C) (2)(3)　(D) (3)(4)　　　　　　　　　（111專高二）

解析) 重述(restating)與猜測(questioning)為非治療性溝通行為。

82. 李護理師帶著不好的情緒上班，顯得心不在焉。林先生是住院中病人，因為半夜睡不著求助李護理師。林先生以疲憊的語氣對李護理師說：「我睡不著，能給我藥吃嗎？」李護理師說：「嗯嗯，啊？您剛剛說什麼？我現在沒空陪您聊天，請您回病房睡覺。」有關溝通的分析，下列何者正確？(A)林先生因睡不著而語氣疲憊，所傳遞的是兩種互相抵觸的訊息　(B)李護理師採防衛性的態度，向林先生提出批判性的指示　(C)李護理師與林先生雙方能使用相同的語言，傳遞彼此能了解的訊息　(D)李護理師的回話是無意義問答之不當溝通技巧　　　　　　（111專高二）

解析) 護理師並未評估及了解病人的問題，也未針對問題適時提供處理，屬無效性的溝通。

83. 執行病人身體擦澡時，同時觀察其骨突處有無發生壓傷，屬於下列何種觀察種類？(A)旁觀性　(B)參與性　(C)自省性　(D)被動性　　　　　　　　　　　　　　　　　　　　　　（111專高二）

84. 下列哪一項不屬於專業性人際關係的特點？(A)建立在協助解決個案健康問題而存在的關係　(B)依照倫理守則進行彼此的權利與義務　(C)護病關係中需贊同病人的想法才能進行　(D)護病雙方的治療性關係有一定期限　　　　　　　　　　（112專高一）

解析) 護理人員應傾聽或接納病人的想法，但不可一昧地贊同病人的想法，避免使病人錯誤的行為及思想受到鼓舞。

85. 林先生：「我堂堂一個大將軍，小輩休想叫我吃藥」。護理師：「將軍伯伯不要這樣，您看我這麼認真照顧您，拜託您把嘴巴張開，啊……」。依據伯恩(Berne)溝通模式，稱為發訊者與收訊者之何種溝通形式？(A)互補溝通　(B)交錯溝通　(C)曖昧溝通　(D)情感溝通　　　　　　　　　　　　　　　　　　　（112專高二）

解答：　81.A　82.D　83.B　84.C　85.A

86. 王先生來自香港,是住院中病人。一日突然神情恍惚,揮舞雙手走出病房,搖搖擺擺走入護理站,口中並不斷地喃喃自語。會講粵語的林護理師直接以粵語和緩地對王先生說話,慢慢把恍惚的王先生帶回病房病床,以便進行後續處置。在此情境中,下列何者不是阻礙王先生與林護理師之間有效溝通的因素?(A)王先生所使用的語言 (B)王先生恍惚的神情 (C)王先生喃喃自語的內容 (D)護理師對訊息的了解程度 (112專高二)

解析 王先生與護理師均會使用粵語,因此王先生使用的語言不會是溝通障礙的因素。

87. 承上題,關於林護理師所運用的技巧,下列敘述何者正確?(A)運用參與式傾聽,以盡力了解王先生喃喃自語的內容 (B)將王先生帶離護理站回病房,是為了布置具備隱私性的會談環境 (C)使用病人能了解的語言,讓病人配合以達雙向溝通的目的 (D)運用的是關懷與接納之治療性人際關係技巧 (112專高二)

88. 病人向護理師表示:「我好像都會聽到別人一直叫我去死的聲音,怎麼辦?」如果護理師使用「重述」的溝通技巧,護理師該如何回應?(A)「你想,你能怎麼做呢?」 (B)「我能了解你的意思」 (C)「能否再舉更多例子?」 (D)「你說你聽得到聲音?」 (112專高三)

解析 重述是指用相同意思的文字重複個案的陳述,可以協助護理人員確認接受到的訊息是否正確。

89. 下列護理人員的答話,何者能增進護病關係?(A)「你看起來一點進步也沒有,你有沒有認真做復健?」 (B)「有什麼事讓妳心情不好,要試著說說看嗎?」 (C)「不要一天到晚想要死,你一家大小可都是你的責任,要靠你養!」 (D)「不要怕痛、怕麻煩,妳就按照我教妳的這樣做就對了!」 (113專高一)

解答: 86.A 87.D 88.D 89.B

MEMO

記　錄

出題率：♥ ♥ ♡

CHAPTER
05

Fundamentals of Nursing

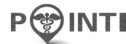

重 | 點 | 彙 | 整

5-1　記錄的概念

1. 記錄目的
    (1) **病歷中詳細記載個案檢查、治療及照護計畫等資料**，其最主要的目的是提供醫護成員間訊息的溝通。
    (2) **評估個案健康問題資料，並可作為臨床診斷與治療及擬定護理計畫之參考。**
    (3) **教育醫護人員。**
    (4) **臨床醫護研究資料。**
    (5) **稽核醫護照顧品質及成效。**
    (6) **醫療院所評鑑資料。**
    (7) **法律證明文件。**

2. 記錄原則
    (1) **精確性：正確、完整、具體客觀、清楚描述**等特性，避免使用含糊籠統的字眼及個人**主觀或偏見**的資料。
    (2) **真實性：真實、詳細、清楚記載主觀與客觀資料。**
    (3) **完整性：**依評估指引收集及撰寫**主、客觀資料**，並詳實描述其**醫療處置、護理措施及個案反應**等。
    (4) **時效性：隨時記載最新發生的病況、治療及護理措施。**
    (5) **組織性：依事件發生的先後順序有組織性的完成記錄。**
    (6) **統一性：遵循各醫療院所對記錄單張及其內容要求之規範作成記錄。**

3. 書寫記錄的注意事項

(1) **記錄者必定為執行者。**

(2) **時間欄應填寫執行時間**，不可事先預寫記錄。

(3) 依各醫療機構之規定，護理記錄通常是使用**藍、黑筆**書寫，**不可使用鉛筆**，需注意字跡的清晰度。

(4) **可使用已被認可的英文醫學名詞及縮寫，如 NPO，但記錄內容不宜中英文夾雜**，以使文字內容及涵意完整清晰。

(5) 護理記錄內容應**簡短扼要、詳細真實，不宜參雜護理人員個人主觀的感覺或意見。**

(6) **若有書寫錯誤時不可使用修正液或橡皮擦塗改，應在錯誤處以紅筆劃兩條橫線，於劃線上方註記 error、職稱及全名。**

(7) 書寫記錄應遵守連貫性，**不可任意跳行或留有空白。**

(8) 個案因故拒絕接受治療或護理措施時，應於護理記錄中註明其原因及解釋說明內容。

(9) 書寫完記錄後，應緊接記錄內容簽署**護理人員的職稱及姓名。**

(10) **遇有個案危急時，應先協助醫師給予緊急救護處置，待處置完成後，立即完成記錄。**

(11) 護理師完成電子病歷記錄後，需在 **24 小時內**使用衛生福利部醫事人員憑證 IC 卡完成簽章。

(12) 電子病歷記載錯誤時可刪除或修改，**刪除或修改後仍會留下紀錄。**

4. 護理記錄方式

	傳統式記錄 (S.O.R.)	問題導向式記錄 (P.O.R.)	焦點式記錄 (focus)
主軸	以工作為導向	・醫療問題導向(P.O.M.R.) ・健康問題導向(P.O.H.R.) 　（1978 年韓德森提出）	健康問題或需求
內容	・敘述性記錄 ・系統性記錄 ・過程實錄	SOAP 或 SOAPIER 記錄法 S(subjective data)：主觀資料 O(objective data)：客觀資料 A(assessment)：評估、診斷 P(plan)：計畫 I(implementation)：執行 E(evaluation)：評值 R(revision/reassessment)： 重新評估原因或重新修訂計畫	DART 記錄法 D(data)：主、客觀資料 A(action)：護理活動 R(response)：病人反應 T(teaching)：衛教
優點	・容易書寫 ・內容完整 ・清楚呈現病況、治療及護理措施（醫療小組成員對病人之照護內容） ・自我分析及省思溝通技巧	・立即顯示健康問題 ・具有組織性 ・連續性評值健康問題 ・教學醫院採行之記錄方式 ・參考護理診斷擬定	・易使用、較具彈性 ・精確、省時 ・立即顯示健康問題 ・精簡扼要 ・具有組織性
缺點	・浪費時間 ・資料重複 ・缺乏組織性 ・易流於主觀 ・無法立即顯示健康問題		

5. 區別主、客觀資料

(1) **主觀資料**(subjective data, S)

A. 來源：**個案（初級來源）或家屬（次級來源）的主訴。**

B. 舉例：**傷口很痛**、感覺頭暈、噁心想吐、沒有食慾、晚上睡得不好等。

(2) **客觀資料**(objective data, O)

A. 來源：經由**觀察**、身體評估檢查、使用儀器測量或相關的檢驗及檢查報告所獲得的資料。

B. 舉例：**面部潮紅**、**臉色蒼白**、傷口紅腫、**身體僵硬**、**生命徵象測量數值**、全血球計數資料、腹部叩診為濁音、腸蠕動音 8 次／分鐘、尿量 300c.c.、**傷口 2×2×0.1 立方公分**、**檢驗報告單**等。

5-2　醫護英文縮寫與醫囑種類

1. 醫護英文縮寫

英文縮寫	中文意義	英文縮寫	中文意義
$\overline{aa}$	**各一**	O.H.C.A.	到院前心肺功能停止
A.A.D.	自動出院	oint	藥膏
AC	**飯前**	O.S.	**左眼**
A.D.	右耳	O.U.	雙眼
A.S.	**左耳**	$\overline{p}$	在…之後
A.U.	雙耳	PC	飯後
BID	每日二次	p.r.	經由直腸
$\overline{c}$	和、與	prn	**需要時**
C.B.C.	全血球計數	Qh	每小時
C.M.	**明晨**	Q6h	**每隔六小時**
D.C.	**停止**	QID	**每日四次**
D.N.R.	拒絕心肺復甦術	QOD	**每隔一日**

英文縮寫	中文意義	英文縮寫	中文意義
E.D.C.	預產期	QW	每週
G.T.T.	葡萄糖耐量測驗	QD	**每天**
H.C.G.	人類絨毛膜性腺激素	R/O	**疑似**
Hs	**睡前**	S.C.(Hypo)	**皮下注射**
I.D.(I.C.)	皮內注射	S.L.	舌下
I.M.	**肌肉注射**	S.O.B.	呼吸短促
I.V.	靜脈注射	S.O.S.	**需要時只給予一次（12 小時內有效）**
I.V. drip	**靜脈滴注**	St.	立即
I.U.	國際單位	Supp.	**塞劑**
M.B.D.	准許出院	syr	糖漿
N.P.O.	**禁食**	TID	每日三次
O.D.	右眼	V.D.R.L.	梅毒血清檢驗
P.O.	口服	Cap.	**膠囊**
Liq.	**液體**	amp.	安瓿
puff	**噴霧劑量**	M.N.	午夜

2. 醫囑種類

(1) **長期醫囑**：可**持續使用至醫囑停用為止**，包括：**常規用藥醫囑**、**prn 醫囑**（需**指定間隔多久給一次**，**需要時由護理人員判斷執行**，且**執行後要記錄**。有效時間依醫師開立期間或各醫院規範而定）。

(2) **臨時醫囑**：**立即且僅能執行一次的醫囑**，包括：**St.醫囑**、**S.O.S.醫囑**（自醫囑開立起 12 小時內有效）。

(3) **單次醫囑**：在特定時間，僅需執行一次的醫囑，例如：**送病人至開刀房前先行注射藥物**。

3. 完整的醫囑內容應包括：**時間、個案資料（姓名、床號、病歷號碼）、藥物、時間、劑量、途徑及醫師簽名**等，若有遺漏、錯誤或不清楚之處，需立即與開立醫囑醫師澄清內容。

4. 護理人員應於**個案危急時才能接受口頭醫囑**，且有**二位護理人員在場確定**為佳，必須向開立醫囑醫師**複誦醫囑內容**，並於事後須**在護理記錄中註明醫師姓名、時間、方式、傳達之內容**，且應**依醫院作業規範，請醫師儘快補開醫囑**。

5. **即使是緊急情況，護生也不可接受口頭或電話醫囑**。

6. **醫囑重整(order renew)**：醫師會定期重整醫囑，**自重整醫囑以下方為有效醫囑**。

5-3 生命徵象記錄單註記

1. **生命徵象記錄單 40℃以上的欄位應以紅筆填寫**，其記錄內容包括：**入院時間(admitted at)、出院時間（M.B.D. at 或 A.A.D. at）、轉床時間(transferred to at)、送手術房時間(sent patient to OR at)、手術時間(operated at)、生產時間(delivered at)、出生時間(birth at)、死亡時間(expired at)**。

2. 生命徵象記錄單 **35~37℃之間的欄位應以藍筆填寫**，用以**記錄特殊處置，如：酒精拭浴或服用解熱劑等**。

3. 生命徵象記錄方式

   (1) **體溫以藍筆劃記，每小格代表 0.2℃，口溫及耳溫劃實心圓「●」、肛溫劃空心圓「○」、腋溫劃叉「×」**，並與上次的體溫以藍色直線相連之。

   (2) **脈搏次數以紅筆劃記，每小格代表 4 次，橈動脈脈搏劃實心圓「●」、心尖脈次數劃空心圓「○」**，並與上次的脈搏以紅色直線相連之。

   (3) **呼吸次數以黑筆劃記，每小格代表 2 次，劃實心圓「●」**，並與上次的呼吸以黑色直線相連之。

(4) 劃記生命徵象之順序為：**體溫→脈搏→呼吸**，若遇體溫、脈搏、呼吸三個劃記位置重疊時，則依序由內至外劃空心圓。

(5) 個案經**退燒處置（如使用冰枕）後 30 分鐘需測量體溫變化**，所測之數值以紅色空心圓「○」記錄於同一欄位，並以**紅色虛線與先前之體溫相連接**。

(6) 將測量結果與過去記錄相比較，若出現異常時，應詳記個案徵象、症狀及護理措施於護理記錄單，並報告醫師處置。

4. 記錄輸入量：**由口進食量**（攝入液體量、攝取食物內容及量）、**管灌量**（鼻胃管灌食量、引流管灌洗）、**注射量**（靜脈輸液量、輸血量）等，**輸出入量須依照各班別實際量分別記錄**。

5. 記錄排出量：**尿液、糞便、嘔吐量、導管引流量、傷口滲出液、失血量**等。

6. 在糞便欄位中是記錄**前一天 24 小時的排便次數**，若為**灌腸後排便一次則註記為 1/E**，以此類推；若在**塞入栓劑後解便兩次**，則註記為 2/S，亦以此類推。

註：**無感性水分喪失(insensible losses)**包括呼吸及流汗，每日約有 500~1,000c.c.，**不列入輸入排出記錄表中**。

5-4　病歷保存

1. 依據**護理人員法第 25 條**規定：**護理人員執行業務時，應製作記錄**，並依據**醫療法第 70 條**規定：**病歷記錄至少保存七年，未成年者應保存至成年後七年，人體試驗病歷永久保存**。

2. 護理人員法第 24 條規定：護理人員執行業務包括**獨立性護理功能**（健康問題之護理評估、預防保健之護理措施、護理指導及諮詢）、**依賴性護理功能**（醫療輔助行為）。此外，**不得洩漏病歷內容及解釋、調閱病歷**。

3. 護理人員法第 26 條規定：**護理人員執行業務時，遇有病人危急，應立即聯絡醫師，但必要時，得先行給予緊急救護處理。**

4. 護理人員法第 28 條規定：**護理人員或護理機構及其人員對於因業務而知悉或持有他人秘密，非依法、或經當事人或其法定代理人之書面同意者，不得洩漏。**

5. 個案住院期間，病歷應放置於**護理站**內，**不得無故攜出病房或任意影印病歷資料**；個案出院後，應重整病歷，並裝訂成冊，送至病歷室保管。

6. 護理師離開行動工作車時，應**關閉電腦的病人資料畫面**，以維護病人隱私。

5-5 護理交班報告

1. **病房動態交班：出入院狀況（時間、方式、人數等狀況）**、當天手術或生產者、**特殊檢查者**、病況危急者或治療突然變化者、**對治療有異常反應者**、次日手術或特殊檢查者。

2. **個別交班：病人基本資料、目前狀況、醫療處置、護理措施、接受治療後反應。**

3. 交班時至病房檢視病人的目的包括：**確認當時病人的狀況、提供連續性觀察與護理措施且有助接班護理師與病人建立關係。**

QUESTI❓N

1. 下列敘述何者屬於病人之客觀且具體的資料？(A)病人：「我肚子每10分鐘痛一次」　(B)家屬：「很少看到他喝水」　(C)看護：「他很少吃青菜」　(D)護理人員測得血壓126/80mmHg
（100專普一）

2. 下列何者不是長期醫囑(standing order)？(A) Ampicillin 1# (250mg) P.O. q6h　(B) Demerol 50mg I.M. q4h p.r.n.　(C) Glycerin enema 100mL S.O.S.　(D) Ativan 1# (0.5mg) P.O. h.s.
（100專普二）

3. 在收集到的資料中，下列何者屬於主觀資料？(A)測量血壓為100/70mmHg　(B)尿液呈現清澈淡黃色澤　(C)臉色蒼白、盜汗　(D)感覺肚子痛、悶悶的
（100專普二）

4. 下列何者為治療處方註明的「O.D.」？(A)左耳　(B)右耳　(C)左眼　(D)右眼
（100專普二）

5. 陳先生血糖不穩定，order：q.o.d. check F/S，此表示應多久測1次血糖？(A)每天　(B)每小時　(C)每4小時　(D)每2天　（100專普二）

6. 體溫表記錄時，若體溫、脈搏、呼吸有重疊於某一點時，應依下列何種順序由內而外圈填？(A)體溫→脈搏→呼吸　(B)脈搏→體溫→呼吸　(C)呼吸→體溫→脈搏　(D)體溫→呼吸→脈搏
（101專普一）

7. 護理人員以S.O.A.P.紀錄法記錄徐先生的健康問題為「低效性呼吸型態」時，應記錄於下列何項目中？(A)S.　(B)O.　(C)A.　(D)P.
（101專普一）
解析 低效性呼吸型態是護理診斷，應記錄在評估與診斷：A (Assessment)。

解答： 　1.D　 　2.C　 　3.D　 　4.D　 　5.D　 　6.A　 　7.C

8. 陳先生因發燒入院，目前醫囑為Gentamycin 60mg IVF St. & Q12h，如何執行此醫囑？(A)需要時每12小時給予Gentamycin 60mg靜脈注射 (B)立即給予Gentamycin 60mg靜脈滴注，之後每12小時給藥一次 (C)立即給予Gentamycin 60mg靜脈注射，12小時之後再給藥一次 (D)每12小時給予Gentamycin 60mg靜脈滴注

(101專普一)

9. 護理記錄有錯誤的地方應如何修正？(A)應使用鉛筆記錄方便修正 (B)不能用橡皮擦，必須使用修正液修訂 (C)錯誤處劃上橫線註明「error」，並簽名以示負責 (D)錯誤處要報告護理長，並劃上橫線請護理長簽名作證

(101專高二)

10. 丁小弟出生滿八個月，其脈搏在體溫表上的記錄應為：(A)藍色空圈，脈搏78次／分 (B)藍色實圈，脈搏96次／分 (C)紅色空圈，脈搏126次／分 (D)紅色實圈，脈搏130次／分 (101專高二)

解析 三歲以下嬰幼兒應測量心尖脈，並以紅色空心圓劃記。

11. 醫囑「Panadol 1# P.O. S.O.S.」的意思是指下列何者？(A)護理師必須經過醫師的同意後才能給予 (B)為臨時醫囑 (C)在給藥前應該先打半勾並簽上全名 (D)當病人有需要時便給予 (101專高二)

12. 吳先生因心血管疾病入院治療，醫師開立下列醫囑：Capoten 1#(12.5mg) P.O. q.o.d.，護理師應如何執行醫囑？(A)每天睡前口服給予Capoten一顆 (B)每隔一天一次給予口服Capoten一顆 (C)每天四次口服給予Capoten一顆 (D)每隔一週一次口服給予Capoten一顆

(101專高二)

13. 醫囑Stilnox 1# P.O. h.s.，應如何給藥？(A)飯前給Stilnox 1顆 (B)飯後給手部肌肉注射Stilnox 1安瓿 (C)需要時，給Stilnox 1顆，口服 (D)睡前給Stilnox 1顆，口服 (101專普二)

解答： 8.B 9.C 10.C 11.B 12.B 13.D

14. 有關護理記錄原則，下列何者正確？(A)記錄時應避免描述病人自覺症狀　(B)有關傷口的記錄應包括傷口大小、位置　(C)護理人員自覺病人較虛弱，應如實記錄「我認為…」　(D)記錄順序應為事件的重要性，最重要的先記錄　　　　（101專普二）

解析 (A)記錄時應詳細描述病人的主觀資料；(C)記錄時不可參雜護理人員的主觀資料；(D)記錄順序應依事件發生的先後順序書寫。

15. 下列何項敘述不是客觀資料(objective data)？(A)多臥床休息，偶有皺眉，呻吟情形　(B)主訴傷口疼痛　(C)呼吸20次／分鐘，脈搏92次／分鐘　(D)93年10月24日因車禍開放性骨折，接受內固定手術　　　　（101專普二）

16. 關於p.r.n.的醫囑，下列敘述何者錯誤？(A)需要時，由護理人員判斷執行　(B)執行前，需再次向醫師報備　(C)是長期醫囑　(D)每次執行後，應記錄在護理記錄單上　　　　（101專普二）

17. 王小弟因發高燒，醫囑開立Indomethacin (Inteban)1# supp. st.，此意謂王小弟何時才能給藥？(A)需要時給予　(B)必要時給予　(C)立即給予　(D)24小時內給予　　　　（101專普二）

18. 有關護理師在執行臨時醫囑S.O.S.時的注意事項，下列何者正確？(A)醫師沒有停止醫囑就必須持續執行　(B)當時因故未能執行，超過12小時此醫囑自動失效　(C)臨時醫囑執行過程不必記載於護理記錄單內　(D)臨時醫囑屬於緊急醫囑，護生即使有臨床護理指導師陪同也不能執行　　　　（102專高一）

解析 S.O.S.為臨時醫囑，自醫囑開立起12小時之內有效，超過12小時則自動失效。

19. 有關客觀資料的書寫方式，下列何者最適宜？(A)個案自覺頭暈，血壓正常　(B)個案尾骶骨處有一3×3×0.2公分的壓瘡　(C)個案主訴疼痛　(D)個案食慾不振　　　　（102專高一）

解答： 14.B　15.B　16.B　17.C　18.B　19.B

20. 李先生疑似肺癌入院，凌晨2點，體溫：39.6℃，皮膚乾紅，護理師以電話告知值班醫師病人狀況，醫師在電話中給予口頭醫囑：Acetaminophen(500mg)1# P.O. stat.，護理師的處理方式下列何者最適當？(A)護理師應拒絕接受口頭醫囑，以確保給藥安全　(B)請醫師覆誦一遍醫囑　(C)護理師在醫囑單上開立所給予藥物名稱、劑量、途徑、時間，隨後請醫師簽名　(D)護理師抄下此口頭醫囑，並覆誦一次與醫師確認　　　　　（102專高一）

> **解析** (A)護理師可接受口頭醫囑；(B)應由護理人員向醫師複誦醫囑內容；(C)護理人員不得在醫囑單開立醫囑內容，應將醫囑內容及相關過程記錄於護理記錄中。

21. 承上題，護理師以焦點記錄法的D.A.R.T格式記錄李先生發燒與照護過程，下列記錄內容何者是屬於D.A.R.T中之"A"？(A)依醫囑給予Acetaminophen(500mg)1# P.O. stat.　(B)教導家屬應保持室溫涼爽，勿關空調　(C)主訴「我覺得頭昏、噁心」　(D)給藥後體溫已降至37.2℃　　　　　（102專高一）

> **解析** "A"是指所執行的護理活動。

情況： 醫囑：Ceftizoxime 1 vial(500mg)I.V. drip q.6.h.。依此回答下列二題。

22. 護理師應如何執行上述醫囑？(A)每天四次給予ceftizoxime一瓶(500mg)加入靜脈點滴瓶中滴注　(B)每隔六小時給予ceftizoxime一瓶(500mg)加入IV bag中滴注　(C)每天四次給予ceftizoxime一瓶(500mg)直接靜脈注射　(D)每隔六小時給予ceftizoxime一瓶(500mg)直接靜脈注射　　　　　（102專高二）

> **解析** 此醫囑應使用精密輸液套管(IV Bag)，將此抗生素加入IV Bag中及放入適量的稀釋溶液後進行靜脈滴注。

23. 承上題，下列何者可作為q.6.h.正確的給藥時間？(A) 9-1-5-9　(B) 9-1-5-9-1-5-9　(C) 6-12-6-12　(D) 9-5-1　　　　　（102專高二）

> **解析** "q6h"是指每隔六小時。

解答： 20.D　21.A　22.B　23.C

24. 「Atropine 2mg I.M. before sent patient to OR」此屬於下列哪一類醫囑？(A)視需要醫囑(p.r.n. order) (B)單次醫囑(single order) (C)如有需要時，給予一次醫囑(S.O.S. order) (D)及時給予醫囑(st. order) （102專高二）

解析 「Atropine 2mg I.M. before sent patient to OR」此醫囑為送病人至開刀房前先行肌肉注射Atropine 2mg，為單次執行醫囑。

25. 下列何者在體溫單上的記錄方式正確？(A) A.A.D.記錄在35~37℃間的欄位 (B)發燒病人經治療活動介入後測量的體溫，應該與之前的體溫以紅色虛線相連接 (C)輸出入量的記錄方式為白班量×3 (D)灌腸後解便一次的記錄方式為1/C （102專高二）

解析 (A) A.A.D.應記錄在40℃以上的欄位；(C)輸出入量需依照各班別實際量分別記錄；(D)灌腸後解便一次的記錄方式應為1/E。

26. 當一位糖尿病人詢問有關他的病情及未來治療計畫時，護理師應該如何處置？(A)改變其他話題轉移病人的擔憂 (B)告訴病人，這是一種常見的疾病，不用太擔心 (C)依病歷內容給予詳細的說明 (D)請主治醫師向病人說明 （103專高一）

解析 護理人員不得解釋病情，應由主治醫師向病人說明。

27. 有關填寫護理記錄的敘述，下列何者正確？(A)可使用被同仁稱呼的外號或暱稱簽名 (B)寫錯時先用修正液擦拭，再寫上正確的字句 (C)時間是指寫記錄的時間 (D)記錄者必須是執行者

解析 (A)應簽署護理人員的職稱及全名；(B)記錄書寫錯誤時不可使用修正液擦拭；(C)時間是指寫執行的時間。 （103專高一）

28. 有關護理記錄的敘述，下列何者正確？(A)完整記錄之主要目的是作為法律的證明文件 (B)是屬於護理的過程記錄，醫師不需閱讀參考 (C)可作為醫師診斷與治療的參考依據 (D)是病人的行為過程記錄，不具科學或研究之用 （103專高一）

解析 (A)記錄主要目的是詳細記載病人的健康資料、治療及照護計畫，作為醫護人員間溝通訊息的管道；(B)記錄可以提供醫師閱讀與參考；(D)記錄內容可做為科學研究之用。

解答： 24.B 25.B 26.D 27.D 28.C

29. 有關護理師在執行長期醫囑時的注意事項，下列何者正確？(A)其有效性是自開立處方日起第二天生效　(B) p.r.n.是屬於臨時醫囑，護理師依其專業判斷執行醫囑　(C)是常規性的給藥業務，故執行過程不須記載於給藥記錄單內　(D)醫師沒有停止就必須持續執行　　　　　　　　　　　　　　　　　　　　（103專高一）

　　解析 (A)長期醫囑的有效性是自開立處方日起生效；(B)p.r.n.是屬於長期醫囑；(C)長期醫囑雖是常規性給藥業務，執行過程仍須記載於給藥記錄單內。

30. 朱太太32歲，因盲腸破裂引發腹膜炎而入院開刀，目前是手術後第二天，TPR：37.5℃、80、28；BP：146/90mmHg；皺著眉頭一臉痛苦的告訴護理師：「腹部傷口很痛，整晚都不敢翻身，也睡不著，現在全身都不舒服…」。護理師針對上述情形為朱太太下了「手術後傷口疼痛」的焦點問題，並以焦點記錄法記錄，則下列何種記錄錯誤？(A)「D」：主訴腹部傷口很痛，整晚都不敢翻身，TPR：37.5℃、80、28；BP：146/90mmHg；個案表情皺著眉頭一臉痛苦　(B)「A」：以無菌技術換藥　(C)「R」：盲腸破裂引發腹膜炎，手術後第二天傷口疼痛　(D)「E」：教導翻身時可以輕壓傷口慢慢翻身；教導減輕疼痛的方法　　（103專高二）

　　解析 「R」是指病人對於護理活動或衛教的反應，而非醫學診斷或護理診斷。

31. 有關給藥單位的敘述，下列何者錯誤？(A) gtt表示「茶匙」　(B) gm表示「公克」　(C) mL表示「c.c.」　(D) $\overline{aa}$ 表示「各」　　　　　　　　　　　　　　　　　　　　　　　　　（103專高二）

32. 有關護理師收集資料中的主觀資料和客觀資料之敘述，下列何者正確？(A)病人很明確地主訴自身的疼痛應屬客觀資料　(B)護理師觀察病人面部潮紅應屬主觀資料　(C)檢驗報告單是佐證病人的健康問題應屬主觀資料　(D)護理師觀察病人傷口紅腫的現象應屬客觀資料　　　　　　　　　　　　　　　　　　　　（104專高一）

解答：　29.D　　30.C　　31.A　　32.D

解析 (A)病人主訴應為主觀資料；(B)觀察所獲得的資料為客觀資料；
(C)檢驗及檢查所獲得的資料為客觀資料。

33. 「病人身體僵硬、無法放鬆、不願下床活動」，此為何種型態的
    資料呈現？(A)主觀資料 (B)客觀資料 (C)實驗室資料 (D)醫
    療記錄 （104專高一）

34. 有關Valium 1# h.s. p.r.n.給藥時間的敘述，下列何者正確？(A)即
    刻給予 (B)睡前需要時給予 (C) 12小時內需要時給予 (D)需
    要時給予 （104專高一）

35. 醫囑為Morphine 5mg IV st.之含意，下列何者正確？(A)如有需要
    給予Morphine 5mg靜脈注射一次，不可重複給 (B)立即給予
    Morphine 5mg靜脈注射一次，可重複給 (C)立即給予Morphine
    5mg靜脈注射一次，不可重複給 (D)如有需要給予Morphine 5mg
    靜脈注射一次，可重複給 （104專高一）
    解析 St為立即給予。

36. 有關病歷記錄的注意事項，下列何者正確？(A)護理師在10AM依
    照醫囑給予病人導尿，11AM返回護理站書寫記錄，其護理記錄
    的時間欄應書寫11AM (B)當書寫病歷記錄錯誤時，可直接用立
    可白進行修正 (C)面對無法口語表達的病人，護理師應依照主
    觀判定來書寫護理記錄 (D) N.P.O.為可以使用在記錄中的醫學
    常用縮寫 （104專高一）
    解析 (A)時間欄位應填寫執行時間；(B)錯誤處以紅筆劃兩條橫線，劃
    線上方註記error、職稱及全名；(C)護理記錄不宜參雜護理人員
    個人主觀感覺或意見。

37. 有關給藥醫囑常見縮寫名詞的解釋，下列何者錯誤？(1) A.S.是指
    「右耳」 (2) S.C.是指「皮內注射」 (3) M.N.是指「午夜」
    (4) h.s.是指「飯前」 (5)S.O.S.是指「如有需要給予一次」。
    (A) (1)(2)(4) (B) (1)(3)(5) (C) (2)(4)(5) (D) (3)(4)(5)
    （104專高一）

解答： 33.B 34.B 35.C 36.D 37.A

38. 王太太白內障明天要開刀，醫囑開立「N.P.O. M.N.」、「Atropine 1gtt O.S. C.M.」，則下列那一項護理活動較合宜？(A)告知王太太午夜開始禁食、明天早上左眼滴一滴Atropine　(B)告知王太太午夜開始進食、明天早上左眼滴一滴Atropine　(C)告知王太太午夜開始禁食、明天早上右眼滴一滴Atropine　(D)告知王太太午夜開始進食、明天早上右眼滴一滴Atropine　（104專高一）

39. 吳女士為第2型糖尿病病人，醫囑「RI(Regular Insulin)8U SC AC TID」，吳女士今天9AM將進行支氣管鏡檢查，目前N.P.O.中，6AM吳女士詢問何時幫她打胰島素，下列何者為護理師最適當的回應？(A) 7AM會準時來幫她注射胰島素　(B) 9AM會幫她注射胰島素，請其不用擔心　(C)聯絡醫師視需要調整劑量，再幫她注射胰島素　(D)等檢查結束後確定可進食，再幫她注射胰島素

（104專高一）

解析 NPO為禁食，應等檢查結束後確定可進食再施打胰島素。

40. 有關常規大便次數的記錄，下列敘述何者正確？(A)是指12小時內所解的次數　(B)每班需統計一次並記錄　(C)灌腸後解便兩次以2/F表示　(D)白班統計後統一記載於生命徵象記錄表前一天欄位內　（104專高二）

解析 (A)常規大便次數是記錄24小時內的排便次數；(B)由白班護理人員負責統計及記錄；(C)灌腸後排便兩次以2/E表示。

41. 下列何者為客觀資料？(1)家屬說病人都不吃青菜，也很少喝水 (2)護理師觀察到病人喜歡吃肉和甜食 (3)病人說「青菜很難咬，吞不下去」 (4)護理師測量病人的血壓為160/90mmHg，心跳為80次／分。(A) (1)(2)　(B) (1)(3)　(C) (2)(4)　(D) (3)(4)（104專高二）

解答： 38.A　39.D　40.D　41.C

42. 有關醫囑執行的注意事項，下列敘述何者正確？(A) p.r.n.屬於臨時醫囑，需要時給予一次，超過12小時後，此醫囑自動失效 (B)當醫囑出現「order renew」時，表示order renew之前之醫囑無效，之後之醫囑才有效　(C)緊急情況護生可以接受口頭醫囑或電話醫囑，只要於事後儘快補齊即可　(D) S.O.S.屬於長期醫囑，給予次數通常不只一次，可視需要給予　　　（104專高二）

解析(A) p.r.n.屬於長期醫囑，使用期限為2~3天；(C)護生不可接受口頭醫囑或電話醫囑；(D) S.O.S.屬於臨時醫囑，需要時給予一次，超過12小時後，此醫囑自動失效。

43. 有關給藥醫囑縮寫的意義，下列何者正確？(A) q6h qid的給藥時間是相同的　(B) qod表示每天一次　(C) tid (ac)表示每天三餐飯前　(D) q4h表示每天四次　　　　　　　　　　　（104專高二）

44. 有關書寫護理記錄的注意事項，下列何者正確？(A)護理記錄的時間欄為記錄時間　(B)護理記錄儘量使用英文縮寫以節省時間 (C)書寫記錄須連續書寫，不可留白或另起一行　(D)病人拒絕接受的治療可不需記錄　　　　　　　　　　　　　（105專高一）

45. 有關病歷保存注意事項之敘述，下列何者正確？(A)護理師因為研究的需要，可自行調閱病人之病歷進行研究　(B)依據我國醫療法規定，病歷需由院方保存至少7年　(C)病人要進行電腦斷層檢查，護理師可以請其自行攜帶病歷至檢查室　(D)訪客到護理站詢問某病人目前病況，護理師可針對病歷中記錄內容給予解答

解析(A)護理師無權調閱病歷；(C)不得將病歷交給病人或家屬；(D)護理師不得解釋病歷及病情。　　　　　　　　　　　（105專高一）

46. 有關「S.O.S.」醫囑的敘述，下列何者正確？(1)是一種長期醫囑 (2)開立醫囑時，醫師會指定間隔時間多久一次　(3)中文解釋為「如有需要給予一次」　(4)執行後須記錄　(5)此醫囑有效時間為12小時。(A) (1)(2)(4)　(B) (1)(3)(5)　(C) (2)(3)(4)　(D) (3)(4)(5)

（105專高一）

解答：　42.B　43.C　44.C　45.B　46.D

47. 李先生處方上的藥物註明為qid，此表示：(A)每隔一天　(B)一天二次　(C)一天四次　(D)一天一次　　　　　　　　　（105專高二）

48. 醫囑為止痛劑 morphine 10mg po tid之含義，下列何者正確？(A)持續每天三次給予morphine 10mg口服　(B)需要時每天三次給予morphine 10mg靜脈注射　(C)持續每天四次給予morphine 10mg口服使用　(D)需要時每天四次給予morphine 10mg靜脈注射

（105專高二）

49. 病人主訴疼痛難以忍受，臉色蒼白，屬於焦點記錄法中的哪一個項目？(A) D (data)　(B) A (action)　(C) R (response)　(D) T (teaching)　　　　　　　　　　　　　　　（105專高二）

　解析 主客觀資料均為D (data)。

50. 有關給藥縮寫與其所代表的意義，下列何者正確？(A) AD：右耳　(B) SUSP：栓劑　(C) CM：午夜　(D) AU：雙眼　（105專高二）

51. 醫囑為Acetaminophen 1 tab q6h p.r.n. if BT≧39°C之含義，下列敘述何者正確？(A)當體溫大於或等於39°C，常規每6小時服用Acetaminophen 1顆　(B)當體溫大於或等於39°C，則給予Acetaminophen 1顆後此醫囑即失效　(C)當體溫大於或等於39°C，則給予Acetaminophen 1顆，下次如有需要需間隔6小時　(D)當體溫大於或等於39°C，則給予一次Acetaminophen 1顆，但此醫囑超過12小時後自動失效　　　　　　　（106專高一）

　解析 q6h p.r.n.的意思是當有需要時，每間隔六小時以上，可給予一次。

解答：　47.C　　48.A　　49.A　　50.A　　51.C

情況： 醫師為孫小姐開列下列醫囑：(1)Normal Saline 1,000c.c. IV drip qd (2)Lactated Ringer's Solution 500c.c. IV drip qd (3)Gentamycin oint. O.U. qid (4)Demerol 50mg IM q4h p.r.n. (5)Cimedin tablet 200mg 1 tablet H.S. (6)Steam inhalation 15 min S.O.S. (7)CBC C.M.。請依上文回答下列3題：

52. 下列敘述何者錯誤？(A)孫小姐睡前有1顆藥需服用　(B)「Demerol 50mg IM q4h p.r.n.」為臨時醫囑　(C)孫小姐每天的靜脈注射量為1,500c.c.　(D)孫小姐明日一早需抽血測全血球計數
解析 p.r.n.醫囑為長期醫囑。　　　　　　　　　　　（106專高一）

53. 當給予孫小姐Gentamycin oint.時，護理師該如何執行？(A)給予右眼　(B)給予左眼　(C)給予雙眼　(D)給予右耳　（106專高一）
解析 O.U.是指雙眼。

54. 有關孫小姐「Steam inhalation 15 min S.O.S.」醫囑的敘述，下列何者錯誤？(A)自醫囑開立12小時後，孫小姐才出現治療需求，此時需請醫師重新開立醫囑　(B)於開立醫囑12小時內，如果有治療需求，則需給予孫小姐15分鐘的蒸氣　(C)此為臨時醫囑　(D)於開立醫囑12小時內，已接受一次治療，後來又出現治療需求，仍可給予治療　　　　　　　　　　　　　　（106專高一）
解析 S.O.S.是指在12小時之內，需要時僅可給予一次。

55. 醫囑為Digoxin 0.25mg 1# S.L. qd之含義，下列何者正確？(A)持續每天早上給予Digoxin 0.25mg 1顆飯後吞服　(B)需要時每天早上給予Digoxin 0.25mg 1顆舌下含服　(C)持續每天早上給予Digoxin 0.25mg 1顆舌下含服　(D)需要時每天早上給予Digoxin 0.25mg 1瓶皮下注射　　　　　　　　　　　　　　（106專高二）

56. 有關病歷保存之敘述，下列何者正確？(A)病人出院後病歷必須一直保存到死亡　(B)病人死亡後病歷須延長保存一年　(C)病人出院後病歷須保存十年　(D)病歷屬醫院財產故須依各家醫院規定保存　　　　　　　　　　　　　　　　（106專高二補）

解答：　52.B　53.C　54.D　55.C　56.ABCD

57. 下列何者為病人的主觀資料？(A)外觀蒼白，呼吸呈淺而快　(B)家屬：「他晚上都沒辦法睡覺。」　(C)呼吸26~34次／分，心跳130~140次／分　(D)床頭抬高30度，採半坐臥式　（106專高二補）

58. 林先生30歲中耳炎，醫囑開立耳用滴劑Sofradex 3gtt. A.D. q.6h，請問護理師該如何給藥？(A)右耳每6小時滴Sofradex 3gtt.，將病人的耳翼向上往後拉　(B)左耳每6小時滴Sofradex 3gtt.，將病人的耳翼向上往後拉　(C)右耳每6小時滴Sofradex 3gtt.，將病人的耳垂向下往後拉　(D)左耳每6小時滴Sofradex 3gtt.，將病人的耳垂向下往後拉　（106專高二補）
　解析 A.D.為右耳，成人使用耳藥時應將耳翼應向上向後拉。

59. 病人的醫囑為「Isordil 10mg/tab 1/2# P.O. a.c. q.i.d」，下列敘述何者正確？(1)每次給藥劑量為5mg　(2)飯後服用　(3)劑型為膠囊　(4)一天給藥量為2顆。(A) (1)(2)　(B) (1)(4)　(C) (2)(3)　(D) (2)(4)　（106專高二補）
　解析 Isordil二分之一顆、每天四次，一天給藥量為2顆。

60. 醫囑「Acetaminophen 500mg/tab 1# P.O. q.4h p.r.n.」，則病人一天服用Acetaminophen劑量為多少？(A) 1,500mg　(B) 2,000mg　(C) 3,000mg　(D)無法確定　（106專高二補）
　解析 因未知病人使否有服用p.r.n.藥物及共服用幾次，故無法確定一天服用劑量。

61. 有關「醫囑」的敘述，下列何者正確？(A)「S.O.S.」和「p.r.n.」是屬於臨時醫囑　(B)長期醫囑表示必須執行至病人出院為止，不可變更　(C)醫囑重整後，之前的長期醫囑視同「停止(D.C.)」　(D)凡護理措施必須有臨時或長期醫囑的依據
　解析 (A)「S.O.S.」是臨時醫囑、「p.r.n.」是長期醫囑；(B)長期醫囑可以停止或重整；(D)獨立性護理措施不需有醫囑。　（107專高一）

解答：　57.B　　58.A　　59.B　　60.D　　61.C

62. 醫囑為D.C. Aspirin 100mg 1# P.O.之含意，下列何者正確？(A)飯前給予口服Aspirin 100mg一顆　(B)飯後給予口服Aspirin 100mg一顆　(C)停止口服 Aspirin 100mg一顆　(D)需要時給予口服Aspirin 100mg一顆　　　　　　　　　　　　　　　　（107專高一）

解析 D.C.是停止的意思。

63. 陳先生75歲診斷心肌梗塞，家屬說他「青菜都不吃，也很少喝水」，護理師觀察到陳先生喜歡吃肉和甜食，BP：160/90 mmHg，HR：80次／分，血糖檢查AC：325 mg/dL。上述何者為主觀資料？(A)無主觀資料　(B)家屬說病人青菜都不吃，也很少喝水　(C)陳先生喜歡吃肉和甜食　(D) BP：160/90 mmHg，HR：80次／分　　　　　　　　　　　　　　　　（107專高一）

解析 來自病人或家屬的主訴是為主觀資料。

64. 醫囑為Dulcolax 1# supp. St.之含意，下列何者正確？(A)常規性給予Dulcolax 1#口服　(B)需要時給予Dulcolax 1#塞劑　(C)立即給予Dulcolax 1#塞劑　(D)需要時給予Dulcolax 1#舌下

解析 St.是立即的意思，supp.是塞劑的意思。　　　　　（107專高一）

65. 王先生48歲大腸癌術後第二天，目前呈現以下訊息：(1)腸蠕動15次／分 (2)臉色蒼白 (3)家屬說：「痛到都沒睡」 (4)體溫39℃ (5)主訴：「我口好渴」。請問哪些是屬於客觀資料？(A) (1)(2)(3)　(B) (1)(2)(4)　(C) (1)(2)(5)　(D) (3)(4)(5)　　　　　（107專高一）

解析 來自觀察、身體評估及儀器測量的資料是為客觀資料。

66. 病歷記錄正確書寫的原則有哪些？(1)必須包含主觀資料、客觀資料 (2)精確的記載病人各項檢查與檢驗數據 (3)運用自己習慣性的方式進行記錄，以維持一致性 (4)不要按時間發生順序的結構式記錄，以維持其組織性。(A) (1)(2)　(B) (1)(3)　(C) (2)(3)　(D) (3)(4)　　　　　　　　　　　　　　　　　　（107專高二）

解析 (3)記錄方式及內容，必須遵循各醫院對記錄的要求來書寫；(4)有組織性的記錄是指依照事件發生的先後順序進行書寫。

解答：　62.C　63.B　64.C　65.B　66.A

67. 個案因痰液顏色改變，護理師書寫記錄之最主要目的為何？(A)溝通　(B)法律證明文件　(C)教育實習生　(D)調查研究
　　解析 病歷中記載檢查或檢驗資料的主要目的是在提供醫護人員之間訊息的溝通。　　　　　　　　　　　　　　　　（107專高二）

68. 有關病歷保存之敘述，下列何者錯誤？(A)住院期間病歷應放置護理站，不可置放於病人單位　(B)病歷上之記載未經病人與醫師許可，不可洩漏　(C)病歷屬於醫院財產，保管年限依臺灣醫療法規定須保存七年　(D)人體實驗之病歷應保存七年
　　解析 人體試驗的病歷需永久保存。　　　　　　　　（107專高二）

69. 朱太太32歲，因盲腸破裂引發腹膜炎而入院開刀，目前是手術後第二天，TPR：37.5°C、80次／分、28次／分；BP：146/90mmHg；皺著眉頭一臉痛苦的告訴護理人員：「腹部傷口很痛，整晚都不敢翻身，也睡不著，現在全身都不舒服……」。張護理師針對上述情形為朱太太下了「手術後傷口疼痛」的健康問題，並以SOAP方式記錄，則下列何種記錄錯誤？(A)「S」：主訴腹部傷口很痛，整晚都不敢翻身　(B)「O」：手術後第二天，皺著眉頭一臉痛苦的陳述，TPR：37.5°C、80次／分、28次／分；BP：146/90 mmHg　(C)「A」：傷口感染引發傷口疼痛　(D)「P」：以無菌技術換藥；教導翻身時可以輕壓傷口慢慢翻身；教導減輕疼痛的方法　　　　　　　　（108專高一）
　　解析 「A」：手術後傷口疼痛，而非傷口感染引發傷口疼痛。

70. 有關核對及執行醫囑的注意事項，下列何者錯誤？(A)自醫師開立醫囑日起即為醫囑的有效日期，直到該醫囑停止前皆須執行　(B) p.r.n.為臨時醫囑，病人需要時給予，且只給一次　(C) S.O.S.為臨時醫囑，如有需要給予一次且僅能執行一次，超過12小時未執行即失效　(D)當出現醫囑更新(order renew)時，表示order renew.以上之醫囑無效，以下之醫囑才有效　　　（108專高一）

解答：　　67.A　　68.D　　69.C　　70.B

解析 p.r.n.為長期醫囑，並依醫囑開立的間隔時間及使用情況於病人需要時給予。

71. 醫囑「Demerol 40mg IM Q6H PRN」，Demerol製劑為50mg/1mL/Amp，有關此醫囑的執行，下列敘述何者正確？(A)每間隔6小時必須給藥　(B)每日給藥劑量最高為240mg　(C)每日至多可給藥4次　(D)單次給藥劑量為0.6mL　　（108專高一）

    解析 (A)病人有需要止痛藥物時，每間隔6小時可給藥一次，而非固定每6小時常規給藥；(B)每日給藥次數最多四次，故最高總劑量為160mg；(D)單次給藥劑量40mg，為0.8mL。

72. 關於臨床護理記錄的原則，下列敘述何者錯誤？(A)採電子病歷，護理師完成記錄後，需在48小時內使用衛生福利部醫事人員憑證IC卡完成簽章　(B)紙本記錄書寫錯誤時，需在錯誤處畫線，並在上方註明"error"及簽名　(C)護理師於11AM時依臨時醫囑到病人單位執行灌腸，11：30AM結束，有關灌腸護理記錄時間欄應呈現11AM　(D)護理記錄內容應力求據實客觀描述，排除護理師主觀個人判定　　（108專高二）

    解析 護理師完成電子病歷記錄後，需在24小時內使用衛生福利部醫事人員憑證IC卡完成簽章。

73. 劉先生主訴傷口疼痛，皺眉、呻吟，護理師依臨時醫囑給予pethidine (demerol) 50mg I.M. St.，如以護理焦點記錄法「pethidine (demerol) 50mg I.M. St.」應記錄於下列何項目中？(A) D：data（資料）　(B) A：action（護理行動）　(C) R：response（反應）　(D) T：teaching（護理指導）　　（108專高二）

    解析 執行醫療處置或護理活動均記錄於焦點記錄法中的護理行動(A：action)。

解答：　71.C　72.A　73.B

74. 10/09羅先生由高處跌落，多處肋骨斷裂，有急性疼痛的問題，主責護理師於9：30AM給予止痛劑，下列何者為最適當護理評值之記錄？(A) 10/09 10AM病人主訴疼痛指數為7分　(B) 10/09 10AM病人主訴疼痛改善，疼痛指數已由7分降至4分　(C) 10/09 10AM病人能說出緩解疼痛的方法二項，如深呼吸、放鬆肌肉　(D) 10/09 10AM病人能用助行器下床活動，且無呼吸喘的徵象

解析 護理記錄宜具體呈現治療前後改善差異，例如接受治療前後的疼痛分數。　　　　　　　　　　　　　　　　　　　　　（108專高二）

75. 生命徵象的記錄表單中，在TPR以下的欄位所記錄的事項不包括下列何者？(A) operated at 9：00　(B) 110/80mmHg　(C) 80 Kg　(D) 2/E　　　　　　　　　　　　　　　　　　　　　　（109專高一）

解析 手術時間(operated at 9：00)是記錄在生命徵象記錄單40℃以上的欄位。

76. 王護理師在白班下班前書寫護理記錄，內容為：「9AM T.P.R BP：37.3℃、75次／分、20次／分、128/70mmHg，於9：30Am主訴已經4天未解便，通知Dr.張，by order給予Dulcolax 1# supp. st，在11：00Am解出少許顆粒狀大便，續觀察中／N2 王小美」此護理記錄最不符合哪一項記錄原則？(A)組織性　(B)時效性　(C)準確性　(D)真實性　　　　　　　　　　　　　（109專高一）

解析 護理記錄應注意時效性，隨時記錄最新發生的狀況、治療及評值，不宜延遲至下班後再一起記錄。

77. 下列護理記錄書寫，何者較為精確？(A)足跟壓瘡4×5 cm²，無紅腫、滲出液　(B)病人術後小便已自解二次　(C)腹部傷口存，無疼痛主訴　(D)病人不配合翻身擺位　　　　　　　　（109專高一）

解析 應使用具體客觀、精準確實的描述方式。

78. 有關藥物形式的敘述，下列何者錯誤？(A) amp.表示「安瓿」　(B) pulv.表示「糖漿」　(C) Cap.表示「膠囊」　(D) liq.表示「液體」　　　　　　　　　　　　　　　　　　　　　　（109專高一）

解答：　74.B　75.A　76.B　77.A　78.B

79. 陳先生接受冠狀動脈繞道手術後，醫囑為 Pethidine (Demerol) 50mg IM st.，下列敘述何者正確？(A)如有需要給予 Pethidine (Demerol) 50mg 肌肉注射一次，可重複給　(B)如有需要給予 Pethidine (Demerol) 50mg 肌肉注射一次，不可重複給　(C)立即給予 Pethidine (Demerol) 50mg 肌肉注射一次，可重複給　(D)立即給予 Pethidine (Demerol) 50mg 肌肉注射一次，不可重複給

解析 St 是立即的意思，給予一次後，不可再重複給藥。　（109專高一）

80. 對於醫囑(order)的描述，下列何者正確？(A) S.O.S醫囑超過8小時，此醫囑自動失效　(B)當醫囑出現 order renew 表示以上的醫囑有效，以下的醫囑無效　(C)新進護理師三個月後才可以接受口頭醫囑　(D)接受口頭醫囑最好有二位護理師在場確認

解析 (A) S.O.S醫囑超過12小時則自動失效；(B) order renew 表示以下的醫囑有效，以上的醫囑無效；(C)接受口頭醫囑最好有二位護理師在場確認。　（109專高二）

81. 病歷的生命徵象記錄表中不會出現下列何種資料？(A)病人基本資料　(B)手術或生產日期　(C)特殊處置　(D)病況進展

解析 病況進展會書寫在病程記錄(progress note)上。　（109專高二）

82. 有關 S.O.A.P.I.E.(subjective data, objective data, assessment, plan, implementation, evaluation) 與 D.A.R.T.(data, action, response, teaching)焦點記錄法之敘述，下列何者錯誤？(A) S.O.A.P.I.E.中的「S.O.」相當於焦點記錄法的「D.」　(B) S.O.A.P.I.E.中的「A.」相當於焦點記錄法的「T.」　(C) S.O.A.P.I.E.中的「E.」相當於焦點記錄法的「R.」　(D) S.O.A.P.I.E.的「I.」相當於焦點記錄法的「A.」　（109專高二）

解析 S.O.A.P.I.E.中的「A.」是評估、診斷；焦點記錄法的「T.」是衛教，兩者不相同。

解答：　79.D　80.D　81.D　82.B

83. 有關病歷的注意事項及保存之敘述，下列何者正確？(A)病人可自行攜帶病歷至檢查室進行檢查　(B)護理師可依據病歷內容向病人解釋病情　(C)電子病歷須至少保存七年　(D)醫療人員，可依研究需求自行調閱病歷　　　　　　　　　　（109專高二）

84. 下列護理評估，何者屬於客觀資料(objective data)？(A)病人：「我幾乎每小時上一次廁所」　(B)看護：「他每天晚上平均醒來3~4次」　(C)護理師：「病人說不喜歡下床活動」　(D)護理師：「病人右側胸管引流液呈淡紅色」　　　　　（109專高二）

85. 給藥之醫囑縮寫及其意義，下列何者正確？(A) A.S.：左耳　(B) S.C.：皮內注射　(C) 1 puff：1錠劑　(D) O.D.：左眼
　　解析 Puff為噴霧劑量。　　　　　　　　　　　　　　（109專高二）

86. 有關「p.r.n.」醫囑的敘述，下列何者錯誤？(1)是一種臨時醫囑 (2)開立醫囑時，醫師會指定間隔時間多久一次　(3)中文解釋為「如有需要僅給予一次」　(4)執行後須記錄　(5)此醫囑有效時間為12小時。(A) (1)(2)(4)　(B) (1)(3)(5)　(C) (2)(4)(5)　(D) (3)(4)(5)　　　　　　　　　　　　　　　　　　　　　（110專高一）
　　解析 (1)是一種長期醫囑；(3)中文解釋為「視需要時」；(5)此醫囑的有效時間依醫師開立期間或各醫院規範而定。

87. 診斷縮寫R/O的含意，下列何者正確？(A)不含　(B)身體檢查 (C)疑似　(D)許可出院　　　　　　　　　　　　　（110專高一）

88. 護理師處理電話中的藥物醫囑時，下列敘述何者錯誤？(A)寫下此口頭醫囑，並複誦一次與醫師確認無誤後，才可執行　(B)事後應在護理記錄中，註明醫師姓名、藥物名稱、劑量、途徑、時間　(C)宜婉轉向醫師說明為確保給藥安全，拒絕接受口頭醫囑 (D)事後依醫院作業規範，儘速請醫師補開醫囑　　　　（110專高一）
　　解析 護理人員在病人情況危急時，可接受口頭醫囑，並盡速請醫師補開立醫囑。

解答：　83.C　84.D　85.A　86.B　87.C　88.C

89. 下列何種情況出現時只需要記錄，不需要報告？(A)體溫37.6℃的病人經衛教後能多喝水　(B)糖尿病病人足部潰瘍在換藥後發現傷口周圍有明顯的泛紅情形　(C)姿位性低血壓的病人在下床時跌倒　(D)躁症病人與其他病人在病室發生口角衝突　（110專高二）

解析 正常體溫為36.5~37.5℃，在體溫僅微上升0.1℃時可先衛教病人增加飲水及散熱，待30分鐘後再測量體溫變化。

90. 下列何者屬於客觀性資料(objective data)？(A)主訴：「我覺得想吐、頭痛」　(B)家屬：「他昨天一直起來上廁所」　(C)呼吸淺而快，每分鐘25次　(D)主訴：「我發燒應該有38℃」　（110專高二）

91. 醫囑Tetracycline oint. O.D. t.i.d.，下列給藥方式何者正確？(A)將藥膏塗於病人左眼　(B)將藥膏塗於病人右眼　(C)將藥膏塗於病人左耳　(D)將藥膏塗於病人右耳　（110專高二）

解析 O.D.表示「右眼」。

92. 有關醫囑的敘述，下列何者正確？(A)「order renew」代表先前開立之醫囑無效，須以重新開立之醫囑為依據　(B)緊急狀況時護生可以接受口頭醫囑，但事後須盡速補開醫囑　(C)長期醫囑的有效期限為7日　(D)執行p.r.n醫囑後，無須記錄病人用藥情況

解析 (B)即使是緊急狀況，護生也不可以接受口頭醫囑；(C)長期醫囑的有效期限可持續使用至醫囑停用為止；(D)執行p.r.n醫囑後，需記錄病人用藥情況。　（110專高二）

93. 醫囑Coumadin 1# p.o. stat & q.d.×3 days then 0.5# p.o. q.d.，請問第5天時Coumadin應給予幾顆？(A) 0.5#　(B) 1#　(C) 1.5#　(D) 2#

解析 Coumadin 1顆立即及每天使用連續三天，之後改為每天使用0.5顆，故第五天時應服用0.5顆。　（110專高二）

94. 護理師收集病人主觀資料和客觀資料，下列敘述何者正確？(A)觀察到病人臉色蒼白、盜汗，屬客觀資料　(B)家屬說：「很少看到他喝水」，屬客觀資料　(C) 24小時攝入／排出量：2,000/1,500c.c.，屬主觀資料　(D)觀察到病人淚流滿面，雙手抱緊肚子，屬主觀資料　（110專高二）

解答：　89.A　90.C　91.B　92.A　93.A　94.A

解析 (B)家屬說：「很少看到他喝水」，屬主觀資料；(C) 24小時攝入／排出量：2,000/1,500c.c.，屬客觀資料；(D)觀察到病人淚流滿面，雙手抱緊肚子，屬客觀資料。

95. 下列哪些情況，會增加身體無感性水分喪失(insensible losses)？(1)腹瀉　(2)發燒　(3)呼吸短促　(4)使用利尿劑。(A) (1)(2)　(B) (2)(3)　(C) (3)(4)　(D) (1)(4)　　　　　　　　　　　　（110專高二）
解析 無感性喪失為呼吸及皮膚流汗，故發燒及呼吸急促時，會增加身體無感性水分喪失。

96. 護理人員執行治療後於記錄中寫下：「10：00協助病人翻身，發現腳跟破皮傷口，給予傷口換藥」，此護理記錄未遵守下列何項原則？(A)準確性　(B)扼要性　(C)時效性　(D)組織性
解析 內容過於簡短，欠缺清楚、具體的描述。　　　　（111專高一）

97. 醫囑Demeral 10mg I.V. drip St.之含意，下列敘述何者正確？(A)需要時給予，由靜脈直接推注　(B)需要時給予，由靜脈滴注　(C)立即給予，由靜脈直接推注　(D)立即給予，由靜脈滴注
解析 I.V. drip是靜脈滴注；St.是立即給予。　　　　　（111專高一）

98. 盧女士行乳房切除術，乏人照料，護理人員親自為其進行床上沐浴時，蒐集到下列資料，何者屬於急性疼痛的主觀資料？(A)病人幾乎採平躺，不敢翻身　(B)病人左前胸有一5×8公分傷口　(C)病人表情皺眉害怕的樣子　(D)病人表示我好痛好不舒服
　　　　　　　　　　　　　　　　　　　　　　　（111專高一）

99. 下列哪些屬於主觀資料？(1)家屬描述「他說肚子痛，一直皺眉頭」　(2)護生說「病人說他呼吸會喘」　(3)護理師觀察到病人解黑便　(4)病人血紅素值為8.8mg/dL。 (A) (1)(2)　(B) (3)(4)　(C) (1)(3)　(D) (2)(4)　　　　　　　　　　　　（111專高一）
解析 病人與家屬的主訴均為主觀資料。

100. 高先生為第2型糖尿病病人，醫囑「RI 8 I.U. S.C. t.i.d. a.c.」，下列敘述何者錯誤？(A) 1天給藥3次　(B)飯前30分鐘給藥　(C)藥物注入至肌肉層　(D)注射後可輕壓注射部位　（111專高一）

解答：　95.B　96.A　97.D　98.D　99.A　100.C

解析 RI是胰島素，注射後輕壓注射部位即可；S.C.是皮下注射；t.i.d. a.c.是一天三次，於三餐飯前給藥，通常在飯前30分鐘。

101. 吳先生因骨折手術主訴傷口疼痛，醫囑開立Pethidine 50mg I.M. p.r.n. q.4.h.，下列處置何者正確？(A)每天4次給予Pethidine 50mg靜脈注射　(B)需要時，每4小時給予Pethidine 50mg靜脈注射　(C)每天4次給予Pethidine 50mg肌肉注射　(D)需要時，每4小時給予Pethidine 50mg肌肉注射　　　　　　（111專高一）

解析 I.M.是肌肉注射；p.r.n. q.4.h.是需要時每四小時給予一次。

102. 病歷正確記錄的原則，下列何者錯誤？(1)大便次數的記錄是指該天一整天所解出的次數　(2)疼痛指數的記錄以黑色實心圓記錄　(3)輸出量包括大便、胸腔引流液量　(4)灌腸後才解的大便次數以「1/E」表示。(A) (1)(2)　(B) (3)(4)　(C) (1)(3)　(D) (2)(4)
　　　　　　　　　　　　　　　　　　　　　　　　　　　　（111專高二）

解析 (1)大便次數是記錄前一天24小時（例如前一天上午7:00至今天上午7:00）的解便次數；(2)疼痛指數的記錄依所使用量表而定，通常是記以分數。

103. 焦點記錄法中D.A.R.T. (Data, Action, Response, Teaching)，不包含護理過程的哪個部分？(A)護理評估　(B)護理目標　(C)護理措施　(D)護理評值　　　　　　　　　　　　　　（111專高二）

解析 D：評估主客觀資料；A：護理活動；R：評值病人反應；T：護理衛教。

104. 有關給藥醫囑常見縮寫名詞的解釋，下列何者正確？(1) q.i.d.與q.4.h.的給藥時間相同　(2) q.o.d.是指「每隔一天」　(3) M.N.是指「睡前」　(4) O.D.是指「右眼」　(5) S.O.S.是指12小時內「如有需要給予一次」。(A) (1)(2)(4)　(B) (1)(3)(5)　(C) (2)(4)(5)　(D) (3)(4)(5)　　　　　　　　　　　　　　　　（111專高二）

解析 (1) q.i.d.是指「一天四次」；q.4.h.是指「每四小時一次」；(3) M.N.是指「午夜」。

解答：　101.D　102.A　103.B　104.C

105. 有關護理記錄書寫的內容，下列何者最適宜？(A)左髖骨破皮傷口1公分×2公分，乾燥無滲液　(B)病人不配合營養師開立飲食治療計畫　(C)觀察產婦之產褥墊，惡露量多色紅　(D)病人多坐臥休息，進食量少食慾差　　（112專高一）

　　解析 護理記錄應具體、客觀描述病人的狀況，例如傷口大小的公分數及外觀。

106. 自2023年起，一位14歲氣喘病人，其病歷保存年限，下列何者正確？(A)至少保存至年滿20歲　(B)至少保存至年滿21歲　(C)至少保存至年滿25歲　(D)至少保存至年滿27歲　　（112專高一）

　　解析 未成年者之病歷應保存至成年後7年。成年年紀為18歲，故病歷應保存至25歲。

107. 下列哪些方法可以取得病人客觀資料？(1)病人主訴　(2)運用儀器檢查　(3)家屬和親友的描述　(4)運用觀察技巧。(A) (1)(3)　(B) (1)(4)　(C) (2)(3)　(D) (2)(4)　　（112專高一）

　　解析 客觀資料意指經觀察、身體評估檢查、儀器測量或相關的檢驗及檢查報告所獲得的資料。

108. 執行醫囑「Ampicillin 250 mg I.M. q8h」，下列何者正確？(A)肌肉注射Ampicillin 250 mg一天3次，時間為9AM, 1PM, 5PM　(B)肌肉注射Ampicillin 250 mg一天3次，時間為9AM, 5PM, 1AM　(C)需要時給予肌肉注射Ampicillin 250 mg 一次　(D)每天8AM給予肌肉注射Ampicillin 250 mg一次　　（112專高一）

　　解析 執行醫囑「Ampicillin 250 mg I.M. q8h」意指每8小時以肌肉注射方式給予Ampicillin 250 mg。

109. 林先生行闌尾切除手術後返回病房，醫囑「N.P.O.」、「Demerol 1 amp I.M. st & q6h p.r.n.」、「Cefazolin 1 gm I.V. drip q8h」，下列敘述何者錯誤？(A)須立即肌肉注射Demerol 1 amp　(B)每6小時肌肉注射Demerol 1 amp　(C)每8小時由靜脈滴注Cefazolin 1 gm　(D)個案禁食　　（112專高一）

解答：　105.A　106.C　107.D　108.B　109.B

解析 「Demerol 1 amp I.M. st&q6h p.r.n.」意指立即肌肉注射 Demerol 1 amp，且需要時，每6小時給予肌肉注射Demerol 1 amp。

110. 有關護理人員執行紀錄的敘述，下列何者錯誤？(A)以電子病歷記錄時，護理人員需進行電子簽章　(B)記錄的時間欄位為執行護理活動的時間　(C)護理人員應客觀記載所收集的資料　(D)電子病歷記載錯誤時可刪除，即可不留下原有紀錄　（112專高二）

解析 電子病歷記載錯誤時可刪除或修改，刪除或修改後仍會留下紀錄。

111. 有關病歷的注意事項及保存之敘述，下列何者錯誤？(A)護理師離開行動工作車時，要將病人畫面資料關閉，以維護病人隱私(B)根據醫療法之規定，病人死亡後的電子病歷，也須至少保存7年　(C)依據護理人員法第25條規定，護理師執行業務所製作的紀錄，應由機構永久保存　(D)病人家屬要求觀看病歷時，護理師可回答未經病人與主治醫師的同意，不能給予觀看

解析 (C)依據護理人員法第25條規定，護理師執行業務所製作的紀錄，應由機構保存七年。　（112專高二）

112. 有關給藥縮寫與其所代表的意義，下列何者正確？(A) q.o.d.：每隔一天　(B) St.：需要時給予　(C) C.M.：午夜　(D) a.c.：飯後　（112專高二）

解析 (B) St.：立即給予；(C) C.M.：明晨；(D) a.c.：飯前。

113. 病人血壓180/120 mmHg，醫囑「nifedipine (Adalat®)10 mg /cap 1# S.L. STAT」，下列給藥方式何者正確？(A)請病人咬碎後吞服　(B)請病人舌下含服　(C)請病人直接吞服　(D)將藥物塞入直腸　（113專高一）

解析 S.L.為舌下含服使用。

解答：　110.D　111.C　112.A　113.B

護理過程

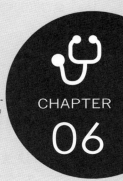

出題率：♥ ♡ ♡

Fundamentals of Nursing

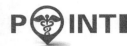

6-1 問題解決法與護理過程

1. 問題解決法的種類與意義

問題解決法種類	意　義
未經學習	是一種盲目、機械性的反射反應，未經思考過程的問題解決法
嘗試錯誤	事前未詳加思考、計畫，只是經由不斷嘗試錯誤來尋找問題解決的方法，是「事倍功半」無效的問題解決方式，用這種方法來照顧個案是危險的
直覺式	依個人直覺及過去經驗來處理問題，此法無法有效解決個案問題
科學式	以邏輯、有系統的思考方式，來面對複雜的個體，是一種有效的問題解決法

2. 問題解決法與護理過程之比較

問題解決法	護理過程
(1) 遭遇疑難	(1) 評估
(2) 收集、分析相關資料	
(3) 確立問題並找出形成問題之因素	(2) 診斷
(4) 提出各種可能之解決方法	(3) 計畫
(5) 選擇可行方法並執行	(4) 執行
(6) 驗證假設	(5) 評值

3. 多數學者認同護理過程概念緣於**南丁格爾**。

4. **賀爾**(Hall, 1955)首先提出「護理過程」之名詞。

5. 美國護理學會護理執業標準(ANA Standards of Nursing Practice, 1973)指示五個步驟的過程：**評估、診斷、計畫、執行及評值**。

6. 護理過程的特性

(1) 是**開放性且有彈性之系統**。

(2) 是**循環、動態、連續且注重回饋的過程**，所有步驟都相互關連，且無絕對的起始或終止。

(3) **提供有目標指引、具有時效性及持續性的整體性照護**。

(4) 是以個案為中心，以健康問題為導向的過程。可隨時依個案需求而修改計畫。

(5) 是**互動與合作關係**，鼓勵個案參與計畫之執行與評值。並與其他健康專業成員相互合作。

(6) **普遍適用**於個人、家庭、學校、社區及**任何年齡與各科領域中**。

(7) **統合運用多種知識與技能**。

A. 解剖生理、病理、藥理、營養、心理、社會、倫理等學科。

B. 人際關係：溝通、傾聽、傳達關心、同理心、發展信任感。

C. 科學技能：使用設施和執行技術。

D. 知性的技能：問題解決法、批判性思考和護理判斷。

(8) **是雙向溝通的人際互動**。

(9) 比「科學方法」及「問題解決法」更具時效性與複雜性。

7. **護理過程包含五個步驟：評估**(assessment)→**診斷**(diagnosis)→**計畫**(plan)→**執行**(implementation)→**評值**(evaluation)。

8. **護理過程與醫療過程的區別**

	護理過程	醫療過程
根據	強調**整體性照護**模式	強調生物化學模式
著重	**描述個案對疾病過程或健康問題之反應**	**描述疾病和病理過程**
診斷	護理診斷	醫學診斷
措施	獨立性及非獨立性護理措施	醫師處方
目標	**達到身、心、社會及靈性健康**	治癒疾病、恢復身體健康

9. **書寫護理計畫的目的**：有效運用時間完成護理活動、增加工作人員的聯繫及考核工作人員的依據。

6-2 評估期

1. **評估期是護理過程的第一步**。入院時即須盡快收集資料，以助於擬定護理計畫。

2. 過去與現在的資料、主觀與客觀資料都很重要。

3. 護理評估步驟：**收集資料（觀察＋會談＋檢查）→分析資料（確認資料）→**綜合資料（組織歸類資料）→確認問題（確認型態）→補全不足之資料。

4. 收集資料必須**系統性和持續性進行**，以免忽略有意義的資料，可參考戈登(Gordon)11 項功能性健康型態、羅氏(Roy)適應模式、歐倫(Orem)自我照顧模式、紐曼(Neuman)系統模式等內容架構，**選用適合病人健康問題的護理評估模式**，幫助自己做有系統完整的評估。

5. 常用的護理評估模式

Gordon's functional health patterns	Roy's adaptation model	Orem's self care model	Neuman's system model
· 健康－知覺－健康處理型態 · 營養與代謝型態 · 排泄型態 · 活動與運動狀態 · **認知和感受型態** · 睡眠與休息型態 · 自我感受與自我概念型態	· 生理需求 · 自我概念 · 角色功能 · 相互依賴	· 自我照顧能力 · **自我照顧需求** · 自我照顧能力缺失 · 完全代償系統 · 部分代償系統 · 支持與教育系統	· 第一級預防：減少壓力的產生、增強彈性防禦線 · 第二級預防：早期發現、早期治療

Gordon's functional health patterns	Roy's adaptation model	Orem's self care model	Neuman's system model
· 角色與關係型態 · 性與生殖型態 · 因應壓力與耐受力型態 · 價值與信念型態			· 第三級預防：再適應、再教育以預防傷害發生、維持穩定性

6. 收集資料的方法

(1) 觀察：任何與個案或照顧者接觸的時機都是觀察的好時機，護理人員使用感覺功能（視覺、聽覺、觸覺、嗅覺等）來獲取資料。

(2) 會談：是有計畫的溝通或有目的之會話。

(3) 檢查

A. 藉由視診、聽診、叩診、觸診等技術，從頭至腳就身體各系統順序逐項檢查，以收集個案健康資料。

B. 實驗室或診斷性檢查：血液、尿液、糞便、痰液、病理切片等之生化檢查以及 X 光攝影、內視鏡、超音波、電腦斷層攝影及掃描等檢查項目。

(4) 病歷資料：來自醫療小組成員的資料。

7. 資料的型態

(1) **主觀資料**(subjective data, S)：指個體內在的看法與感受，只有個案自己才最能感受並描述出來。**「個案的描述」為最佳資料來源**，當個案無法提供充分的資料（如太年輕、意識不清或混亂之個案），**照顧者或家屬所提供的資料亦可視為主觀資料**。描述資料時宜**簡潔扼要，忠於原味**，按照個案所說的話寫下。而且主觀資料還需**有客觀資料作佐證**，才能構成完整的個案資料。

(2) 客觀資料(objective data, O)：指顯現於外，觀察者運用感官功能（視、聽、叩、觸、嗅）觀察或利用儀器檢查等所得之資料。如觀察到個案臉部表情痛苦扭曲、皮膚飽滿有彈性；如體溫、脈搏、呼吸、血壓、紅血球、白血球的數值。護理人員宜將所見、所聽、所嗅、所觸摸的性狀確實記錄下來，避免使用籠統的字眼或任意妄下結論或加入個人的判定。

6-3 診斷期

1. 診斷是護理過程的第二個步驟，乃護理人員運用批判性思考將之前所收集的資料加以分析與解釋後所作成的結論，確立問題、並找出形成問題的原因，但要避免個人的價值判斷。

2. 護理診斷藉由周詳、有系統的資料收集，試圖將感受到的困難和需要加以命名，使其具體化，以作為了解並採取行動解決個案健康問題的依據。

3. 護理診斷的定義
   (1) 概念性定義
   A. 問題焦點護理診斷：有明顯的症狀、徵候及導因，已影響到個案的健康。如：低效性呼吸型態、活動無耐力和焦慮等。
   B. 潛在危險性護理診斷：尚未有症狀出現，但具有高危險因素存在，如：潛在危險性感染。
   C. 健康促進性護理診斷：增進特定健康行為的準備度。
   (2) 結構性定義（護理診斷三要素）
   A. 問題敘述(problem, P)：以少數幾個字，清楚且簡明的描述個案的健康問題或反應。如：「活動無耐力」、「慢性疼痛」、「自我照顧能力缺失」。
   B. 導因(etiology;related factors, E)：識別健康問題形成的原因，導因可能只有一個，亦可能很多個，如：造成便祕的原

因可能是活動量不足、飲水量太少、纖維攝取不夠或缺乏隱密的環境所致，每個人的情況不同，**護理人員必須針對導因，設定個別性的護理目標與護理活動，才能有效解決個案問題。**

C. **定義性特徵**(signs & symptoms; defining characteristics, S)：**一連串的症狀和徵候（至少 2~3 個）**，可作為確認個案健康問題的線索，指示特定診斷名稱之存在。

4. 正確兩段式護理診斷的寫法
   (1) 「護理診斷」與「相關因素」有關。
   (2) 「護理診斷」／「相關因素」。

5. **護理診斷與和醫學診斷之比較**

護理診斷	醫學診斷
描述個案對疾病過程或健康問題之反應	描述疾病和病理過程
以個案為中心	以疾病病理為導向
護理人員對此診斷負責	醫生對此診斷負責
以護理措施來預防和處理	以治療措施來預防和處理
護理焦點：預防和處理	護理焦點：處理醫師所開之處方和監測進度
獨立性護理功能	非獨立性護理活動
隨時因個案反應作修正	當疾病呈現時維持原診斷
分類系統尚在發展中	分類系統發展完善為醫療專業所認同
舉例：活動無耐力與心輸出量減少有關、身體活動功能障礙、疼痛	舉例：心肌梗塞、腦中風、闌尾炎、**痛風**

6. 護理診斷書寫相關問題釐清

護理診斷相關問題	錯誤寫法	正確寫法
非醫學診斷	乳癌、**脊髓損傷**	身體心像紊亂與施行乳房根治手術有關
非症狀與徵候	呼吸困難、發紺	呼吸道清除功能失效與支氣管阻塞有關
非檢查或治療	放射線治療	口腔黏膜改變與施行頸部放射線治療有關
非護理目標	建立規則的排便型態	結腸性便祕與體能活動量不足、缺乏隱密性環境有關
非反應護理人員所遭遇的問題	不合作、不配合	不遵從糖尿病飲食與否認罹患此疾病有關
非需要	休息與睡眠的需要	睡眠型態紊亂與睡眠環境及睡前儀式改變有關
勿將醫學診斷當作問題導因（所列的導因需為護理人員能處理的）	疼痛／肺癌	急性疼痛／咳嗽引起手術傷口牽扯
勿將護理診斷的問題與相關因素寫成同一件事	糖尿病知識不足／缺乏糖尿病知識	不遵從（糖尿病飲食）／否認罹患此疾病
要避免引起法律糾紛的用詞	皮膚完整性受損／護理人員未定時予以翻身、**缺乏護理指導**	皮膚完整性受損／大小便失禁
勿將兩三個問題寫在同一診斷當中	呼吸道清除功能失效、焦慮／痰液堆積	呼吸道清除功能失效／痰液堆積及焦慮／對症狀不了解

註：事實資料尚無法識別某一護理診斷時須繼續收集資料。

6-4　計畫期

1. 計畫是護理過程的第三個步驟，此階段內容包括：設定健康問題的優先次序、設定個案目標、計畫護理活動及書寫護理計畫。

2. 設定問題優先次序原則
   (1) 依 Maslow 的人類需求層次架構來作設定：生理需要的滿足→心理需要的滿足。
   (2) 依問題對個案健康危害程度作設定：**嚴重威脅生命的情況**（呼吸道清除功能失效、顱內調適能力降低、心輸出量減少）→**雖會造成個案身心健康的危害，但不會直接威脅個案生命的情況**（急性疼痛、腹瀉、便祕、營養狀況改變、身體活動功能障礙、焦慮等）→**與疾病或預後無直接相關的問題**（娛樂活動缺失）。
   (3) **考量個案的優先次序**：在不影響醫療效果的情況下，可依個案自覺最重要、最急迫的健康問題優先處理。

3. 目標是針對問題的解決而設定，目標的達成即意味著問題的解決。目標可：(1)提供護理措施明確指引；(2)提供達成目標的時間點；(3)提供個案進度評值的標準；(4)提供朝向目標努力的動機。

4. 設定個案目標的原則
   (1) 建立在**個案能力所及**的範圍內。
   (2) 根據導因訂定**具體可行、可評量**的目標。
   (3) **敘述內容：特定時間＋以個案為主詞＋行為動詞＋表現的標準＋情況（需要時）**。
   A. 特定的時間：期望個案於什麼時候能執行該行動。如「**3/23日前**個案能自行運用助行器於病房前走道來回兩趟」、「**三天後**個案能採用肌肉鬆弛法緩解疼痛」。

B. 主詞：**舉凡個案、個案的任何部分或個案的態度都可列為主詞**，如：「**個案**能說出高蛋白飲食對傷口癒合的重要性」；「**24 小時尿液**的排出量達 2,000c.c.以上」。

C. 動詞：要達成該目標個案必須去執行的行動，如：「個案能**說出**三種預防便祕的方法」；「個案能以無菌技術正確**操作**換藥技術」；「個案能**感受到**家人朋友的關心」。

D. 情況：在什麼樣的情境下來執行該行動。如：「**在教導步行器使用方法後**個案能步行 50 公尺」；「**在打過止痛藥後**，個案能表示疼痛緩解」。**如果執行的標準很明確的標示預期結果，則不需有情況之敘述。**

E. 具體可評量之標準：標準可以是特定的時間、速度、準確、距離和品質。如：在**四月**時體重可減為 75 公斤（時間）；**一週後**能說出**三項**高蛋白飲食的重要性（時間和標準度）；**每日**能步行 **200 公尺**（時間和距離）；**使用無菌技術**注射胰島素（品質）。

(4) 包括長程及短程目標

A. 長程目標：**預期需較長時間才能達成的目標，通常需一星期以上或數週，甚至數個月的時間。**適用個案出院後問題的解決或是慢性疾病、護理之家個案。

B. 短期目標：**在短時間內被預期可達成的目標，通常是立即或一星期內可完成之目標**，短程目標能夠使護理人員評值個案進度更為精確。

(5) 包含三個層次的目標

A. **認知目標**(knowledge objective, K)：是指個案知識或智能行為的增加。常用語彙：說出、舉出、列出、選出、識別、敘述。如：「個案能**列舉**三項壓傷形成的原因」、「個案能**說出**按時注射胰島素對糖尿病的重要性」。

B. **情意目標**(attitude objective, A)：是描述個案在價值觀、信念和態度等方面的改變。常用語彙為：樂意、願意主動、感受到。如：「個案**願意主動**與先生討論乳房切除手術後的擔心」、「個案**願意**與家人分享罹患糖尿病後的心中感受」。

C. **技能目標**(practice objective, P)：是描述個案學會新的技能。常用語彙為：執行、操作、示範、測量。如：「個案**能正確操作**無菌技術於傷口換藥」、「個案**能正確執行**胰島素皮下注射」。

5. 目標書寫注意事項

護理目標相關問題	錯誤寫法	正確寫法
用個案行為之字眼書寫目標，重點要放在個案能完成的部分，而不是護理人員能做的	「協助個案每2小時做深呼吸和咳嗽」是護理措施而不是護理目標	「個案每 2 小時能做深呼吸和咳嗽至少 10 下」
考量個案的能力、限制、資源、經費和時間	照顧一位因白內障而視力差的糖尿病個案，如果所下的目標是「個案能自行抽取胰島素作皮下注射」	照顧一位腿上有沉重石膏的老婦，評估其有身體活動功能障礙的問題，較合適的護理目標是：「個案能在協助下使用拐杖，自床邊走到浴室」
目標與其他專業成員之治療和工作是一致性的	照顧心肌梗塞個案醫囑為絕對臥床休息，若護理目標是：「個案能每日下床活動 15 分鐘」則與醫療小組治療決策相違背	

護理目標相關問題	錯誤寫法	正確寫法
目標書寫避免使用含糊不清、需要經由觀察者去解釋或診斷之字句	如「增加每日運動量」、「增加營養之知識」	
目標的書寫需具有時效性	如個案此時此刻腹部絞痛如刀割，「個案能說出緩解疼痛的三種方法」或「三天後個案能採用肌肉鬆弛法緩解疼痛」具有時效性目標	具有時效性目標為：「在服用止痛藥後一小時，個案能表示疼痛已緩解」

6. 護理活動(nursing action)與護理措施(nursing intervention)可視情況替換使用。護理人員根據目標擬定可以協助個案解決健康問題的護理活動。擬定護理措施的原則有：

   (1) 去除相關因素。

   (2) 減少定義性特徵。

   (3) 增進舒適、預防合併症。

   (4) 根據目標分別擬定護理措施，一組措施完成一個目標。

   (5) 計畫護理活動時，盡量考慮到 5W，即 When（何時執行）、Where（何處執行）、How（如何執行）、What（執行的內容是什麼）、Who（對象是誰）。

   (6) 與健康小組成員相配合。

   (7) 具個別性、整體性及具體可行。

   (8) 文字敘述簡單扼要、清楚明確，並具有獨特性。

   (9) 隨時因應個案需要作修正。

   (10) 應注意先後順序。

7. 護理措施之種類

(1) 依是否為護理人員所能獨立執行來分：

A. **獨立性護理措施**：包括身體評估（**評估 PQRST**）、提供舒適安全措施、情緒支持、衛教、諮詢、轉介等。如協助身體清潔、**翻身**以促進其舒適與活動；評估腹水、測量體重及四肢水腫情形，教導營養攝取，給予傾聽、支持與陪伴。

B. **非獨立性護理措施**：需在醫師處方或督導下完成，或需依循特別常規。護理人員有責任解釋、評估需要和執行醫療處方。如**中心靜脈導管置入**、by order 給予 Morphine 2# qid PO、O$_2$ nasal cannular 2L/min。

(2) 依個案問題需要來區分：

A. **評估性護理措施**：如每 8 小時肺部聽診；每 2 小時觀察薦骨發紅範圍；持續評估個案疼痛的強度、性質、範圍、增強或減弱因子。

B. **預防性護理措施**：如每 2 小時翻身、咳嗽及深呼吸，此可用於**潛在危險性之護理診斷**。

C. **治療性措施**：如 9AM 及 3PM 於病人單位協助個案執行全關節被動運動 30 分鐘。

D. **健康促進措施**：如討論每日運動的重要性、**教導乳房自我檢查的方法**或探討育兒技巧。

E. **諮商性（合作性）護理措施**：如聯繫並**與營養師討論**促進個案傷口癒合的每日飲食配置、聯繫並與社工人員一起討論如何解決個案的經濟困境。

F. **立即性護理措施**：此可用於**現存性**之健康問題。

G. 再修復性及支持性護理措施：此可用於慢性之健康問題。

6-5　執行期與評值期

1. **執行是護理過程的第四個步驟**，主要是**將護理計畫化為實際的行動**。成功的執行有賴於**精確的評估、診斷和計畫**。護理人員必須**發揮智慧、建立人際關係、運用豐富學理與熟練護理技術**，才能促使計畫成功執行。

2. 把計畫付諸行動需包括事前、事中及事後的評估與準備。

    (1) **執行前注意事項**

    A. **重新檢視**護理計畫的正確性及**再次評估**是否仍有其需要性。

    B. 準備執行護理措施的知識及技術。

    (2) **執行時注意事項**

    A. 執行時應維護個案的安全、隱私、尊嚴及自主權。

    B. 密切觀察個案反應，以作為評值之用。

    C. 須與健康小組成員配合，共同合作，以滿足個案的需求

    D. 提供個案與家屬說明與諮詢，依個案需要執行護理活動。

    E. **鼓勵個案及家屬共同參與計畫的執行**，並讓個案負起部分自我照顧的責任。

    F. 執行過程隨時檢討成效，並觀察評估有無新的健康問題出現。

    G. 完整的交班，使個案獲得持續性的護理照護。

    (3) 執行後注意事項

    A. 書寫護理記錄，呈現個案反應，使相關人員都能了解。

    B. 繼續收集資料，一旦個案資料有所改變，需重新檢視並修正護理計畫。

3. **評值是一種有計畫、有目的、持續性的判定和評價。**

    (1) 狹義目的：**評價個案經由護理措施的執行後，行為反應是否達到目標。**

(2) 廣義目的：**健康照護的成效探討，即是進行護理品質保證的一種檢視。因此評值並非護理過程的最後一個步驟，而是存在於護理過程每一步驟之中。**

4. 評值的目的

(1) 檢視個案對於護理活動的行為反應與**效果**。

(2) 判斷個案目標達到的程度。

(3) 了解個案、家屬參與自我照顧的情形。

(4) 評值護理人員與其他健康照顧成員合作情形。

(5) 提供護理人員對所執行的護理作一個判斷和改進的依據。

(6) **監測護理照護品質與個案健康狀態成效。**

5. 評值的種類

(1) **進行性評值**：在執行護理活動當時或完成後立即進行評值，可幫助護理人員在措施進行中針對重點作修正。

(2) **間歇性評值**：每隔一段時間進行評值，評價個案行為是否朝目標前進，使護理人員在必要時能夠修正護理計畫。

(3) **終期評值**：個案出院時評定目標達成情況及其自我照顧能力。

6. 評值的形式

(1) 過程評值：在護理過程的每個階段均加以評值。

(2) **結果評值**

A. 根據護理目標作評值，而非護理活動。

B. 記錄目標達成與否的具體行為，不可只寫目標已達成或目標未達成。

C. 目標未達成需說明原因及改善措施，心理層次的評值則描述個案的互動過程。

D. 目標達成表示問題已解決，可終止護理計畫；若目標部分達成或目標未達成，則重新再評估，分析未達目標的原因。

QUESTI(?)N

1. 李先生因嚴重車禍致右大腿下截肢，術後傷口疼痛採自控式止痛後疼痛獲緩解，頻問自己是否為沒用的人、換藥時不願看自己傷口、甚至拒絕訪客。下列何者是李先生目前待解決的主要護理問題？(A)疼痛　(B)焦慮　(C)身體心像改變　(D)活動功能障礙
　　　　　　　　　　　　　　　　　　　　　　　　（100專高二）

2. 鄭先生35歲，因重症肌無力引起呼吸困難而入院治療。護理人員以Gordon十一項健康功能型態，做為評估鄭先生的工具，鄭先生表示自發病後有複視、眼瞼下垂、說話不清楚的情形，此資料為評估下列哪一項健康功能型態？(A)健康認知及健康處理型態　(B)認知感受型態　(C)自我感受與自我概念型態　(D)適應與壓力耐受型態
　　　　　　　　　　　　　　　　　　　　　　　　（100專普一）

3. 有關便祕病人所擬訂的成果目標，下列何者為最具體？(A)能解出成形便　(B)恢復正常排泄型態　(C)能解出一次成形便　(D)能每天解出一次顏色正常的成形便
　　　　　　　　　　　　　　　　　　　　　　　　（100專普一）

4. 有關護理措施的擬定，下列敘述何者錯誤？(A)現存的健康問題，要設計立刻能解決問題的護理措施　(B)慢性的健康問題，要設計修復性與支持性的護理措施　(C)為避免產生可能的健康問題，要設計治療性的護理措施　(D)護理措施的擬定需扼要、明確且具獨特性
　　　　　　　　　　　　　　　　　　　　　　　　（100專普一）

5. 確立護理診斷的基本構成因素為「P、E、S」，其中「E」是指原因、「S」是指徵象與症狀，而「P」是指：(A)護理計畫　(B)健康問題　(C)護理目標　(D)健康評估
　　　　　　　　　　　　　　　　　　　　　　　　（100專普一）

6. 有關護理目標書寫時的注意事項，下列敘述何者錯誤？(A)目標書寫時應簡潔且扼要　(B)書寫時是以護理人員將達到的事項為目標　(C)具體目標應使用可測量或可觀察到的文字來敘述　(D)護理目標是執行護理措施之後做為評值時的依據
　　　　　　　　　　　　　　　　　　　　　　　　（100專普二）

解答：　　1.C　　2.B　　3.D　　4.C　　5.B　　6.B

7. 確立護理對象的現存健康問題是護理過程中的哪一個步驟？(A)護理評估　(B)護理診斷　(C)護理措施　(D)護理評值（100專普二）

8. 有關預期成果的敘述，下列何者最完整？(A)病人能用枴杖走路　(B)能促進傷口癒合　(C)病人2天內能減輕疼痛程度　(D)病人體重能於3週內減少1公斤　（100專普二）

9. 有關潛在性危險性的護理診斷，下列敘述何者正確？(A)出現症狀與徵象　(B)具定義性特徵　(C)訂定目標及措施，預防健康問題發生　(D)護理措施之重點在減輕症狀　（100專普二）

10. 當病人出現數個健康問題，下列何者在安排護理診斷的優先順序上需作考量？(A)護理措施的方便性　(B)大多數病人的共同問題　(C)人力的安排　(D)病人覺得健康問題的重要性　（100專普二）

情況： 林女士半年前離婚，由於前夫失業中，無法提供撫養費用，林女士須打零工，獨自撫養3歲及5歲的小孩，平常工作時由母親協助照顧小孩。依此回答下列二題。

11. 林女士目前因車禍住院中，手術後傷口疼痛，無法入睡，由未婚的姊姊在醫院照顧她，護理師評估其壓力源時，下列何者不是須蒐集的資料？(A)姊姊的交友狀況　(B)過去因應壓力時使用的方法　(C)住院後經濟來源　(D)林女士認為可能造成壓力的因素

　解析 應以病人為中心，進行治療性溝通。　（101專高一）

12. 承上題，經評估後發現林女士習慣以抽菸、喝酒來抒解壓力，其壓力有經濟困難、傷口疼痛、下床活動不便須依賴他人等問題，護理師不適合提供哪種護理措施以減輕其壓力？(A)轉介社工協助　(B)提供助行器等輔助工具協助其下床活動　(C)鼓勵改以喝咖啡抒解壓力　(D)評估止痛藥的效果，與醫師討論適合的藥物劑量　（101專高一）

　解析 護理人員應擬定能解決病人健康問題之具體措施。

解答：　7.B　8.D　9.C　10.D　11.A　12.C

情況：林女士，70歲，在家跌倒，經救護車送至急診，診斷為股骨頸骨折，故入院準備接受開刀治療。至病房時，主訴：「大腿很痛」，眉頭深鎖，臉色蒼白，依醫囑給予Demerol 50mg I.M.，30分鐘後再次評估，林女士疼痛情形已緩解。依此回答下列三題。

13. 如以SOAPIER記錄法書寫記錄，下列敘述何者正確？(A) S：眉頭深鎖，臉色蒼白　(B) A：依醫囑給予Demerol 50mg I.M.　(C) I：急性疼痛／因骨折引起　(D) E：注射Demerol後，疼痛減輕

（101專高一）

解析 眉頭深鎖，臉色蒼白是客觀資料(O)；依醫囑給予Demerol 50mg I.M.是計畫(P)；急性疼痛／因骨折引起是評估與診斷(A)。

14. 承上題，如以DART記錄法書寫記錄，下列敘述何者正確？(A) D：主訴：「大腿很痛」　(B) A：股骨頸骨折　(C) R：轉移林女士的注意力減輕疼痛　(D) T：30分鐘後再次評估，林女士疼痛情形已緩解

（101專高一）

15. 承上題，林女士手術結束後一段時間，仍主訴傷口疼痛，當護理師針對疼痛問題，訂定護理目標時，下列有關「護理目標」的書寫何者最為適當？(A)依照醫囑給予Demerol減輕疼痛　(B) 2天後，個案疼痛指數能降到3分以下　(C)協助個案每2小時翻身擺位，減輕疼痛　(D)協助個案每日執行被動運動

（101專高一）

解析 目標的擬定宜有特定時間、個案、動詞、具體可評量之標準。

16. 下列何者不是護理目標的訂定原則？(A)必須為普遍性　(B)是可測量的　(C)有時間限制　(D)包括病人的情境與期望（101專普一）

17. 處理病人健康問題之優先順序時，下列何者應列為第一優先？(A)便祕　(B)壓瘡　(C)發燒　(D)嘴唇發紺　（101專普一）

解析 依問題對病人生命危害緊急程度而排定優先順序。

18. 護理師照顧一位因肝硬化住院的病人時，其護理過程應由哪一個步驟開始？(A)計畫　(B)評估　(C)診斷　(D)評值　（101專高二）

解答：　13.D　14.A　15.B　16.A　17.D　18.B

19. 吳小姐接受護理措施後，下列何者無法顯示吳小姐的睡眠已獲改善？(A)與睡眠障礙有關的臨床表徵消失　(B)透過睡眠日誌的內容描述，顯示睡眠品質改善　(C)每日睡前之鎮靜安眠藥物皆有順利服下　(D)主訴睡眠問題獲得改善　　　　　（101專高二）

20. 個案李太太的下列四個健康問題，護理人員應優先處理哪一項？(A)呼吸困難　(B)小便失禁　(C)睡眠障礙　(D)食慾欠佳

解析 以嚴重威脅生命情況者為首要解決之護理問題。　（101專普二）

21. 書寫護理計畫之目的，下列敘述何者錯誤？(A)有效運用時間完成護理活動　(B)增進工作人員的聯繫　(C)護理長考核工作人員的依據　(D)做為確立健康問題的基礎　　　　（101專普二）

22. 有關護理計畫擬定之原則，下列敘述何者錯誤？(A)依據護理目標而定　(B)由護理人員自行訂定即可　(C)個案入院即須收集資料儘快擬定　(D)須考量個別性及整體性需求　　（101專普二）

23. 有關護理過程的敘述，下列何者錯誤？(A)以個案為中心　(B)提供整體性照護　(C)強調回饋，只於過程結束時進行評值　(D)有目標指引，具時效性及持續性　　　　　　　（101專普二）

解析 評值為健康照護的成效探討，存在於每一步驟中，在護理過程中應該隨時進行評值。

24. 李小姐37歲，10/12剖腹產，目前住在產後病房中。護理師為李小姐所下的護理診斷，下列敘述何者錯誤？(A) P：急性疼痛 (B) S：皺眉，抱住腹部發出呻吟聲　(C) E：剖腹產之手術傷口 (D) E：主訴傷口疼痛　　　　　　　　　　　（102專高一）

解析 確立護理診斷時需具備有SPE的條件，S：定義性特徵；P：問題敘述；E：導因，此診斷之導因為手術傷口。

25. 承上題，有關護理目標的書寫，下列敘述何者不適當？(A)疼痛能夠緩解，並停止出現呻吟、皺眉等疼痛行為　(B) 10/17疼痛指數可達0分　(C)於手術後當天能正確操作病人自動式控制止痛(PCA)　(D)於手術後第一天能說出兩種減輕疼痛的方法

解答：　19.C　20.A　21.D　22.B　23.C　24.D　25.A

解析 護理目標書寫應根據導因訂定具體可行及可評量的目標，包括特定時間＋以個案為主詞＋行為動詞＋表現的標準＋情況（需要時）。　　　　　　　　　　　　　　　　　　　（102專高一）

26. 承上題，下列何者為認知層面的目標？(A)李小姐能正確列舉三項增加母乳量的食物　(B)李小姐能主動分享哺乳的感覺　(C)李小姐能正確執行母乳哺餵　(D)李小姐能參與母乳支持團體

　　解析 認知層面的目標是指個案知識或智能行為的增加。常用語彙包括說出、舉出、列出、選出、識別、敘述。　　　　　　（102專高一）

情況： 夏小姐32歲，今日執行子宮切除術，目前已由恢復室返回病房，主訴傷口好痛。請依此回答下列二題。

27. 有關護理記錄的書寫，下列敘述何者錯誤？(A)「傷口好痛」屬於問題為導向記錄中的「S」　(B)「疼痛／因手術傷口造成」屬於問題為導向記錄中的「A」　(C)「教導個案早期下床活動」屬於焦點式記錄法中的「R」　(D)「注意傷口之變化」屬於焦點式記錄法中的「A」　　　　　　　　　　　　　　（102專高二）

　　解析 (C)「教導個案早期下床活動」是焦點式記錄法中的衛教「T」。

28. 承上題，夏小姐的護理計畫中出現「每班監測病人疼痛部位強度與性質」的敘述，此為：(A)護理問題　(B)護理目標　(C)護理措施　(D)護理評值　　　　　　　　　　　　　　　　　　（102專高二）

29. 護理目標訂為：「病人三天內能每日下床三次，每次30分鐘」，第三天的護理評值為：「病人於第三天下床一次，共5分鐘」，針對此護理目標達成的程度，其後續處理下列何項最適當？(A)全部達成，應銷案　(B)部分達成，應追蹤　(C)部分達成，應修改計畫　(D)未達成，應修改計畫　　　　　　　　（103專高一）

　　解析 原定目標為病人能每天下床三次，每次30分鐘；但實際上病人僅於第三天下床一次，共5分鐘，表示病人的能力尚無法完全達成此目標，故為部分達成，應修改計畫。

解答：　　26.A　　27.C　　28.C　　29.C

30. 35歲陳小姐因車禍入院，出現意識不清、顱內出血導致顱內壓升高、右半邊手腳無力、無法溝通，護理問題為顱內調適能力降低，其護理目標之訂定，下列何者正確？(A)按醫囑給予降腦壓藥物　(B)顱內壓升高與顱內出血有關　(C)照護期間能即刻監測到顱內壓升高徵象而即時處理　(D)病人血壓160/90mmHg

（104專高一）

31. 大夜班巡房時，聽到盧女士於病房內哭泣，上前詢問，盧女士主訴：「今天乳房開刀切除後，我再也不是女人了。」先生在旁協助回答：「她已經哭好幾天了。」盧女士的先生所提供的資料為：(A)初級來源(primary source)、客觀資料　(B)初級來源(primary source)、主觀資料　(C)次級來源(secondary source)、客觀資料　(D)次級來源(secondary source)、主觀資料　（104專高二）
解析 家屬的主訴為次級來源的主觀資料。

32. 承上題，目前最優先執行的護理活動為何？(A)測量盧女士的生命徵象　(B)請值班醫師開安眠藥協助盧女士入睡　(C)了解盧女士哭泣的原因　(D)提供盧女士乳房切除術後的相關衛教

（104專高二）

33. 有關護理過程的敘述，下列何者正確？(A)始於照護目標，終於評值成效　(B)有持續性但無循環性　(C)以治療為主要目的　(D)以病人或家屬為中心　（104專高二）
解析 (A)所有步驟都相互關聯，無絕對的起始或終止；(B)為持續性、動態、循環的過程；(C)以達到身、心、社會及靈性健康為目標。

34. 有關護理過程強調之重點，下列敘述何者錯誤？(A)以整體性為依據，收集護理對象全人基本需求之資料　(B)治癒疾病　(C)使用護理處方與偕同運用醫療處方，以滿足全人之基本需求　(D)促進病人健康安適狀態需求之過程　（104專高二）
解析 護理過程是以個案健康問題為導向的過程，而非治癒疾病。

解答：　30.C　31.D　32.C　33.D　34.B

35. 有關S.O.A.P.I.E.R.記錄法的敘述,下列何者正確?(A)病人「常有呻吟聲,對呼叫無反應、疼痛刺激會睜眼」,屬於主觀資料 (B)「家屬表示早上吃飯時病人手上的碗突然掉到地上」,屬於客觀資料 (C)病人「無法自行翻身下床」,屬於「活動功能障礙」問題的導因 (D)病人「有吞嚥反射,但易有嗆食現象,需持續注意餵食情形」,屬於評值 （105專高一）

   解析 (A)此資料為客觀資料;(B)此資料為主觀資料;(C)「無法自行翻身下床」為「活動功能障礙」問題的定義性特徵。

36. 有關護理過程之敘述,下列何者錯誤?(A)護理過程以生物化學模式為依據 (B)護理過程收集全人基本需求的資料 (C)護理問題包括即將或可能會出現的身、心、靈、社會各方面的健康問題 (D)護理過程針對病人健康問題進行護理處置,並協助醫療處置

   解析 護理過程強調整體性照護模式。 （105專高一）

37. 有關護理診斷之敘述,下列何者錯誤?(A)描述病人對疾病過程或健康問題的反應 (B)應隨時因病人反應做修正 (C)急性疼痛為護理診斷 (D)以治療為目標 （105專高一）

   解析 護理診斷是以護理措施來預防及處理健康問題。

38. 有關護理評估之敘述,下列何者錯誤?(A)不可作為護理計畫執行後之評值 (B)需包括主、客觀資料 (C)收集資料的方法包括身體評估與檢查 (D)資料來源包括醫療小組成員 （105專高二）

39. 陳小姐,35歲,因車禍入院,出現意識不清、顱內出血導致顱內壓升高、右半邊手腳無力、無法溝通,此時最需優先處置的護理問題為:(A)顱內調適能力降低 (B)身體活動功能障礙 (C)創傷後症候群 (D)言辭溝通障礙 （105專高二）

   解析 嚴重威脅生命情況的護理問題應優先處置,故應選顱內調適能力降低。

40. 護理師於病人使用冰枕後20分鐘詢問病人感覺如何,此為護理過程的哪一部分?(A)護理評估 (B)護理目標 (C)護理活動 (D)護理評值 （106專高一）

解答: 35.D 36.A 37.D 38.A 39.A 40.D

41. 有關護理計畫的擬定，下列何者錯誤？(A)病人入院即需立即擬訂護理計畫　(B)護理計畫會隨著護理對象健康問題的改變而重新修訂　(C)病人及其親友不需參與護理計畫的擬定　(D)護理計畫包含非獨立性護理措施　　　　　　　　　　（106專高二）

42. 依照護理措施的設立原則，下列護理措施的文字敘述何者最適當？(A)協助病人多下床活動　(B)提供每日足夠的飲水量　(C)督促病人維持身體清潔　(D)睡前給予病人一杯250c.c.之溫牛奶

（106專高二補）

43. 有關護理目標之設定原則，下列何者錯誤？(A)是針對問題的解決而設定，目標達成即意味著問題的解決　(B)需建立在病人能力所及的範圍內　(C)是護理師有能力執行並可達到預期的效果 (D)不需醫療照護小組成員的認同及支持　　　（106專高二補）

解析 應與醫療照護小組成員治療方向一致，並獲得其認同與支持。

44. 以S.O.A.P.I.E.記錄法，病人接受「Demerol 50mg IM St.」應記錄於下列哪一項目？(A) S (subjective data)　(B) A (assessment) (C) P (plan)　(D) I (implementation)　　　　（106專高二補）

45. 有關護理評值的特性與目的之敘述，下列何者錯誤？(A)是判斷病人護理目標達到的程度　(B)是護理過程的最後一個步驟，僅需在護理活動完成後進行即可　(C)是對病人所提供健康照護的一種成效探討　(D)需存在護理過程的每個步驟中　　（107專高二）

46. 有關以S.O.A.P.I.E書寫護理記錄，下列何者為針對「E」之描述？(A)病人主訴翻身時傷口疼痛　(B)因手術後導致傷口疼痛 (C)運用非藥物性方法減輕疼痛　(D)疼痛指數由5分降為3分

解析 「E」是評值，評值護理措施對問題的改善成效。　（107專高二）

解答：　41.C　42.D　43.D　44.D　45.B　46.D

情況： 余先生，感染肺結核，住院治療。依此情況回答下列3題。

47. 余先生表示：「我該不該告訴我母親我得了肺結核？」，如果護理師使用反映(reflecting)溝通技巧，護理師會如何回答？(A)「你想告訴她嗎？」　(B)「可以請你再說一次嗎？」　(C)「你是說你很煩惱該不該告訴她？」　(D)「你要不要說一說為什麼會有這種想法呢？」　　　　　　　　　　　　　　　　　（108專高一）

　　解析）所謂反映是將病人所表達的問題，以開放式問句，將問題反拋回給病人。

48. 余先生出現呼吸困難、發燒以及營養狀況少於身體所需等三項健康問題時，處理的優先順序為：(A)先處理發燒，之後為呼吸困難，再處理營養狀況少於身體所需　(B)先處理呼吸困難，之後為發燒，再處理營養狀況少於身體所需　(C)先處理呼吸困難，之後為營養狀況少於身體所需，再處理發燒　(D)先處理營養狀況少於身體所需，之後為呼吸困難，再處理發燒　　（108專高一）

　　解析）可依問題對病人健康的危害程度決定問題處理的優先順序，優先處理嚴重威脅生命情況，再處理危害健康、但不威脅生命的情況。

49. 余先生出院後，病房該如何消毒？(A)應以紫外線燈照射30分鐘後，再開始清理　(B)使用過的布單應直接丟置污衣桶內，勿接觸地板　(C)如有血跡，應以0.6% lysol擦拭　(D)病床消毒完後，建議空置24小時後再鋪床　　　　　　　　　　　　（108專高一）

　　解析）(B)使用過的布單應放入傳染性汙衣隔離袋中或紅色塑膠袋；(C)如有血跡，應以0.6%漂白水清洗擦拭；(D)病床消毒完後，建議空置12~24小時後再鋪床。

50. 有關護理評值之書寫，下列何者最不適當？(A) 10/13褥瘡傷口已改善　(B)病人已可正確說出鉀含量高的食物三種　(C) 8/16病人疼痛緩解，疼痛指數3分　(D) 3天內病人已能下床使用拐杖行走50公尺　　　　　　　　　　　　　　　　　　　　　（108專高一）

　　解析）評值時，應根據目標具體說明達成情況。

解答：　　47.A　　48.B　　49.A　　50.A

51. 病人因下腹劇痛數日且盜冷汗入院，主訴已有一週未解便，下列護理師的措施何者較不適當？(A)評估病人過去排便型態　(B)執行腹部視聽叩及輕觸診　(C)詢問目前是否使用止痛藥　(D)立即給予肥皂水清潔灌腸 　　　　　　　　　　（108專高一）

　　解析 評估是護理過程的首要步驟，故應先收集主客觀資料，以利擬定護理計畫及執行護理活動。

52. 陳先生因氣爆送至急診室，護理師應優先處理下列哪一項健康問題？(A)焦慮與恐懼　(B)身體心像改變　(C)預防跌倒　(D)欠穩定之生命徵象 　　　　　　　　　　　　　　　　　（108專高二）

　　解析 可依問題對病人健康的危害程度決定問題處理的優先順序，優先處理嚴重威脅生命情況，再處理危害健康、但不威脅生命的情況。

53. 王先生為脊髓損傷病人，臀部有一久未癒合$10 \times 8 \times 4cm^3$的傷口，入院時抱怨：「傷口都好幾個月了，怎麼都不會好？」。下列何者為護理師應最優先執行之護理措施？(A)給予傷口換藥，以保濕性敷料覆蓋　(B)以住院期間能改善傷口大小為照顧目標　(C)評估影響王先生傷口癒合的因素　(D)住院飲食採高蛋白、富維生素C食物 　　　　　　　　　　（108專高二）

　　解析 評估是護理過程的首要步驟，故應先收集主客觀資料，以利擬定護理計畫及執行護理活動。

54. 護理師對非急性期腦中風偏癱的病人，擬定每天2次與家屬一起協助病人執行下床練習走路，是屬於下列哪一項護理措施？(A)評估性　(B)預防性　(C)治療性　(D)健康促進 　　　　（108專高二）

55. 張先生因術後傷口疼痛面露愁容，護理人員評估其疼痛的時間、性質、部位及影響因素等，這屬於何種護理功能？(A)監督性功能　(B)合作性功能　(C)依賴性功能　(D)獨立性功能（109專高一）

解答：　　51.D　　52.D　　53.C　　54.C　　55.D

56. 根據下列四位住院病人之生命徵象測量結果，何者應最優先處理？(A) 80歲女性，肺炎，RR 27次／分，SpO_2 80% (B) 50歲男性，小腿骨折，BP 160/80mmHg、PR 80次／分 (C) 60歲男性，糖尿病足合併蜂窩組織炎，BT 38.2°C、PR 96次／分 (D) 75歲女性，3天前右側乳房切除，BP 146/86mmHg、RR 22次／分

解析 應先處理生命徵象不穩定及危及生命安全之問題，例如生命徵象數值異常、低血氧。 (109專高一)

57. 針對一位「營養狀況改變：營養少於身體需求」的病人，其護理目標之擬訂，下列何者最適當？(A) 5/29提供高熱量高蛋白飲食 (B) 5/29衛教家屬準備病人喜好之食物 (C) 5/29病人體重達到理想範圍 (D) 5/29病人能攝取2,000大卡熱量／天 (109專高二)

解析 目標需包括時間、主詞、動詞及具體可評量標準。

58. 林老先生主訴晚上睡不好，白天沒精神，護理師評估林老先生有「睡眠型態紊亂」的健康問題，有關此健康問題的鑑定性特徵，下列何者錯誤？(A)晚上醒來3次 (B)病房太吵 (C)日間常打瞌睡 (D)反應遲鈍 (109專高二)

解析 病房太吵是屬於相關因素（導因）。

59. 有關護理診斷的敘述，下列何者錯誤？(A)書寫護理診斷使用之文字必須適當、簡潔、正確及確實 (B)僅需一個明顯之臨床表徵即可確立一個護理診斷 (C)護理措施主要在於矯正問題之導因 (D)護理診斷主要是在護理實務範疇中，描述病人對於疾病或是情境之反應或需要 (110專高一)

解析 建議可收集一連串（至少2~3個）定義性特徵（症狀和徵候），作為確認護理診斷之依據。

60. 有關護理措施的敘述，下列何者正確？(A)每二小時協助病人翻身為非獨立性護理措施 (B)經鼻導管給予氧氣為獨立性護理措施 (C)中心靜脈導管置入為獨立性護理措施 (D)與營養師共同擬定病人的飲食計畫為合作性護理措施 (110專高一)

解答： 56.A 57.D 58.B 59.B 60.D

解析 (A)每二小時協助病人翻身為獨立性護理措施;(B)經鼻導管給予氧氣為非獨立性護理措施;(C)中心靜脈導管置入為非獨立性護理措施。

61. 王先生身體外觀瘦弱,右小腿有一處2×3公分的傷口,左側偏癱無法行走,無法自行進食,有中度脫水情形。王先生的問題,下列何者應最優先處理?(A)皮膚完整性受損 (B)活動功能障礙 (C)體液容積缺失 (D)營養少於身體需要 （110專高二）

解析 中度脫水所造成的體液容積缺失會影響病人的生命徵象及意識狀態,故應優先處理之。

62. 陳女士,50歲,罹患糖尿病多年,下肢現有5×3×2公分潰瘍性傷口,傷口分泌物惡臭有腐肉,入院進行傷口清創手術,其護理目標之訂定,下列何者最適當?(A)一星期內傷口可完全癒合 (B)二個星期後傷口可縮小至3×2×1公分 (C)可攝取適當營養 (D)自述高熱量、低蛋白飲食的重要性 （110專高二）

解析 訂定目標的原則應為具體可行及可評量,故傷口可縮小至3×2×1公分是符合具體、可量化之目標。

63. 病人同時有下列護理問題,何者須優先處理?(A)無效性呼吸型態 (B)睡眠型態紊亂 (C)便祕 (D)身體心像紊亂 （111專高二）

64. 有關護理評值的敘述,下列何者錯誤?(A)在查看擬定之成果目標是否已達成 (B)評估護理活動執行後,病人的行為反應 (C)護理師需依護理評值結果修訂護理診斷 (D)是護理過程的最後一個步驟 （111專高二）

解析 護理評值存在護理過程的每一個步驟,而非護理過程的最後一個步驟。

65. 依據馬斯洛(Maslow)的人類需求理論,下列護理問題之優先順序何者排列最適宜?(1)社交互動障礙 (2)低效性呼吸型態 (3)靈性困擾 (4)身體心像改變。(A) (2)(4)(1)(3) (B) (2)(1)(3)(4) (C) (2)(1)(4)(3) (D) (2)(3)(4)(1) （112專高一）

解析 馬斯洛(Maslow)的人類需求理論依序為生理需要、安全與安全感需要、愛與歸屬的需要、自尊的需要、自我實現的需要。

解答： 61.C 62.B 63.A 64.D 65.C

66. 有關護理診斷的描述，下列何者錯誤？(A)護理診斷的確立須包含健康問題、健康目標、徵象和症狀三要素　(B)健康問題指的是護理對象本身健康問題　(C)護理診斷名稱又分成問題焦點性、潛在危險性、健康促進性三種　(D)健康促進性護理診斷，就是指於護理診斷前加「增進的準備度」　（112專高一）

解析 護理診斷的確立應包含問題敘述、導因及定義性特徵。

67. 學校護理師指導女學生乳房自我檢查的方法，是下列哪一種護理措施？(A)預防性護理措施　(B)治療性護理措施　(C)評估性護理措施　(D)健康促進護理措施　（112專高一）

解析 指導女學生乳房自我檢查的方法是屬於健康促進護理措施。

68. 護理診斷及其導因之書寫，下列敘述哪些正確？(1)潛在危險性皮膚完整性受損／脊髓損傷　(2)不遵從（高血壓服藥）／缺乏護理指導　(3)口腔黏膜改變／因化療抵抗力低　(4)睡眠型態紊亂／因治療造成不適。(A) (1)(2)　(B) (3)(4)　(C) (1)(3)　(D) (2)(4)

解析 (1)勿將醫學診斷作為問題導因；(2)應避免引起法律糾紛的用詞，例如缺乏護理指導。　（112專高一）

69. 王先生接受結腸切除手術剛自恢復室返回病房，護理人員針對王先生之需求確立四個護理問題，依處理的優先順序，何者排序最後？(A)呼吸道清除無效　(B)急性疼痛　(C)缺乏居家照顧知識　(D)周邊組織灌流改變　（112專高二）

解析 術後自恢復室返回病房，應優先處理疼痛問題。

70. 有關護理過程的特點，下列敘述何者錯誤？(A)依病人的健康需求修訂護理計畫　(B)以疾病治癒為中心的護理過程　(C)以目標為指引、具時效性之護理活動　(D)是雙向溝通的人際互動

解析 護理過程的特點使以病人為中心的護理活動。　（112專高二）

71. 下列何者是獨立性護理活動？(A)與藥師討論病人的氣喘用藥　(B)依醫囑執行導尿技術　(C)教導初產婦哺餵母乳　(D)每6小時給予抗生素　（112專高二）

解析 教導初產婦哺餵母乳是獨立性護理活動。

解答： 　66.A　67.D　68.B　69.C　70.B　71.C

72. 下列何者屬於護理過程「執行期(implementation)」的工作項目？(A)確認所收集資料的正確性 (B)確立護理問題的優先順序 (C)提供病人個別性照護活動 (D)重新設定護理目標 （112專高三）

解析 (A)評估期；(B)診斷期；(D)評值期。

73. 有關護理診斷的敘述，下列何者正確？(1)是由三個基本要素構成，稱之P.E.O.型式 (2)健康問題是指陳述護理診斷的名稱 (3)導因是指線索 (4)徵象和症狀又稱定義特徵。(A) (1)(2) (B) (3)(4) (C) (1)(3) (D) (2)(4) （112專高三）

解析 (1)三要素為P.E.S.，P: Problem問題敘述、E: Etiology導因、S: Signs & symptoms定義性特徵；(3)導因為識別健康問題形成的原因。

74. 護理師發現病人的主訴與病歷紀載的家庭樹資料不相符，向主要照顧者進行再次確認，此為護理過程的哪個步驟？(A)護理評值 (B)護理診斷 (C)護理評估 (D)護理計畫 （113專高一）

解析 收集資料為護理過程步驟中之護理評估。

75. 護理目標如下：「病人能解釋血糖控制與預防糖尿病合併症之關係」，此屬於何種類型的目標？(A)情意目標 (B)技能目標 (C)認知目標 (D)互動目標 （113專高一）

解析 認知目標是指個案增加相關的知識。

解答： 72.C 73.D 74.C 75.C

MEMO

生命徵象的測量

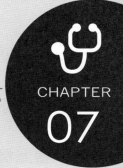

CHAPTER

07

出題率：♥ ♥ ♥

Fundamentals of Nursing

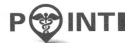

7-1　體溫的測量

一、體溫概念

1. 體溫意指身體的溫度，或可說是身體所保持的熱度。

2. 體溫分為：核心溫度與體表溫度。

   (1) **核心溫度**：身體深部組織的溫度，例如：**顱腔、胸腔、腹腔及骨盆腔**的溫度，溫度相當恆定。

   (2) **體表溫度**：是指**皮膚、皮下組織、脂肪層**的溫度，易隨外界環境冷熱的改變而有升降。

3. 生理調節機轉主要包括：**接受器、中央整合器、反應器**。

   (1) **接受器**：位於**皮膚、腹部器官、脊柱及下視丘等處的神經終板**，感受身體內外環境溫度的冷熱，將訊息傳遞至下視丘的中央整合器，使之對傳入訊息作適當解釋及反應。

   (2) **中央整合器**：又稱為**體溫調節中樞，位於大腦下視丘前葉的視前區**，為產熱與散熱中樞，藉由**負回饋機制**調節體溫。**下視丘對核心溫度較敏感**，可將訊息傳送到反應器，調節血管收縮、汗腺分泌、肌肉活動、代謝活動等，以維持體溫於正常範圍。新生兒因**下視丘發育未成熟、體表面積較大**，故體溫易受外界環境影響，變化較大。

   (3) **反應器**：包括**血管、汗腺、骨骼肌**，又稱為效應系統 (effector system)。溫度升高時，**血管擴張、汗腺分泌增加、減少骨骼肌活動等；溫度降低時，血管收縮、減少或停止汗腺分泌、增加骨骼肌活動、顫抖（肌肉不自主收縮）**等。

4. **行為調節機轉**：降溫方式包括減少穿著衣物、減少活動、伸展身體、**降低環境溫度**、打開風扇、洗冷水澡等；增溫方式包括穿厚衣或蓋毛毯、增加肌肉活動、蜷曲身體、**調高環境溫度**、使用電暖爐、洗熱水澡等。

5. 產熱作用
   (1) 身體產熱的主要部位是**肝臟與肌肉**。
   (2) 增加產熱：食物氧化與**基礎代謝率增加（食物代謝是身體產熱最主要的來源）**、**肌肉活動量增加**、強烈的情緒反應、**甲狀腺素分泌增加**、感染或創傷或組織發炎時、處於高溫環境或洗熱水澡時、短時間暴露於寒冷環境等。
   (3) 減少產熱：**禁食**或飲食攝取不足時、身體活動減少、**睡覺**、身體抵抗力減弱、**供氧量減少**、體溫過低。

6. 影響體溫的因素

	體溫上升	體溫下降
年齡	新生兒（**新生兒＞成人＞老年人**）	老年人（皮下脂肪變薄）
性別	女性	男性
身體部位	肝臟（全身體溫最高處）	耳垂（全身體溫最低處）
週期性生理節律	傍晚 4~8 點	凌晨 0~6 點
月經週期	排卵後（黃體素增加） 月經來潮前	排卵前（動情素增加） 月經來潮後
荷爾蒙	甲狀腺素、生長激素、腎上腺素	—
運動與活動	運動與活動時	—
進食	食物消化作用、攝取熱飲	禁食、飢餓、血糖過低
情緒與壓力	情緒波動與心理壓力大（壓力→交感神經→腎上腺素與新腎上腺素分泌增加→體溫上升）	冷漠及憂鬱傾向

	體溫上升	體溫下降
藥物	－	解熱鎮痛劑
吸菸	吸菸	－
環境	暖熱環境	寒冷的戶外
冷熱應用	用熱、短時間全身用冷	局部用冷、長時間全身用冷
疾病	細菌或病毒感染（例如：不明熱）、腫瘤、甲狀腺機能亢進、顱內壓上升(IICP)	體溫調節中樞受損、大量出血、大面積燒傷、甲狀腺功能低下、使用鎮靜劑、巴金森氏症、血糖過低

二、散熱方式

1. 體熱散失途徑：**皮膚散熱量占總散熱量的 70%、呼吸占總散熱量的 29% 及排泄系統占總散熱量的 1%。**

2. 皮膚散熱方式：輻射、傳導、對流及蒸發，簡述如下表。

種　類	百分比	定　義	特　性	舉　例
輻射	50~70%	散熱時兩個物體間**不需有實質接觸或媒介物**傳播	・**物體間溫度差異越大，輻射散熱越快**，故在低溫環境中，散熱較快、較多 ・**周邊血管擴張增加輻射散熱**；周邊血管收縮則減少 ・影響因素：**溫度、膚色**、姿勢、衣服顏色及質料	開冷氣、伸展姿勢、減少被蓋或衣物、穿著淺色寬鬆衣物；反之則減少散熱
傳導	15%	經**直接接觸**，將熱由一個物體傳送至另一個物體	・當兩物體同溫時，傳導散熱即會停止 ・物體導熱性質會影響傳導散熱	使用**冰枕、冷水浴、溫水拭浴、涼蓆**

種　類	百分比	定　義	特　性	舉　例
對流	12%	經由血液流動、**空氣移動**達散熱作用	‧當空氣對流速率增加時，對流散熱亦會增加	**電風扇**或**自然風**吹拂
蒸發	20%	**將液體轉化成氣體，以達散熱，**如流汗	‧**無感性蒸發，如皮膚、呼吸道、口腔黏膜；可察覺的蒸發，如流汗** ‧調節性出汗具有降低體溫的功用	流汗、呼吸變快

三、發燒概述

1. 發燒的類型

類　型	特　徵	相關疾病
恆常熱	‧**體溫持續在高熱狀態達數日或數週，其溫度均大於 38.8℃** ‧變化極微，24 小時的波動範圍不超過 1℃	大葉性肺炎、兒童肺結核、急性粟粒性肺結核
弛張熱	‧**體溫均高於正常** ‧24 小時波動幅度可相差 2℃	**成人肺結核、傷寒、**細菌性心內膜炎、**風濕熱**
間歇熱	**高熱期與無熱期交替出現，體溫變化幅度很大**	瘧疾、淋巴瘤、急性腎盂腎炎、成人肺結核、**敗血症**
回歸熱或復發熱	體溫急遽上升達 39℃以上，持續數日後會恢復正常，再經數日後又出現高熱情況，即**體溫呈現規律地反覆升降**	術後傷口感染、何杰金氏病

2. 發燒的過程及症狀

	開始期或發作期	發熱期	退熱期
機轉	‧外因性致熱原如細菌、病毒→進入人體→**白血球產生內因性致熱原**，隨血循到達下視丘→**體溫調節中樞設定點上升**，反應器開始產生作用：**血管收縮、骨骼肌活動量增加、保存體熱及增加產熱、提高體溫至新的設定點**→體溫到達新的設定點	‧**溫度調節到新設定點**（體溫達最高點，且維持一段時間）	‧致熱原減少或用退燒藥→溫度設定點回復正常→反應器開始產生作用：**血管擴張、流汗**→回復正常體溫 ‧退熱形式：**驟退**（數小時或 24 小時之內回到正常）與**漸退**（二、三天或一週內回到正常）
症狀	‧寒顫、肌肉顫抖產熱 ‧體溫逐漸上升、心跳速率加快、呼吸變快變深 ‧皮膚蒼白、冰冷、乾燥無汗：指甲床甚至出現發紺 ‧口渴、水分散失增加 ‧頭暈、頭痛 ‧煩躁不安、緊張、恐懼 ‧體溫上升約 1.1~3.9℃（體溫每上升 1℃ 時，基礎代謝率會增加 13%）	‧心跳速率加快，呼吸變快變深 ‧皮膚發紅、發燙、乾裂 ‧口渴加重、嘴唇龜裂、疼痛 ‧脫水、體重下降、尿量減少、顏色變深、尿比重上升、蛋白尿 ‧食慾下降、噁心 ‧全身倦怠、軟弱無力、肌肉關節疼痛 ‧頭痛、畏光、不安 ‧焦慮、易怒、昏睡 ‧意識不清、譫妄 ‧幼童常出現熱痙攣	‧出汗 ‧皮膚溫暖、潮紅 ‧口渴 ‧身體疲累、虛弱感 ‧尿量增加、顏色變淺、尿比重下降

3. 發燒的護理處置

(1) 出現寒顫發抖時，應提供**熱飲、衣物、被蓋**，並可利用**電暖氣、烤燈**，以**減少顫抖**；在寒顫消失後，移除衣物及被蓋，以利散熱。

(2) 每四小時或更密切地測量生命徵象，待體溫恢復正常後 72 小時，再改為常規測量。

(3) 評估個案的意識程度、精神狀態、皮膚顏色及溫濕度、營養狀況、攝入及排出量等。

(4) 調整室內溫度在 20~24℃，降低濕度及利用開窗及風扇來增加對流散熱。

(5) 穿著**寬鬆、吸汗的棉質衣料**，並協助口腔護理及維持身體的清潔、乾燥與舒適。

(6) 在安靜舒適的環境中**臥床休息**。

(7) **體溫達 38.5℃以上時，依醫囑提供冰枕使用或執行溫水拭浴。**

(8) 依照醫囑給予解熱劑，並注意副作用，如血壓下降、脈率加快、四肢發冷等虛脫或休克情況。

(9) 建議**每日液體的攝取量為** 2,500~3,000 c.c.，若有食慾不振、噁心、嘔吐或無法經口攝入足夠液體時，依醫囑由腸胃道外的方式補充體液電解質。**腎臟疾病者（例如腎衰竭）應以醫囑之限水量為依據。**

(10) 建議採**適度碳水化合物、高蛋白、高維生素、低脂肪、易消化的流質或半流質飲食**，並鼓勵**少量多餐**。

四、體溫過高概述

當所處環境溫度過高，身體無法將過多體熱散失到外界高溫環境中，即會引起**熱痙攣、熱衰竭或中暑**等三種熱失調的體溫過高。

種　類	定　義	症　狀	醫護措施
熱痙攣	長時間處於炎熱環境或劇烈運動後，**大量流汗造成氯化鈉喪失過多**，出現**骨骼肌間歇性、疼痛性的痙攣**現象	**肌肉痙攣、皮膚蒼白濕冷**、口渴、噁心、眩暈	·移至**陰涼處** ·平躺休息 ·補充鹽水或運動飲料
熱衰竭	長期處於高溫環境，導致**大量流汗及體液容積不足**，造成**血管舒縮機能失調**，使周邊血管無法獲得足夠血液來排除體熱	口渴、噁心嘔吐、頭痛、眩暈、大量流汗、皮膚蒼白濕冷、脈搏快而弱、血壓降低、軟弱無力、肌肉痙攣、休克	·移至陰涼通風處 ·**鬆開身上束縛的衣物** ·採**垂頭仰臥或稍微將下肢抬高**姿勢 ·**補充水分及電解質**
中暑	**長期處於高溫環境，致下視丘體溫調節中樞喪失機能，身體無法排汗散熱**，使體溫上升至 41.1~42.2 ℃ (106~108℉)，**首先受影響的是腦部組織**，進而是心臟、肝臟及腎臟損傷，甚至導致死亡	·初期有**頭痛**、眩暈、**噁心**、視力模糊、**意識混亂** ·**嚴重時**，體溫可能至 41~43℃、流汗減少或停止、極度口渴、**皮膚潮紅乾熱、脈搏快而強、呼吸快而弱、血壓上升** ·更惡化時，血壓下降，肌肉痙攣、心律不整、凝血異常、譫妄、昏迷	·移至**陰涼通風且乾燥**的場所 ·鬆解衣物 ·**平躺或頭部稍微墊高**的姿勢 ·使用**冰枕、濕冷敷、冷水拭浴及覆蓋低溫毯** ·補充靜脈輸液 ·預防方法：**防曬措施、補充水分及鹽分、注意高危險群**（嬰兒及老年人、心血管疾病、糖尿病、長期在高溫環境活動者）

五、體溫過低

1. 體溫過低(hypothermia)是指核心溫度低於 35℃(95℉)。

2. 原因：產熱不足、散熱過多、下視丘體溫調節中樞受損，或是意外與醫療技術引發的體溫過低。也可能因**大出血**、**敗血症**所引起。

3. 症狀：**發冷發抖、皮膚蒼白、冰冷、心跳變弱、呼吸與心跳變慢、血壓下降、尿量減少、嗜睡**。

4. 護理措施
   (1) **給予熱飲或高熱量食物。**
   (2) **增加保暖的衣物或毛毯。**
   (3) **依醫囑給予靜脈注射溫暖的溶液。**
   (4) **採自然回溫方式，回溫速度＜0.5℃/hr。**

六、凍　瘡

1. **好發部位**：耳垂、鼻尖、手指、腳趾。

2. 症狀：患處呈**蠟白狀、僵硬、麻木、喪失感覺**、刺痛、可能會出現水腫、水泡或壞死與壞疽。

3. 護理措施
   (1) 將病人移到溫暖環境中。
   (2) 將**凍瘡處浸泡在溫水中，由 10~15℃ 開始浸泡，之後每 5 分鐘**將水溫調升 5℃，直到水溫**維持在 37~43℃**為止。
   (3) **不可搓揉凍瘡部位或過度活動**，以避免對組織造成傷害。
   (4) 凍瘡傷口應以無菌技術執行換藥。

七、測量體溫的方法及其注意事項

1. 確認在測量前 30 分鐘內有無**進食、喝冷熱飲、吸菸、運動、洗澡、情緒激動**（如焦慮、憤怒、害怕、興奮等）等情形，如已進行前述活動，應休息 **15~30 分鐘**後再行測量。

2. 常用於測量體溫的部位包括：口腔、直腸、腋下及耳膜，因其均為**鄰近溫暖血液的表淺動脈之位置**，或是**與外界隔絕的區域**。

3. 依測量部位血流量多寡之不同，各部位體溫的平均值與正常範圍如下表所示。

部位	平均值	正常範圍
口溫	37°C(98.6°F)	36.5~37.5°C(97.6~99.6°F)
腋溫	36.5°C(97.6°F)	36~37°C(96.6~98.6°F)
肛溫	37.5°C(99.6°F)	37~38°C(98.6~100.6°F)
耳溫	37°C(98.6°F)	36.5~37.5°C(97.6~99.6°F)

4. 各測量部位體溫的高低順序為：**肛溫＞口溫＞腋溫**，耳溫可設定比照各部位之溫度。

5. 攝氏與華氏體溫計的換算公式

   (1) **華氏換算成攝氏**：$°C = (°F - 32) \times \dfrac{5}{9}$

   (2) **攝氏換算成華氏**：$°F = (°C \div \dfrac{9}{5}) + 32$

6. 測量體溫儀器之準確度比較，依序為：**電子體溫計＞水銀式體溫計＞單次拋棄式體溫計＞感溫膠片**。

7. 測量體溫的方法：如下表所示。

	口　溫	腋　溫	肛　溫	耳　溫
特點	最普遍、方便	較不準確	最準確	準確
部位	**舌下舌繫帶旁**	腋中線處，並夾緊手臂（形成密閉熱袋）	肛表插入肛門的深度分別為：成人 3.5 公分；兒童 2.5 公分；嬰兒 1.25 公分	耳道近耳膜處
時間	2~5 分鐘	5~10 分鐘	1~3 分鐘	**數秒鐘**
適用	成人	安全性高，適用所有個案 **頭部使用冰枕時宜選擇測量腋溫**	嬰幼兒、意識不清、呼吸困難或近日口腔手術者	嬰幼兒及成人
禁忌	・6 歲以下嬰幼兒 ・口鼻腔損傷或手術者 ・口腔急性感染者 ・感冒鼻塞 ・張口呼吸或呼吸困難者 ・持續咳嗽或打噴嚏者 ・使用氧氣面罩或臉部冰敷者 ・顏面神經麻痺 ・極度虛弱無法緊閉口腔 ・意識不清、精神混亂	・**腋下汗量多、發炎、損傷或手術者** ・**瘦弱者** ・**無法合作者** ・**肩關節損傷者**	・會陰部或直腸損傷、手術者 ・痔瘡 ・腹瀉 ・心肌梗塞 ・血小板低下者 ・顱內壓上升	・耳發炎 ・耳感染 ・**耳損傷** ・耳手術者

	口　溫	腋　溫	肛　溫	耳　溫
	· 昏迷 · 極度躁動、 　譫妄 · 無法合作者 · 曾有抽搐病 　史者			
備註	測量期間不可說話或張口呼吸	腋下若有汗液應先輕拭拍乾	以凡士林潤滑體溫計前端約 1.5~2 吋，個案採左側臥或辛式臥位，插入時動作輕柔	· 3 歲以上兒童及成人：將耳朵向上向後拉 · 3 歲以下兒童：將耳朵向下向後拉

8. 為避免交互感染，個案應有其單獨使用的體溫計，並使用丟棄式護套或耳溫套。

9. 每天應固定同一時間測量體溫。

10. 測量前應先將體溫計水銀柱甩至 35°C以下。

11. 使用完畢後，體溫計應**以 75%酒精進行 15~30 分鐘的浸泡消毒**，不可使用熱水浸泡，以避免水銀過度膨脹而破裂。

12. 若個案不慎咬破水銀式體溫計時，不可催吐，應給予喝入**大量牛奶或生蛋白**以中和水銀毒性。

13. 護理記錄上應註明測量體溫的方法，腋溫記為 Ax，肛溫記為 R，口溫則不需特別註明。

14. 當**生命徵象出現異常**或可能出現異常時，需**每四小時測量一次**，例如**發燒、病危、術後**等。

7-2 脈搏的測量

一、影響脈搏的因素

	心跳速率增快	心跳速率減緩
年齡	新生兒（120~160 次／分）	老年人
性別	女性	男性
體型	矮胖者	高瘦者（體表面積較大）
姿勢	站或坐姿	臥姿
進食	食物消化作用	禁食、飢餓、體力衰竭
食物	咖啡、茶類、吸菸	
活動與運動	活動或運動時	休息時、專業運動員
情緒與壓力	焦慮、憤怒、急性疼痛	嚴重且無法緩解的疼痛、慢性疼痛或放鬆
藥物	Atropine、腎上腺素	毛地黃和鎮靜劑
體溫	體溫上升	體溫下降
血壓	血壓下降	血壓升高
疾病	甲狀腺機能亢進、脫水、出血或休克、組織缺氧及低血氧、貧血、心臟衰竭、低血鉀	甲狀腺功能低下、顱內壓上升、竇房結傳導受阻、高血鉀

二、異常的脈搏

1. 異常的脈搏速率

   (1) 脈搏速率乃指每分鐘脈搏跳動的次數。成年人脈搏速率的正常範圍是 60~100 次／分鐘，平均為 72 次／分鐘。嬰兒（一歲以內）的正常脈搏速率為 80~160 次／分，平均值為 120 次／分。

   (2) 異常脈率：意指脈搏速率超出正常範圍，如下表所示。

類　別	特　性	情　境
心搏過速	脈搏速率**每分鐘超過 90 或 100 次以上**	運動、缺氧、發燒、出血、休克、嚴重貧血、心臟衰竭、甲狀腺機能亢進
心搏過緩	脈搏速率**每分鐘低於 50 或 60 次**	體溫過低、極度飢餓及體力衰竭、毛地黃 (Digoxin) 中毒、顱內壓上升 (IICP)、竇房結傳導受阻、甲狀腺機能低下

2. 異常的脈搏節律

　(1) 脈搏節律是指脈搏跳動的節律，正常狀況下，每次脈搏跳動的間隔時間應相等。

　(2) 異常脈律：是指脈搏跳動間隔時間不規則，如下表所示。

3. 脈搏強度

　(1) 脈搏強度可代表心搏出量的多寡。

　(2) **正常脈搏強度應易於觸摸，註記為 2＋，且身體兩側肢體的脈搏應相同。**

4. 脈量

　(1) **脈量是指心臟收縮時血液衝擊動脈管壁力量的大小程度**，與血量多寡、血管粗細、管壁彈性有關。

　(2) 正常脈量為飽滿有彈性，且脈搏易於觸摸，每次脈搏搏動的力量亦應相等。

類　別	定　義
二重脈	每次正常脈動後，緊接著一次不成熟且較弱的搏動，呈一強一弱交替出現
三重脈	每兩次正常脈動後，緊接著一次不成熟且較弱的搏動
間歇脈	脈搏跳動間隔時間長短不均，無固定節律，呈現跳幾下後停一下的狀態

類 別	定 義
跑脈	脈搏細、快、不規則，每分鐘可達 150 次以上
竇性心律不整	脈搏速率會隨呼吸狀態而有輕微的上升或下降，**吸氣時**心輸出量減少，故脈率會**代償性增快**；呼氣時脈率則會下降
脈搏短絀	心尖脈與橈動脈跳動次數不相等，乃因心臟傳導功能失效，導致無效率的心臟收縮及灌注功能缺失，故於橈動脈觸摸不到脈動，造成心尖脈跳動次數大於橈動脈的，常見於心房纖維顫動
柯利氏脈 (Corrigan's pulse)	是一種**痙攣脈**，脈搏一下子跳得很滿，一下子又塌陷下去，血管在完全擴張後又突然萎縮，故觸診脈搏有時很明顯，有時無法摸到，常見於**主動脈閉鎖不全**
奇異脈	**吸氣時脈搏消失，呼氣時出現強脈**，常見於**心包填塞**及嚴重呼吸疾患

(3) 異常脈量：常見的有洪脈、弦脈、絲脈、交替脈，詳見下表。

類 別	特 性	情 境
洪脈	・心臟收縮力強 ・心搏出血量增多 ・**血管內壓力增加** ・血管壁軟、脈率加快 ・**只需輕觸即可感覺脈動（搏動明顯）**，又稱為跳躍脈或水衝狀脈、**高壓脈**	運動後、焦慮、害怕、情緒激昂、飲酒、**高血壓**、**動脈硬化**、**老年人**
弦脈	・心臟收縮力弱 ・心搏出血量減少 ・**脈搏壓下降** ・脈波變細，難被觸診到	低血容積休克

類　別	特　性	情　境
絲脈	・心臟收縮力微弱 ・搏出血量極少 ・脈搏呈細絲狀的搏動，極難觸診或容易突然摸不到脈跳	虛脫、大出血、臨終時
交替脈	・脈率規則 ・脈搏振幅會交替產生一強一弱的搏動	充血性心臟衰竭、心肌梗塞

三、測量心尖脈與脈搏的部位

1. 測量心尖脈與脈搏的部位

搏動點	部　位	適應症	備　註
心尖脈	・成人：第五肋間與左鎖骨中線（或胸骨左側2~3吋）交會處，即左乳頭正下方 ・嬰幼兒：第三肋間與胸骨左側一吋交會處	・新生兒 ・3歲以下嬰幼兒 ・服用毛地黃藥物 ・心律不整及心臟疾患 ・病況危急 ・脈搏短絀 ・老年人或極度肥胖者 ・嚴重四肢水腫	(1) 測量時宜採平躺或左側臥 (2) 聽診時使用聽診器膜面，必須測量足一分鐘 (3) 心尖最大搏動點(PMI)的周圍直徑在一吋內 (4) 右心衰竭者，PMI會往胸骨方向偏移 (5) 心尖脈應以紅色空心圓記錄於體溫單 (6) 嬰幼兒執行心肺復甦術時，應以兩根手指頭按壓兩乳頭連線中點，下壓深度約4~5公分

搏動點	部　位	適應症	備　註
顳動脈	耳朵上方近太陽穴的位置	**嬰幼兒**較易觸摸到且較常測量的部位	
頸動脈	頸部兩側，可在**沿著胸鎖乳突肌前緣與甲狀軟骨下緣處**觸摸到	· **休克** · **心跳停止** · 進行心肺復甦術急救 · 臨終病人 · 低血容積休克	(1) 不可同時按壓雙側頸動脈，以防頭部血流供應受阻，及血壓或脈率反射性下降 (2) 採仰臥，且抬高床頭30~45度 (3) 脈搏強度較橈動脈強
肱動脈	**手肘彎偏內側處**（即肱二頭肌的內側）	測量手臂血壓的聽診部位	
橈動脈	腕關節近拇指側	成人最常用來測量脈搏的部位	(1) **方便、快速及準確** (2) ABG穿刺部位
股動脈	鼠蹊部	評估下肢循環	ABG 穿刺部位
膝膕動脈	膝膕窩處	· 評估下肢循環 · 測量下肢血壓的聽診部位	較難以觸診，**可請個案稍微彎曲膝關節後再測量**
脛後動脈	足內踝後方	評估腳的循環狀態	水腫或肥胖者較不容易觸摸到此部位
足背動脈	足背上第一腳趾與第二腳趾之間	下肢血管檢查、治療或手術後，評估足部血循之最佳部位	

四、測量脈搏的注意事項

1. 評估脈搏時應注意脈搏的**速率、節律、強度、脈量、脈壓及雙側的對稱性**。

2. **測量脈搏前應先休息 15~30 分鐘**，以避免影響因素干擾。

3. **測量部位宜有骨頭支撐**，且肢體要有**適當支托**，不可懸空。

4. 測量周邊動脈搏動時應使用**食指、中指及無名指**來觸摸脈搏，**切忌使用大拇指**，因大拇指有脈搏跳動，易造成檢查者與受測者的脈搏混淆。

5. 脈搏跳動規律者，測量時間為 1 分鐘或 30 秒乘以 2，兒童及心律不整者應測足 1 分鐘或測心尖脈。

6. 某些**心血管疾病者**，宜同時監測**心尖脈與橈動脈搏動**(apical-radial pulse)，例如：**心律不整**合併有傳導阻斷或**心房纖維顫動**病人。

7. **病危病人最好使用心電圖(EKG)進行監測**。

7-3　呼吸的測量

一、呼吸概念

1. 呼吸的定義：指氣體經由口鼻進出肺臟的機械性過程，其目的在於將氧氣吸入人體以供細胞使用，並將細胞代謝所產生的二氧化碳排出體外。

2. 人體的呼吸可分為內呼吸及外呼吸。

   (1) **內呼吸**：是指於微血管與組織細胞進行氧氣及二氧化碳交換的過程，又可稱為**細胞呼吸、組織呼吸或體呼吸**。

(2) **外呼吸：發生在肺泡及肺泡壁微血管間氣體交換的過程**，即氧氣由肺泡進入微血管，而微血管中的二氧化碳則擴散到肺泡，又可稱為**肺呼吸**。

3. 呼吸的時間與動作

(1) **吸氣與呼氣的比率為 2:3。**

(2) 吸氣：2 秒鐘，主動運動，將空氣吸入肺內。**吸氣時，橫膈收縮並下降、外肋間肌收縮、胸骨向外移動、肋骨向上及向外移動、腹部器官會向下及向前移動，使胸部擴張、胸腔容積變大**，以利空氣進入。

(3) 呼氣：3 秒鐘（在呼氣的第一秒鐘呼出的氣體最多，可呼出約 83%的氣體），被動運動，將肺內氣體排出體外。**呼氣時，橫膈放鬆並回到原來位置、外肋間肌鬆弛、內肋間肌收縮、胸骨向內移動、肋骨向下及向內移動、腹部器官亦回復至原來位置，當胸腔容積減少且肺部受到壓迫時，會促使空氣排出體外。**

4. 呼吸受不隨意（呼吸中樞、化學接受器）及隨意（意識）的控制。

5. 呼吸中樞的調節

(1) **延腦呼吸節律中樞：控管呼吸基本節律週期。**

(2) 橋腦的呼吸調節中樞：橋腦上部，具有限制吸氣、促進呼氣之功能。

(3) 橋腦的吸氣痙攣中樞：橋腦下部，具有延長吸氣、抑制呼氣之功能。

6. 化學接受器

(1) 中樞化學接受器：位於延腦，受動脈血液中二氧化碳(CO_2)、氫離子(H^+)的濃度所影響，此化學接受器對於**二氧化碳(CO_2)濃度**最為敏感。

(2) 周邊化學接受器：位於主動脈體及頸動脈體，受動脈血液中氧氣(O_2)的濃度所影響。

7. 正常成年人的呼吸速率約為 **12~20 次／分鐘**，呼吸速率與脈搏速率之比率約為 **1:4~1:5**。

8. 呼吸型態
   (1) **胸式呼吸**：外肋間肌與其他附屬肌肉的收縮，使胸部呈現向上、向外擴展，又稱為肋式呼吸或淺呼吸，常見於**女性**。
   (2) **腹式呼吸**：因橫膈收縮、下降，使腹壁向外擴展以增加胸腔容積，也可稱為橫膈呼吸或深呼吸，常見**男性、嬰兒、兒童、運動員、聲樂家、練瑜伽者**。

9. 成人於平靜狀態下，每次吸入或呼出的空氣量，**稱為潮氣容積 (tidal volume, TV)，正常的潮氣容積約為 500~700c.c.**。

10. 肺活量(VC)包括：潮氣容積(TV)、吸氣儲備容積(IRV)及呼氣儲備容積(ERV)的總和，肺餘容積(RV)為最大呼氣後肺內的餘氣量，可防止肺泡塌陷，故不屬於肺活量。

11. 影響呼吸的因素

	呼吸速率增快	呼吸速率減緩
年齡	**新生兒**	老年人
性別	**女性**	**男性**
活動與運動	活動或運動時	休息或睡眠時
情緒與壓力	**害怕、焦慮、憤怒**	平穩
疼痛	**急性疼痛**	突然劇痛、慢性疼痛
藥物	強心劑、腎上腺素、咖啡因	**鎮靜劑、安眠藥、Morphine、麻醉劑等過量**
吸菸	影響肺部功能	－
氣壓改變	**高山及高空環境**	－
溫度	**發燒或因環境溫度上升**	體溫過低(<35℃)
用熱或用冷	**用熱**	**用冷**

	呼吸速率增快	呼吸速率減緩
血壓變化	血壓下降	血壓突然上升
血色素	貧血、異常的血球功能	—
氧氣濃度	降低	上升
二氧化碳濃度（血碳酸值）	上升	降低
疾病	肋膜積水、心臟病、休克、大量出血、呼吸性酸中毒、急性感染	顱內出血、腦腫瘤、腦壓上升、腦幹損傷（呼吸中樞受抑制）、昏迷

二、異常的呼吸

1. 異常的呼吸型態

類　別	定　義	情　境
呼吸過緩（bradypnea）	成人呼吸速率**每分鐘小於 10 次**，呼吸節律規則、速率減緩、深度變深	體溫過低、顱內壓上升、**呼吸中樞受抑制**（如腦瘤）、使用鴉片類藥物（如 Morphine）、慢性阻塞性肺疾病
呼吸過速（tachypnea）	成人呼吸速率**每分鐘大於 24 次**，呼吸節律規則、速率增快、深度不變或微減	害怕、發燒、血氧不足、心肺系統疾病
換氣不足（hypoventilation）	**呼吸速率減少、深度變淺**，動脈血中的氧氣分壓下降、二氧化碳分壓上升，導致**呼吸性酸中毒**	**制動**、神經肌肉疾患、**麻醉或術後**
換氣過度（hyperventi-lation）	呼吸速率與深度均增加，動脈血氧氣分壓上升、二氧化碳分壓下降，致呼吸性鹼中毒，出現頭暈、手指發麻	運動、缺氧、發燒、焦慮、過度換氣症候群、代謝性酸中毒、糖尿病酮酸中毒

類　別	定　義	情　境
呼吸困難 (dyspnea)	動脈血液中氧氣分壓下降，二氧化碳分壓上升，出現**呼吸費力且呼吸次數及深度均增加，**出現發紺、張口呼吸、鼻翼外展、肋間異常下陷及使用胸鎖乳突肌等情形	心臟衰竭、肺部疾患、呼吸道阻塞疾患
呼吸暫停 (apnea)	**二氧化碳缺乏**至某種程度時，呼吸會在一段時間內出現自發性的完全停止	體液或異物阻塞呼吸道、頭部外傷、麻醉劑過量抑制呼吸中樞
端坐呼吸 (orthopnea)	**採坐姿，使腹腔器官遠離橫膈**，以提供肺臟較大的擴張空間，並增進舒適	**嚴重腹水、心臟病、氣喘、慢性阻塞性肺疾病**
嘆息式或喟嘆式呼吸 (sighing respiration)	**缺乏氧氣**，於深吸氣後再長長地吐氣，有助於小支氣管及肺泡的擴張	神經質、**過度換氣症候群、大出血、將窒息或臨終時**
陳施氏或潮式呼吸 (Cheyne-Strokes respiration)	呼吸型態不規則變化，開始時呼吸淺而緩，之後逐漸增加呼吸速率及深度，直至呼吸困難或呼吸暫停後，再漸轉為淺而緩，每次呼吸約持續 30~40 秒，期間可能有 10~20 秒的呼吸暫停，是一種**週期性呼吸**，有如潮水漲潮退潮般，故又稱為**潮式呼吸**	瀕死臨終病人、尿毒症腦損傷、腦膜炎、心臟衰竭、兒童及老人睡眠時

類　別	定　義	情　境
畢歐氏呼吸 (Biot's respiration)	呼吸速率及深度均呈現不規則的週期性呼吸，可快可慢可深可淺，也會出現呼吸暫停，為一種無法預測又不規律的**痙攣性呼吸失調**	頭部外傷、顱內壓上升、延腦損傷
庫斯摩耳氏呼吸 (Kussmaul's respiration)	呼吸節律規則，但深度增加、速率變快，以增加換氣的代償性機制，使血液中二氧化碳濃度下降	代謝性酸中毒、糖尿病酮酸中毒、腎衰竭

2. 異常的呼吸音

類　別	特　性	情　境
鼾息式呼吸 (stertorous)	因喪失咳嗽反射，無法咳痰或失去清除痰液的能力，**導致氣管及大支氣管積聚過多的分泌物阻塞氣道**，於**吸氣**時會發出嘈雜聲或鼾聲	**昏迷狀態或神經科的病人**、睡眠呼吸停止症候群、上呼吸道疾病者（如扁桃腺疾病、**頸部肌肉無力**）
蟬鳴式呼吸 (stridulous)	**吸氣**時發出**尖銳刺耳且高音調如蟬鳴般嘶嘶的特殊聲音，如喘鳴聲**	當上呼吸道（如咽喉、氣管）有**發炎、狹窄或阻塞**；哮吼嬰幼兒
哮鳴音 (wheezing)	小支氣管或細支氣管痙攣，使呼吸道失去彈性，造成氣道塌陷，或是腫塊、異物、分泌物、黏膜水腫造成氣流受阻，當**呼氣時空氣流經狹窄或局部阻塞的呼吸道，會產生高音頻如鳴笛般的聲音**	**支氣管炎、氣喘或肺氣腫**

類別	特性	情境
細爆裂音 (moist rale)	不連續、高音調、短的爆裂音，於吸氣期可以聽得更清楚，如同在耳邊以手指搓動頭髮或在耳邊搓開潮濕的拇指與食指所發出的聲音	阻塞性肺疾病，如慢性支氣管炎、氣喘及肺氣腫
粗爆裂音 (rale)	不連續、低音調且大聲的水泡聲或咕嚕音，可能出現在吸氣早期或呼氣期，咳嗽或抽痰有助於聲音變小	肺炎、肺水腫、肺纖維化、臨終病人

三、測量呼吸的注意事項

1. 測量呼吸時除注意**呼吸的速率、深度、節律**外，尚須觀察**身體姿勢、胸廓外觀與對稱性、有無異常呼吸音、有無使用呼吸輔助肌**（呼吸時主要使用的肌肉為橫膈肌，呼吸輔助肌包括：**胸鎖乳突肌、肩胛肌、斜方肌、斜角肌、外肋間肌、腹直肌**等）、**意識程度及皮膚與嘴唇黏膜顏色**等情形。

2. 測量呼吸前應注意個案情緒是否平和、有無受影響因素干擾，活動後宜先休息 15~30 分鐘後再行測量。

3. 測量呼吸次數時，**檢查者繼續將手放置在橈動脈的位置**，且**不可事先告知個案**，以避免其刻意控制呼吸，影響準確性。

4. 計算呼吸次數時，應以**一起一伏（一呼一吸）**計為一次，可測量 30 秒的呼吸次數，再將其乘以 2，但**若有異常，如呼吸不規則，應測足 1 分鐘**。

5. 測量幼童的生命徵象時，為避免哭鬧造成測量誤差，測量順序宜為**呼吸、脈搏、體溫、血壓**。

7-4 血壓的測量

一、血壓概念

1. 定義：心臟於收縮及擴張時，血液流經動脈管壁所產生的壓力。

2. 影響血壓的血液流動因子

   ⇨ 心收縮力及心輸出量

   激烈運動或耗能增加時，**心臟收縮力增強，心輸出量增多，故血壓上升**；反之，心肌梗塞、休克時，心臟收縮力減弱，心輸出量減少，則血壓下降。

   ⇨ 周邊血管阻力

   (1) 主要與**小動脈平滑肌**有關，其血管直徑與肌肉組織張力是決定周邊血管阻力的要件。

   (2) 血管收縮時，管徑變小，**周邊血管阻力增加，血壓上升**；但血管擴張時，管徑變大，血管阻力減少，血壓則下降。

   (3) **周邊血管阻力是造成舒張壓變動的主要因素。**

   ⇨ 血 量

   血量增加時，動脈管壁壓力上升，造成血壓升高；反之，**血量減少時，如出血或脫水，會造成血壓下降**。

   ⇨ 血液的黏滯性

   (1) 是影響血流通過小血管難易度的重要因素，而血液中之紅血球數目、血比容及血漿蛋白質可決定血液黏滯性的程度。

   (2) **血液黏滯性增加，血流速率減緩，故血壓上升**；反之，血液黏滯性降低，血流阻力減少，則血壓下降。

   ⇨ 動脈管壁的彈性

   動脈管壁失去彈性會導致血流阻力增加，造成血壓上升，如動脈粥狀硬化。

3. 血壓的種類

(1) 收縮壓(SBP)：左心室收縮，血液流至主動脈時，大量血液對動脈管壁所形成的壓力，代表**左心室克服血管阻力所做的功**。

(2) 舒張壓(DBP)：左心室充血擴張時，血液對動脈血管壁所產生的壓力，此為血壓波動達最低點的壓力，代表**血管彈性狀況**。

(3) **脈搏壓**：為收縮壓與舒張壓兩者之間的差值，**可以顯示動脈管壁的張力及心搏出量**，公式：**脈搏壓＝收縮壓－舒張壓**，其能顯示動脈管壁張力及心輸出量，正常值為 30~50mmHg。

(4) 平均動脈壓(MAP)：是指心動週期中，血流對組織的平均壓力，**公式：平均動脈壓＝舒張壓＋1/3 脈搏壓（收縮壓－舒張壓）或平均動脈壓＝1/3 收縮壓＋2/3 舒張壓**。

4. 成年人血壓的正常範圍是**收縮壓 90~140mmHg，舒張壓 60~90mmHg**，平均值為 120/80mmHg。2022 台灣高血壓治療指引指出，無論是否有其他疾病，成人目標血壓皆是居家血壓 <130/80 mmHg，血壓值≧130/80mmHg 即為高血壓。

5. **診斷高血壓**的條件為：**至少三次不同時間內所測得的血壓值均高於 140/90mmHg，或單次血壓值高於 210/90mmHg。**

6. **姿位性低血壓**(postural hypotension; orthostatic hypotension)

(1) 定義：突然由平躺改變為坐姿或站姿時，收縮壓會迅速地下降（少於 15mmHg），舒張壓則會輕微上升（少於 5mmHg）。

(2) 症狀：頭暈、昏厥、眼前一片昏暗、眼冒金星等。

(3) 高危險群：老年人、長期臥床、體液容積不足（血液喪失、脫水、貧血）或服用降壓藥的病人。

二、影響血壓的因素

	血壓上升	血壓下降
年齡	老年人（血管彈性減少）	新生兒、嬰兒
性別	男性	女性
體型	體型高大或**體重過重**	瘦弱者
姿勢	**站姿（站姿＞坐姿＞臥姿）**	臥姿
週期性節律	**午後或傍晚**	**早晨醒來未起身前**
菸酒	**吸菸、長期酗酒**	**飲酒**
活動與運動	活動或運動時	休息時
情緒與壓力	**緊張、焦慮、憤怒、疼痛**	嚴重疼痛
藥物	**腎上腺素、抗組織胺、動情素、皮質類固醇、留鹽激素、Atropine**	**麻醉劑、鎮靜劑、利尿劑、抗高血壓藥物、組織胺、硝酸甘油酯**
手臂	**右手**	**左手**
上下肢	**下肢（收縮壓高於手臂約10~40mmHg）**	手臂
環境溫度	**寒冷（冬）或洗冷水澡（刺激交感神經造成末梢血管收縮）**	炎熱（夏）環境或洗熱水澡
體溫	**體溫上升**	**體溫下降**
疾病	高血壓、顱內壓上升	休克

三、測量血壓的儀器與原理

1. 血壓計的基本組成包括：壓力計、壓脈帶、橡皮充氣囊、打氣球等。

2. **橡皮充氣囊的正確寬度是肢體圓周的 40%，長度是肢體圓周的 80%。一般成人充氣囊的寬度約為 12~14 公分，長度約為 22.5~23 公分**，約為寬度的兩倍；兒科專用的寬度為上臂臂圍的 75%，長度圍可以完全包住上臂。

3. 各年齡層所使用壓脈帶內充氣囊的尺寸

	寬度（公分）	長度（公分）
新生兒	2.5~4	5~10
嬰兒	6~8	12~13.5
兒童	9~10	17~22.5
成人	12~14	22~23.5
手臂較粗者	15~16	33
大腿	18~20	36

4. 聽診器的組成包括：耳套、兩耳通道、支架、橡皮管及胸端，其中胸端又可分為鐘面及膜面。

5. **聽診器兩耳尖端的凹面應朝向自己，以防止壓住耳廓，影響聽覺。**

6. 鐘面適合聽診低頻率的聲音，如血管的聲音；膜面適合用來聽診高頻率的聲音，如心音、呼吸音及腸蠕動音。

7. 柯羅德科夫氏音(Korotkoff's sound)：簡稱**科氏音**，是指測量血壓時，當壓脈帶內的橡皮氣囊充氣後，會壓迫動脈而阻止血流通過，隨後放氣使血流暢行時，所聽到一連串的動脈聲音。分期及簡述見下表。

8. **聽診間隙：**通常出現於第一期與第二期科氏音之間，其寬度可長達 40mmHg，測量血壓時若有聽診間隙存在，則會造成**收縮壓偏低及舒張壓偏高**的誤差。這是由於**充氣不足而聽不到正常的收縮壓，為預防聽診間隙，測量血壓時應先觸診橈脈搏，以每次 10mmHg 的充氣量充氣至橈動脈消失後，再往上充氣 30mmHg**，之後開始放氣，即能測得準確的血壓值。

期 別	聲音的特質	聲音的描述	說 明
壓脈帶充氣後	無聲		充氣的壓脈帶使肱動脈被壓扁，無血流通過
第一期	**突發的低而清晰的輕敲聲**	輕敲聲之後，聲音逐漸加強，無雜音	此為**收縮壓（第一讀數）**，壓脈帶逐漸放鬆，血液首次流入肱動脈，開始聽到血流聲
聽診間隙（異常發現）	無聲	30~40mmHg**沒有聲音**	常見於**高血壓病人**，聲音在第一期後暫時消失，在第二期時又出現，這一段無聲期則為**聽診間隙**
第二期	**嘶嘶聲嗖嗖聲**	在輕敲後有喃喃雜音	壓脈帶繼續放鬆，血液通過的血管仍有部分狹窄而造成亂流
第三期	清脆敲打聲	聲音較第一期更為簡短有力，高音調音	壓脈帶仍繼續放鬆，血液更易通過較開放的動脈，故聲音較第一期更大聲、更明顯
第四期	**低沉、模糊**	聲音轉為**低音調且稍微減弱**，如微風輕吹的聲音	**變異音**為第一舒張壓（**第二讀數**），嬰幼兒以此作為**舒張壓讀數**，壓脈帶的壓力持續下降後，動脈不再被壓扁，血流逐漸通暢，**聲音性質會發生改變**
第五期	**安靜無聲**		此為**第二舒張壓（第三讀數）**，青少年及成年人的舒張壓，持續放氣，動脈完全開放，血液在血管內自由的流動，故聽不到聲音

9. 記錄方式

(1) **成人：收縮壓／第一舒張壓／第二舒張壓；或收縮壓／第二舒張壓。** 以第一種方式而言，若血壓值為 136/92/70mmHg：136mmHg 代表收縮壓，為科氏音的第一期；92mmHg 代表第一舒張壓，為科氏音的第四期；70mmHg 代表第二舒張壓，為科氏音的第五期。

(2) **兒童：收縮壓／第一舒張壓。**

四、測量血壓的方法及其注意事項

1. 每次測量血壓前，先檢查血壓計水銀柱是否**歸零**，以防造成測量誤差。

2. 確認在測量前 30 分鐘內有無**進食、喝冷熱飲、吸菸、運動、洗澡、情緒激動**（如焦慮、憤怒、害怕、興奮等）等情形，如已進行前述活動，應休息 **15~30 分鐘**後再行測量，以免造成血壓假性偏高。

3. 一般以測量**右手臂**之血壓為準（選擇血壓較高的一側做測量），**通常右手臂的血壓值會較左手臂高 5~15mmHg，慣用手血壓較非慣用手高**，每次應測量同一部位以供比較，新個案或姿位性低血壓病人應測量雙手血壓並記錄之，日後則**以血壓較高的一側為測量基準**。

4. 禁止施行血壓測量的部位包括：**靜脈注射的手臂、有動靜脈分流或動靜脈瘻管的手臂、乳房或腋下手術的患側、上石膏或包紮大型繃帶的患側、半側偏癱的患側**，出現上述情況時**應以測量健側血壓為準**。

5. 測量血壓的方法

(1) 打開血壓計盒蓋，使**血壓計之零點、心臟位置及測量部位呈同一水平高度**。

(2) 取出壓脈帶，打開水銀柱開關，轉鬆打氣球之活塞，擠出壓脈帶內的空氣。

(3) 將橡皮氣囊置於肱動脈上，其**下緣位置需距肘關節窩 1~2 吋**（2.5~5 公分），而後將壓脈帶平整地纏綁在上臂。

(4) 檢測壓脈帶之鬆緊度，約 **1~2 指**可進出之寬度為宜。

(5) 以指腹觸診並確認**肱動脈**位置，將**聽診器膜面**置於肱動脈處，戴上聽診器（**聽診器不可塞入壓脈帶內固定**）。

(6) 一手之食指、中指、無名指觸摸橈動脈，另一手旋緊打氣球活塞的開關。

(7) **以每次 10mmHg 的充氣量持續向上打氣，至橈動脈搏動消失後，再往上打 30mmHg。**

(8) 慢慢鬆開打氣球活塞，以**每秒 2~4mmHg 的速度放氣**，並注視水銀柱下降的刻度，仔細聽診收縮壓及舒張壓。

(9) 在放氣過程中，聽到**第一聲輕敲聲**時水銀柱所指的刻度即為**收縮壓**。

(10) 持續平穩放氣可聽到更清晰強大的聲音，而當聲音轉變為**低沉之變異音**時，即為**第一舒張壓**。

(11) **聲音消失點**時為**第二舒張壓**。

(12) 完全鬆開打氣球之活塞，擠壓出壓脈帶內的空氣。

6. **若需進行重覆測量時，應放鬆壓脈帶，並完全壓出氣囊內的空氣**，待休息 **1~2 分鐘**後，再重新測量。

7. **心律不整**的病人應**連續測量三次血壓**後，再**取其平均值**，會較為準確。

8. 若病人的兩側上肢皆有敷料、石膏及靜脈導管，而致使無法測得肱動脈血壓時，則改以測量下肢**膝膕動脈**的血壓。

9. 測量下肢膕動脈血壓時，應採取**俯臥**姿勢，若無法採行此姿勢，則請病人**稍微彎曲膝蓋**，再選擇適當尺寸的壓脈帶，**包裹於大腿中段後側**。

10. 每次測量後應立即記錄時間及數值，若同時測量一個部位以上，應再加註部位，如右手臂的血壓記錄為：【RA】126/70mmHg；左手臂的血壓記錄為：【LA】120/70mmHg。

11. **雙手舒張壓相差 10mmHg 以上**，顯示可能有**主動脈狹窄**。

12. 2022 年台灣高血壓指引對高血壓的分類如下表。針對高血壓個案，建議監測居家血壓(Home BP monitoring, HBPM)，每次量血壓前至少休息 5 分鐘，遵循 722（請－量－量）方案：
    (1) 「7」：連續測量 7 天。
    (2) 「2」：每日早晚共兩回（第一次量血壓時間為早上醒來後 1 小時且上完廁所，尚未服藥或進食前；第二次量血壓時間為晚上睡前 1 小時）。
    (3) 「2」：每回測量 2 次（2 次要間隔一分鐘），取血壓之平均值。

血壓分類	收縮壓	舒張壓
正常血壓	< 120 mmHg 並且	< 80 mmHg
高血壓前期	120~129 mmHg 並且	< 80 mmHg
高血壓		
第一期	130~139 mmHg 或	80~89 mmHg
第二期	140 mmHg 或	90 mmHg

13. 控制高血壓 S-ABCDE 原則：減鈉(Sodium Restriction)、限酒(Alcohol limitation)、減重(Body weight reduction)、戒菸(Cigarette smoking cessation)、飲食控制(Diet adaptation)、運動(Exercise adoption)。

五、造成血壓測量錯誤的因素與結果

項　目	錯誤因素	結　果
儀器設備	**橡皮氣囊或壓脈帶寬度問題**	
	・橡皮氣囊或壓脈帶寬度太寬	**血壓值假性偏低**
	・橡皮氣囊或壓脈帶寬度太窄	**血壓值假性偏高**
操作過程	**受測肢體放置位置錯誤**	
	・受測肢體高於心臟	**血壓值假性偏低**
	・受測肢體低於心臟	**血壓值假性偏高**
	・受測肢體沒有適當支托	舒張壓假性偏高
	壓脈帶包裹問題	
	・壓脈帶包裹太緊	**血壓值假性偏低**
	・壓脈帶包裹太鬆或不均勻	**血壓值假性偏高**
	視線與水銀柱刻度的位置	
	・視線高於水銀柱（往下看）	**血壓值假性偏低**
	・視線低於水銀柱（往上看）	血壓值假性偏高
	水銀柱未垂直放置	血壓值假性偏高
	充氣問題	
	・過度充氣或充氣不足	**收縮壓假性偏低**
		舒張壓假性偏高
操作過程	**放氣速度問題**	
	・放氣速度太慢	**舒張壓假性偏高**
	・放氣速度太快	**收縮壓假性偏低**
		舒張壓假性偏高
	聽診器問題	
	・聽診器放置位置錯誤	聽不到聲音
	・聽診器過度用力壓在肱動脈上	舒張壓假性偏低
	在水銀下降時再次充氣測量收縮壓	舒張壓假性偏高
	連續兩次測量間未等待 1~2 分鐘	收縮壓假性偏高
		舒張壓假性偏低

QUESTI?N 題｜庫｜練｜習

1. 林先生體溫為38.6℃，護理師觀察到的生理反應，下列何者正確？(A)皮膚蒼白發冷　(B)呼吸加快　(C)脈搏變慢　(D)尿量變多 （102專高一）

2. 湯先生因高血壓入院治療，當護理師為其測量脈搏時發現速率為68次／分、強度為3+、脈壓屬於高壓脈。依湯先生的情況來判斷，其可能出現的是下列何種脈搏類型？(A)洪脈(bounding pulse)　(B)弦脈(wiry pulse)　(C)絲脈(thready pulse)　(D)交替脈(pulse alternans) （102專高一）
   解析) 高血壓病人常出現之脈搏型態為洪脈。

3. 王小弟出生滿8個月，測得的脈搏為120次／分，下列何者為其脈率？(A)跑脈　(B)心搏過速　(C)正常脈搏　(D)脈律不整
   解析) 嬰兒的正常脈搏速率為80~160次／分，平均值為120次／分，故此值為正常。 （102專高一）

4. 代謝性酸中毒病人會出現下列哪一種呼吸型態？(A)換氣不足(Hypoventilation)　(B)畢歐氏呼吸(Biot's respiration)　(C)庫斯毛耳氏呼吸(Kussmaul's respiration)　(D)陳施氏呼吸(Cheyne-Stokes respiration) （102專高一）

5. 當病人血壓突然上升時，會發生下列何種呼吸反應？(A)呼吸變快　(B)呼吸變慢　(C)出現嘆嘆式呼吸(Sighing respiration)　(D)出現庫斯毛耳氏呼吸(Kussmaul's respiration) （102專高一）
   解析) 血壓突然上升會造成反射性呼吸變慢。

6. 下列哪一因素會導致血壓下降？(A)顱內壓上升　(B)服用鎮靜劑　(C)吸菸　(D)急性疼痛 （102專高一）

7. 高血壓病人服用哪一種藥物要特別注意血壓上升的變化？(A)利尿劑　(B)鎮靜劑　(C)硝化甘油(nitroglycerin)　(D)動情素
   解析) 服用動情素藥物時應注意血壓上升變化。 （102專高二）

解答： 　1.B　　2.A　　3.C　　4.C　　5.B　　6.B　　7.D

8. 有關發燒病人的護理措施，下列敘述何者正確？(A)溫水拭浴的水溫為37.7~40℃　(B)頭部使用冰枕時，則選擇測量腋溫　(C)可選擇使用烤燈，以促進排汗降溫　(D)可選擇25℃的冷水浸泡，以利降溫 （102專高二）

   解析 為避免頭部用冷時影響體溫的準確性，應選擇測量腋溫。

9. 收縮壓為何處對血管壁所造成的壓力？(A)右心室　(B)右心房 (C)左心室　(D)左心房 （102專高二）

   解析 收縮壓代表左心室克服血管阻力所做的功。

10. 林先生主訴好冷，蓋被後仍不斷的發抖、寒顫，呼吸快且深，皮膚發紺，則林先生現正處於發燒過程的哪一期？(A)發作期　(B)退熱期　(C)發熱期　(D)休止期 （102專高二）

11. 下列何種情況，可測量口溫？(A)氣喘　(B)癲癇　(C)急性腸炎 (D)鼻竇炎剛手術後 （102專高二）

情況： 白小姐，32歲，剖腹產後入住產後病房，主訴腹痛、微喘與心悸，護理師為她測量生命徵象，並觀察到白小姐臉色蒼白，呼吸急促，整片看護墊已沾滿血液。請依此臨床情境，回答下列二題。

12. 下列何者為主觀症狀(subjective symptoms)？(A)心悸　(B)呼吸數值　(C)臉色蒼白　(D)沾滿血液的看護墊 （103專高一）

13. 承上題，以水銀血壓計測量白小姐的血壓，聽診器聽到下列聲音：壓脈帶充氣到140mmHg後開始放氣，在108mmHg時聽到第一個聲音（尖實的重聲），在100mmHg時聲音開始轉變成瑟瑟聲，到88mmHg時聲音比第一個聲音清脆，到76mmHg時逐漸變成低沉聲，到60mmHg時聲音完全消失。下列敘述何者正確？(A)第一舒張壓為76mmHg　(B)血壓為140/60mmHg　(C)平均血壓為84mmHg　(D)脈搏壓為32mmHg （103專高一）

   解析 (B)血壓為108/60mmHg；(C)平均血壓為76mmHg；(D)脈搏壓為48mmHg。

解答：　8.B　9.C　10.A　11.C　12.A　13.A

14. 孫女士因急性心衰竭入院，digoxin 0.5mg 1# 口服，給藥前測量孫女士脈搏，下列敘述何者錯誤？(A)需測量心尖脈，在第五肋間與左鎖骨中線交叉點　(B)因顧慮個案隱私，所以測量30秒即可　(C)需評估頻率、節律、脈壓及脈量　(D)每次測量應採同一種姿勢　　　　　　　　　　　　　　　　　　(103專高一)

解析 服用毛地黃藥物應測量心尖脈，且必須測量足1分鐘。

15. 嗎啡類藥物使用過量時的呼吸型態為：(A)呼吸過速　(B)換氣過度　(C)呼吸過慢　(D)呼吸短促　　　　　　　　　　　(103專高一)

16. 林先生住院檢查後診斷為膽結石合併膽囊炎，接受膽囊切除手術治療，術後三天，體溫高高低低，有時正常有時發燒，則林先生的發燒類型為：(A)恆常熱(constant fever)　(B)弛張熱(remittent fever)　(C)間歇熱(intermittent fever)　(D)回歸熱(relapsing fever or recurrent fever)　　　　　　　　　　　　　　　(103專高一)

17. 湯先生的脈壓屬於高壓脈，下列敘述何者正確？(A)觸摸起來感覺血管軟且搏動不明顯　(B)因動脈管壁鬆弛，血管內壓力下降所致　(C)是一種異常脈壓，容易發生在心肌梗塞病人休克時　(D)容易出現在老年人、動脈硬化、高血壓的病人　(103專高一)

解析 血管內壓力增加造成高壓脈，其脈搏搏動明顯，常出現在焦慮、運動後、高血壓、動脈硬化及老年人。

情況： 張老太太，79歲，心律不整，呼吸呈現畢歐氏呼吸(Biot's respiration)。請依此回答下列二題。

18. 為張老太太測量血壓時，下列方式何者正確？(A)需將張老太太手臂支托墊高，使手臂與心臟同高　(B)必須使用水銀血壓計測量　(C)正常情況下，左手臂的血壓應較右手臂的血壓高10mmHg　(D)放氣的速度控制在每秒10mmHg　　　　　　　　(103專高一)

解析 測量手臂部位需與心臟呈同一水平高度。

解答：　　14.B　　15.C　　16.D　　17.D　　18.A

19. 承上題，張老太太可能出現的呼吸型態為：(A)呼吸速度及深度由緩而淺，逐漸增加速率及深度　(B)呼吸節律規則，但深度增加，速率變快　(C)呼吸速度及深度均不規則　(D)呼吸深度變淺，速率變慢 （103專高一）

20. 有關人體輻射性散熱的敘述，下列何者正確？(1)人體在室溫中，以輻射方式散失的能量最多　(2)人體表面血管擴張時可利用輻射原理降低體溫　(3)人體皮膚顏色會影響輻射散熱程度　(4)人體在室溫較高的環境中，輻射性散熱的比率也較高。(A) (1)(2)(3)　(B) (1)(2)(4)　(C) (1)(3)(4)　(D) (2)(3)(4)

解析 在高溫環境中輻射散熱的比率較低。 （103專高二）

21. 下列哪一種荷爾蒙分泌增加時會使體溫降低？(A)雄性激素(Testosterone)　(B)動情激素(Estrogen)　(C)甲狀腺素(Thyroxin)　(D)腎上腺素(Adrenaline) （103專高二）

22. 發燒初期病人會出現下列哪一種生理反應？(A)寒顫　(B)頭痛　(C)皮膚發紅　(D)肌肉關節疼痛 （103專高二）

23. 王先生30歲闌尾炎術後第二天，針對手術後病況，下列哪項資料最需要立即通知醫師？(A)飲食情形　(B)排氣情形　(C)血壓不穩定　(D)下床情形 （104專高一）

24. 白先生，50歲，中風，左側偏癱，呼吸不規則，出現脈搏短絀，尿液呈現深琥珀色，入院治療。協助白先生測量生命徵象時，下列敘述何者錯誤？(A)測量血壓時，壓脈帶需綁在右側上臂　(B)測量耳溫時，需將耳朵往上往後拉　(C)測量呼吸時，可將測30秒後之數值乘以2得之　(D)測量血壓時，如需重複測量，可在休息3分鐘後，重新測量 （104專高一）

解析 呼吸不規則時，應測足一分鐘。

解答： 19.C　20.A　21.B　22.A　23.C　24.C

25. 承上題，白先生出現脈搏短絀的情形，下列敘述何者錯誤？(A)白先生可能有心臟傳導功能失效的問題　(B)護理師需同時測量心尖脈及橈動脈才可判斷　(C)白先生之橈動脈次數大於心尖脈次數　(D)心尖脈與橈動脈次數的差距稱為「脈搏差」

　解析 脈搏短絀會造成心尖脈跳動次數大於橈動脈。　　　　　（104專高一）

26. 下列何種情況仍可測量該側的血壓？(A)腋下淋巴摘除手術的患側上肢　(B)靜脈注射之手臂　(C)偏癱的患側　(D)中心靜脈導管同側的肢體　　　　　　　　　　　　　　　　　（104專高一）

　解析 禁止測量血壓的部位：靜脈注射之手臂、腋下手術的患側、半側偏癱患側。

27. 測量服用毛地黃藥物之病人心跳時，下列敘述何者正確？(A)橈動脈脈跳是52次／分時，應為正常現象　(B)測量心尖脈為52次／分時，隔15分鐘後需再測量一次　(C)測量心尖脈15秒為13次時，每分鐘心跳為52次　(D)竇性心律不整是指吸氣時脈量減弱，呼氣時脈量增強　　　　　　　　　　　　　　（104專高一）

　解析 (A)正常心跳次數60~100次／分鐘；(C)服用毛地黃藥物及測量心尖脈時應測足一分鐘；(D)竇性心律不整是指吸氣時脈率增快；呼氣時脈率下降。

28. 羅先生32歲因車禍外傷大量出血住院，測量個案呼吸時發現張口呼吸、鼻翼外展、使用呼吸輔助肌以及心跳速率增加，影響羅先生呼吸的因素，下列何者錯誤？(A)交感神經受刺激　(B)血壓突然上升　(C)大量出血　(D)疼痛　　　　　　　　（104專高二）

　解析 血壓突然上升會造成呼吸速率減緩。

29. 有關凍瘡的敘述，下列何者正確？(A)常發生於身體之軀幹　(B)凍瘡處可以使用烤燈增加溫度　(C)可按摩凍瘡處，增加血液循環　(D)凍瘡處可浸泡溫水，水溫由10°C~15°C開始浸泡

　解析 (A)凍瘡好發於耳垂、鼻尖、手指及腳趾；(B)凍瘡處應浸泡於溫水中；(C)不可搓揉凍瘡部位以避免損傷。　　　　　　　　　　（104專高二）

解答：　　25.C　　26.D　　27.B　　28.B　　29.D

30. 有關換氣過度的現象，下列敘述何者正確？(A)常出現於焦慮害怕者 (B)呼吸速率超過20次／分，但深度不變或是微減 (C)常出現在麻醉劑使用過量者 (D)常造成血液中氧氣下降，二氧化碳過多 （104專高二）

解析 (B)過度換氣時呼吸速率與深度均增加；(C)麻醉劑使用過量會出現呼吸過緩及換氣不足；(D)換氣過度會造成動脈血氧分壓上升、二氧化碳分壓下降。

31. 有關脈搏測量部位的敘述，下列何者正確？(A)嬰幼兒較容易觸摸到搏動，且較常測量的部位為頸動脈 (B)位在足內踝後方的測量部位為足背動脈 (C)肱動脈位在手肘彎偏外側處 (D)稍微彎曲膝蓋較容易測得膝膕動脈 （104專高二）

解析 (A)嬰幼兒較常測量的部位為心尖脈；(B)足背動脈位於足背上第一腳趾與第二腳趾間；(C)肱動脈位在手肘彎偏內側處。

32. 下列何項因素可能會導致病人體溫過低？(A)甲狀腺機能亢進 (B)身體有炎症反應 (C)血糖過低 (D)罹患癌症 （104專高二）

解析 甲狀腺機能亢進、細菌或病毒感染、腫瘤會造成體溫上升。

33. 陳先生因高血壓、心臟病引發缺血性中風造成左側肢體偏癱，右手0.9% NS 500mL點滴滴注中，下列護理措施何者正確？(A)血壓最好兩側上肢肢體輪流測量以免數值有偏差 (B)測量脈搏數值宜以聽診器聽診心尖搏動 (C)測量脈搏時間以15秒為宜 (D)壓脈帶綁太緊時易造成血壓數值假性偏高 （104專高二）

解析 (A)血壓監測不宜測量肢體偏癱的患側；(C)測量脈搏宜測足一分鐘；(D)壓脈帶綁太緊時易造成血壓數值假性偏低。

34. 下列針對發燒的護理措施，何者係依「輻射原理」所設計？(A)依醫囑給予冰枕 (B)維持病室空氣流通 (C)移除過厚的衣物或被蓋 (D)鼓勵攝取大量水分 （105專高一）

解析 減少衣物是運用輻射的原理。

解答： 30.A 31.D 32.C 33.B 34.C

35. 劇烈運動後，個體的呼吸會發生下列哪一種反應？(A)呼吸變深而快　(B)呼吸變深而慢　(C)呼吸變淺而快　(D)呼吸由淺而快，逐漸變深而慢 　　　　　　　　　　　　　　（105專高一）

36. 有關體溫測量的敘述，下列何者錯誤？(A)協助嬰兒測量肛溫時，肛表插入深度為2吋　(B)協助2歲兒童測量耳溫時，應將耳朵往下往後拉　(C)耳溫測量的溫度與口溫相近　(D)採用內科無菌技術 　　　　　　　　　　　　　　（105專高一）
    解析 協助嬰兒測量肛溫時，肛表插入深度為0.5吋（1.25公分）。

37. 有關生命徵象測量的敘述，下列何者錯誤？(A)嬰幼兒需測量呼吸1分鐘　(B)為兒童測量時，建議先測量呼吸　(C)左手臂靠近心臟，所以左手臂測量的血壓會較右手臂為高　(D)測量血壓時，需請病人勿談話及移動測量的肢體 　　　　　　（105專高一）
    解析 左手臂的血壓值會低於右手臂約5~15mmHg。

38. 有關人體維持血壓因素的敘述，下列何者正確？(A)末梢血管阻力，會影響舒張壓的高低　(B)當血比容大於50%時，會導致血壓下降　(C)組織胺會使血管收縮，血壓上升　(D)控制血管收縮和舒張的中樞位於下視丘 　　　　　　　　　（105專高一）

39. 有關耳溫槍測量體溫的敘述，下列何者正確？(A)測量3歲以下兒童時，耳朵往上往後拉　(B)耳道發炎病人耳溫槍應輕放於耳道入口　(C)耳垢過多會影響耳溫數值　(D)耳道溫度應高於肛溫
    解析 (A)測量3歲以下兒童時，耳朵往下往後拉；(B)耳道發炎病人不宜測量耳溫；(D)耳道溫度低於肛溫。 　　　　　（105專高一）

40. 人體主要的散熱方式為何？(A)經由皮膚傳導散熱　(B)經由呼吸對流散熱　(C)經由皮膚輻射散熱　(D)經由皮膚和呼吸蒸發散熱 　　　　　　　　　　　　　　　　　　　　　（105專高二）

解答：　　35.A　　36.A　　37.C　　38.A　　39.C　　40.C

41. 脈搏短絀(pulse deficit)的脈律特性為何？(A)脈搏間隔時間長短不一，跳幾下停一下　(B)脈搏快到無法測量且不規則　(C)心尖脈與橈動脈的跳動不一致　(D)有時脈動明顯，有時無法摸到
（105專高二）

42. 有關呼吸型態的敘述，下列何者正確？(A)庫斯摩爾氏呼吸(Kussmaul's respiration)的呼吸次數經常大於20次／分，節律不規則　(B)陳施氏呼吸(Cheyne-Stokes respiration)，是淺而慢的規則型態　(C)畢歐氏呼吸(Biot's respiration)，呼吸的頻率及深度規則(D)喟嘆式呼吸(Sighing respiration)常發生於大出血或臨終時
解析 (A)庫斯摩爾氏呼吸的呼吸節律規則；(B)陳施氏呼吸的呼吸型態呈現不規則變化；(C)畢歐氏呼吸的呼吸頻率與深度均不規則。
（105專高二）

43. 下列何種病人較不需要以測量一分鐘的心尖脈為脈搏值？(A)新生兒　(B)脈搏短絀者　(C)一般5歲孩童　(D)心律不整者
（105專高二）

44. 熱中暑病人的生命徵象及臨床表徵，下列何者正確？(A)皮膚蒼白濕冷　(B)初期血壓上升　(C)脈搏減緩　(D)呼吸慢而深
解析 熱中暑病人皮膚潮紅乾熱、脈搏快而強、呼吸快而弱。
（105專高二）

45. 寒流來襲，許先生將家中門窗緊閉，不久之後許先生感覺頭暈不適，造成病人此症狀之最可能原因為何？(A)體內O_2濃度上升，呼吸速率增快　(B)體內CO_2濃度上升，呼吸速率增快　(C)體內O_2濃度下降，呼吸速率減緩　(D)換氣過度造成呼吸速率與深度增加
（105專高二）

46. 腎臟衰竭病人，體溫38.7°C，下列衛教或護理措施，何者較不適當？(A)維持室溫26°C　(B)建議每日飲水3,000c.c.　(C)協助執行口腔護理　(D)協助使用冰枕
（105專高二）
解析 腎臟衰竭病人應以醫囑之限水量為依據。

解答：　41.C　42.D　43.C　44.B　45.B　46.B

47. 陳先生剛從大陸返台，持續兩天高燒不退，至門診就醫治療，主訴：這兩天身體一直燙燙的，耳溫都約維持38.5~39.5℃。下列何者是陳先生可能的發燒型態？(A)恆常熱(constant fever)　(B)弛張熱 (remittent fever)　(C)回歸熱 (relapsing fever)　(D)間歇熱 (intermittent fever)　　　　　　　　　　　　　　（106專高一）

　　解析 體溫數日持續在高溫狀態，且24小時的波動範圍不超過1℃，稱為恆常熱。

48. 承上題，下列哪些發燒的護理措施不恰當？(A)維持室內溫度低於一般室溫　(B)適時給予口腔衛生及清潔　(C)請家屬多些人來陪伴，以減少病人焦慮不安的情緒　(D)採少量多餐，並提供清淡與高熱量之營養食品　　　　　　　　　　　（106專高一）

　　解析 發燒時應減少訪客，讓病人在安靜舒適的環境中臥床休息。

49. 下列何者為造成血壓假性偏高的原因？(A)壓脈帶包裹太鬆　(B)視線高於水銀柱　(C)壓脈帶太寬　(D)被測量的手臂高於心臟
　　　　　　　　　　　　　　　　　　　　　　　　　（106專高一）

50. 熱中暑病人之救護措施，下列何者錯誤？(A)移至陰涼處予以冷敷　(B)採平躺，抬高上半身　(C)限制活動以獲得充分休息　(D)予以保暖促進流汗　　　　　　　　　　　　　　　（106專高一）

　　解析 熱中暑時應使用冰枕、濕冷敷、冷水拭浴及覆蓋低溫毯。

51. 照護1歲9個月的兒童時，測量生命徵象的順序，下列何者正確？(A)呼吸→脈搏→體溫→血壓　(B)血壓→體溫→呼吸→脈搏　(C)體溫→血壓→呼吸→脈搏　(D)脈搏→呼吸→血壓→體溫
　　　　　　　　　　　　　　　　　　　　　　　　　（106專高一）

52. 當血壓為146/82mmHg時，平均動脈壓為多少？(A) 90mmHg　(B) 98mmHg　(C) 103mmHg　(D) 113mmHg　　　　　　（106專高一）

　　解析 82+[(146-82)/3]=82+21=103mmHg。

解答：　47.A　　48.C　　49.A　　50.D　　51.A　　52.C

53. 決定血壓中舒張壓變動的主要因素，下列何者正確？(A)周邊血管阻力 (B)全身循環血量 (C)血液黏稠度 (D)心室收縮力

（106專高二）

54. 身體散熱的主要途徑，下列何者正確？(A)皮膚 (B)呼吸 (C)排尿 (D)唾液

（106專高二）

55. 發燒初期(onset)，病人出現的症狀，下列何者正確？(1)呼吸速率加快 (2)呼吸速率不變 (3)呼吸速率變慢 (4)皮膚較蒼白 (5)皮膚顏色不變 (6)皮膚發紅。(A) (1)(4) (B) (2)(5) (C) (3)(6) (D) (1)(6)

（106專高二）

解析 發燒初期出現呼吸及心跳加快、皮膚蒼白與冰冷。

56. 有關影響體溫的因素，下列何者正確？(1)甲狀腺素的分泌會使體溫升高 (2)正常人一天當中體溫變動在0.5~2.5℃之間 (3)排卵後，體溫上升 (4)長期使用Morphine會使體溫下降 (5)吸菸後，體溫會偏高。(A) (1)(2)(3) (B) (1)(3)(5) (C) (2)(3)(4) (D) (1)(4)(5)

（106專高二）

57. 有關影響血壓的因素，下列何者錯誤？(A)膀胱脹滿會使血壓上升 (B)天氣寒冷會使血壓上升 (C)顱內壓增高時，血壓上升 (D)飲酒過多，血壓上升

（106專高二）

解析 飲酒會造成血壓下降，長期酗酒會造成血壓上升。

58. 因心律不整造成缺血性中風，導致左側偏癱且右手點滴滴注的病人測量其血壓時，下列何者正確？(A)可測量右下肢肢體血壓 (B)血壓可連續測量三次，以最後一次數值為主 (C)測量時放氣速度太慢易形成收縮壓偏高 (D)測量時聽診器應放置於尺動脈處

（106專高二）

解析 靜脈注射手臂及半側偏癱的患肢禁止測量血壓，故可測量下肢血壓。

解答： 53.A 54.A 55.A 56.B 57.D 58.A

59. 因情緒過於激動、換氣過度所造成的生理影響，下列何者正確？
(A)二氧化碳排出過多　　(B)二氧化碳蓄積　　(C)氧氣排出過多
(D)氧氣蓄積　　　　　　　　　　　　　　　　　　（106專高二補）

60. 當收縮壓為150mmHg，舒張壓為100mmHg時，其脈博壓(pulse
pressure)為多少？(A) 250mmHg　(B) 50mmHg　(C) 125mmHg
(D) 25mmHg　　　　　　　　　　　　　　　　　　（106專高二補）
解析〉脈博壓＝收縮壓－舒張壓，150-100=50mmHg。

61. 寒冷時身體會出現下列哪些反應來調節體溫？(A)增加汗腺分泌
(B)減少代謝活動　(C)減少骨酪肌活動　(D)釋放甲狀腺素
　　　　　　　　　　　　　　　　　　　　　　　　（106專高二補）

62. 有關呼吸的敘述，下列何者錯誤？(A)呼吸調節區，位於橋腦上
方，傳遞衝動抑制吸氣　(B)吸氣時，內肋間肌收縮，約2秒鐘
(C)成人正常的潮氣容積約為500~700mL　(D)當血碳酸過高時，
會增加呼吸的深度及速率　　　　　　　　　　　　（106專高二補）
解析〉吸氣時，外肋間肌收縮，約2秒鐘。

63. 下列何種情形，會出現心搏過速的狀況？(A)缺氧　(B)顱內壓上
升　(C)高血鉀症　(D)毛地黃中毒　　　　　　　（106專高二補）

64. 林女士體溫由36.2℃增加至37.2℃，其新陳代謝率可能增加多少
％？(A) 10%　(B) 13%　(C) 15%　(D) 18%　　　（107專高一）

65. 有關發燒型態，下列敘述何者正確？(A)病人出現弛張熱時，其
體溫會出現正常的情形　(B)手術後傷口感染的病人可能出現回
歸熱　(C)病人體溫一直維持在高於正常的情形，可能是回歸熱
(D)瘧疾病人最常出現的發燒型態為恆常熱　　　　（107專高一）
解析〉(A)弛張熱時，其體溫均高於正常；(C)體溫一直維持在高於正
常，可能是恆常熱；(D)瘧疾病人最常出現的發燒型態為間歇
熱。

解答：　59.A　60.B　61.D　62.B　63.A　64.B　65.B

66. 有關測量血壓的敘述，下列何者錯誤？(A)如果要了解個體平時血壓狀態，建議每次測量同一部位　(B)正常時左右手臂血壓值差異值介於20~30mmHg之間　(C)聽診隙經常出現於柯氏音(Korotkoff's sounds)之第一期與第二期之間　(D)需重複測量時，建議間隔1~2分鐘後再測　　　　　　　（107專高一）

　　解析 正常時左右手臂血壓值差異值介於5~15mmHg之間。

67. 測量成人病人脈搏時，發現速率超過100次／分鐘，間隔時間長短不一，其先後相繼無一定的節律，呈現跳幾下停一下的狀況，病人脈搏所呈現的脈律不整，下列何者最有可能？(1)二重脈　(2)三重脈　(3)間歇脈　(4)心搏過速。(A) (1)(3)　(B) (1)(4)　(C) (2)(4)　(D) (3)(4)　　　　　　　　　　　　　　　（107專高一）

68. 血壓收縮壓146mmHg，舒張壓82mmHg，其脈搏壓為多少？(A) 52mmHg　(B) 64mmHg　(C) 76mmHg　(D) 88mmHg

　　解析 脈搏壓＝收縮壓－舒張壓，146-82=64mmHg。　（107專高一）

69. 臨終病人的脈搏，較易測得的部位是：(A)橈動脈　(B)頸動脈　(C)股動脈　(D)足背動脈　　　　　　　　　　　　　　（107專高一）

70. 下列何者為人體的排泄器官（或系統）？(1)口腔　(2)皮膚　(3)肺臟　(4)小腸。(A) (1)(2)　(B) (2)(3)　(C) (3)(4)　(D) (1)(3)

　　　　　　　　　　　　　　　　　　　　　　　　　（107專高二）

71. 有關體溫過低的症狀，下列敘述何者正確？(A)體溫低於33℃時意識會喪失　(B)發冷發抖、皮膚蒼白、冰冷　(C)呼吸心跳變快　(D)尿量增加　　　　　　　　　　　　　　　　　（107專高二）

　　解析 體溫過低是指體溫低於35℃，會出現發冷發抖、皮膚蒼白、冰冷、呼吸心跳變慢、尿量減少。

72. 李女士為糖尿病人，當她發生酮酸中毒的健康問題時，會出現下列何種呼吸型態？(A)呼吸暫停(apnea)　(B)呼吸過慢(bradypnea)　(C)換氣不足(hypoventilation)　(D)庫斯毛耳氏呼吸(Kussmaul's respiration)　　　　　　　　　　　　　　　　（107專高二）

解答：　66.B　67.D　68.B　69.B　70.B　71.AB　72.D

73. 江小姐，參與路跑活動後，出現大量流汗、皮膚蒼白濕冷、血壓降低、脈搏快而弱、頭痛及噁心的現象，下列敘述何者正確？(1)江小姐出現熱衰竭的情形　(2)江小姐出現中暑的情形　(3)稍微將下肢抬高　(4)頭部稍微墊高。　(A) (1)(3)　(B) (1)(4)　(C) (2)(3)　(D) (2)(4)　　　　　　　　　　　　　　　　　　　　　（107專高二）

74. 有關脈搏之敘述，下列何者錯誤？(A)脈率與呼吸的比例為4：1　(B)脈搏次數與心輸出量相關　(C)脈壓(pulse pressure)是指心臟收縮時血流衝擊在血管壁上的力量大小　(D)脈律(pulse rhythm)是指心跳之間的間隔　　　　　　　　　　　　　（107專高二）
　解析 脈量是指心臟收縮時血流衝擊在動脈血管壁力量的大小程度。

75. 測量心臟血管疾病成年病人之每分鐘心跳次數，下列敘述何者正確？(A)應測量心尖脈　(B)常測量橈動脈　(C)聽診右胸第三肋間心音　(D)測量15秒心跳數再乘以四　　　　　　　　　（107專高二）

76. 下列哪一因素會造成血壓下降？(A)心肌收縮力增強　(B)血量減少　(C)動脈血管彈性差　(D)血流速度減緩　　　　　　　（108專高一）

77. 有關體熱散熱方式的敘述，下列何者錯誤？(A)冰枕是利用傳導的方式來散熱　(B)身體伸展可增加體表面積，經輻射方式來散熱　(C)流汗是利用蒸發的方式來散熱　(D)睡在涼爽的蓆子上是利用對流的方式來散熱　　　　　　　　　（108專高一）
　解析 睡在涼爽的蓆子上是利用傳導的方式來散熱。

78. 下列何種情況，較不會出現脈搏次數增加的情形？(A)禁食　(B)甲狀腺素增加　(C)急性疼痛　(D)低血氧　　　　（108專高一）

79. 有關影響生命徵象的因素，下列何者錯誤？(A)抽菸會造成血壓上升，體溫偏高，呼吸速率增加　(B)女性的體溫較高，脈率較高，呼吸速率較慢　(C)大量出血時，會造成體溫下降，呼吸速率增加　(D)使用鎮靜劑，會使呼吸速率下降，血壓下降
　解析 呼吸速率與脈搏速率成正比，其比率約為1:4~1:5。　（108專高一）

解答：　73.A　74.C　75.A　76.B　77.D　78.A　79.B

80. 病人因車禍導致身體多處挫傷，車禍當時呼吸急促、感覺呼吸不順、血壓下降，下列何者是造成病人呼吸變化最有可能的原因？(A)疼痛　(B)焦慮　(C)內出血　(D)副交感神經受刺激（**108專高一**）
解析 病人受傷後出現呼吸困難、血壓下降，應懷疑是否有內出血。

81. 以身體而言，溫度最高的部位為下列何者？(A)肝臟　(B)耳垂　(C)四肢　(D)軀幹 （**108專高二**）

82. 下列何者最有可能導致平均動脈壓下降？(A)心跳速率增加、心搏出量減少、周邊阻力上升　(B)心跳速率增加、心搏出量增加、周邊阻力下降　(C)心跳速率減少、心搏出量減少、周邊阻力下降　(D)心跳速率減少、心搏出量增加、周邊阻力上升
解析 心跳速率減少、心搏出量減少、周邊阻力下降會造成血壓下降，進而，造成平均動脈壓下降。 （**108專高二**）

83. 有關發燒初期之症狀表現，下列何者正確？(A)呼吸減緩　(B)心跳速度加快　(C)皮膚發燙　(D)譫妄 （**108專高二**）

84. 關於體溫調節的生理機轉，下列敘述何者錯誤？(A)皮膚對冷的感覺較敏銳　(B)利用正回饋來調節產熱及散熱　(C)血管收縮為產熱機制　(D)汗腺分泌為散熱機制 （**108專高二**）
解析 利用負回饋機制調節產熱及散熱。

85. 關於體溫過低的敘述，下列何者錯誤？(A)可能導因於大出血、敗血症　(B)會產生心跳變弱，呼吸與血壓下降　(C)可依醫囑給予靜脈注射溫暖輸液　(D)需快速身體加溫，以預防進一步損傷
解析 體溫過低需採自然回溫方式，回溫速度每小時＜0.5℃。
（**108專高二**）

86. 隨著呼吸狀態而改變的脈搏，吸氣期脈搏減弱，呼氣期增強，此稱之為：(A)柯利干氏脈(Corrigan's pulse)　(B)竇性心律不整(sinusarrhythmia)　(C)奇異脈(paradoxical pulse)　(D)間歇脈(intermittent pulse) （**109專高一**）

解答：　80.C　81.A　82.C　83.B　84.B　85.D　86.C

87. 一位初入院的病人主訴不適且左側無力，血壓數值右手148/76mmHg、左手120/66mmHg，下列處置何者較適當？(A)測量其雙下肢的血壓 (B)再測量一次雙手血壓 (C)測量不同姿位之血壓 (D)記錄採左手臂血壓值 （109專高一）

解析〉當左側肢體無力時，應以測量健側血壓為準，並做記錄。

88. 有關成人耳溫及其測量的敘述，下列何者錯誤？(A)耳朵往下往後拉 (B)耳道發炎者不適用 (C)使用耳套避免交互感染 (D)耳道溫度高於腋溫 （109專高一）

解析〉測量成人耳溫應向上向後拉。

89. 病人的呼吸開始時短而淺，之後漸漸加深，然後又逐漸下降，直至呼吸暫停或完全停止，呈週期性出現，此種呼吸型態稱為？(A)唉嘆氏呼吸 (sighing respiration) (B)陳施氏呼吸 (Cheyne-stokes respiration) (C)畢歐氏呼吸(Biot's respiration) (D)庫斯毛耳呼吸(Kussmaul's respiration) （109專高一）

90. 一位75歲男性、身材適中、有心房纖維震顫、高血壓及梗塞性腦中風導致右側肢體偏癱的住院病人，目前左手注射 D_5W+KCl 10 mEq 40c.c./小時，以電子血壓計測量血壓，下列有關血壓和脈搏測量，何者最適當？(A)如血壓需重複測量，壓脈帶內空氣不需放鬆，兩次測量間隔2分鐘 (B)應同時測量心尖脈及左手橈動脈脈搏 (C)應測量左右手血壓，取數值較低側為準 (D)測量大腿血壓時，壓脈帶包裹於膝膕動脈處 （109專高一）

解析〉(A)如需重複測量血壓，應放鬆壓脈帶內的空氣；(C)應測量左右手血壓，取數值較高側為準；(D)測量大腿血壓時，壓脈帶應包裹於大腿中段後側。

91. 有關體溫變化的敘述，下列何者錯誤？(A)老年人體溫會比其他年齡層人低 (B)焦慮、面對壓力時，會使體溫下降 (C)甲狀腺功能不足時，體溫會下降 (D)排卵後，黃體激素分泌增加，使體溫升高 （109專高一）

解析〉焦慮、面對壓力時，會使體溫上升。

解答： 87.B 88.A 89.B 90.B 91.B

92. 孫先生昨天開始解尿不順、尿道灼熱感、臉色發紅、皮膚溫暖乾燥，生命徵象：血壓126/76mmHg、體溫39.2°C（耳溫）、脈搏116次／分、呼吸26次／分，孫先生出現發燒現象，下列護理措施何者不適當？(A)指導病人減少外在覆蓋物　(B)提供液體以補充無感水分散失　(C)指導多下床活動　(D)協助進行尿液檢驗

    解析 發燒狀態下，應採臥床休息。　　　　　　　　　　（109專高二）

93. 有關呼吸特性之敘述，下列何者正確？(A)內呼吸又稱為肺呼吸(B)吸氣時內肋間肌收縮　(C)呼氣時肋骨下降　(D)吸氣時橫膈膜放鬆　　　　　　　　　　　　　　　　　　　　　　（109專高二）

    解析 (A)內呼吸又稱為體呼吸；(B)吸氣時外肋間肌收縮；(D)吸氣時橫膈收縮並下降。

94. 冷熱應用能量轉換原理於人體散熱之情境，下列何者正確？(A)發燒時，減少病人被蓋，主要是利用對流(convection)原理　(B)高溫環境中，人體藉擴張表面血管調整體溫，主要是利用傳導(conduction)原理　(C)寒流來襲時，運用暖暖包協助提高體溫，主要是利用輻射(radiation)原理　(D)運動後，呼吸速率變快，水分散失增加以降溫，主要是利用蒸發(evaporation)原理

    解析 (A)減少病人被蓋，是利用輻射原理；(B)人體藉擴張表面血管調整體溫，是利用輻射原理；(C)寒流來襲時，運用暖暖包協助提高體溫，是利用傳導原理。　　　　　　　　　（109專高二）

95. 一位心房纖維震顫病史的病人，其橈動脈52次／分鐘、搏動規律，病人無感到頭暈及疲倦，為了確認病人是否出現脈搏短絀的問題，下列何者為最適當之立即性處置？(A)重複測量雙側橈動脈　(B)施作12導程心電圖　(C)測量心尖脈搏動次數　(D)評估足背動脈脈搏　　　　　　　　　　　　　　　　　　　（109專高二）

    解析 心房纖維震顫病史的病人應同時測量橈動脈及心尖脈搏動次數。

解答： 92.C 93.C 94.D 95.C

96. 一般成人的大腿血壓測量方式與結果之敘述，下列何者正確？
(A)其收縮壓會較上肢低20~40mmHg　(B)充氣囊寬度為測量肢體圓周之20%　(C)聽診器放置在足背動脈處　(D)壓脈帶下緣應置於膝膕上方 　　　　　　　　　　　　　　　　　　（109專高二）

97. 血壓數值為140/80mmHg，其平均動脈壓數值為多少mmHg？(A) 60　(B) 130　(C) 100　(D) 200 　　　　　　　　　　（109專高二）

解析 平均動脈壓為舒張壓＋1/3脈搏壓（收縮壓－舒張壓），故此題答案為100mmHg。

98. 「換氣過度」病人的動脈氣體分析結果，下列何者最有可能？
(A)呼吸性酸中毒　(B)呼吸性鹼中毒　(C)代謝性酸中毒　(D)代謝性鹼中毒 　　　　　　　　　　　　　　　　　　　　　　（110專高一）

99. 李先生車禍後因腦挫傷導致顱內壓上升，他的體溫及呼吸可能會出現下列何種反應？(A)體溫上升、呼吸過速　(B)體溫上升、呼吸過慢　(C)體溫下降、換氣過度　(D)體溫下降、換氣不足
　　　　　　　　　　　　　　　　　　　　　　　　　　（110專高一）

100. 有關體溫的調節，下列敘述何者錯誤？(A)下視丘是利用負回饋來統整身體產熱與散熱間之生理過程的主要中心　(B)效應系統(effector system)指的是血管、骨骼肌及汗腺等體溫調節反應器　(C)病人調整室內溫度屬於行為機轉　(D)下視丘對於體表溫度較為敏感 　　　　　　　　　　　　　　　　　　　　　　　　　　（110專高一）

解析 下視丘對核心溫度較為敏感。

101. 有關影響呼吸的相關因素，下列敘述何者正確？(A)年齡愈大，呼吸速率愈快　(B)大出血時，呼吸速率加快　(C)胸腔積水，呼吸速率下降　(D)急性疼痛，呼吸速率下降 　　　　　　　　　　　　　（110專高一）

解答：　　96.D　　97.C　　98.B　　99.B　　100.D　　101.B

102. 有關脈律(pulse rhythm)的敘述，下列何者正確？(A)二重脈
(bigeminal pulse)的病人會出現每兩次正常脈動後，緊跟著出現
一次未成熟的搏動　(B)主動脈瓣膜閉鎖不全的病人可能出現柯
利干氏脈(Corrigan's pulse)　(C)竇性心律不整(sinus arrhythmis)
的病人會出現吸氣時脈量減弱，呼氣時增強的情形　(D)跑脈
(running pulse)會出現脈搏間隔時間長短不均，無固定節律，跳
幾下停一下的情形　　　　　　　　　　　　　　（110專高一）

103. 有關血壓的測量，下列敘述何者正確？(A)壓脈帶成人用充氣囊
寬度18~20公分，長度約24~26公分　(B)壓脈帶包覆在靜脈點滴
注射位置上方至少2吋　(C)心律不整病人應測量三次血壓後取
其平均值　(D)半側偏癱病人應測量患側肢體　　（110專高一）

　解析 (A)壓脈帶成人用充氣囊寬度12~14公分，長度約22~23.5公
　　　　分；(B)不可在靜脈點滴注射手臂測量血壓；(D)半側偏癱病人應
　　　　測量健側肢體。

104. 游奶奶接受雙側膝關節置換術，術後第一天使用自控式嗎啡疼
痛控制器止痛，白班護生王同學照顧游奶奶，9:40 am尚未備口
服藥物，實習指導老師詢問下，王同學表示：「奶奶還在睡
覺，剛剛測量的生命徵象BP為122/64mmHg、TPR:36.4°C、64次
／分、8次／分，我想奶奶昨天開刀應該讓她休息一下，我不忍
心叫她起床吃藥」，針對上述情境，下列處置何者最適當？(A)
應讓病人有足夠的休息，以利術後復原　(B)服藥時間已超過應
暫停給此次服藥　(C)護生具有關懷之心應給予正向鼓勵　(D)立
即再次確認病人生命徵象之正確性　　　　　　　（110專高二）

　解析 嗎啡會造成呼吸減緩或抑制，護生測量此病人的呼吸次數僅為8
　　　　次／分，故此時應立即再次確認護生所測量的生命徵象是否正
　　　　確。

105. 承上題，游奶奶術後第一天生命徵象的改變，下列敘述何者正確？(A)傷口疼痛會使得呼吸速率變慢　(B)鴉片類止痛劑會抑制呼吸速率及深度　(C)術後失血減低呼吸速率　(D)全身麻醉劑刺激呼吸速率　　　　　　　　　　　　　　　　（110專高二）

　解析 嗎啡會造成呼吸減緩或抑制。

106. 下列何者是最可能發生心搏速率＞100次／分的情況？(A)正在服用毛地黃藥物之病人　(B)低體溫入院的溺水病人　(C)規律服用Propranolol的老年病人　(D)甲狀腺機能亢進的中年病人

　　　　　　　　　　　　　　　　　　　　　　　　　　　（110專高二）

107. 有關血壓之敘述，下列何者錯誤？(A)飲酒過量，會使血管收縮導致血壓上升　(B)顱內壓過高者，會出現心跳變慢、血壓上升　(C)一天中，午後或傍晚的血壓值最高　(D)血壓值變化從高到低，依序為站姿、坐姿、平躺　　　　　　　　　（110專高二）

　解析 飲酒會使血管擴張，導致血壓下降。

108. 關於脈搏的特性或測量之敘述，下列何者正確？(A)脈搏於吸氣增快，呼氣變慢稱為柯利干氏脈(Corrigan's pulse)　(B)正常脈搏強度的標記為1+　(C)評估雙下肢動脈阻塞情形，可測量足背動脈　(D)尺及橈動脈之脈搏均為70次／分、心尖脈為85次／分，稱為竇性心律不整　　　　　　　　　　　　　　　（110專高二）

　解析 (A)脈搏於吸氣增快，呼氣變慢稱為竇性心律不整；(B)正常脈搏強度的標記為2+；(D)尺及橈動脈之脈搏均為70次／分、心尖脈為85次／分，稱為脈搏短絀。

109. 某男士在高溫環境工作大量流汗，感覺頭暈，虛弱不適，至急診就醫時意識清楚、臉色蒼白、皮膚濕冷、體溫37.9℃、血壓100/65mmHg，依上述症狀判斷其可能發生的問題為下列何者？(A)中暑　(B)熱衰竭　(C)熱痙攣　(D)熱感冒　　　（111專高一）

　解析 高溫環境致使大量流汗，造成體溫增高、臉色蒼白、皮膚濕冷等症狀，是為熱衰竭。

解答： 　105.B　106.D　107.A　108.C　109.B

110. 關於影響呼吸速率之相關因素的敘述，下列何者正確？(A)大出血，呼吸變慢　(B)男性較女性的呼吸速率慢　(C)焦慮時，呼吸變慢　(D)血壓下降，呼吸變慢　　　　　　　　　　（111專高一）

解析 大出血、焦慮時、血壓下降，均會使呼吸變快。

111. 下列何種疾病或情況的病人不會採端坐呼吸？(A)腹水　(B)充血性心臟衰竭　(C)氣喘　(D)腦幹腫瘤　　　　　　（111專高一）

解析 腦幹腫瘤可能會造成顱內壓上升，出現畢歐式呼吸(Biot's respiration)。

112. 關於心搏過緩(bradycardia)的描述，下列何者正確？(A)常見於毛地黃中毒、體溫過低的病人　(B)補充甲狀腺素可能產生的合併症　(C)低於成人平均72次／分鐘就可稱之　(D)登山時因空氣稀薄會出現的代償作用　　　　　　　　　　（111專高一）

解析 (B)甲狀腺素增高的合併症可能導致心跳速率增快；(C)心搏過緩是指心跳低於50或60次／分鐘；(D)登山時因空氣稀薄會出現心跳速率增快。

113. 關於脈搏測量方式的描述，下列何者錯誤？(A)新生兒與嬰兒脈搏需測量心尖脈1分鐘　(B)下肢行外科手術前後需要測量足背動脈　(C)一般成人最常用的周邊脈搏為肱動脈　(D)心律不整者需同時測量心尖脈與橈動脈　　　　　　　　　　（111專高一）

解析 一般成人最常用的周邊脈搏為橈動脈。

114. 下列何者非維持血壓的因素？(A)心輸出量　(B)血液黏滯性　(C)動脈長度　(D)動脈彈性　　　　　　　　　　（111專高一）

115. 有關影響體溫的因素，下列敘述何者正確？(1)老人的體溫往往稍高　(2)焦慮時體溫會上升　(3)甲狀腺功能不足，體溫會偏高　(4)女生排卵時，體溫會稍高。(A) (1)(2)　(B) (1)(3)　(C) (2)(4)　(D) (3)(4)　　　　　　　　　　（111專高二）

解析 老年人及甲狀腺功能低下者體溫會較低。

解答：　110.B　111.D　112.A　113.C　114.C　115.C

116. 下列何種情況，不需要每4小時測量一次體溫？(A)發燒病人 (B)病危病人　(C)手術後第二天　(D)電腦斷層檢查後

解析 當生命徵象出現異常或可能出現異常時，需每四小時測量一次，例如發燒、病危、術後等。　　　　　　　　　　（111專高二）

117. 關於換氣過度(hyperventilation)的特徵，下列敘述何者正確？(1)一種較正常慢而淺的呼吸　(2)一種深而快的呼吸　(3)造成血液中CO_2下降，而O_2上升　(4)造成血液中O_2下降，而CO_2上升。(A) (1)(2)　(B) (1)(4)　(C) (2)(3)　(D) (3)(4)　　（111專高二）

解析 換氣過度是一種快且深的呼吸型態，造成血液中CO_2下降，而O_2上升。

118. 關於常見脈律不整類型的敘述，下列何者錯誤？(A)二重脈(bigeminal pulse)：脈動出現每二次正常脈之後，緊跟著一次不成熟脈動　(B)間歇脈(intermittent pulse)：脈搏間隔時間長短不一，跳幾下會停一下，無一定節律　(C)跑脈(running pulse)：脈律細、不規則而快，150次／分鐘以上，有時會快到無法測量　(D)脈搏短絀(pulsedeficit)：心尖脈和橈動脈的跳動不一致，常見於心房纖維顫動　　　　　　　　　　　　　　　（111專高二）

解析 二重脈是在每次正常脈動後，緊接著一次不成熟的脈動。

119. 關於影響血壓的因素，下列敘述何者正確？(A)年齡越大，血管壁的彈性下降，血壓會變低　(B)抽菸因為有尼古丁的作用，使血管放鬆，血壓下降　(C)受到重力影響，平躺的血壓通常會較坐姿血壓還要高　(D)使用鎮靜劑，會使血管擴張，導致血壓下降　　　　　　　　　　　　　　　　　　　　　（111專高二）

解析 (A)年齡越大，血管壁彈性下降，血壓會增高；(B)香菸中的尼古丁作用會使血壓上升；(C)平躺的血壓通常會較坐姿血壓低。

120. 王小姐平時血壓為110~120/76~80mmHg。則以錶式血壓計測量時，應充氣至下列何壓力值為佳？(A) 120mmHg　(B) 130mmHg　(C) 150mmHg　(D) 180mmHg　　　　　　　　（111專高二）

解析 通常充氣壓力值會較收縮壓高出約30mmHg。

解答：　116.D　117.C　118.A　119.D　120.C

121. 林先生因感染導致敗血症,一天內有時體溫達39℃以上,有時又會突然降到正常值以下,如此交替出現,此發燒類型應為:(A)恆常熱(constant fever)　(B)弛張熱(remittent fever)　(C)間歇熱(intermittent fever)　(D)回歸熱(relapsing fever)　（112專高一）

　　解析 間歇熱(intermittent fever)意指高熱期與無熱期交替出現,體溫變化幅度大。

122. 亞翔不慎溺水被送至醫院急診室時,其體溫僅34.5℃,最不可能出現下列哪一種症狀?(A)嗜睡　(B)尿量增加　(C)脈搏、呼吸變慢　(D)血壓下降　（112專高一）

　　解析 體溫<35℃,為體溫過低,尿量可能減少。

123. 有關於成人呼吸的敘述,下列何者錯誤?(A)平均吸氣時間2秒、吐氣時間為3秒　(B)呼吸的基本節律週期控制位於延腦 (C)血液中二氧化碳濃度增加會抑制呼吸　(D)吸氣時橫膈會收縮並下降　（112專高一）

　　解析 二氧化碳濃度增加會促進呼吸,以利排出二氧化碳。

124. 下列哪些病人評估脈搏時測量心尖脈較適宜?(1)服用毛地黃 (2)足部手術後　(3) 7歲兒童　(4)腎衰竭出現四肢水腫。(A) (1)(3) (B) (1)(4)　(C) (2)(3)　(D) (2)(4)　（112專高一）

　　解析 服用毛地黃及嚴重四肢水腫應測量心尖脈較為適宜。

125. 王先生因車禍入院,前額有撕裂傷、左側手腳骨折、右前臂靜脈注射0.9%N/S I.V.F. 60 c.c./hr,意識混亂,以簡單面罩提供氧氣,下列何者是測量血壓及體溫最適宜部位?(A)右手、耳溫 (B)右腿、耳溫　(C)右腿、口溫　(D)右手、肛溫　（112專高一）

　　解析 左側手腳骨折、右前臂靜脈注射,故量右腿。病人耳朵正常,故測量耳溫即可。

解答: 　121.C　122.B　123.C　124.B　125.B

126. 下列疾病與異常呼吸的敘述何者錯誤？(A)腦內壓增高時，呼吸速率變快　(B)慢性阻塞性肺疾病病人，會有端坐呼吸　(C)血氧不足時，會出現呼吸過速　(D)代謝性酸中毒時，會出現換氣過度　　　　　　　　　　　　　　　　　　　　（112專高一）

解析 腦內壓上升時，呼吸速率減緩。

127. 有關能量轉移方式的原理和運用之敘述，下列何者正確？(A)輻射方式不須透過其他物質作為媒介就可達成能量喪失，如減少或增加被蓋　(B)蒸發則是藉由液體或氣體為介質，讓能量由冷熱不同處轉移，如呼吸時水分的喪失　(C)傳導則是藉由皮膚表面和物體的直接接觸產生能量轉移，如空調的使用　(D)對流則是指水分由液體變為氣體而導致能量喪失，如化學劑加熱包（暖暖包二）的使用　　　　　　　　　　　　　　　　（112專高二）

解析 (B)蒸發是指將液體轉化成氣體，達到散熱，例如呼吸時水分喪失；(C)傳導則是藉由皮膚表面和物體的直接接觸產生能量轉移，例如使用冰枕；(D)對流是指經由空氣移動達到散熱，例如吹電風扇。

128. 關於發燒的敘述，下列何者錯誤？(A)低於39°C的發燒，不會對身體造成傷害　(B)外科手術後是常見發燒原因之一　(C)應採高醣、高脂肪、低蛋白飲食　(D)當病人覺得寒顫時應給予保暖　　　　　　　　　　　　　　　　　　　　（112專高二）

解析 發燒時建議採適量碳水化合物、低脂肪、高蛋白飲食。

129. 下列關於呼吸速率的敘述何者錯誤？(A)性別：男性呼吸速率比女性快　(B)年齡：年齡越小呼吸越快　(C)藥物：鴉片類藥物使呼吸變慢　(D)體溫：體溫上升呼吸變快　　　　　　　　（112專高二）

解析 女性的呼吸速率比男性快。

130. 腦部損傷病患，較可能會出現下列何種特殊呼吸型態？(1)畢歐氏呼吸　(2)潮式呼吸　(3)庫斯毛耳氏呼吸　(4)喟嘆式呼吸。(A) (1)(2)　(B) (2)(3)　(C) (3)(4)　(D) (1)(3)　　　　　　（112專高二）

解析 腦部損傷病人易出現畢歐氏呼吸及潮式呼吸。

解答：　126.A　127.A　128.C　129.A　130.A

131. 急診室接到重大車禍傷患，到院時意識不清，血壓只有70/35mmHg，懷疑內出血，下列敘述何者正確？(A)需雙手同時按壓頸動脈測量脈動　(B)因脈動過速而出現高壓脈的狀況　(C)脈波微弱做觸診會有摸不到情況　(D)脈搏震幅交替產生強弱不穩狀態　　　　　　　　　　　　　　　　　（112專高二）

   解析 (A)雙手不可同時按壓頸動脈測量脈動；(B)(D)內出血與血壓下降時，會出現弦脈或絲脈。

132. 有關脈搏測量部位的敘述，下列何者正確？(A)位在足內踝後方的測量部位為足背動脈　(B)膝膕動脈需要稍微彎曲膝蓋較容易測得　(C)成人心尖脈位於第三肋間與鎖骨中線交點　(D)肱動脈位於手肘彎偏外側處　　　　　　　　　　　　　　　（112專高二）

   解析 (A)位在足內踝後方的測量部位為脛後動脈；(C)成人心尖脈位於第五肋間與左鎖骨中線交會處；(D)肱動脈位於手肘彎偏內側處。

133. 關於測量血壓的技術之敘述，下列何者正確？(A)橡皮氣囊袋之下緣應齊平於肘關節處　(B)每次打氣不超過10mmHg，放氣每次不超過2~4mmHg　(C)打氣至橈動脈消失時，應該避免再充氣以免測量值失真　(D)放氣時，聽到聲音消失之前的低沉聲音為收縮壓　　　　　　　　　　　　　　　　　（112專高二）

   解析 (A)橡皮氣囊袋之下緣應距離肘關節窩1~2吋處；(C)打氣至橈動脈消失時，應再向上打氣30mmHg，避免聽診間隙；(D)放氣時，聽到聲音消失之前的低沉聲音為舒張壓。

134. 護理人員為病人測量呼吸時的注意事項，下列敘述何者錯誤？(A)應該讓病人知道你正在為他測量呼吸　(B)測量時，應注意病人的外觀和呼吸聲　(C)應測量病人的呼吸速率、深度和節律(D)生命徵象不穩定，測量時間為1分鐘　　　　　（112專高三）

   解析 (A)不可事先告知個案，避免病人刻意控制呼吸，影響準確性。

解答： 131.C　132.B　133.B　134.A

135. 有關脈搏速率的敘述，下列何者錯誤？(A)脈率高於100次／分，稱之為心搏過速　(B)甲狀腺功能亢進，會導致脈率變慢　(C)發燒促進基礎代謝導致脈率變快　(D)嚴重且無法緩和的疼痛，脈率會變慢　　　　　　　　　　　　　　　　　（112專高三）

解析　(B)甲狀腺功能亢進，會導致脈率變快。

136. 測量血壓時，下列何項壓力可以顯示動脈管壁的張力及心搏出量？(A)收縮壓　(B)舒張壓　(C)脈搏壓　(D)平均動脈壓　　　　　　　　　　　　　　　　　　　　（112專高三）

137. 關於脈搏測量的敘述，下列何者錯誤？(A)以觸診法測量脈搏時，應用食、中及無名指測量，不可用拇指　(B)心房撲動病人可由二位護理師同時一位測心尖脈、一位測橈動脈　(C)測量時間皆以30秒×2來計算　(D)年老或肥胖病人脈搏不顯著，可使用聽診取代觸診　　　　　　　　　　　　　　　　（113專高一）

解析　(C)兒童或心律不整者應測足1分鐘或測量心尖脈。

138. 關於測量血壓的注意事項，下列敘述何者正確？(A)將欲測量之手臂支托，使手臂與心臟同高　(B)為確認數值正確性，無須間隔可重複充氣　(C)正常情況下，慣用手血壓較非慣用手低　(D)一般上肢血壓比下肢血壓高　　　　　　　　　　　　　　（113專高一）

解析　(B)打氣至橈動脈搏動消失後再往上打30 mmHg，以預防聽診間隙；(C)慣用手血壓較非慣用手高；(D)下肢血壓較上肢為高。

139. 調節呼吸的重要化學物質，不包括下列哪一項？(A)二氧化碳　(B)碳酸根離子　(C)氫離子　(D)一氧化氮　　　　　　　　（113專高一）

解答：　135.B　136.C　137.C　138.A　139.D

舒適的需要

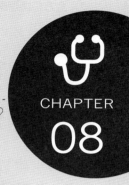

CHAPTER
08

出題率：♥ ♡ ♡

眼耳鼻護理

口腔護理 ─── 口腔護理的目的

　　　　　├─ 牙齒發育階段

　　　　　└─ 口腔護理的種類

頭髮護理

指（趾）甲護理

背部護理

床上沐浴、會陰沖洗及更衣

Fundamentals of Nursing

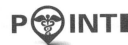

8-1　眼耳鼻護理

1. 目的：維持眼睛、耳朵及鼻腔的清潔，以預防感染、促進舒適，並觀察是否出現異常。

2. 護理重點

護理重點
眼睛護理　·意識不清、眼睛手術及結膜炎病人，需予以眼睛護理，並依醫囑用藥 ·**若眼瞼無法閉合，可用眼罩和紗布覆蓋眼睛**，並依醫囑點藥水，**以預防眼角膜乾燥** ·清潔眼睛應**以濕毛巾由內眥向外眥方向擦拭**，一眼擦完再擦另一眼 ·**先濕敷再去除乾燥分泌物**，以防疼痛不適 ·眼睛若**有感染應使用兩條毛巾**，以防交互感染 ·隱形眼鏡應每天清潔保養，配戴時間不超過 12~14 小時 ·義眼應以肥皂水及溫水清洗，再以軟布或面紙擦乾，不用時應放於清水中，不可置於酒精等化學製劑中，眼眶則以 N/S 清洗
耳朵護理　·教導勿用尖銳物品清除耳垢 ·**昆蟲不小心進入耳道時，可以光線照射誘導其爬出，或滴入油使之浮出**
鼻腔護理　·可用濕毛巾或小棉枝沾 N/S 或清水清潔 ·**教導勿太用力擤鼻涕，以免鼻黏膜受損或導致中耳炎** ·必要時可使用抽吸器抽吸鼻腔分泌物 ·on NG tube 病人應每天更換膠布重新固定並清潔鼻腔 ·**流鼻血時應採坐姿、頭前傾的姿勢**

8-2 口腔護理

一、口腔護理的目的

1. 評估口腔狀況，**早期發現疾病**。

2. 教導口腔清潔的方法。

3. 協助維持口腔清潔、預防齲齒。

4. 增加口腔舒適、美觀，促進食慾。

5. 減少細菌繁殖，促進口腔黏膜破損修復。

6. **提高生活品質**。

二、牙齒發育階段

1. 乳牙約在 **2.5~3 歲**時長齊。

2. 乳牙在 **6 歲**時開始脫落。

3. **學齡期兒童**的口腔中會同時存在乳牙與恆齒。

4. 智齒約在 **18~20 歲**開始長出。

三、口腔護理的種類

(一) 普通口腔護理

1. 定義：**個案自行執行口腔清潔**，護理人員從旁指導或協助。

2. 執行時間：**每天早晚及每次進食後 5 分鐘內**（因飯後 5 分鐘食物發酵最強，口腔呈酸性，破壞力最強；而起床及睡前的口腔護理可降低唾液對口腔的影響）。

3. 所需用物

所需用物	重　點
軟毛牙刷	・不可用硬毛牙刷，因其易傷害琺瑯質及牙齦 ・**刷毛長度約 0.5 吋，刷頭 1 吋，2~3 排，每排 6~7 束，每束毛中間應有空隙** ・**每 2~3 個月更換一次，避免刷毛散開、分叉及病媒孳生** ・牙刷使用前後需**用冷水沖洗並置於通風處晾乾**
牙膏或牙粉	・**含氟製品最好**，因為氟可**增加琺瑯質對抗酸溶解及抗脫鈣**，並能使牙齒表面光滑、不易沾黏東西及**減少蛀牙**
漱口水	・**生理食鹽水最好**
牙線	・**不含蠟質的牙線較細，比含蠟的牙線更易吸附雜質**
潤滑劑（凡士林、石蠟油、冷霜、嬰兒油及橄欖油）	・預防及減輕嘴唇龜裂、疼痛 ・甘油（與水比例為 1：1）

4. 貝氏刷牙法：牙刷與齒齦呈 45~60 **度，由牙齦往牙冠刷**，每次來回刷 2 顆，**上排牙齒刷毛朝上且由上往下刷，下排牙齒刷毛朝下且由下往上刷**，每部位刷 10 次。清潔牙齒咬合面時，**刷毛與牙齒平行來回刷。**

5. 牙線使用法：取牙線約 45 公分，纏繞手中，深入牙縫，**清除兩齒間的食物碎屑**及牙菌斑，使用後以清水漱口。**為清潔牙齒接面最好的方法。**

6. **出血傾向病人宜避免**，當血小板低於 50,000 時，不可使用牙線清除牙縫殘渣。

7. 規律刷牙由 3 **歲開始，每半年檢查一次。**

(二) 特別口腔護理(special mouth care)

1. 定義：**護理人員為病情嚴重不能自行刷牙的個案維持口腔的清潔、濕潤及舒適，或預防口腔黏膜受損所做的口腔清潔措施。**

2. 適應症：**發燒、病危、昏迷、口鼻手術、禁食、營養不良、接受頭頸部放射線治療或化學治療、服用碘或鐵製劑、張口呼吸、呼吸系統疾病、口腔惡臭者。**

3. 常用漱口劑

溶 液	重 點
0.9%生理食鹽水 (Normal Saline)	**方便、安全、經濟**，可清潔濕潤口腔，**預防口腔潰瘍，促進黏膜再生**，但無殺菌作用
溫開水(warm water)	
1% H_2O_2	氧化殺菌劑，清除口臭
2%硼酸水	**消除口臭**
Hibitane(chlorhexidine gluconate)	抗菌漱口劑，可去除牙斑，適用於牙周病人，減少口內菌落數目，市售產品如李施德霖、得恩奈、漱可淨(Scodyl)、Oral-B
Mycostatin (Nystatin)	**抗黴菌性漱口劑，加蒸餾水製成懸浮液，每次 2~5c.c.，含 3~5 分鐘後吞下，預防口腔及消化道黴菌感染**
新鮮檸檬水	可刺激唾液分泌，若使用頻繁，反而抑制唾液分泌，臨床上少用
麻醉劑 (Xylocaine solution)	**口腔潰瘍病人於飯前使用，以減輕疼痛**
多貝爾氏溶液 (Dobell's solution)	有毒性，現少用
水溶性優碘溶液 (Aq. Beta-iodine solution)	優碘與水溶液比例為 1:30，用於清潔及預防感染

4. 注意事項

(1) 協助個案**採半坐臥或坐姿，頭部側向護理人員**，若個案吐漱口水不便時，可用**代金氏吸管(Dakin's syringe)協助吸出漱口水，以免造成吸入性肺炎。**

(2) 張口困難個案，可用**張口器協助張口。**

(3) 昏迷個案，可用**托舌鉗拉出舌頭清潔舌苔**（托舌鉗鉗尖部分需以紗布包好，以免造成口腔損傷）。

(4) 壓舌板包紗布沾漱口液以清潔舌頭、雙頰及口腔頂部。

(5) **剛進食完避免執行特別口腔護理，以免嘔吐。**

(6) **白天每 2 小時執行，夜間則在個案清醒時執行。** 張口呼吸者因黏膜易於乾燥，故每小時執行。

(7) **以無菌棉枝沾溶液取代牙刷清潔牙齒，每根只用一次。**

(8) 可使用潤滑劑如 **50%的甘油**以避免嘴唇乾裂。

(9) 無禁忌下每天攝水 3,000c.c.，保持口腔濕潤，避免辛辣、粗糙等刺激性食物，以免刺激口腔黏膜；不吸菸、喝酒。

(三) 假牙護理

1. 執行時間：**早晚及進食後以牙膏清洗。**

2. 護理重點

(1) **以冷水清洗，不可用熱水，以防假牙變形。**

(2) **每天至少取下 6~8 小時，以免發生紅腫、潰瘍。**睡前應將假牙取下，以防牙床及口腔組織壓迫。

(3) **硬橡皮材質者宜浸泡有水容器，避免假牙乾燥變形；樹脂、塑膠或瓷製品則放在乾燥容器內；橡膠製假牙應浸泡於漱口水中。**

(4) **戴假牙前應先潤濕假牙，**以減少摩擦及易於配戴。

(5) 鼓勵平時需配戴假牙，以增加自信並有助溝通。

(6) 病情不允許使用假牙時，應註明床號、姓名並妥善保存。

8-3 頭髮護理

	重　點
目的	・清潔頭髮與頭皮，去除頭皮屑，避免頭髮糾結 ・促進頭部的血液循環 ・促進頭髮生長，預防掉髮 ・維護身體心像及自尊
梳髮	・鼓勵自行梳頭，每日 2 次，以預防頭髮打結，並促進頭皮血循 ・使用**專用梳子**且保持乾淨，不可使用鐵齒梳子梳頭，及**禁止用指甲抓頭皮**，以預防頭皮損傷 ・**梳髮時應每次梳一小撮，先梳開髮尾，再由髮根梳向髮尾，避免用力拉扯而傷害頭髮及頭皮** ・**頭髮糾結時可先用 50%酒精、水或潤髮油塗抹後再梳** ・長髮編成辮子，避免過緊阻礙血循及造成疼痛
床上洗髮	・**應以指腹洗頭**，非指甲，避免頭皮受損 ・水溫：41~43℃ ・**姿勢：平躺為宜，心臟病及氣喘病人宜採半坐臥式** ・**血跡清洗：50%酒精溶液** ・吹髮時，**應將吹風機距離髮根約 15~20 公分，吹風方向從髮根到髮梢**

8-4 指（趾）甲護理

<table>
<tr><td colspan="2" align="center">重　點</td></tr>
<tr><td>目的</td><td>· 保持指（趾）甲乾淨、整齊及美觀，避免汙垢堆積，形成潛在感染來源
· 避免指（趾）甲嵌入、生長過度、產生肉刺、雞眼及香港腳等問題</td></tr>
<tr><td>指（趾）甲護理</td><td>· **先浸泡溫水(41~43°C)約 10~20 分鐘，以軟化指（趾）甲易於修剪**
· 不要用尖銳的刀片修剪指（趾）甲
· 指甲應修剪成弧形、趾甲應修平，以避免嵌甲；勿修剪過短
· 修剪後可用乳霜由指甲周圍向外按摩，可預防肉刺產生
· 如有肉刺時，將其剪掉後應消毒治療
· 保護眼睛，不要被彈跳的指（趾）甲碎片戳傷
· 糖尿病或血液循環障礙者應特別注意預防創傷</td></tr>
<tr><td>足部護理</td><td>· **雙足浸泡在 37°C的溫水中 5~10 分鐘後擦乾**，以促進血液循環如有傷口、水泡時則不泡腳
· 取少許乳液**由腳趾向大腿處塗抹、按摩以促進血液循環、預防乾裂**，但若**趾間易流汗潮濕**，**則勿塗抹潤滑劑**，可使用爽身粉吸收腳部的濕氣或穿著通氣之鞋襪，以預防孳生黴菌
· **不可剪除硬痂**，雙腳泡軟後擦乾以乳液或凡士林軟化硬痂處
· **穿襪子保暖，勿將熱水袋、熱墊或電毯放在腳上**
· **穿著合腳舒適的襪子與鞋子**（需覆蓋腳部前端），避免打赤腳
· 評估足部皮膚完整性、感覺、溼度與趾甲顏色
· 趾甲出現**黃褐色**時，可能是**甲溝炎**或**黴菌感染**引起，應尋求醫療診治
· 足部皮膚乾燥脫皮時，可使用硫酸鎂軟化皮膚、移走皮屑</td></tr>
</table>

8-5 背部護理

1. 目的：協助個案背部清潔及按摩，有助於肌肉放鬆及促進血液循環，同時可藉機觀察皮膚的完整性，同時也可以**預防壓傷**的形成。

2. 用物
   (1) 50%酒精：**其作用在使皮膚表皮角質蛋白凝固變厚，增加對壓力的抵抗能力；促進血循；使皮膚感覺涼爽。老人、小孩、皮膚乾燥及過敏者為禁忌。**
   (2) 氧化鋅：**潮濕皺摺皮膚洗淨後塗抹氧化鋅，可達收斂效果。**

3. 按摩方法

方　法	重　點
按撫法 (stroking)	· **兩手掌平按於尾骶骨處，**由臀部沿著脊椎骨**以平穩力量、長而慢節律，推向頸肩→**轉向**兩側上臂、肩部→**沿著背部向下回到**尾骶骨** · **用於開始與結束** · **可達放鬆目的**
揉捏法 (kneading)	· **以兩手拇指與其餘四指**有節律的**捏緊和放鬆**大塊肌肉 · 常用在**臀部及頸背部之多肉部位** · **可促血循**
重擦法 (friction)	· **兩手拇指**沿著**脊椎骨**每一關節處做**環形施壓** · **可達放鬆目的**
叩擊法 (tapotement)	· 用**手掌側面，**以快速切剁之動作輕叩**臀部、背部及肩部** · **脊椎、老人、身體虛弱、背部疾病禁用** · **可促血循**

註：按摩禁忌：血栓靜脈炎、急性發炎、血小板過低、皮膚損傷、惡性腫瘤、背部受傷或手術。

8-6　床上沐浴、會陰沖洗及更衣

◆ 床上沐浴

	重　點
目的	·去汙及增進舒適、促血循及放鬆肌肉、增進關節活動（減少臥床合併症）、**提供溝通管道和觀察機會**
用物	·**水：一般沐浴 41~43℃，床上擦澡 43~46℃** ·肥皂：可降低水的表面張力、產生乳化作用、配合機械作用達清潔目的；**以中性肥皂為佳，老年人及皮膚乾燥者不必每次上肥皂** ·乳液、冷霜、乳膏：**適用於乾燥皮膚、嬰幼兒及老年人**，沐浴後擦拭，具潤滑及柔軟作用 ·滑石粉、爽身粉：用於腋下、腹股溝、乳下、趾間，保持皮膚乾燥、減少摩擦；**避免形成粉塊刺激皮膚，影響皮脂和汗腺排泄** ·**50%酒精：可促血循、↑散熱，感覺涼爽舒適**、表皮角質蛋白凝固，增加耐受性；**老年人、皮膚乾燥及皮膚過敏者不宜使用**
時間	·隨個案習慣及需要而定，但以**飯前或飯後 1 小時**為宜
方法	·**沐浴前先排空膀胱** ·**採內科無菌技術（由乾淨部位開始，髒的部位留到最後）** ·室溫 22~27℃（70~80℉）之間 ·**維護隱私，適當覆蓋，注意安全** ·**由遠心往近心端（逆血循方向）擦拭，以促進靜脈回流** ·**濕毛巾擦拭臉部順序：眼、耳、臉部（前額、鼻子、臉頰、下巴）** ·**眼睛由內眥向外眥方向擦拭**，一眼擦完再擦另一眼 ·**為避免個案困窘可視情況讓個案自行清潔會陰部** ·**視情況決定是否使用肥皂或清潔劑**

◆ 會陰沖洗(perineal care)

重　點
目的	・清潔會陰減少異味，促進舒適 ・清除過多分泌物，降低感染機會 ・促進會陰部及肛門周圍傷口癒合 ・可做為誘尿方法之一
使用時機	・on Foley 病人 ・施行肛門、會陰或陰道手術病人 ・產後婦女 ・大小便失禁病人 ・軟弱無力無法自行身體清潔者
常用溶液	・清潔：溫開水、N/S、1:1000 Antiseptol ・消毒抑菌：1:5000~1:10000 Zephiran、1:4000~1:5000 P.P. solution
注意事項	・**維護隱私及舒適**，給予個案**適當覆蓋** ・**若由男性護理人員進行，應取得個案同意** ・**護理人員戴上手套**，個案採屈膝仰臥式或膀胱截石術臥位 ・**水溫 41~43°C** ・**沖洗量：300~500c.c.** ・沖洗壺與恥骨聯合處相距約 3~4 吋 ・**沖洗壺口應朝向床尾，可避免溶液流入陰道內** ・沖洗原則：由上往下（尿道口往陰道口）、先中間後兩側 ・**沖洗順序：(1)撥開小陰唇，擦拭陰蒂、尿道口、陰道口→肛門；(2)遠側小陰唇；(3)近側小陰唇內面；(4)遠側大小陰唇之間；(5)近側大小陰唇之間；(6)遠側大陰唇；(7)近側大陰唇；(8)以乾棉枝拭乾會陰部及肛門區，但最後才可擦拭肛門** ・沖洗棉枝由上往下，不可來回擦拭，以免將肛門的細菌帶到尿道口及陰道口，造成交互感染 ・沖洗時沖洗液保持不間斷，並配合棉棒洗淨各區域 ・觀察個案反應及會陰部分泌物的量顏色及性狀 ・若個案有存留導尿管、會陰部發炎或接受手術時，需採外科無菌技術

◆ 更　衣

1. 站在活動功能不好的那側。

2. 脫衣：先脫簡單側（健側、近側、未打點滴側、未 on 石膏側）。

3. 穿衣：先穿困難側（患側、遠側、打點滴側、on 石膏側）。

4. 骨折、燒傷無法脫衣時，可用剪刀順著縫線將衣褲剪開。

QUESTI❓N

1. 個案若為老年人、身體虛弱或有背部疾病，不可使用下列哪種背部按摩之方法？(A)按撫法(stroking)　(B)揉捏法(kneading)　(C)重擦法(friction)　(D)敲擊法(tapotement)　　　　　（100專普一）

2. 個案因腦中風而左側偏癱，為其穿脫衣物時，應如何做方為正確？(A)先穿左側，先脫右側　(B)先穿右側，先脫左側　(C)左側先穿脫　(D)右側先穿脫　　　　　　　　　　（100專普一）

3. 下列何者不是執行口腔護理的一般理由？(A)早期發現疾病　(B)促進舒適　(C)滿足家屬要求　(D)提高生活品質　　　（100專普一）

4. 下列哪些病人容易有口腔黏膜改變的問題，需給予特別口腔護理？ (1)張口呼吸者 (2)昏迷者 (3)腹部手術者 (4)化學治療者 (A) (1)(2)(3)　(B) (1)(2)(4)　(C) (1)(3)(4)　(D) (2)(3)(4)

　　　　　　　　　　　　　　　　　　　　　　　　（100專普二）

5. 使用甘油做潤唇液的濃度應為下列何者？(A) 100%　(B) 80%　(C) 50%　(D) 20%　　　　　　　　　　　　（100專普二）

6. 給予病人背部按摩時，下列何者為開始與結束所使用之方法？(A)按撫法(stroking)　(B)揉捏法(kneading)　(C)重擦法(friction)　(D)敲擊法(tapotement)　　　　　　　　　（100專普二）

7. 床上沐浴時，擦拭肢體時須由遠心端擦往近心端的目的為何？(A)遵循先後步驟，避免遺漏　(B)可徹底清除毛囊下的灰塵　(C)增加肌肉的收縮力量　(D)促進靜脈血液的回流　（101專高一）

8. 蔣先生因進行化學治療而口腔粘膜破損疼痛，護理師為他執行口腔護理時，最適宜採用的漱口水為：(A)溫開水　(B) 1%雙氧水(H_2O_2)　(C) 2%硼酸水溶液(boric acid)　(D)麻醉劑溶液(xylocaine solution)　　　　　　　　　　　　　　（101專高一）

解析 (D)麻醉劑溶液(xylocaine solution)漱口可減輕口腔黏膜破損的疼痛。

解答：　1.D　　2.A　　3.C　　4.B　　5.C　　6.A　　7.D　　8.D

9. 為病人背部按摩時，由尾骶骨沿著脊椎骨到頸椎於每一脊椎關節做環行動作的方法是：(A)按撫法(stroking)　(B)揉捏法(kneading)　(C)敲擊法(tapotement)　(D)摩擦法(friction)　（101專普一）

10. 有關假牙的護理，下列何者正確？(A)為增進清潔效果，應以熱水清洗　(B)為保持臉部外型，應鼓勵夜間就寢時佩戴　(C)塑膠牙托，每日應以化學性消毒劑浸泡消毒　(D)假牙放置於口腔時，應先浸濕以減少摩擦　（101專普一）

解析 (A)假牙不可用熱水清洗，以免變形；(B)睡前應將假牙取下以防口腔壓迫；(C)塑膠牙托浸泡化學性消毒劑中會受損變形。

11. 王老先生足部皮膚乾燥脫皮，下列何者為合適的護理措施？(A)加強清洗次數　(B)更換清潔力更強的清潔肥皂　(C)可依醫囑用硫酸鎂來軟化皮膚、移走皮屑　(D)可依醫囑用醋酸來軟化皮膚、移走皮屑　（101專普一）

12. 王太太，48歲，意識不清，張口呼吸，觀察得知其鼻腔呼吸通暢，但其口腔黏膜有破損。護理師應為王太太採取下列何種口腔護理措施？(A)選用高濃度鹽水為漱口劑　(B)以口腔棉枝取代牙刷清潔　(C)減少幫王太太刷牙的次數　(D)暫停口腔的清潔

解析 (A)用0.9%生理食鹽水為漱口劑，可減少刺激；(C)(D)增加口腔護理的次數，可避免感染。　（101專高二）

13. 下列何者無需執行特殊口腔護理？(A)昏迷而意識不清者　(B)高燒、病重軟弱者　(C)營養不良、禁食者　(D)使用假牙者

（101專普二）

14. 王老太太80歲，護理師為她做背部護理時，應禁用下列何種方法？(A)按撫法(stroking)　(B)揉捏法(kneading)　(C)重擦法(friction)　(D)敲擊法(tapotement)　（102專高一）

解析 敲擊法禁用於脊椎部位、老人、身體虛弱及有背部疾病者。

解答：　9.D　10.D　11.C　12.B　13.D　14.D

15. 有關會陰沖洗的敘述，下列何者錯誤？(A)每枝棉棒只使用一次，以免交互感染　(B)沖洗壺口朝向床頭，以利沖淨陰道和尿道口　(C)沖洗時沖洗液保持不間斷，以配合棉棒洗淨各區域　(D)沖洗棉棒的方向由上往下，以避免將肛門處的細菌帶至陰道口　（102專高一）

16. 護理師為病人修剪指（趾）甲，下列何者正確？(1)指甲應修平　(2)指甲應修剪成弧形　(3)趾甲應修平　(4)趾甲應修剪成弧形。(A)(1)(3)　(B)(1)(4)　(C)(2)(3)　(D)(2)(4)　（102專高二）

情況： 吳太太，75歲，因心臟手術住院多日，目前左手有靜脈點滴注射，無家屬陪伴，因傷口疼痛，大多臥床休息，且無法自我照顧，身體有異味。請依此回答下列三題。

17. 為吳太太進行床上沐浴時，下列敘述何者正確？(A)清洗四肢時，應由近心端向遠心端擦拭　(B)背部護理時，可用50%酒精擦拭　(C)脫衣服時，先脫右手　(D)穿衣服時，先穿右手

　　解析　(A)清洗四肢時，應由遠心端向近心端擦拭；(B)75歲的老年人不宜使用50%酒精執行背部護理；(D)穿衣服時，先穿左手，因左手有靜脈點滴注射。　（103專高一）

18. 承上題，在為吳太太進行會陰沖洗時，下列敘述何者正確？(A)病人應採半坐臥式　(B)沖洗壺置於恥骨聯合口約5~6吋處　(C)沖洗壺口朝向床頭，由恥骨聯合處往陰部沖洗　(D)沖洗順序由上往下擦，先擦中間再擦左右　（103專高一）

　　解析　(A)病人應採屈膝仰臥式；(B)沖洗壺與恥骨聯合處相距約3~4吋；(C)沖洗壺口應朝向床尾。

19. 承上題，在執行吳太太的眼耳鼻部之清潔護理時，下列敘述何者錯誤？(A)若眼睛有乾燥分泌物，應先濕敷去除痂皮再清洗　(B)清潔眼睛時，應用毛巾沾水由外眥往內眥擦洗　(C)若有活昆蟲進入耳道，可用光線照射使其爬出　(D)若有鼻胃管，應以膠布固定，且應每天清潔並更換膠布　（103專高一）

解答：　15.B　16.C　17.C　18.D　19.B

20. 王太太剖腹生產後第一天,護理師幫王太太執行會陰沖洗時,正確的步驟為何?(1)分開小陰唇,由上往下輕拭至肛門口 (2)輕拭遠側及近側小陰唇 (3)輕拭遠側及近側大陰唇 (4)拭乾左右大小陰唇、陰道口及肛門口。(A) (2)→(1)→(3)→(4) (B) (2)→(3)→(1)→(4) (C) (1)→(2)→(3)→(4) (D) (3)→(2)→(1)→(4)

（103專高二）

21. 口腔黏膜破損病人,可使用下列何種溶液於飯前漱口以減輕疼痛?(A)Hibitane(chlorhexdine gluconate) (B)Mycostatin(Nystatin) (C)Xylocaine solution (D)1% H_2O_2 （104專高一）

22. 護理師協助陳小姐執行身體清潔,下列護理措施何者正確?(A)清潔四肢時須由肢體近心端往遠心端方向,以長而有力的按摩法擦洗 (B)以75%酒精擦拭皮膚可促進血液循環,使皮膚感覺舒適涼爽 (C)執行身體沐浴時應準備水溫22℃~27℃的清水協助清潔 (D)頭髮若染有血跡時,可用50%酒精加以擦洗 （104專高二）

解析　(A)清潔四肢時由遠心端往近心端方向擦拭;(B)使用50%酒精可促進血液循環增加散熱,感覺涼爽與舒適;(C)一般沐浴時水溫41~43℃,床上擦澡時水溫43~46℃。

23. 陳小姐身上存留導尿管留置,護理師給予會陰部清潔。下列有關會陰部清潔之敘述何者較為合適?(A)沖洗順序為尿道口→遠側小陰唇→近側小陰唇→遠側大陰唇→近側大陰唇 (B)沖洗壺口朝向床尾,沖洗棉枝以沖洗至乾淨再丟棄 (C)準備會陰沖洗用物,並協助採左側臥式 (D)採內科無菌技術操作 （104專高二）

解析　(B)沖洗棉枝由上往下擦拭,不可來回;(C)會陰沖洗採屈膝仰臥式或膀胱截石術臥位;(D)導尿管護理應採外科無菌技術。

24. 護理師為使用氧氣鼻導管、心電圖監視儀及左手有靜脈輸液之重症病人更衣時,下列敘述何者不適當?(A)先移除靜脈輸液管路及儀器,再脫衣 (B)脫衣時,先脫右側再脫左側 (C)穿衣時,先穿左側再穿右側 (D)無法將衣服脫下時,可剪開 （104專高二）

解答： 20.C 21.C 22.D 23.A 24.A

解析 脫衣：先脫簡單側（健側、近側）；穿衣：先穿困難側（患側、遠側、打點滴側）。

25. 假牙護理的方式，下列何者錯誤？(A)清潔活動假牙，應用熱水浸泡以減少細菌的孳生　(B)活動假牙如牙托材質為硬橡皮，不戴時應泡在有水的容器　(C)活動假牙如牙托材質為合成樹脂，不戴時應放在乾燥的容器內　(D)每次戴假牙時應先泡水，以減少摩擦及易於佩戴 （104專高二）

解析 應使用冷水浸泡假牙，以防變形。

26. 當頭部外傷傷口有許多新鮮血漬沾污頭髮時，使用下列何種清洗劑較合適？(A)過氧化氫溶液　(B)丙酮　(C)乙醚　(D)冷水 （105專高一）

27. 王太太手術後，由恢復室回到病房，右手有點滴注射，主護護理師為王太太更換手術衣並穿衣服時，下列穿脫衣服方式何者正確？(1)先脫手術衣右側衣袖　(2)先脫手術衣左側衣袖　(3)先穿右側衣袖　(4)先穿左側衣袖。(A) (1)(3)　(B) (2)(3)　(C) (2)(4)　(D) (1)(4) （105專高一）

28. 背部按摩方法，其中可用於骨突處、足踝或指節處為哪一種按摩法？(A)揉捏法(kneading)　(B)重擦法(friction)　(C)敲擊法(tapotement)　(D)按撫法(stroking) （105專高二）

29. 口腔癌病人，當口腔兩頰潰瘍疼痛時，下列何種漱口水最適合？(A)多貝爾溶液(Dobell's solution)　(B) 2%硼酸水　(C)水溶性優碘溶液　(D)生理食鹽水 （106專高一）

解析 口腔潰瘍疼痛時建議使用等張溶液漱口。

30. 女性會陰沖洗方式，下列敘述何者錯誤？(A)應採屈膝仰臥姿勢　(B)以41~43℃水溫沖洗　(C)沖洗棉棒由上往下來回擦拭　(D)應由陰道口依序向外沖洗 （106專高一）

解答： 25.A　26.D　27.B　28.B　29.D　30.C

31. 毛先生鼻咽癌接受同步化學治療與放射線治療，口腔內頰有一個 2×2公分的潰瘍，可使用的口腔護理溶液，下列何者不適當？ (A)以生理食鹽水漱口清潔　(B)以麻醉性溶液漱口止痛　(C)以 10%雙氧水漱口清潔　(D)以2%硼酸水漱口消除口臭　（106專高二）

解析 可使用1%雙氧水漱口，但現已少用。

32. 王小姐意識清楚，長期以鼻胃管進食，護理師為她執行特殊口腔 護理時，下列何者正確？(A)鼻胃管灌食後，十分鐘內須進行特 殊口腔護理　(B)白天及夜間不論清醒與否，須每兩小時予特殊 口腔護理　(C)可使用溫開水、新鮮檸檬水、茶葉水　(D)進行特 殊口腔護理時須使用托舌鉗將舌部固定，以便仔細清潔

解析 (A)鼻胃管灌食後，避免進行特殊口腔護理；(B)白天每兩小時予 特殊口腔護理，夜間則在個案清醒時執行；(D)使用托舌鉗是為 將舌頭拉出以清潔舌苔。　（106專高二補）

33. 黃老太太88歲全身癱瘓，身上有異味及汗臭味，下列何項護理措 施最不恰當？(A)以肥皂及清水執行床上沐浴　(B)以50%酒精按 摩促進血液循環　(C)以洗髮精執行床上洗頭　(D)以會陰護理協 助清潔會陰處　（107專高一）

解析 老年人的皮膚不宜使用50%酒精。

34. 為重症病人進行口腔護理以預防感染，下列何種溶液最合適？ (A) $NaHCO_3$ solution　(B)稀釋後的Aq. beta-iodine solution　(C) Xylocaine solution　(D) 1% H_2O_2　（107專高一）

解析 稀釋後的Aq. beta-iodine solution可用於預防感染。

35. 護理師執行會陰沖洗時，下列何者錯誤？(A)沖洗前應先取得病 人的同意　(B)沖洗前，協助病人採屈膝仰臥式　(C)沖洗的水溫 約41℃　(D)沖洗壺嘴應朝向床頭　（107專高二）

解答：　31.C　32.C　33.B　34.B　35.D

36. 進行疼痛評估時，詢問病人「什麼情況會讓您的疼痛更嚴重？」此為收集下列何項評估資料？(A) R: Region/ Radiation　(B) Q: Quality/Quantity　(C) P: Provocative/Palliative factor　(D) T: Timing/Temporal factor　（107專高二）

解析「什麼情況會讓您的疼痛更嚴重？」是收集增強因素的資料。

37. 協助病人更衣的步驟，下列敘述何者正確？(A)協助右手受傷病人脫衣時，應先脫左手再脫右手衣袖　(B)協助右手靜脈點滴注射之病人穿衣時，應先穿左手再穿右手衣袖　(C)協助左腿受傷病人脫褲時，應先脫左側再脫右側褲管　(D)協助左腿受傷病人穿褲時，應先穿右腿再穿左腿褲管　（108專高一）

解析應先脫健側，再脫患側；先穿患側，再穿健側。

38. 王老太太，80歲，護理人員為王老太太做背部護理時，開始與結束時常用下列何種方法？(A)按撫法 (stroking)　(B)揉捏法 (kneading)　(C)重擦法(friction)　(D)敲擊法(tapotement)
　（109專高一）

39. 病人口腔出現白色念珠菌感染，下列含漱溶液何者最適當？(A) 1：15 Aqua better-ioidine solution　(B) Nystatin (Mycostatin) solution　(C) 2% boricacid solution　(D) Xylocaine solution
　（109專高一）

40. 協助王老先生執行床上擦澡，下列敘述何者正確？(A)先脫靠近護理師側之衣袖，再脫護理師遠側衣袖　(B)以同一條濕毛巾擦拭兩耳孔後再擦拭兩眼及鼻孔　(C)毛巾由病人肢體近心端往遠心端進行擦拭　(D)沐浴後，以少許50%酒精輕拍頸、背、臀部皮膚　（109專高一）

解析(B)濕毛巾應先擦拭兩眼，之後再擦拭耳朵及鼻子；(C)毛巾由病人肢體遠心端往近心端擦拭；(D)老年人不宜使用50%酒精輕拍皮膚。

解答：　36.C　37.A　38.A　39.B　40.A

41. 王太太，因癌症10天前接受化學治療，口腔內雙頰與上顎出現白斑與破損，且口腔疼痛不敢進食，下列措施何者最適合王太太？(A)依醫囑給予xylocaine solution漱口　(B)暫時避免清洗口腔以減輕疼痛　(C)協助使用1% H_2O_2溶液去除白斑　(D)教導使用牙線正確清潔口腔　（109專高一）

解析 (B)建議早晚及每次進食後五分鐘內執行口腔照護；(C)白斑可能為念珠菌感染，應使用Nystatin (Mycostatin)溶液；(D)當血小板低於五萬時，不可使用牙線清除牙縫殘渣。

42. 病人使用Nystatin (Mycostatin)含漱後吞服，主要是治療口腔何種細菌感染？(A)金黃色葡萄球菌　(B)大腸桿菌　(C)白色念珠菌　(D)綠膿桿菌　（109專高二）

43. 林女士腸道手術後，靜脈留置針位於左前臂，護理師應如何協助林女士更衣？(1)先脫右側　(2)先脫左側　(3)先穿右側　(4)先穿左側。(A) (1)(3)　(B) (1)(4)　(C) (2)(3)　(D) (2)(4)　（109專高二）

解析 協助靜脈留置針病人更換衣物時，應先脫健側，先穿患側。

44. 為老年人執行床上沐浴，下列何者正確？(A)以50%酒精擦拭皮膚，促進皮膚清爽舒適　(B)不建議以清水擦拭身體，因無法去除體味　(C)沐浴後建議使用乳液，防止皮膚乾燥　(D)鼠蹊部同時塗抹嬰兒油及爽身粉，以減少摩擦　（109專高二）

解析 老年人不宜使用酒精擦拭皮膚，建議使用乳液滋潤皮膚。

45. 蘇太太中風、肢體偏癱住院，家屬認為病人乃因天冷保暖不足才會中風，因此給予其穿四件衣服、戴毛帽，現病人冒汗，身上有異味，護理師欲協助減少衣物，但家屬拒絕，下列護理措施何者最為合適？(A)告訴家屬對中風的理解有誤，強制給予減少病人身上衣物　(B)給予病人使用爽身粉，吸附汗液促進皮膚乾燥　(C)給予電扇調整室內溫度，以促進汗液蒸發　(D)以乾毛巾擦拭病人身體，內層衣物如果潮溼就應更換　（109專高二）

解答：　41.A　42.C　43.B　44.C　45.D

46. 執行成人女性無菌導尿技術之敘述，下列何者正確？(A)消毒順序為中央尿道口→近側小陰唇內面→遠側小陰唇內面　(B)存留導尿管水囊注入約12~15mL的無菌生理食鹽水　(C)單次導尿量不可超過1,000mL，以免腹壓快速下降　(D)存留導尿管應固定在大腿內側　　　　　　　　　　　　　　　　　　　　　　（109專高二）

　　解析 (A)消毒順序為遠側小陰唇內面→近側小陰唇內面→中央尿道口；(B)存留導尿管水囊注入約5~10mL的無菌蒸餾水；(C)單次導尿量不可超過1,000mL，以免膀胱壓力快速下降，造成休克。

47. 林女士，診斷淋巴癌，化學治療期間有噁心嘔吐、口腔出現疼痛、紅斑合併多處潰瘍，其口腔護理措施，下列何者適當？(A)建議宜採用Dobell's solution清潔口腔　(B)減少口腔清潔頻次以降低疼痛　(C)病人進食後，應立即執行特別口腔護理　(D)採用生理食鹽水清潔口腔，可促進黏膜再生　　　　　　　　（109專高二）

　　解析 (A) Dobell's solution具有毒性，不建議使用；(B)不可減少口腔清潔頻次，以避免感染；(C)病人可自行執行口腔護理。

48. 林小姐因腦血管損傷住院中，靜脈注射在右手背，欲幫林小姐更衣，正確的順序為何？(A)右手先脫先穿　(B)右手後脫先穿　(C)左手先脫先穿　(D)左手後脫先穿　　　　　　　　　　　（110專高一）

　　解析 更衣時，應先脫健側、先穿患側。

49. 執行背部護理之開始與結束時，最常採用下列何種按摩法？(A)重擦法(friction)　(B)揉捏法(kneading)　(C)按撫法(stroking)　(D)敲擊法(tapotement)　　　　　　　　　　　　　　　　　（110專高一）

50. 為一位76歲罹患乳癌並有骨轉移之病人進行床上沐浴及背部護理時，下列方式何者較適宜？(A)沐浴水溫宜保持在46.5~48°C，以促進血液循環　(B)應由肢體遠心端往近心端按摩擦洗四肢　(C)以50%酒精進行背部按摩　(D)以扣擊法進行背部及肩頸部的按摩　　　　　　　　　　　　　　　　　　　　　　（110專高一）

解答：　46.D　47.D　48.B　49.C　50.B

解析 (A)沐浴水溫宜保持在41~43℃，以促進血液循環；(C)老年人不宜使用50%酒精進行背部按摩；(D)老年人不宜使用扣擊法進行背部及肩頸部的按摩。

51. 王女士，罹患腦瘤，頭部曾接受放射線照射治療，協助其洗髮時，下列敘述何者最適當？(A)若頭髮梳不開，可用90%酒精梳理 (B)吹風機直吹頭皮，加速頭皮與髮絲乾燥　(C)梳髮時先梳髮尾再梳髮根　(D)儘量以指尖洗頭皮兼止癢　　　（110專高二）

　　解析 (A)若頭髮梳不開，應用50%酒精、水、潤髮油梳理；(B)吹風機不應直吹頭皮，以避免頭皮過熱或燙傷；(D)應以指腹洗頭避免頭皮受損。

52. 黃先生為糖尿病病人，血糖控制不佳住院，右足背有一傷口，外觀紅腫，有關足部護理措施，下列何者最適當？(A)先浸泡溫水15~30分鐘再行修剪趾甲　(B)腳趾甲應修成圓形，避免形成嵌趾甲　(C)腳趾甲旁的肉刺應協助剪除並進行消毒　(D)由大腿往腳趾方向塗抹乳液並同時按摩　　　（110專高二）

　　解析 (A)先浸泡溫水10~20分鐘再修剪趾甲；(B)腳趾甲應修成平形，避免形成嵌趾甲；(D)由腳趾往大腿方向塗抹乳液並同時按摩。

53. 為老年病人執行背部護理時，下列何者不適當？(A)重擦法(friction)　(B)按撫法(stroking)　(C)敲擊法(tapotement)　(D)揉捏法(kneading)　　　（110專高二）

　　解析 老年病人執行背部護理時不宜使用敲擊法。

54. 林女士，乳癌合併肺部、腦部轉移，因為意識不清，無法自我照顧，今早護理師評估口腔時，發現口頰內右側有白色斑點無法清洗掉、左下側則有潰瘍，清洗時會有皺眉，應與醫師討論下列何種處方協助口腔護理？(A) Epinephrine (Bosmin) + Chlorhexidine (B) L-Glutamine + Dobell's solution　(C) Xylocaine + Nystatin (Mycostatin)　(D) L-Glutamine + Difflam　　　（111專高一）

　　解析 口頰內右側有白色斑點無法清洗掉、左下側潰瘍清洗時會皺眉，可能為念珠菌感染，以及潰瘍造成疼痛，故應選擇局部麻醉劑Xylocaine及抗念珠菌藥物Nystatin (Mycostatin)。

解答：　　51.C　　52.C　　53.C　　54.C

55. 護理師為老年病人執行背部護理時，下列何者錯誤？(A)可以預防長期臥床之皮膚合併症　(B)開始與結束時使用敲擊法　(C)臀部及頸背部使用揉捏法　(D)以拇指及手掌心執行重擦法
　解析 開始與結束時使用按撫法。　　　　　　　　　　　　（111專高二）

56. 陳小姐術後留置導尿管，月經來潮，協助執行床上會陰沖洗，下列敘述何者正確？(A)沖洗前，先以棉球置放陰道口，避免清洗時液體進入陰道　(B)順序應先沖洗中間尿道口及陰道口，然後清洗小陰唇、大陰唇　(C)應避開清洗尿道口之導尿管置入處，以避免感染　(D)應以棉棒來回擦拭沾附經血之會陰部，直到乾淨　　　　　　　　　　　　　　　　　　　　　　　　（111專高二）
　解析 (A)不需將棉球置放陰道口；(C)需沖洗尿道口之導尿管置入處；(D)棉棒不可來回擦拭沾附經血之會陰部。

57. 下列何種溶液適用於口腔潰瘍的病人？(1)生理食鹽水　(2)檸檬水　(3)雙氧水(H_2O_2)　(4)麻醉劑溶液。(A) (1)(2)　(B) (3)(4)　(C) (1)(4)　(D) (2)(3)　　　　　　　　　　　（112專高一）
　解析 (1)生理食鹽水可清潔及濕潤口腔；(4)麻醉劑溶液，可用於口腔潰瘍病人，以減輕疼痛。

58. 趙先生，47歲，因口腔癌接受化學治療和放射線治療，口腔內兩側頰膜紅腫、並出現白色念珠菌感染(candidiasis)，護理人員欲協助腔護理，下列何種溶液最適用於含漱？(A) 5% chlorhexidine water　(B) 2% boric acid solution　(C) nystatin suspension　(D) sodium bicarbonate solution　　　　　　　　（112專高二）
　解析 白色念珠菌感染(candidiasis)應使用抗黴菌藥nystatin suspension。

59. 病人身上有中央靜脈導管及左手留置靜脈管路，協助更衣方式，下列敘述何者最適當？(A)脫衣時，先脫右上肢，再脫左上肢　(B)穿衣時，先穿右上肢，再穿左上肢　(C)直接反穿上衣，扣好背後鈕釦　(D)不穿上衣，給予蓋上被單保暖　　　　　　　（112專高三）

解答：　55.B　56.B　57.C　58.C　59.A

解析 留置靜脈管路脫衣時，應先脫健側（無管路側）、先穿患側（有管路側）。

60. 病人接受化學治療導致口腔黏膜潰瘍、疼痛及有異味，相關照護措施下列何者正確？(A)用冷水1：5稀釋水溶性優碘溶液(aqua beta-iodine solution)漱口　(B)口腔潰瘍處以甘油塗抹，促進傷口癒合　(C)使用2%雙氧水(H_2O_2)漱口以消除口腔異味　(D)以麻醉性溶液(xylocaine solution)漱口，減輕進食時疼痛　　（112專高三）

解析 (A)優碘與水溶液的比例為1:30；(B)甘油主要用在預防及減輕嘴唇龜裂；(C)使用1%雙氧水(H_2O_2)漱口，可以清除口腔異味。

61. 病人配戴橡膠製成的活動假牙，有關假牙的清潔與使用，下列敘述何者正確？(A)假牙不用時需泡在蘇打水中保存　(B)使用50°C熱水清潔假牙，加強消毒效果　(C)假牙置於口腔前，應先以水濕潤之　(D)假牙需整日持續配戴，維持臉頰外觀　　（113專高一）

解析 (A)橡膠製假牙應浸泡於漱口水中；(B)應以冷水清洗，避免變形；(D)每天應至少取下6~8小時，避免紅腫及潰瘍。

解答：　　60.D　　61.C

冷熱應用與護理

CHAPTER

09

Fundamentals of Nursing

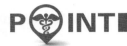

9-1　冷熱概念

一、能量轉移的方式

能量轉移的方式	原理	應用
輻射(radiation)	・不經物質作媒介，直接將能量轉移至身體表面	烤燈、紅外線
蒸發(evaporation)	・液體變成氣體，需吸收能量而達到熱量的散失	酒精拭浴（臨床已不使用此方法退燒）
傳導(conduction)	・與物體直接接觸後，能量由高處轉移至低處 ・濕冷（濕熱）的效果比乾冷（乾熱）效果好（因水的傳導比空氣好）	冰枕、熱水袋、冷熱敷
對流(convection)	・利用液體或氣體的流動，達到能量的轉移	漩渦浴
轉換(conversion)	・改變能量的型式而達到能量轉移的目的	超音波

二、冷熱的生理效應

(一) 冷熱接受器

1. **冷接受器**：位於**真皮層上層**（乳頭狀層），**比熱接受器多 8~10 倍**，集中在上半身及四肢。故在**皮膚表層，冷覺較熱覺敏感**。

2. 熱接受器：位於**真皮層下層**（網狀層）。

3. 痛覺接受器：**皮膚可以忍受的溫度範圍為 5~45°C**，極冷或極熱都會引發脊髓反射作用，刺激痛覺接受器。

(二) 散熱與產熱機轉

1. 一般：溫覺接受器接受冷或熱刺激→感覺衝動→傳入神經纖維→脊髓（外側脊髓視丘徑）→下視丘（控制調節體溫的生理反應）及大腦皮質（察覺溫度變化、解釋並採取反應）。

2. 危急狀況：衝動傳至**脊髓**時，立即將衝動傳至**運動神經纖維**，產生**反射動作**以遠離危險。

3. 暴露熱溫中→**血管擴張及出汗（散熱）**。

4. 暴露冷溫中→**血管收縮、豎毛肌收縮、發抖（產熱）**。

三、溫度適應性、反彈現象及遠處效應

1. 溫度適應性：冷熱接受器會適應溫度的變化，**敏感度變差、耐受力增加，無法察覺溫度變化而導致組織損傷**。

2. 反彈現象（續發性反應）：冷熱應用達最大療效後，出現完全相反的作用。

   (1) 治療性用熱：20~30 分鐘達最大血管擴張作用，＞30~45 分鐘則組織充血、血管收縮→燙傷（血管收縮無法散熱）。

   (2) 治療性用冷：皮膚溫度達 15℃(60℉)時，**血管收縮作用達極點**，溫度持續下降則血管擴張，出現皮膚發紅現象。

3. **遠處效應（交感性反應）**：冷熱運用於某部位，除了該部位產生作用外，**其他部位也產生相同效果**（但作用慢、持續時間短），如下表所示。

局部使用冷熱部位	反射區
頭頸臉、**四肢**	腦
前額、頸後	鼻黏膜組織
下腹部、腹股溝、大腿內側、**腰部**、薦骨區	骨盆內器官

四、溫度耐受性的影響因素

影響因素	耐受性
使用部位敏感度	・**手掌和腳底**對溫度不敏感 ・**手腕、前臂內側、頸部、會陰部及皮膚較薄**部位對溫度較敏感
使用面積	・**暴露面積愈大耐受性愈低**
使用時間	・**暴露時間延長，耐受性增加、敏感度降低→適應性**
皮膚的完整性	・損傷的皮膚對溫度的變化很敏感
身體狀況	・老人和小孩耐受性較低 ・神經感覺功能不良者，耐受性高（損傷危險性也高） ・**嬰幼兒對冷熱敏感度高，耐受力低** ・**嬰幼兒體溫調節中樞發育尚未成熟**，需特別小心
性別	・**女性**對冷、熱的反應比男性敏感

註：個體對溫度的耐受性有其個別差異。

9-2　冷熱應用的效用與作用機轉

1. 冷熱應用的效用與作用機轉

	用熱效用與機轉	用冷效用與機轉
局部	血管擴張、↑血流、↑溫度、皮膚發紅溫暖	血管收縮、↓血流、↓氧氣、↓營養、↓移除廢物、皮膚蒼白冰冷
	↑微血管通透性、↑血流、↑氧氣、↑營養、↑抗體、↑WBC、↑巨噬細胞吞噬能力、↑移除廢物能力、促進化膿	血管收縮、↓血流
	↑血循與液體吸收、↓神經末梢壓迫、↓缺氧鬱血、肌肉鬆弛、鎮靜感覺神經	血管收縮、↓血流、↓微血管通透性、↓液體積聚
	↓滑液黏稠度、↓關節僵硬及攣縮	↑疼痛閾值、↓炎症反應、↓神經傳導速度、麻痹末梢神經

	用熱效用與機轉	用冷效用與機轉
全身	・作用：促排汗、排泄、肌肉鬆弛 ・危險情形： (1) BMR↑→組織對氧氣及營養需求↑、心肺負荷↑ (2) 周邊血管擴張→大量血液轉移到周邊→BP↓→昏厥	・作用：鎮靜神經、刺激血循、↑腎臟排泄、↓體溫、↓新陳代謝（腦心手術時） ・保護機制：BP↑（維持身體中心溫度）、發抖（產熱）

2. 冷熱效應比較

		用熱效應	用冷效應
體溫	・局部	↑	↓
	・全身	↑	↓
細胞	・新陳代謝	BMR↑	BMR↓
	・對氧氣的需求	↑	↓
皮膚	・血管	擴張、血流↑	血管收縮、血流↓
	・顏色	紅潤溫暖	蒼白冰冷
	・排汗	↑	↓
循環系統	・血管	擴張、血流↑	收縮、血流↓
	・微血管通透性	↑	↓
	・血液黏稠度	↓	↑
	・血壓	↓	↑
	・心肺負荷	↑	↓
	・氧氣營養需求	↑	↓
	・淋巴流量	↑	↓
	・WBC 數目與活動	↑	↓
	・炎症反應（化膿）	↑	↓

		用熱效應	用冷效應
神經 系統	·神經傳導速率	↑	↓
	·其他	鎮靜感覺神經、減輕 疼痛、安撫運動神 經、促進肌肉鬆弛	麻痺痛覺神經
結締 組織	·肌肉組織、 延展性	鬆弛、延展性↑、 ↓肌肉痙攣僵硬	不自主顫抖、↓肌肉 痙攣僵硬
	·滑液黏稠度	↓	↑
腸胃	·腸蠕動	↓	─
	·分泌	↓	─

3. 冷熱共同作用

	用熱原理	用冷原理
止痛	· 減少末梢神經壓迫、減少組 織缺氧鬱血、肌肉鬆弛、減 少痙攣及關節僵硬、鎮靜神 經	· 增加疼痛閾值（止痛）、降 低炎症反應、阻斷神經傳導 速度、麻痺末梢神經
消腫	· 增加血循，加速液體吸收 · 減緩充血和腫脹	· 血管收縮、減少血流、降低 微血管通透性、減少液體積 聚、使炎症局部化 · 減緩充血和腫脹

9-3 冷熱應用的適應症、禁忌及注意事項

一、用熱方面

效　用	適應症	禁　忌
· 減輕肌肉骨骼不適	· 肌肉痙攣、**下背痛**、痛經、**關節炎恢復期**	· **嬰幼兒、老人、孕婦**（引起胎兒胚細胞突變或影響胎兒生長）
· 消腫止痛	· **關節扭傷三天以後**、靜脈輸注浸潤	· **心智功能受損**（昏迷混亂）
		· 感覺功能喪失、**脊髓損傷**
· 促進癒合	· 痔瘡、會陰傷口	· 循環障礙（DM、CHF、末梢血管疾病、糖尿病足）
· **增加循環**	· **痛經**	· 出血者（血友病）
		· 腦血管疾患
		· IICP
		· 頭部（腦血管擴張→顱內壓增加→頭痛、噁心、嘔吐、腦充血）
		· **手術或受傷 24~48 小時內**（增加出血及腫脹）
		· 惡性腫瘤（腫瘤破裂）
		· **牙齒、耳部發炎、盲腸炎，不明原因腹痛**（促進炎症反應→腹膜炎）
		· 裝有金屬植入物時（易灼傷），例如**裝置心臟節律器**
		· 陰囊（抑制精子形成）
		· 開放性傷口

二、用冷方面

效　用	適應症	禁　忌
・止血	・損傷、手術後傷口、**扁桃腺手術、流鼻血**	・嬰幼兒、老人（低溫易休克） ・**頭部外傷** ・心智功能受損（昏迷混亂）
・降低溫度	・發燒（減輕燒傷對組織的破壞）	・感覺功能喪失 ・**循環障礙（雷諾氏症－閉塞性血栓血管炎）**
・消腫	・扭傷、拉傷、運動傷害前三天	・大範圍開放性傷口（不易癒合） ・**類風濕性關節炎恢復期或緩解期**（增加僵硬不適）
・減輕疼痛	・關節炎急性炎症期、拔牙後	・SLE
・降低新陳代謝率	・腦部或**心臟手術**	
・減緩組織炎性反應	・拔牙後	

三、冷熱應用的注意事項

1. 冷熱應用是**依目的與部位而定**，各有其功效。溫度及時間須在一定範圍，以免發生危險。一般來說，**冷熱應用面積愈大，效果愈顯著**。

2. **皮膚深層對熱**比對冷的反應**更為敏感**。

3. **水的傳導效果比空氣好**，故**濕熱穿透力比乾熱強**，較易造成燒燙傷。為達相同的效果，**乾冷所需溫度較濕冷低、乾熱所需溫度較濕熱高**。

4. **43~45℃可達最大生理效應**，>46℃則易損傷，因此濕熱不超過46℃，乾熱不超過 52℃（高危險群不超過 46℃）。

5. **冷熱應用需有醫囑**，通常是 **20 分鐘**，至少 10 分鐘，**最長 30 分鐘**，超過易產生**反彈現象**，持續使用中間需**間隔 30~60 分鐘**。

6. 嬰幼兒、老人、孕婦、意識不清（混亂）、循環功能不良、周邊血管疾病（DM、CHF、動脈硬化）、感覺功能障礙（**脊髓損傷**）、CVA、四肢偏癱易造成危險，故應盡可能避免。

7. 隨時觀察有無出現合併症。

8. 有傷口須採無菌技術。

9. 腳踝扭傷 48 小時內最佳的護理措施是**冷敷及固定**。

10. 使用濕冷後應維持**皮膚**在**乾燥**狀態。

11. 局部用冷時仍應**注意其他部位的保暖**。

12. **用冷過久造成組織受傷**的症狀：**皮膚有藍紫色斑點、麻木感、僵硬、蒼白、皮膚極端發紅**、甚至有**水泡和疼痛**。

13. 熱敷過程中，若**感到劇烈疼痛**，應先暫時移除熱敷用物。

14. 乾冷與乾熱的優點**不會造成皮膚浸潤**。

9-4 冷熱應用的種類

一、乾熱法

種 類	重 點
熱水袋	• **間接接觸皮膚**，達保暖功效 • **不易蒸發**，溫度較為持久，但較容易喪失體液 • **一般成人 46~52℃，老人、昏迷及幼兒 40.5~46℃**，以免燙傷；**水量 1/2~2/3**；鎖緊蓋子前**先排氣**（舒適、減緩水溫下降速度）；**倒掛檢查（確保無漏水）；袋口朝身體外側**，不置於身體下（防燙傷）；時間 20~30 分鐘；隨時觀察皮膚狀況
電熱墊	• 中溫可提供 46~52℃，通常設定低溫，時間約 20~30 分鐘 • **使用前皮膚必須擦乾以免造成電擊休克** • 提醒個案勿擅自調高溫度，**不能躺在電熱墊上面或置於身體下**（不易散熱易燙傷）；床單不能弄濕（電休克危險）

種　類	重　點
電熱墊 （續）	・**不可使用別針或金屬物品固定電熱墊**，以免觸電 ・可以促進肌肉鬆弛減少下背痛
電暖器	・輻射傳熱，皮膚發紅立刻停止
烤燈、紅外 線燈	・**輻射傳熱，促血循、促進傷口乾燥**及舒適（如**產後會陰**傷口），時間 **20 分鐘，每 2~5 分鐘檢視皮膚反應**，以免灼傷 ・大烤燈（60 瓦）**距離皮膚 24~30 吋**，小烤燈（25 瓦）則**距離 16 吋**，注意壓傷部位不可使用烤燈作治療 ・適用於術後體溫低且有寒顫現象 ・適用於植皮手術後，以增加供皮區良好的血液循環及傷口癒合 ・皮膚過度發紅及疼痛時，應立刻停止照射 ・使用烤燈前須清潔皮膚並擦乾以防燙傷 ・可用於**嬰兒紅臀**

二、濕熱法

種　類	重　點
濕熱敷	・傳導傳熱，穿透深度約 **2~10 公釐(mm)，穿透力較乾熱佳，較容易燙傷**，可作用在皮膚、皮下脂肪及肌肉和肌腱 ・開放性傷口、手術傷口或靠近眼睛部位時需以無菌技術操作 ・**熱敷前先塗凡士林，具隔離作用，可減少熱傳導，保護皮膚、避免燙傷** ・治療時間為 20~30 分鐘
溶液浸泡	・直接將身體某部位浸泡溶液中，若有開放性傷口採無菌技術 ・協助清潔傷口（如燒傷）、促進血循與化膿、提供藥物治療 ・**溫水浸泡可促進糖尿病人足部的血液循環、促進燒傷病人焦痂的軟化** ・治療時間為 **15~30 分鐘**，溶液的溫度若醫囑未註明，**一般為 40.6~43.3°C** ・每隔 5~15 分鐘重新測量水溫，並觀察浸泡部位是否過度發紅、水泡、疼痛等

種　類	重　點
溫水坐浴	·目的：(1)**清潔**或治療**會陰部及肛門**；(2)**促傷口癒合和引流**、**減輕疼痛**；(3)**刺激排尿及促進肌肉放鬆**
	·適應症：**痔瘡**（促進血液循環及減輕局部充血）、**直腸手術後**、婦女行骨盆腔手術後、**自然產後**（減輕會陰部腫痛）、**痛經**（鬆弛骨盆肌肉及減輕痙攣）、**尿滯留**（鬆弛膀胱括約肌，促進排尿）
	·溶液：(1)37~41℃**溫水**（清潔）；(2)10~50% 硫酸鎂($MgSO_4$)（用於痔瘡有收斂效果）；(3)1:4000 過錳酸鉀 P.P. solution（消腫，促傷口癒合）；(4)1:100 Beta-Iodine（**產後會陰傷口之消毒**、預防感染、促進傷口癒合）
	·水溫：**清潔**為目的者為 38~40℃(100~105℉)；**促進血循為目的者為 43~46℃**(110~115℉)
	·時間：**15~25 分鐘**，若延長時間會產生反彈現象→骨盆腔血管擴張→突發性低血壓，需小心觀察
	·方法：(1)**將坐浴盆清潔乾淨、放入溶液**；(2)**會陰及肛門整個沒入水中**；(3)若肛門會陰有傷口，每次解便後→先用溫水沖洗→再熱水坐浴→消毒傷口，換上無菌棉墊；(4)坐浴中感眩暈應協助其**上身前傾**，使**頭部低於心臟**位置或趴在支撐物上，未改善則暫停；(5)坐浴後應觀察會陰周圍皮膚
對比浴	·使身體某個部位交替地浸泡在熱水(40.6~43.3℃)和冷水(15~20℃)之中，用以刺激血循
	·常用於類風濕關節炎病人，以減輕疼痛與僵硬，並作為全關節運動之準備
	·方法：先泡熱水 5~10 分鐘→冷水 1 分鐘→熱水 4 分鐘→冷水 1 分鐘→熱水 4 分鐘，不斷重複整個過程，持續 20~30 分鐘後結束，開始及結束都需浸泡於熱水中
石蠟浴	·由石蠟和礦物油混合加熱而成
	·復健師用於**解除關節炎病人之關節疼痛與僵硬**

三、乾冷法

種 類	重 點
冰枕、冰袋及冰領	· 傳導散熱 · 適應症：(1)冰枕常用於體溫＞38℃的發燒者；(2)冰袋和冰領常用於牙齒或甲狀腺手術者，**以傳導方式降溫，促進止血** · 操作重點：**裝冰 1/2~2/3 並加少許水（使冰塊稜角融化增加舒適）**；排氣（減少冰塊溶解、**避免影響傳導效果**）；倒提（檢查漏水）；**套上塑膠袋及冰枕套（避免直接接觸皮膚）**；每隔 5~10 分鐘，觀察治療部位皮膚狀況；30 分鐘後，應有短暫休息並量體溫；降溫過程中顫抖立刻停止
低溫毯	· 適應症：高溫、手術中↓BMR（如心臟手術）或↓顱內壓（神外手術）、↓截肢、燒傷、癌症等難以處理的疼痛 · 注意避免組織損傷及電休克危險 · 方法：使用前先量 V/S；不可穿金屬鈕釦衣物（避免組織損傷）；**塗上薄乳液或礦物油（保護皮膚、↑冷傳導）**；個案與低溫毯間**覆上棉毯（保護皮膚**、均勻散佈、吸收濕氣）；過程中隨時監測體溫變化

四、濕冷法

種 類	重 點
冷敷	· 適應症：急性炎症或腫脹（眼睛損傷、口腔手術或拔牙） · 方法：紗布或敷料泡在冰水(15℃)中，扭乾後敷在皮膚上；開放性傷口須無菌技術操作
冰敷	· **碎冰包在濕毛巾中，直接敷在皮膚上** · 簡單、經濟、方便，居家適用

種　類	重　點
溫水拭浴 酒精拭浴	・原理：藉**傳導**、**蒸發作用**來散熱、降溫（**用於體溫 > 39 ℃者**） ・**溫度**：27~37℃ ・酒精濃度：30~33%（95%酒精 1 份＋溫水 2 份；75% 酒精 2 份＋溫水 3 份） ・**需要有醫囑**，其步驟如下： 　(1) **頭置冰枕（減少腦充血）**、**腳置熱水袋**（避免寒顫→發抖→體溫上升） 　(2) 浸濕毛巾、**輕拍（勿摩擦→產熱）** 　(3) **擦拭順序**：由上而下、由外而內、**先拍四肢，再到背部** 　(4) **皮薄血管豐富及大血管處多停留，並增加輕拍時間**，如：**腋下**、手肘、**手心**、腹股溝、膝窩處 　(5) 前胸及心臟部位宜避免（影響心肺功能） 　(6) **全程25~30分鐘** 　(7) **30分鐘後量體溫，於生命徵象記錄單上劃紅色空心圓並以紅虛線和之前的體溫相連** ・備註：(1)溫水拭浴：以溫水**輕拍**其身體的四肢、頸部、背部等部位持續 20~30 分鐘；(2)酒精拭浴則是將酒精加入溫水中配成的，可以促進蒸發，以加速冷卻效果。目前臨床上已不使用酒精拭浴退燒，因為**酒精降溫速度太快、且會刺激皮膚、造成皮膚乾燥，並引發噁心感**，故已由溫水拭浴及低溫毯所取代
溫水浴、 冷水浴	冷水浸泡(immersion)：將身體某些部位浸泡於冷水中，持續 20~30 分鐘，適用於損傷發生後立即使用。治療目的在減輕出血與腫脹並減輕關節僵硬浸泡，亦可用於肢體攣縮的治療，在治療後 1~1.5 小時仍有減輕攣縮的效果，故可在這段時間內進行運動或技巧的訓練

QUESTI?ON

1. 協助病人使用烤燈的步驟，下列何者正確？(A)照射前、後在局部皮膚塗上一層油劑　(B)烤燈至皮膚的距離為：40瓦特數，25~30吋　(C)烤燈使用時間以15~20分鐘為限　(D)皮膚出現過度發紅、疼痛時，將距離拉遠　　　　　　　　　　（100專普二）

2. 使用於背部護理之酒精濃度，下列何者正確？(A) 30%　(B) 50%　(C) 70%　(D) 90%　　　　　　　　　　　　　　　　（100專普二）

3. 趙女士自然產後，入住病房時，主訴發冷寒顫，醫囑開立給予烤燈使用，下列敘述何者錯誤？(A)需先清潔趙女士的身體並擦乾　(B)每2~5分鐘檢查趙女士的皮膚反應　(C)使用40W燈泡，距離趙女士18~24吋　(D)照射到趙女士說不冷為止　　　　　（101專高一）

4. 承上題，醫囑開立溫水坐浴，下列哪種溶液最適合趙女士使用？(A)溫開水　(B) 10~50%硫酸鎂溶液($MgSO_4$)　(C) 1:400高錳酸鉀溶液(P.P. solution)　(D) 1:100水溶性優碘(β-iodine)　（101專高一）

5. 承上題，下列何者為趙女士使用溫水坐浴的最主要目的？(A)減輕肌肉痙攣　(B)促進傷口癒合　(C)促進排泄　(D)升高體溫　　　　　　　　　　　　　　　　　　　　　　（101專高一）

6. 李先生發燒時，護理師使用冰枕協助降低其體溫，是應用下列哪一種散熱原理？(A)輻射　(B)傳導　(C)對流　(D)蒸發　　　　　　　　　　　　　　　　　　　　　　（101專高一）

7. 有關病人使用熱水袋時之注意事項，下列敘述何者錯誤？(A)熱水袋的水裝到1/2~2/3滿　(B)熱水袋內需裝空氣，皮膚才不會直接接觸熱水，導致燙傷　(C)熱水袋外面必須套上一個布質套子　(D)熱水袋放置於臀部時，袋口需朝外面　　　　　（101專普一）

解答：　　1.C　　2.B　　3.D　　4.D　　5.B　　6.B　　7.B

8. 有關乾熱及濕熱的敘述，下列何者正確？(A)乾熱較濕熱不易蒸發，溫度可維持較久 (B)濕熱的穿透力效果較乾熱差 (C)乾熱溫度維持較久，較濕熱容易燙傷 (D)濕熱較乾熱容易喪失體液
(101專普一)

9. 有關冷熱接受器的位置，下列敘述何者正確？(A)冷覺在真皮上層，熱覺在真皮下層 (B)冷覺在真皮下層，熱覺在真皮上層 (C)冷覺在表皮，熱覺在真皮層 (D)冷覺在真皮層，熱覺在表皮
(101專普一)

10. 有關用冷目的之敘述，下列何者錯誤？(A)扁桃腺手術後有止血的作用 (B)降低心臟手術過程細胞的新陳代謝 (C)減輕靜脈血管炎初期的發炎反應 (D)促進傷口的癒合 (101專普一)

情況：林先生接受痔瘡切除術。依此回答下列二題。

11. 林先生術後依醫囑於熱水坐浴中加入20%硫酸鎂(MgSO₄)，其最主要的功效為何？(A)鬆弛肛門括約肌，以利排便 (B)有收斂傷口效果 (C)消毒及防腐 (D)促進血液循環 (101專普一)

12. 承上題，協助林先生熱水坐浴時，下列敘述何者不適當？(A)適宜溫度在37.7~40℃ (B)坐浴的範圍以可以浸泡至肛門即可 (C)坐浴時間約15~25分鐘 (D)坐浴盆及溶液必須要無菌
解析 坐浴的範圍要浸泡到整個會陰及肛門。 (101專普一)

13. 李先生因痔瘡入院接受手術，術後依醫囑執行溫水坐浴，下列敘述何者正確？(A)使用浴缸注滿無菌水全身浸泡 (B)治療溫度應維持於40.5~43℃，以促進血液循環 (C)治療藥物可使用石蠟油和礦物油，以1：1比例調合使用 (D)使用時間應至少維持1小時，才有治療效果 (101專高二)
解析 (A)使用坐浴盆浸泡會陰及肛門；(C)痔瘡術後可用10~50% MgSO₄溶液浸泡，具有收斂效果；(D)坐浴時間：20~25分鐘。

14. 有關冷、熱療法的共同功能，下列敘述何者正確？(A)抑制炎症反應 (B)止血消腫 (C)促進新陳代謝 (D)緩解疼痛 (101專高二)

解答： 8.A 9.A 10.D 11.B 12.B 13.B 14.D

15. 有關冷、熱的生理反應，下列敘述何者正確？ (1)冷、熱覺的傳遞，皆藉由外側脊髓視丘徑傳至下視丘 (2)熱覺接受器之數目多於冷覺接受器 (3)極冷或極熱刺激會引發脊髓反射作用 (4)四肢皮膚對熱覺的反應比對冷覺敏感。 (A) (1)(2)　(B) (1)(3)　(C) (2)(4)　(D) (3)(4)　　　　　　　（101專高二）

16. 減輕產後會陰部腫痛的方法，下列哪一項技術是最佳的選擇？(A)於會陰部濕熱敷　(B)於會陰部使用熱水袋　(C)溫水坐浴　(D)於臀部使用電熱墊　　　　　　　　　　　　　　　（101專普二）

17. 下列何者不是溫水坐浴的目的？(A)刺激排尿　(B)促進會陰部傷口癒合　(C)減輕痔瘡疼痛　(D)增加骨盆腔器官充血（101專普二）

18. 溫水坐浴適用於下列何種情況？(1)經痛時，用以鬆弛骨盆肌肉與減輕痙攣 (2)痔瘡疼痛時，用以促進血液循環與減輕疼痛 (3)發燒超過39°C時，用以促進排汗降低體溫 (4)尿滯留時，用以鬆弛膀胱括約肌，促進排尿 (5)坐骨神經痛時，用以減輕發炎與疼痛。 (A) (1)(2)(4)　(B) (1)(3)(5)　(C) (2)(3)(5)　(D) (2)(4)(5)　　（102專高一）

19. 有關冷、熱療法之應用，下列敘述何者正確？(1)全身用熱的目的主要可促進化膿與組織癒合 (2)使用冰枕若未將袋內空氣排出，會影響溫度的傳導，妨礙治療的效果 (3)痔瘡病人可採冷水浸泡方式，減輕局部疼痛與充血 (4)一般經痛可先以熱敷方式減輕疼痛。(A) (1)(2)　(B) (1)(3)　(C) (2)(4)　(D) (3)(4)　　（102專高一）

20. 進行溫水坐浴的過程中，若病人感到眩暈不適，下列處置何者最適宜？(A)安撫病人，向其說明這是正常現象　(B)此為缺氧現象，教導病人進行深呼吸　(C)可能因坐浴溶液的溫度太高，需添加冷水以降低溫度　(D)協助病人身體前傾，使頭部低於心臟　　　　　　　　　　　　　　　　　　　　　（102專高一）

21. 某護理師因運動扭傷踝關節，立即採用冰敷患部，此時冰敷主要作用機轉為：(A)降低血小板凝集之作用　(B)降低微血管之通透性　(C)增加吞噬細胞之作用　(D)增加感覺神經傳導（102專高二）

解答：　15.B　16.C　17.D　18.A　19.C　20.D　21.B

解析 關節扭傷後用冷可以消腫止痛，其原理為降低微血管通透性、減少液體積聚。

22. 人體對冷熱較為敏感的部位為何？(1)頸部　(2)手掌　(3)手腕內側　(4)前臂內側　(5)腳底　(6)會陰部位。(A) (1)(2)(3)(5)　(B) (1)(3)(4)(6)　(C) (2)(3)(4)(6)　(D) (3)(4)(5)(6)　（102專高二）

解析 手掌和腳底對溫度不敏感；而手腕、前臂內側、頸部、會陰部及皮膚較薄部位對溫度較敏感。

23. 使用冷療法的過程中，護理師評估病人的皮膚出現下列哪一個現象，不需先暫停治療？(A)青紫　(B)疼痛　(C)麻木　(D)皺褶　（103專高一）

24. 當因運動傷害造成肌肉拉傷時，用冷的目的為何？(A)降低微血管通透性，減輕水腫　(B)增加氧氣的供應並移除組織廢物　(C)增進白血球和吞噬細胞的活性　(D)增加神經傳導，促進肌肉放鬆　（103專高一）

25. 有關協助病人使用烤燈的相關事項，下列敘述何者正確？(A)25W烤燈與照射部位的安全距離為16吋　(B)烤燈的使用時間需持續30分鐘　(C)烤燈適用於昏迷的低體溫病人　(D)烤燈的作用是利用蒸發的原理　（103專高二）

26. 當肢體末端接受濕冷敷時，皮膚顏色不會出現何種變化？(A)膚色變成蒼白　(B)膚色發紅　(C)膚色發黑　(D)膚色變成藍紫色　（103專高二）

27. 陳先生行痔瘡切除術後，醫囑溫水坐浴，下列敘述何者正確？(A)促進血液循環水溫為37.8~40°C　(B)可以刺激排尿與促進肌肉鬆弛　(C)可以刺激腸蠕動　(D)坐浴時間愈長效果愈好　（104專高一）

解析 (A)促進血循水溫為43~46°C；(C)溫水坐浴無法刺激腸蠕動；(D)溫水坐浴時間為20~25分鐘，超過30分鐘易有反彈現象。

解答： 　22.B　　23.D　　24.A　　25.A　　26.C　　27.B

28. 有關冰敷產生的反彈現象，下列敘述何者正確？(A)皮膚在接觸冷熱時，溫度接受器會在數秒內適應新的溫度之現象　(B)冷熱法除直接應用的部位會有生理改變外，身體其他部位也會產生同樣效應　(C)身體遇冷時，身體嘗試維持其核心溫度的反應　(D)超過冷熱應用最大治療效應的時間後，所產生之相反的反應
(104專高一)

29. 頭部外傷的病人，不宜用冷療法的原因，下列何者正確？(A)會增加微血管通透性，產生腫脹，引起不適　(B)會使血管緊縮，阻礙血循，腦細胞氧氣和養分會減少，加重病情　(C)會促進細胞新陳代謝速率加快，使得腦部需氧量增加，引起不適　(D)會使頭部顱內壓上升，產生頭痛、噁心嘔吐、甚至引起腦充血，造成危險
(104專高一)

30. 有關烤燈使用，下列敘述何者正確？(1)運用輻射原理提供輻射熱以促血循　(2)適用於植皮受皮區　(3)小烤燈（40瓦）須距離皮膚25~30吋　(4)使用烤燈前須清潔皮膚並擦乾以防燙傷。(A) (1)(2)　(B) (1)(4)　(C) (2)(3)　(D) (3)(4)
(104專高一)

解析 (2)適用於增加供皮區良好的血循；(3)小烤燈需距離皮膚16吋。

31. 王先生因鼻黏膜出血使用冰敷，1小時之後發現鼻黏膜的微血管反而有擴張的現象，此現象稱為：(A)溫度接受器的適應　(B)交感神經反應　(C)用冷的禁忌　(D)反彈反應
(104專高二)

32. 下列哪些因素會影響身體對冷熱的感受度？(1)身體部位的敏感度　(2)用冷或用熱範圍的大小　(3)心情的好壞　(4)身高的差異　(5)皮膚是否受損。(A) (1)(2)(4)　(B) (1)(2)(5)　(C) (2)(3)(4)　(D) (3)(4)(5)
(104專高二)

解答：　28.D　29.B　30.B　31.D　32.B

33. 有關溫水坐浴治療原理的敘述，下列何者錯誤？(A)可鬆弛骨盆肌肉減輕充血、痙攣和疼痛（如痔瘡） (B)促進肛門會陰區的血液循環，有助於傷口癒合 (C)可收縮膀胱括約肌，對尿瀦留個案可刺激排尿 (D)清潔肛門會陰區，預防傷口感染

   解析 溫水坐浴可鬆弛膀胱括約肌，刺激排尿。 （104專高二）

34. 人體對於用冷所產生的生理反應，下列敘述何者正確？(1)血液黏稠度增加 (2)刺激副交感神經，產生雞皮疙瘩 (3)血管收縮，血壓上升 (4)淋巴流動與白血球機動性增加。(A) (1)(2) (B) (1)(3) (C) (2)(4) (D) (3)(4) （104專高二）

   解析 用冷時會血液黏稠度增加。

35. 林小弟因用手摳鼻腔而有流鼻血的現象，則應協助他採取何種姿勢？(A)仰臥姿，並墊高枕頭 (B)側臥姿，維持頭頸一直線 (C)坐姿、頭前傾的姿勢 (D)屈膝仰臥式，並搖高床尾 （104專高二）

36. 右腳踝扭傷有明顯腫脹情形時，下列護理指導何者正確？(1)扭傷處1~2天內先熱敷，待1~2天後再給予冷敷 (2)扭傷處1~2天內先冷敷，待1~2天後再給予熱敷 (3)熱敷止痛原理與藉由熱麻痺末梢局部神經而減緩疼痛有關 (4)冷敷止痛原理與降低神經傳導速度而減緩疼痛有關。(A) (1)(3) (B) (1)(4) (C) (2)(3) (D) (2)(4)

   解析 扭傷後48小時內應先冷敷，可降低神經傳導速度及減緩疼痛。

   （105專高一）

37. 有關冷熱療法優、缺點之敘述，下列何者正確？(1)乾冷、乾熱不會受蒸發的影響，能保持溫度較久 (2)乾冷、乾熱較容易造成凍傷與燙傷 (3)濕冷、濕熱深入組織層，穿透力效果佳 (4)濕冷、濕熱較容易導致體液流失。(A) (1)(2) (B) (1)(3) (C) (2)(4) (D) (3)(4) （105專高一）

38. 使用熱水袋時，下列哪個溫度較為適宜？(A) 30℃ (B) 50℃ (C) 70℃ (D) 100℃ （105專高二）

   解析 一般成人使用熱水袋的溫度為46~52℃。

解答： 33.C 34.B 35.C 36.D 37.B 38.B

39. 下列何者不適合局部冷療法？(A)靜脈炎　(B)扭傷初期　(C)流鼻血　(D)開放性傷口　　　　　　　　　　　　（105專高二）

40. 7個月嬰兒有紅臀時，下列何者為較佳的熱療法？(A)熱水袋　(B)烤燈　(C)電熱毯　(D)化學劑加熱包　　　　　（105專高二）

41. 外出旅遊泡溫泉時，易出現頭暈等不舒服症狀之原因為何？(1)排汗增加，血壓上升 (2)體溫增加，散熱增加 (3)血管擴張 (4)肌肉鬆弛 (5)頭部血流減少。(A) (1)(3)　(B) (2)(5)　(C) (3)(4)　(D) (3)(5)　　　　　　　　　　　　　　　　（106專高一）

42. 有關冷熱應用部位的敘述，下列何者錯誤？(A)手掌相較於頸部，對冷熱的耐受力較低　(B)血液循環好的部位，對於冷熱應用效果較好　(C)皮膚深層對熱比對冷之反應更為敏感　(D)冷熱應用面積越大，效果越佳　　　　　　　（106專高一）

　[解析] 手掌與腳底相對於身體其他部位，對溫度是較不敏感的。

43. 護理師為病人的右手熱敷，其左手血管亦產生擴張現象，此現象稱為：(A)交感性反應(consensual response)　(B)適應現象(adaptation)　(C)反彈現象(rebound phenomenon)　(D)續發性反應(secondary effect)　　　　　　　　　　　　　（106專高二）

44. 有關乾冷或乾熱在人體應用上的敘述，下列何者正確？(A)不會造成皮膚浸潤　(B)可減少乾燥，軟化傷口滲出物　(C)溫度容易受到蒸發現象的干擾　(D)比濕熱法更容易造成燙傷，在使用時須小心　　　　　　　　　　　　　　　　　　（106專高二）

45. 鼻黏膜出血的病人，應於何處冰敷以達止血目的？(A)鼻子　(B)前額　(C)前頸　(D)臉頰二側　　　　　　　　　（106專高二）

46. 扭傷48小時後，使用熱敷的主要目的，下列何者正確？(A)使血液黏稠度增加，促進血液凝固　(B)促進血液循環，減輕充血腫脹　(C)降低微血管通透性，使液體進入組織速度減緩，減輕炎症反應　(D)降低神經傳導速度，減輕疼痛　　　　　（106專高二）

解答：　39.D　40.B　41.D　42.A　43.A　44.A　45.B　46.B

47. 有關溫水坐浴治療之敘述，下列何者錯誤？(A)若為清潔用途，則水溫溫度應選擇介於37.8°C~40.5°C　(B)協助病人採舒適坐姿，且肛門及會陰須完全浸於溶液中　(C)若醫囑無特殊要求，一般坐浴時間為15~20分鐘　(D)坐浴當中若病人感到頭暈，可保持足部低於心臟　　　　　　　　　　　　　　　　（106專高二）
解析 坐浴中若感到頭暈，應將頭部低於心臟部位或趴在支撐物上。

48. 有關使用冰枕的注意事項，下列何者正確？(1)使用冰枕不需要醫囑　(2)冰枕內碎冰塊需加水，以延長冷療時間　(3)置放夾子之前，需將空氣排出以免影響傳導效果　(4)用冷後應每隔5分鐘，觀察治療部位皮膚狀況。(A) (1)(2)　(B) (1)(3)　(C) (2)(4)　(D) (3)(4)　　　　　　　　　　　　　　　　　　　（106專高二補）

49. 有關用冷治療所產生的全身合併症，不包括下列何者？(A)水腫　(B)體液平衡障礙　(C)皮膚發紅疼痛　(D)心律不整而心跳停止
　　　　　　　　　　　　　　　　　　　　　　　（106專高二補）

50. 執行溫水拭浴時須注意的事項，下列何者正確？(1)溫水拭浴時應以輕拍的方式進行　(2)溫水拭浴所需的溫度，應選擇接近人體體溫的溫水(37~42°C)最適合　(3)可於頭部放熱水袋，避免寒顫和休克發生　(4)腋下和手心等，大血管流經處須多停留數秒，以助散熱。(A) (1)(3)　(B) (1)(4)　(C) (2)(3)　(D) (2)(4)　（106專高二補）
解析 溫水拭浴水溫為27~37°C，頭部應放置冰枕。

51. 下列哪一部位的不適症狀，可以用熱療法緩解其不適？(A)腹痛而到急診室求診　(B)牙髓發炎　(C)下背部疼痛　(D)鼻出血（107專高一）

52. 李奶奶90歲，有中風的病史。因泌尿道感染住院治療，瘦弱，皮膚薄，常常四肢冰冷、忽冷忽熱，發燒時會有意識混亂的情形。有關病人之冷熱護理，下列何者較適當？(A)發冷時熱水浸泡為較佳選擇　(B)發高燒時給予酒精拭浴為佳　(C)使用乾熱時，宜低於成人建議溫度5°C　(D)持續於四肢放置熱水袋保暖
　　　　　　　　　　　　　　　　　　　　　　　（107專高一）

解答：　47.D　　48.D　　49.C　　50.B　　51.C　　52.C

解析 (A)發冷時以被蓋、電暖器為較佳選擇；(B)發高燒時給予酒精拭浴，易造成快速降溫及心臟血管負荷；(D)冷熱應用時間通常為15~30分鐘。

53. 為達冰敷最好療效，每次冰敷時間以多久為宜？(A) 5~10分鐘 (B) 20~30分鐘　(C) 40~50分鐘　(D) 1小時 　　　　（107專高一）

54. 頭部不宜直接使用熱療法的原因，下列何者正確？(A)會降低微血管通透性，抑制血管和組織間液體的交換，造成腫脹　(B)會使血循降低，使供給腦細胞氧氣和營養不足，而導致代謝速度變慢　(C)會使頭部顱內壓上升，產生頭痛、噁心嘔吐、甚至引起腦充血　(D)會降低破壞酶(destructive enzymes)的活性，增加對腦細胞的破壞 　　　　（107專高一）

55. 濕熱敷的應用比乾熱要更為小心，其理由下列何者錯誤？(A)因水的傳導能力比空氣強，效果快速　(B)因濕熱所用的溫度比乾熱高，才能達到相同效果　(C)因水為良好導體，容易燙傷　(D)因濕熱法比乾熱法對組織的傷害性更大 　　　　（107專高二）

解析 濕熱所用的溫度比乾熱低，即可達到與乾熱之相同效果。

56. 有關冷、熱敷之共同作用，下列何者正確？(A)減緩充血和腫脹 (B)減緩炎症反應　(C)增加肌肉收縮力　(D)增加基礎代謝率 　　　　（107專高二）

57. 有關全身和局部用冷熱療法的敘述，下列何者正確？(1)冷熱應用面積越大，效果越好，耐受力也越佳　(2)全身用熱則會使血管擴張血循改變，腦血流減少導致頭暈　(3)全身用熱時間如果過長，就會產生交感反應，而讓血管擴張更加厲害　(4)全身用冷熱的危險性較局部使用冷熱療法為大。(A) (1)(2)　(B) (1)(3)　(C) (2)(4) (D) (3)(4) 　　　　（107專高二）

解析 (1)冷熱應用面積越大，耐受力越低；(3)全身用熱時間如果過長，會導致組織充血、血管收縮。

解答： 53.B 54.C 55.B 56.A 57.C

58. 某婦女產後痔瘡疼痛，現有一醫囑「sitz bath bid」，下列措施何者錯誤？(A)準備的水溫應為50°C (B)產婦的臀部應完全浸入水中 (C)坐浴時間設定為20分鐘 (D)向產婦解釋坐浴目的是促進血液循環與減輕局部充血 （108專高一）
　解析 水溫應為37~41°C。

59. 有關局部用熱所產生的生理反應，下列何者正確？(1)血管擴張，血流增加 (2)增加血液黏稠性 (3)使神經傳導變慢 (4)減少肌肉張力 (5)增加組織氧量 (6)減輕疼痛。(A) (1)(3)(4) (B) (1)(5)(6) (C) (2)(4)(5) (D) (3)(5)(6) （108專高一）
　解析 (2)降低血液黏稠性；(3)增加神經傳導速率；(4)鬆弛肌肉組織。

60. 有關電熱墊使用注意事項，下列敘述何者正確？(1)一般使用中溫51.8~57.3°C (125~135°F)，以免燙傷 (2)使用前皮膚必須擦乾以免造成電擊休克 (3)使用時應避免置於身體下而影響散熱 (4)使用電熱墊時應以別針固定，以防絨布套滑脫而被燙傷。(A) (1)(2) (B) (1)(4) (C) (2)(3) (D) (3)(4) （108專高一）
　解析 (1)中溫46～52°C；(4)不可使用別針或金屬物品固定電熱墊，以免觸電。

61. 有關影響冷熱效用因素的敘述，下列何者正確？(A)空氣的傳導和滲透性較水為佳，故乾冷熱療法比濕冷熱療法在應用上效果較好 (B)水的傳導和滲透性較空氣為佳，故濕冷熱較乾冷熱在運用上的危險性也較高 (C)使用濕熱療法時，溫度應較乾熱為高 (D)乾冷比濕冷所需的溫度為高 （108專高一）
　解析 (A)水的傳導和滲透性較空氣為佳，故濕冷熱療法比乾冷熱療法效果好；(C)使用濕熱療法時，溫度應較乾熱為低；(D)乾冷比濕冷所需的溫度為低。

62. 臨床上常用的濕熱療法包括哪些？(1)熱水袋 (2)溫水坐浴 (3)烤燈 (4)石蠟浴 (5)溫水浸泡。(A) (1)(2)(4) (B) (1)(2)(5) (C) (2)(3)(4) (D) (2)(4)(5) （108專高二）

解答： 58.A 59.B 60.C 61.B 62.D

63. 有關病人接受冷敷或熱敷，下列敘述何者正確？(A)冷熱敷設備皆需直接與皮膚接觸，才能達到最大治療效果　(B)冷敷用於疼痛處理，主要是可以鬆弛肌肉，減輕疼痛　(C)熱敷用於疼痛處理，主要是可以降低炎症反應　(D)使用於嬰幼兒或老年病人時，應特別小心　(108專高二)

解析 (A)熱敷前先塗抹凡士林，形成隔離，可減少熱傳導，避免燙傷；(B)冷敷用於疼痛處理，主要是增加疼痛閾值、降低炎症反應；(C)熱敷用於疼痛處理，主要是減少末梢神經壓迫、減少組織缺氧鬱血、減少痙攣及關節僵硬、促進肌肉鬆弛、鎮靜神經。

64. 下列何者不是執行熱療法的高危險族群？(A)裝置心臟節律器病人　(B)關節炎病人　(C)脊髓損傷病人　(D)糖尿病足部病變病人　(109專高一)

65. 有關使用熱水袋之敘述，下列何者正確？(A)意識不清病人的適用溫度約為40.5~46.1°C　(B)使用時間以一小時為宜　(C)熱水袋貼放於皮膚後再放置橡皮治療巾，以減緩熱度散失　(D)留少許空氣於熱水袋內，以減緩熱度散失　(109專高二)

解析 (B)使用時間以20~30分鐘為宜；(C)熱水袋不可直接貼放於皮膚；(D)將熱水袋內的空氣排空，以減緩熱度散失。

66. 有關冷熱應用部位及其相對身體反射區域的組合，下列何者錯誤？(A)四肢：腦　(B)前額：鼻黏膜組織　(C)胸後區：心臟　(D)後腰部：腎　(109專高二)

67. 小美到氣溫零下5°C (-5°C)的合歡山上賞雪超過1小時，臉部皮膚發紅，此現象稱為：(A)反彈現象(rebound phenomenon)　(B)適應現象(adaptation phenomenon)　(C)交感性反應(consensual response)　(D)持續性反應(consistant effect)　(109專高二)

解析 當遇冷至較低的狀態後，出現完全相反的反應，稱之為反彈現象。

解答：　63.D　64.B　65.A　66.C　67.A

68. 人體對於用熱所產生的生理反應之敘述，下列何者正確？(1)減緩充血與腫脹 (2)增加血液黏稠度 (3)抑制炎症反應 (4)增加淋巴流動與白血球機動性。(A) (1)(2) (B) (3)(4) (C) (1)(4) (D) (2)(3)

〔109專高二〕

69. 局部用冷會產生那些生理現象？(1)減輕組織腫脹 (2)鬆弛僵硬的組織 (3)降低細胞新陳代謝 (4)容易導致寒顫發生 (5)減輕疼痛。(A) (1)(3)(4) (B) (1)(3)(5) (C) (2)(3)(4) (D) (3)(4)(5)

〔110專高一〕

70. 有關常見的用熱方式與治療目的之敘述，下列何者錯誤？(A)石蠟浴的目的在協助類風濕性關節炎病人，作為關節疼痛與僵硬的物理治療 (B)溫水浸泡可促進糖尿病人足部的血液循環 (C)烤燈可應用於植皮供皮區，促進血液循環與傷口的癒合 (D)熱水袋能安全地使用於老人和嬰幼兒，且不須考慮燙傷的問題

解析 老人和嬰幼兒使用熱水袋的溫度較一般成人低，介於40.5~46℃，並需留意是否造成燙傷問題。 〔110專高一〕

71. 下列何種情況下，病人適宜使用熱療？(A)不明原因腹痛 (B)持續出血 (C)齒齦發炎 (D) 3天前腳踝扭傷 〔110專高一〕

解析 腳踝扭傷三天後可使用熱敷，有助於消腫止痛。

72. 溫水拭浴是同時運用下列那二種能量轉移方式，而達到降溫效果？(1)輻射 (2)蒸發 (3)傳導 (4)對流。(A) (1)(2) (B) (1)(4) (C) (2)(3) (D) (3)(4) 〔110專高一〕

73. 有關冷熱效用的敘述，下列何者最適當？(A)空氣的導熱力與滲透力高於水，故乾冷熱效果較好 (B)冷接受器在皮膚淺層，故人體對冷刺激較為敏感 (C)溼冷的效果比乾冷佳，使用溼冷時應較乾冷溫度低，以防凍傷 (D)皮膚接觸冷熱時間越久，其對溫度的敏感性越高

〔110專高二〕

解析 (A)水的傳導效果及穿透力優於空氣，故溼冷熱效果較好；(C)溼冷的效果比乾冷佳，使用溼冷時應較乾冷溫度高；(D)皮膚接觸冷熱時間越久，其對溫度的敏感性越差。

解答： 68.C 69.B 70.D 71.D 72.C 73.B

74. 鼻黏膜出血的病人，於前額冰敷以達止血的原理為何？(A)收縮淺層皮膚血管使血液循環變慢　(B)降低微血管通透性，抑制血管和組織間液體交換　(C)提升「凝血因子」的活性，減緩血流速度　(D)減少血流與組織淋巴液，降低細胞的新陳代謝

解析　冰敷有助於血管收縮、降低血流。　　　　　　　　　　（110專高二）

75. 產後會陰傷口使用烤燈之目的，下列何者錯誤？(A)可促進傷口乾燥　(B)可促進血管收縮　(C)可減輕腫脹　(D)可促進血液循環

解析　用熱會促進血管舒張。　　　　　　　　　　　　　　（110專高二）

76. 病人便祕、痔瘡凸出疼痛，下列冷熱處理方式，何者最適當？(A)肛門處給予乾熱敷　(B)於肛門處使用熱水袋　(C)給予溫水坐浴　(D)肛門處使用冷敷墊　　　　　　　　　　　　　　（110專高二）

解析　痔瘡凸出疼痛可使用溫水坐浴減輕腫脹與疼痛。

77. 有關用熱治療所產生全身性反應的敘述，下列何者正確？(1)血壓上升　(2)頭暈　(3)呼吸變慢　(4)脈搏加速。(A) (1)(2)　(B) (1)(3)　(C) (2)(4)　(D) (3)(4)　　　　　　　　　（111專高一）

解析　用熱後，周邊血管擴張，會導致血壓下降；會使組織對氧氣需求增加，使呼吸加快。

78. 病人沐浴後因寒顫而使用烤燈，下列何者正確？(A)此法運用蒸發原理提供熱源　(B)使用過程中，隨時保持皮膚濕潤　(C)使用60 W燈泡，距離病人18~24吋　(D)使用時間以15~20分鐘為宜

（111專高一）

解析　(A)此法運用輻射原理提供熱源；(B)使用過程中，應保持皮膚乾燥，以避免燙傷；(C)使用60 W燈泡，距離病人24~30吋。

79. 針對冷敷應用的描述，下列何者錯誤？(A)冰領常用在甲狀腺手術傷口，以傳導方式降溫促進止血　(B)心臟手術使用低溫毯時，墊上絨布可增加冷的傳導效果　(C)執行溫水拭浴時，為了避免腦部充血可於頭部置放冰枕　(D)冰敷時不宜直接接觸皮膚，需要使用布類包裹後才使用　　　　　　　　　　　　　（111專高一）

解答：　　74.A　　75.B　　76.C　　77.C　　78.D　　79.B

80. 古先生，腳踝扭傷，護理師給予冷敷其腳踝。30分鐘後，古先生主訴其肢體出現發紅的現象，此現象是屬於何種效應？(A)反彈現象　(B)溫度的適應性　(C)遠處效應　(D)交感性反應　（111專高一）

    解析 反彈現象意指冷熱應用達最大療效後，出現完全相反的作用，如血管收縮達極點後，溫度持續下降會出現血管擴張、皮膚發紅。

81. 冷療可以抑制炎症反應的主要原理，下列何者正確？(A)增加血流，將氧氣、抗體輸送至組織　(B)增加微血管的通透性，促進代謝　(C)增加心臟的輸出量，提高組織的延展度　(D)增加血管收縮，減緩將白血球、淋巴球等送至組織　（111專高二）

    解析 冷療可以增加血管收縮，減少血流，減緩將白血球、淋巴球等送至組織。

82. 有關常見的熱療法方式與目的之敘述，下列何者錯誤？(A)溫水浸泡可促進燒傷病人焦痂的軟化　(B)熱敷墊可以促進肌肉鬆弛減少下背痛　(C)熱水袋可以促進循環，以減緩懷孕宮縮　(D)烤燈可促進循環與乾燥，改善嬰兒紅臀　（111專高二）

    解析 懷孕宮縮應就醫評估原因，而非給予熱敷。

83. 有關不宜使用熱療法的高危險情況與原因的理論依據，下列敘述何者正確？(A)開放性傷口，因對溫度改變不敏感，且溫覺接受器增加，所以容易引起燙傷　(B)局部惡性腫瘤，會促進血流增加，癌細胞獲得更多氧氣與養分，加速其轉移　(C)頭部外傷，會降低血管的通透性，抑制血管與組織間液體的交換，導致腦水腫　(D)末梢血管疾病，因循環及局部組織缺損，增加的熱能易於散發，易導致組織損傷　（111專高二）

84. 邱先生發高燒，體溫39℃，醫囑開立溫水拭浴使用，護理師為病人執行溫水拭浴時，水溫應該準備幾度？(A) 41~43℃　(B) 38~40℃　(C) 27~37℃　(D) 18~26℃　（111專高二）

解答：　80.A　81.D　82.C　83.B　84.C

85. 長時間局部用冷，易造成局部皮膚組織受損，其徵象不包含下列何者？(A)出現汗珠　(B)產生麻木感　(C)產生僵硬感　(D)疼痛感覺 　　　　　　　　　　　　　　　　　　　　　　（112專高一）

解析 長時間局部用冷可能會造成皮膚藍紫色斑點、麻木感、僵硬、蒼白和疼痛。

86. 用冷會降低炎症過程的主要原理，下列何者正確？(A)增加細胞代謝　(B)增加微血管通透性　(C)降低白血球數量和活動　(D)減少血液黏稠度 　　　　　　　　　　　　　　　　　（112專高一）

解析 (A)降低細胞代謝；(B)降低微血管通透性；(D)增加血液黏稠度。

87. 有關冷熱應用適應症，下列何者最適宜？(A)靜脈炎適合用冷療　(B)骨骼肌肉拉傷48小時後，應使用冷療　(C)心臟手術時，應使用低溫療法促進其新陳代謝率　(D)類風濕性關節炎急性期，應使用熱療 　　　　　　　　　　　　　　　　　（112專高一）

解析 (B)骨骼肌肉拉傷48小時後可視情況選擇冷療或熱療；(C)心臟手術時，使用低溫療法，目的在於降低新陳代謝；(D)關節炎急性期應使用冷療，以減輕疼痛。

88. 接受會陰切開術的產後婦女採坐浴，使用的溶液及其作用之敘述，下列何者正確？(A) 4% Hibiscrub (Chlorhexidine gluconate)，具收斂作用　(B) 1：100水溶性優碘(beta-iodine)，具消毒作用　(C) 1：40高錳酸鉀(P.P. solution)溶液，具消腫防腐作用　(D) 80%硫酸鎂溶液(MgSO$_4$)，具抑菌作用 　　　　　　　　（112專高一）

解析 會陰切開術的產後婦女坐浴時可使用1：100水溶性優碘(beta-iodine)，達到消毒及預防感染之目的。

89. 下列何種冷熱的應用方法，是使用輻射的方式？(1)冰枕　(2)紅外線　(3)溫水拭浴　(4)烤燈　(5)熱水袋。(A) (1)(3)　(B) (2)(4)　(C) (3)(4)　(D) (4)(5) 　　　　　　　　　　　　　　　　　（112專高二）

解析 冰枕、溫水拭浴及熱水袋皆為傳導方式。

解答：　85.A　86.C　87.A　88.B　89.B

90. 有關冷熱應用的注意事項，下列何者最正確？(A)一般治療依醫囑而定，若無醫囑則以40~50分鐘為原則 (B)治療過程中，應每30分鐘評估病人狀況 (C)若需重複使用，應間隔30~60分鐘 (D)告知病人，可以依自己的需求與感覺調整溫度 （112專高二）
解析 (A)冷熱應用均須依循醫囑而定；(B)治療過程中，應隨時注意並評估病人狀況；(D)病人不可以依自己的需求與感覺調整溫度。

91. 方先生，體溫39.5°C，依醫囑給予溫水拭浴。下列措施何者正確？(A)頭放熱水袋、足部放冰枕，避免寒顫 (B)以擦拭取代輕拍方式進行，散熱效果更佳 (C)拭浴時，腋下、手心與腹股溝處須多停留數秒鐘 (D)後頸、後背部和足部不擦拭 （112專高二）
解析 (A)頭放冰枕、足部放熱水袋，避免寒顫；(B)應以輕拍取代摩擦方式進行，避免產熱；(D)後頸、後背部為溫水拭浴的範圍。

92. 有關人體溫度調控的敘述，下列何者正確？(A)出現極度冷熱刺激時，脊髓反射作用會產生保護機制以避免傷害 (B)皮膚上熱的接受器位於四肢較多，因此對熱的刺激反應比較顯著 (C)時間愈久溫度接受器產生適應時，對溫度的敏感度會隨之增加 (D)當室溫增加時會促進血管收縮，藉由流汗從皮膚蒸發來散熱
（112專高三）
解析 (B)冷接受器比熱接受器多，故對冷的刺激較為顯著；(C)時間愈久，產生適應後，會對溫度敏感度降低；(D)室溫增加時，周邊血管擴張，增加散熱。

93. 熱敷時間超過45分鐘，會引起血管收縮屬於下列何種狀況？(A)適應現象 (adaptation phenomenon) (B)反彈現象 (rebound phenomenon) (C)交感反應(consensual response) (D)保護性反應 (protective response)
（113專高一）
解析 冷熱應用達最大療效後，會出現反彈現象。

解答： 90.C 91.C 92.A 93.B

94. 關於冷熱療法效果與目的，下列敘述何者錯誤？(A)使用熱敷處理疼痛，主要作用是促進血液循環，減少充血腫脹　(B)冷敷用於靜脈炎的作用是減緩血流，降低白血球活性阻止炎症進展　(C)所有冷熱敷的設備均要直接與皮膚接觸，才能達到最大治療效果　(D)進行濕熱敷時為預防燙傷，可於皮膚塗上凡士林以達到保護目的　　　　　　　　　　　　　　　（113專高一）

解析 (C)並非所有冷熱敷均要直接與皮膚接觸，例如烤燈、紅外線燈。

95. 病人因高燒使用低溫毯，護理師在使用低溫毯期間，下列照護事項何者正確？ (1)為達到降溫效益，低溫毯應直接與病人皮膚接觸　(2)剛使用時應每5分鐘測量病人的生命徵象，待穩定後則可以每15分鐘監測一次　(3)使用過程中若病人出現發抖現象，為正常現象，可持續使用，但需每15分鐘監測體溫一次　(4)應每30~60分鐘協助病人翻身，以免造成壓力性損傷。(A) (1)(2)　(B) (3)(4)　(C) (1)(3)　(D) (2)(4)　　　　　　　　　　　（113專高一）

解析 (1)使用低溫毯時，應先薄塗乳液或礦物油，並以棉毯置於個案與低溫毯之間；(3)使用過程中如出現發抖現象，應先暫停使用。

96. 在冷敷過程中，患處出現下列何種症狀，可持續使用？(A)患處有涼的感覺　(B)麻木感　(C)藍斑　(D)疼痛　　　（113專高一）

解析 冷敷過程中如出現疼痛、麻木感或斑駁時應暫停使用。

解答：　　94.C　　95.D　　96.A

營養的需要

Fundamentals of Nursing

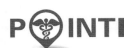

10-1　飲食概念

1. 均衡飲食的概念
   (1) 「每日飲食指南」三大營養素占總熱量比例範圍為：蛋白質 10~20%、脂質 20~30%、醣類（碳水化合物）50~60%。
   (2) 2018 年新版「每日飲食指南」，以 1,500 大卡為例，建議每天攝取量為：**油脂 3 份（3 茶匙）及堅果種子類 1 份→乳品類 1.5 杯（一杯 240 mL）、豆魚蛋肉類 4 份→蔬菜類 3 份、水果 2 份、全穀雜糧類 2.5 碗。**

2. 各種營養素的功能與來源：如表 10-1 所示。

3. 飲食種類及其適應症：如表 10-2 所示。

4. 治療性飲食及其適應症：如表 10-3 所示。

5. **下視丘為控制食慾的主要器官。**

6. **過量或長期酗酒**，會影響腸胃道吸收營養素，且造成維生素 B 群過度消耗，導致**維生素 B 群缺乏。孕婦酒精濫用**容易造成**胎兒體重過輕。**

7. **保鉀型利尿劑會影響維生素的吸收。**

8. 長期使用**阿斯匹靈(Aspirin)**治療需予以補充易流失的**維生素 C。**

9. **葉酸、維生素 B_6、維生素 B_{12}** 均有助於**紅血球**的形成。

10. **交感神經過度刺激時，會抑制腸道蠕動。**

11. 個案應於**脂質檢查前禁食 8 小時**，以免影響檢驗數值。

12. **減少攝入飽和脂肪酸與膽固醇可降低膽固醇的濃度。**

13. 長時間禁食對身體產生的影響包括：**同化作用減少、異化作用增加、腸黏膜萎縮、骨骼肌耗損**、消化液分泌減少、臟器縮小等。

14. **醣類缺乏時會使身體過度消耗肌肉與脂肪組織。**

15. **長期採低油飲食者，需補充脂溶性維生素。**

10-2 營養狀態評估

1. 飲食資料
   (1) **24 小時飲食記錄法、飲食日記、過去飲食史。**
   (2) **以日常飲食內容回顧計算平均熱量是否足夠。**
   (3) 熱量計算方式：所得熱量＝給液總量×輸液濃度×每公克所含熱量（**葡萄糖、蛋白質皆為 4Kcal/gm；脂肪為 9Kcal/gm**）。

2. 人體測量：身高、體重、**皮層厚度測量（三頭肌皮層厚度、肩胛骨下皮層厚度）**、體脂肪測量、**上臂中點環圍**、上臂中點肌肉環圍、**腰圍**。
   (1) 理想體重：男性理想體重計算公式：（**身高－80**）×0.7。
   　　　　　　　女性理想體重計算公式：（**身高－70**）×0.6。
   (2) 理想體重範圍：$\dfrac{實際理重－理想體重}{理想體重} \times 100\%$。

理想體重範圍	判讀結果	理想體重範圍	判讀結果
＋20%	**肥　胖**	－10%	輕度體重不足
＋10~20%	輕度肥胖	－10~20%	**中度體重不足**
＋10%	輕度體重過重	－20%	消　瘦
±10%	**正　常**		

表 10-1　各種營養素的功能與來源

營養素	功能	來源	缺乏或過量情形
醣類 (1) 單純碳水化合物 ・單醣（葡萄糖、果糖） ・雙醣（蔗糖、麥芽糖） (2) 複合碳水化合物 ・多醣類（澱粉，如麵粉） ・纖維類（糙米、燕麥、柳橙）	提供熱量(4Kcal/gm)、刺激腸道蠕動	・五穀類：米、麵粉 ・塊根類：番薯、芋頭 ・蔬菜類：豆莢、根莖類	缺乏→過度消耗肌肉與脂肪組織 過量→肥胖
蛋白質	提供熱量(4Kcal/gm)、促進組織生長與修復、維持與調節生理機能	・動物性蛋白質：魚肉蛋奶類 ・植物性蛋白質：豆類及其製品	缺乏→增加感染與壓力、性潰瘍的機率 過量→增加肝腎負擔、水腫

表 10-1 各種營養素的功能與來源（續）

營養素	功能	來源	缺乏或過量情形
脂肪 (1) 三酸甘油酯 (2) 脂蛋白膽固醇 · 高密度脂蛋白膽固醇(HDL)：將膽固醇運送到肝臟以排出體外，為「好的膽固醇」，可保護動脈血管，預防冠狀動脈疾病 · 低密度脂蛋白膽固醇(LDL) · 非常低密度脂蛋白膽固醇(VLDL)：將膽固醇攜入身體細胞，為「壞的膽固醇」	提供熱量(9Kcal/gm)、支持與保護體內臟器、潤滑皮膚與腸道、協助脂溶性維生素A、D、E、K的吸收與利用	· 動物性脂肪：豬油、牛油、奶油、蛋黃、魚肝油 · 植物性脂肪：花生油、沙拉油、橄欖油	缺乏→體重減輕、生長遲緩、體溫偏低、皮膚與臟病變 過量→肥胖、心血管疾病、癌症（乳癌或大腸癌）
維生素A	保持上皮組織完整性、調整夜間視力	魚肝油、肝臟、蛋黃、牛奶、黃綠色蔬菜（紅蘿蔔、南瓜、菠菜）	缺乏→夜盲症、乾眼症 過量→厭食、腹瀉

表 10-1　各種營養素的功能與來源（續）

營養素	功　能	來　源	缺乏或過量情形
維生素 D	**促進鈣磷吸收與利用，維持骨骼與牙齒的正常發育**	魚肝油、肝臟、蛋黃、日光照射	**缺乏→軟骨症、佝僂症** 過量→高血鈣、腎結石
維生素 E	保護維生素 A 與不飽和脂肪酸被氧化，預防流產	黃豆油、小麥胚芽油、蛋黃、堅果類、綠色蔬菜	缺乏→不孕症、流產 過量→疲倦、憂鬱
維生素 K	肝臟製造凝血酶原之元素，磷酸化作用之輔酶	肝臟、蛋黃、綠色蔬菜	缺乏→易出血
維生素 B₁	促進醣類代謝、促進消化液分泌及腸胃蠕動	糙米、酵母、肝臟、蛋黃、瘦肉、莢豆類	缺乏→神經炎、腳氣病
維生素 B₂	**促進生長及保護神經、皮膚與眼睛的功能**	酵母、肉臟、蛋類、肉類、奶類、豆類、綠色蔬菜	**缺乏→口角炎、口腔炎、舌炎、皮膚乾燥、眼睛畏光**
維生素 B₃（菸鹼酸）	維持醣類正常代謝，維持腸胃道與神經組織的正常功能	酵母、肝臟、肉類、黃綠色蔬菜、黃綠色蔬菜	缺乏→癩皮病、皮膚炎、舌炎、健忘 過量→腸胃不適
維生素 B₆	催化胺基酸代謝	五穀類、魚類、肉類、蛋黃、根莖類蔬菜	缺乏→多發性神經炎、脂漏性皮膚炎 過量→顫抖、神經緊張

表 10-1 各種營養素的功能與來源（續）

營養素	功能	來源	缺乏或過量情形
維生素B₁₂	有助DNA及RNA合成，抗惡性貧血因子、協助葉酸代謝及紅血球生成	肉類、內臟、蛋奶類、綠色蔬菜	缺乏→惡性貧血或巨紅血球性貧血
維生素C	促進膠原蛋白形成，有助於傷口癒合及皮膚對壓力的抵抗力	柑橘類、番石榴、檸檬、柚子、綠色蔬菜	缺乏→壞血病、牙齦出血；過量→噁心、腹瀉
鈉	調節體內液體滲透壓及維持體內酸鹼平衡	食鹽、醬油、調味品、醃製食物、海鮮類、牛奶、芹菜、紅蘿蔔、波菜	缺乏→愛迪生氏症、腹部痙攣、酸鹼不平衡；過量→水分滯留
鉀	調節體內液體滲透壓與神經傳導及心肌活動有關	瘦肉、內臟、奶類、香蕉、柑橘、楊桃、番茄醬	缺乏→肌肉軟弱無力、腸蠕動減少、心律不整、搏過速
鈣	構成牙齒與骨骼，幫助血液凝固、維持正常神經傳遞及肌肉收縮的功能	起司、牛奶、大骨湯、小魚乾、魚貝類、甘藍菜	缺乏→軟骨病、骨質疏鬆、手足抽搐；過量→高血鈣、腎結石

表 10-1　各種營養素的功能與來源（續）

營養素	功　能	來　源	缺乏或過量情形
磷	構成牙齒與骨骼、調節體內酸鹼平衡	五穀類、內臟類、奶蛋肉類、堅果類	缺乏→副甲狀腺機能低下 過量→副甲狀腺機能亢進
鎂	構成牙齒與骨骼、維持正常神經傳遞及肌肉收縮的功能	五穀類、肉類、奶類、堅果類、綠色蔬菜	缺乏→肌肉震顫、手足抽搐 過量→肌肉無力、嗜睡
鐵	構成血紅素及體內多種酵素	**肝腎臟、紅肉類、蛋黃、深綠色蔬菜、葡萄乾**	缺乏→貧血 過量→肝損傷
碘	構成甲狀腺球蛋白及調整新陳代謝	海藻類、海產、加碘食鹽	缺乏→甲狀腺機能不足 過量→甲狀腺機能亢進

註：維生素A、D、E、K為脂溶性維生素。

表 10-2 飲食種類及其適應症

種　類	適　應　症	特　點
普通飲食 (regular or full diet)	正常飲食者	・醫院中最常用的飲食方式 ・營養素均衡 ・無特殊飲食內容的限制
軟質飲食 (soft diet)	虛弱者、咀嚼不便者、消化不良者、疾病恢復期、預採普通飲食前的準備	・營養素均衡 ・溫和、細碎、纖維少、低渣飲食 ・容易消化吸收的食物 ・禁油炸、粗纖維、筋肉類
溫和飲食 (bland diet)	胃炎、胃潰瘍、消化性潰瘍、潰瘍性結腸炎、腹瀉	・營養素均衡，可長期使用 ・可中和胃酸，降低腸胃蠕動 ・食物軟嫩、纖維少 ・需少量多餐 ・禁粗纖維、酒類、咖啡因飲料及酸辣甜苦的調味品
半流質飲食 (semi-liquid diet)	虛弱者、吞嚥困難或咀嚼困難者、胃炎、消化道疾病者、學習吞嚥、中風病人	・營養素足夠，可長期使用 ・食物絞碎，質地細緻且易消化，如：稀飯、豆花、絞肉、果泥、蒸蛋 ・一天6餐，每兩小時進食一次 ・可長期食用

表 10-2　飲食種類及其適應症（續）

種類	適應症	特點
全流質飲食 (full liquid diet)	無法咀嚼或吞嚥固體食物者、腸道手術前後、疾病之急性期、胃炎、腸炎、腹瀉者	・纖維少、質地細緻、容易消化，如：奶類、豆漿、米湯、肉汁、過濾後的果汁 ・一天6~8餐 ・一般建議食用不超過2~3天；若需長期食用，需再補充高熱量、高蛋白、維生素A及B、鐵、菸鹼酸
清流質飲食 (clear liquid diet)	診斷性檢查之腸道準備、急性腸炎、嚴重腹瀉、腸道手術前後	・完全不含纖維質 ・僅提供水分、電解質及少許熱量，如：水、茶、糖水、淡咖啡、稀米湯、去油肉湯、去渣果汁 ・不產氣、不刺激腸蠕動 ・建議食用期限為24~48小時，不超過48小時
管罐飲食 (tube feeding)	無法咀嚼及吞嚥者、食道阻塞、消化道手術者、昏迷或意識不清者	・經過濾去渣及顆粒 ・一天6~8餐 ・每c.c.提供1大卡的熱量

註：(1) 無法咀嚼及吞嚥固體有困難者應採取流質飲食。
　　(2) 飲食進展：清流質飲食→全流質飲食→半流質飲食→軟質飲食→普通飲食。

表 10-3 治療性飲食及其適應症

成　分	飲食種類	適應症
熱　量	糖尿病飲食 (DM diet)	糖尿病人
	低熱量飲食 (low calorie diet)	肥胖者、關節炎、心臟血管疾病
	高熱量飲食 (high calorie diet)	營養不良者
脂　肪	**低脂飲食 (low fat diet)**	**膽囊疾病**（膽囊炎**急性期時應先禁食**，待症狀緩解及腸胃功能恢復後，**再採低脂肪之清淡飲食**）、肝昏迷、肝及胰臟疾病（如：**急性胰臟炎**）、高血脂症、心血管疾病、**肥胖者**
	高脂飲食 (high fat diet)	口服膽囊攝影術
	低膽固醇飲食 (low cholesterol diet)	高膽固醇血症、動脈粥狀硬化
蛋白質	低蛋白飲食 (low protein diet)（20~40公克／天）	**腎功能不全、肝昏迷、慢性腎病、尿毒症**
	高蛋白飲食(high protein diet)（1.5~2公克／公斤／天）	燒傷、營養不良、發燒、感染、肝炎、腎病候群、手術後
礦物質	低鈉（鹽）飲食 (low salt diet)（3~5公克／天）	高血壓、心臟病、腎臟病、水腫
	高鉀飲食 (high potassium diet)	燒傷（利尿期）、服用毛地黃或利尿劑、嘔吐、發燒
	高鐵飲食 (high iron diet)	惡性貧血、缺鐵性貧血、出血、腸切除、吸收不良症候群

表 10-3 治療性飲食及其適應症（續）

成 分	飲食種類	適應症
纖維質	低渣飲食 (low residue diet) 不宜攝取牛奶	潰瘍性結腸炎、腹瀉、腸道檢查或手術前
	高纖飲食 (high fiber diet) 包括：燕麥、糙米、全麥類、花椰菜、竹筍、芹菜、 奇異果、柳橙（丁）等	便祕、憩室症、痔瘡術後
普 林	低普林飲食 (low purine diet) (1) 低普林飲食 (0~50 mg/100g)，包括：各種飲料、脫 　 脂牛奶、雞蛋、各種蔬果、硬殼果、醣類等，病人 　 可不需限制食用量 (2) 中普林飲食 (50~150 mg/100g)，包括：瘦的牛羊豬 　 肉、蘆筍等，病人每日攝取量不可超過3份 (3) 高普林飲食 (150~180 mg/100g)，包括：內臟類（心、 　 肝、腦等）、沙丁魚、酵母菌等，病人應嚴格限制攝 　 取	痛風、高尿酸血症

(3) **身體質量指數**(body mass index, BMI)：$BMI = \dfrac{體重}{身高(m)^2}$。

BMI 值(kg/m²)	判讀結果	BMI 值(kg/m²)	判讀結果
<18.5	體重過輕	27~30	輕度肥胖
18.5~24	**正 常**	30~35	中度肥胖
24~27	**體重過重**	≥35	**重度（病態性）肥胖**

(4) **腰圍**：**男性**腰圍參考值：應**<90 公分**（約 35.5 吋）；**女性** 腰圍參考值：應**<80 公分**（約 31.5 吋）。

3. 可以反映體內脂肪含量的身體測量項目為：身體質量指數、皮 層厚度測量（**三頭肌皮層厚度、肩胛骨下皮層厚度**）。

4. 理學檢查：評估皮膚、口腔、黏膜、牙齦、毛髮、指甲、骨骼 肌肉、神經系統、腸胃系統、心血管系統等，可以篩檢出營養 不良的表徵。

5. 實驗室檢查：全血球計數(CBC)；鈉、鉀、氯、尿素、肌酸酐； 蛋白質、運鐵蛋白；**血清白蛋白、氮平衡（測量蛋白質的同化 作用與異化作用）**。

6. **一週內體重減輕 10%以上，需立即進行營養介入。**

   註：**血清白蛋白**在血液中代謝的半衰期時間為 **21 天，是評估近 3 週 來營養狀態的良好指標**，其**正常值為 3.5~5.5gm/dL**。當數值低 於正常時，會出現的徵狀包括：**疲倦、肌肉軟弱無力、慢性體重 減輕、血比容下降，嚴重時更出現肢體末梢水腫、腹水**，應通知 醫師及營養師作進一步的評估與處置。

7. 常見評估營養狀態的項目及正常值

項 目	正常值
總蛋白質(Total protein)	6.0~8.4gm/dL
白蛋白(Albumin)	3.5~5.5gm/dL
運鐵蛋白(transferring)	200~250mg/dL
血紅素(Hemoglobin)	男性：14~18gm/dL 女性：12~16gm/dL

項　目	正常值
血比容	男性：38~54%
	女性：36~47%
淋巴球總數(Total lymphocyte count)	>1,500/mm^3
血尿素氮(Blood urea nitrogen)	10~20mg/dL

10-3　鼻胃管灌食及護理

一、插入鼻胃管及注意事項

1. 目的
   (1) 灌食：提供**無法由口進食者**（如**意識不清**）獲得營養素與藥物。
   (2) 灌洗：上腸胃道出血時可用於止血。
   (3) 加壓：食道靜脈曲張破裂時可用於加壓止血。
   (4) **減壓：引流胃部氣體及分泌物**，以減輕腹脹、預防嘔吐。
   (5) 診斷：用於腸胃道攝影時灌入顯影劑。

2. 導管：李文氏導管(Levin's Tube)→**成人：12~18Fr.；兒童：8~12Fr.；嬰兒：5~8Fr.；早產兒：5Fr.。**（1Fr.=1/3mm）

3. 潤滑：插入前以 K-Y Jelly 或 2% Xylocaine 潤滑劑潤滑鼻胃管。若需取胃液做檢查時，應選擇生理食鹽水作為潤滑液。

4. 姿勢
   (1) **半坐臥式**(low Fowler's position)：**床頭要抬高至少 30~45 度。**
   (2) 高坐臥式(high Fowler's position)：床頭要抬高 90 度，且**彎曲頭部朝向胸前**，可使會厭軟骨蓋住氣道，避免鼻胃管進入氣管中，有助於導管進入後咽部及食道。
   (3) 無法坐起者，**可輕微抬高床頭、右側臥**。

5. 深度
   (1) 成人：**鼻尖經耳垂至劍突（相等於鼻至胃的長度）**，約 **45~55 公分**。
   (2) 兒童：**眉間至劍突的長度**、眉間至劍突與肚臍中點的長度，或者是鼻尖經耳垂至劍突與肚臍中點的長度。

6. 測試鼻胃管插入是否正確的方法
   (1) **反抽胃液並檢測 pH 值**：此為最精確的測試方法。
   (2) 將鼻胃管末端置入水中：**若出現氣泡代表鼻胃管誤入氣管**，應立即拔除，重新插入。
   (3) **打入少量空氣**：將聽診器置於胃部，以灌食器打入 10~20c.c. 的空氣，會聽到**咻咻或咕嚕聲的聲音**，測試完後應將空氣抽出以避免腹脹。
   (4) 將鼻胃管末端靠近耳朵：若出現咻咻的聲音則表示誤入氣管應立即拔除，重新插入。
   (5) 個案反應：正常情況下能正常說話且無咳嗽，若發生**劇烈反胃或咳嗽**時，應立刻將鼻胃管完全拉出來，讓個案休息，稍後再重插。

7. 注意事項
   (1) 鼻胃管插入之執行者應採**內科無菌洗手法**，穿戴**清潔手套**即可。
   (2) **橡皮類導管可浸泡冰水以使管子變硬**；塑膠類導管可浸泡溫水以使管子變軟。
   (3) 潤滑鼻胃管應使用**水性潤滑劑**（如 N/S、K-Y Jelly、2%Xylocaine Jelly），以避免無法溶解的油性潤滑劑誤入氣管，造成吸入性肺炎。
   (4) 鼻胃管潤滑長度為 **15~20 公分**。

(5) **插入鼻胃管達口咽部時，指導個案作吞嚥動作**，每次吞嚥時可再往內插入 5~10 公分。

(6) 鼻胃管插入後，應**等待 15~20 分鐘之後再行灌食**，以避免嘔吐。

(7) 鼻阻塞、鼻骨折或鼻中隔彎曲者，應改由口插入（口胃管）。

二、鼻胃管護理

1. 每日更換黏貼透氣膠布。

2. **清潔鼻部皮膚及鼻腔。**

3. **將鼻胃管旋轉 45 度**，避免固定壓迫同一部位。

4. 予以口腔清潔。

三、拔除鼻胃管及注意事項

1. 協助個案採**半坐臥式**或坐姿。

2. **移除固定鼻胃管的安全別針及膠布。**

3. 輕微移動導管，以免拔除時牽扯不適。

4. 打開鼻胃管末端開口，使管腔內的食物完全流入胃內，再封住或夾緊導管，以預防滴水。

5. 在個案做**深呼吸後閉氣時**或呼氣時將導管拔出，以預防吸入性肺炎。

6. **拔除後，應繼續觀察個案是否有腹脹、噁心情形。**

四、鼻胃管灌食及注意事項

1. 調製與執行管灌食時應採**內科無菌洗手法**。

2. 食物溫度：37.8~40.5℃（100~105℉），**較為接近體溫**。

3. 灌食姿勢：採**坐姿**、**半坐臥姿**，對於無法坐起者，應協助**抬高床頭右側臥**，利用重力原理將食物送入胃中，減少食物逆流，預防**吸入性肺炎**；灌食後仍應維持**半坐臥位或抬高床頭右側臥姿勢約 30 分鐘**，以促進食物消化、減少逆流及嘔吐情形。

4. 灌食前評估
   (1) **確認鼻胃管位置正確**，如以灌食空針快速打入 10~20c.c.的空氣，若在胃部出現咻咻聲，則表無誤，此舉可**避免吸入性肺炎**的發生。
   (2) **每次灌食前皆需反抽胃液以評估消化情形，正常應少於100c.c.，若反抽之胃內容物殘留量超過 100c.c.，則建議此餐暫停灌食，並報告醫師及討論後續處理；且需再將反抽物打回胃內，以減少電解質及消化酶流失。**
   (3) 如**反抽物呈鮮紅色、咖啡色、墨綠色**時，**勿將其打回胃部**，且應**停止灌食**。
   (4) 評估病人是否有過多的呼吸道分泌物，若有，應**在灌食前先行抽痰排除**。

5. 灌食種類：**管灌飲食具特殊配方**，才能**提供完整之營養素**。

6. 灌食量
   (1) 首次灌食量一次不超過 150~250c.c.，增加時**每餐加灌**50c.c.，直到獲得所需熱量為止。
   (2) **灌食量應依據前餐消化情形之評估結果而定**，合宜的**單次灌食量應為** 250~300c.c.，**不可超過** 500c.c.，以免造成腹脹、嘔吐或胃痙攣。若用**灌食空針灌食時**，**每次灌入量約**300~400c.c.。

7. 高度：食物液面至胃部的相距高度應為 12~18 吋（30~45 公分）。

8. 時間：灌食時間宜大於 15~20 分鐘。灌食速度過快，易造成高張性脫水。

9. 灌食前先灌入 20c.c.溫開水以潤滑管壁避免食物黏附、確定鼻胃管通暢性、刺激胃液分泌。

10. 灌食後再以 20~50c.c.溫開水沖淨管壁的目的：**清洗鼻胃管內的食物**，以**避免食物腐敗發酵、使個案獲得全部的營養、稀釋食物濃度**，以**預防因食物濃度太高造成的高張性脫水、避免空氣進入胃中**，造成腹脹。

11. 其他注意事項

    (1) **一般管灌飲食，不可用針筒套上針心，快速用力推入；黏稠食物可以針筒套上針心，緩緩推入**，或可用**重力原理或灌食幫浦**來調整灌入的速度。

    (2) 灌食完畢後，應**立即將鼻胃管反折後關起來**。

    (3) 管灌藥物時，若為膠囊藥物，需**打開膠囊將藥粉與 15~30c.c.溫水混合後灌入**；若為**長效定時釋放型膠囊內的顆粒則不可磨粉**，宜與醫師討論調整藥物劑型。

    (4) 有食道瘻管或行胃部手術之病人，應採**空腸造瘻灌食法**。

    (5) 因化學性溶液損傷食道致阻塞者，可使用**腸胃道造口管灌食法**。

    (6) **腸胃耐受性較低的病人，可考慮使用連續管灌法**，利用重力引流或使用灌食幫浦緩慢灌入胃中，其灌食速度建議為**每小時 40~50c.c.**。

    (7) **灌食後抬高床頭約 30~60 分鐘，2 小時內不可抽痰**。

五、鼻胃管灌食的合併症及護理措施

合併症	導　因	護理措施
嘔吐	插管後太快灌食	插管後，應等待 15~20 分鐘再行灌食
	灌食速度太快	正常流速應低於 30c.c.／分鐘 連續性灌食速度 胃灌食：40~50c.c.／小時 腸灌食：20~25c.c.／小時
	配方過量	灌食前需反抽胃液評估，正常應少於 100c.c.，以預防吸入性肺炎
	空氣過量	灌食過程中避免空氣進入腸胃道
	灌食姿勢不當	採坐姿、半坐臥姿、抬高床頭（至少 30 度）右側臥，灌食後仍應維持此姿勢約 30 分鐘
逆流	消化不良	反抽胃內殘留量超過 100c.c.，暫停灌食一次
	平躺灌食	採坐姿、半坐臥姿、抬高床頭右側臥灌食
腹瀉	灌食速度太快	控制並減慢灌食速度，灌食時間宜大於 15~20 分鐘
	配方濃度太高	稀釋高滲透性灌食配方至等張濃度，待逐漸適應後再慢慢增加濃度
	食物受汙染	維持管灌飲食在調配與灌食過程中的清潔衛生，於室溫下的保存時間不超過 4 小時
	乳糖不耐症	改採不含乳糖或低乳糖的飲食配方
	配方飲食溫度過低	食物溫度：37.8~40.5℃
便祕或嵌塞	缺乏纖維質	依醫囑給予高纖維飲食及軟便劑
	液體攝取不足	在兩餐之間增加水分的攝取

合併症	導　因	護理措施
脫水	醣類灌入速度太快	此舉易導致高血糖，應減慢灌食速度**並監測血糖濃度**，必要時得依醫囑施打胰島素
	配方蛋白質成分過多	調整管灌飲食配方
	液體攝取不足	在兩餐之間增加水分的攝取
	尿量增多	記錄輸入與輸出量，並觀察脫水狀況
水腫	配方鈉含量過高	檢查血清鈉濃度，並調整管灌飲食配方
體重不足	熱量不足	增加飲食配方熱量、灌食量、灌食次數
體重過重	熱量過多	減少飲食配方熱量、灌食量、灌食次數
電解質不平衡	**高鈉、低鈉、低鉀、低鎂、低磷**	檢查血清電解質的濃度，依醫囑調整管灌飲食配方

10-4　腸胃道問題及護理

健康問題	護理措施
食慾不振	・處理生理不適的狀況 ・**提供愉悅、輕鬆的用餐環境** ・**由個案選擇喜歡吃的食物（需飲食治療者除外）** ・**由個案決定食物進食的順序** ・可於餐前執行口腔護理
吞嚥障礙	・協助個案採**坐臥或高坐臥**。 ・提醒個案有足夠的用餐時間，**食物需細嚼慢嚥** ・**增加食物黏稠度，糊狀或絞細**，使個案較容易控制口腔內的食物 ・教導個案**適度飲水以利吞嚥** ・**食物應切成小塊狀，以利咀嚼及吞嚥** ・**每次只裝三分之一匙的食物以利吞嚥**

健康問題	護理措施
吞嚥障礙（續）	・若個案為**半身麻痺，應將食物擺在口腔的健側** ・護理人員應在旁予以鼓勵，並視情況提醒食物擺放方位 ・進食後，協助**抬高床頭，避免吸入性肺炎**
噁心嘔吐	・**提供清淡、偏酸性、冰冷的食物** ・避免油膩或氣味不佳的食物 ・嘔吐後協助**口腔護理** ・**禁食者須由靜脈注射補充液體** ・**嚴重之噁心、嘔吐時要先禁食**
胃灼熱感	・**低脂的清淡飲食，且少量多餐** ・減少攝取辛辣食物、含咖啡因飲料、巧克力與酸性食物 ・**進餐後 2 小時內不可平躺，以減少胃酸逆流** ・進食七分飽，以減少胃酸生成及食道逆流
脹　氣	・避免產氣食物，如豆類、韭菜、汽水等 ・用餐時不說話，以避免吞入過量氣體 ・減慢進食速度，以減少吞入過量氣體 ・避免便祕，以減少氣體堆積於腸道 ・適度運動，有助於腸胃道蠕動，幫助排氣與排便

◆ 傾倒症候群(dumping syndrome)

1. 原因：**食物未經胃液的適當混合及正常的十二指腸消化過程，即快速進入空腸**，造成細胞外液迅速移入腸道，食物及液體大量堆積於空腸內，使得循環血量減少、腸道蠕動增快，常發生於胃切除後或鼻胃管插入至十二指腸的位置。

2. 症狀
   (1) 腸胃道症狀：上腹部飽脹感、腹脹、腹部絞痛、腹鳴、噁心嘔吐、裡急後重感。
   (2) 其他症狀：蒼白、眩暈、冒汗、心悸、心搏過速、血壓可能上升或下降。

3. 飲食指導原則
   (1) 採取**高蛋白、高脂肪、低碳水化合物的乾性飲食**。
   (2) **減少每次的食物攝取量**，少量多餐、細嚼慢嚥。
   (3) 採低坐臥式進食，進食後立即平躺。
   (4) 飯前 1 小時至飯後 2 小時禁止飲水。
   (5) 飯後禁止任何活動。

10-5　完全腸胃外營養法

1. 完全腸胃外營養法又稱「完全靜脈營養法(total parenteral nutrition, TPN)」。

2. 成分：**高張**(20~50%)葡萄糖溶液、胺基酸、乳化脂肪、維生素、電解質及微量元素。

3. 合併症：**感染（最常見）、高血糖（深而快的庫斯摩耳氏呼吸、全身無力、尿量增加）**、低血糖（盜汗、虛弱、昏迷）、滲漏、頭痛、噁心、疲憊、膽囊炎、膽道結石等。

4. 注意事項
   (1) **嚴格遵守無菌技術**，並依醫院常規定期執行中心靜脈導管換藥。
   (2) TPN **需從中心靜脈（如鎖骨下靜脈、頸靜脈）導管投予，若由周邊靜脈途徑注射，易造成血管炎及栓塞現象**。此外，因周邊靜脈血管較細且血量少，通常使用**等張溶液**、較低濃度的醣類(<10% dextrose)等，無法提供足夠熱量和營養素，只能作為輔助性營養治療。
   (3) 注射 TPN 需用 IV pump 調控滴速，以提供足夠的營養，並避免血糖產生異常的變化。滴注的過程中不可突然停止輸

液，若有銜接不上的問題時，先以漸進式的調慢滴速，或改接上 D10W，維持繼續輸注高張性溶液的狀態。

(4) 在使用 TPN 的過程中，應每天測量體重及記錄輸入輸出量，且每 4~6 小時應監測**血糖、電解質**、尿糖及尿酮，若**出現血糖過高的情形，需考慮併用胰島素**。

(5) **在使用 TPN 過程中所配合使用的胰島素，在停用 TPN 的同時亦會停止使用。**

(6) **不可經由注射 TPN 的途徑給予藥物或輸血。**

(7) 配置完成的 TPN 應放置在冰箱中冷藏，於使用前 30 分鐘取出回溫，並**於 24 小時內輸注完畢**。

(8) **注射輸液套管應每日更換以預防感染，視需要使用過濾器。**

QUESTI?N

1. 有關採用低油飲食的敘述，下列何者錯誤？(A)適用於罹患膽囊炎的病人　(B)選食雞肉較牛肉好　(C)長期採取低油飲食者，須補充脂溶性維生素　(D)可多吃椰子肉或酪梨等水果果肉　（101專普一）

2. 下列何者屬於腸道外營養法？(1)經鼻胃管營養法　(2)經口營養法　(3)周邊靜脈營養法　(4)中央靜脈注射營養法。(A) (1)(2)　(B) (1)(4)　(C) (2)(3)　(D) (3)(4)　（101專普一）
   解析 靜脈注射法是屬於腸胃道外營養法。

3. 插鼻胃管後，下列何者顯示鼻胃管放置的位置正確？(A)將鼻胃管末端放到水中，有氣泡產生　(B)以空針反抽鼻胃管，沒有抽出任何液體　(C)以空針打入20c.c.空氣，聽診胃部有咕嚕聲　(D)以手電筒檢查病人的口咽部，看到鼻胃管　（101專高二）

4. 為了降低不當管灌造成病人的嘔吐，下列敘述何者錯誤？(A)鼻胃管插入後，先讓病人休息20分鐘再灌食　(B)腸道耐受性低的病人，可考慮使用連續管灌法　(C)維持穩定的每分鐘50c.c.灌食速度　(D)灌食後一小時內維持抬高床頭至少30度　（101專高二）
   解析 灌食速度約維持250~300c.c.／20分鐘。

5. 若欲安排剛排氣之術後病人合宜飲食，下列何項為最佳選擇？(A)排骨湯　(B)豆漿　(C)純果汁　(D)米湯　（101專普二）

6. 連續性胃灌食之適當灌注速度為：(A) 5~10c.c./min　(B) 15~20c.c./min　(C) 40~50c.c./hr　(D) 60~80c.c./hr　（101專普二）

7. 鄭女士60公斤，燒傷病人，採用高蛋白飲食，每日蛋白質攝入量應為多少公克？(A) 20~50　(B) 60~80　(C) 90~120　(D) 130~150
   解析 高蛋白飲食之每日蛋白質攝入量建議為1.5~2克／公斤，故每日應攝入90~120克蛋白質。　（101專普二）

8. 測量肩胛骨下皮層厚度是用來評估下列哪一項？(A)營養　(B)意識　(C)肌肉力量　(D)感覺　（101專普二）

解答：　　1.D　　2.D　　3.C　　4.C　　5.D　　6.C　　7.C　　8.A

9. 病人主訴嘴角常有發炎、潰瘍的情形，其最有可能缺乏的營養素是：(A)蛋白質　(B)脂肪　(C)維生素B$_2$　(D)維生素B$_6$（101專普二）

10. 郭先生長期使用鼻胃管灌食方式攝取營養，近兩日出現腹瀉狀況，下列處置措施何者正確？(A)可先將灌食食物的濃度稍作稀釋　(B)食品在灌食前4小時先放室溫下回溫　(C)注意是否因灌食時的流速過慢造成腹瀉　(D)提供高乳糖食物灌食以補充腸道營養　　　　　　　　　　　　　　　　　　　　　　　（102專高一）

11. 黃女士以全腸道外營養(TPN)方式供給營養，需要每24小時更換注射管路的主要目的，下列何者正確？(A)預防脂肪微粒造成導管阻塞　(B)預防空氣栓塞　(C)預防高血糖　(D)預防感染　　　　　　　　　　　　　　　　　　　　　　　（102專高一）

12. 王小姐身高160公分、體重46公斤。以性別及身高推算方式，其理想體重大約是多少公斤？(A) 58公斤　(B) 54公斤　(C) 46公斤　(D) 44公斤　　　　　　　　　　　　　　　　　　　（102專高一）

解析 女性理想體重計算公式：
（身高－70）×0.6=(160-70)×0.6=54公斤。

13. 承上題，有關目前她體重分析的敘述，下列何者正確？(A)屬於消瘦症　(B)屬於體重過輕　(C)屬於正常理想體重範圍　(D)屬於輕度肥胖　　　　　　　　　　　　　　　　　　　（102專高一）

解析 理想體重範圍：
$$\frac{實際理重－理想體重}{理想體重} \times 100\% \Rightarrow \frac{46-54}{54} \times 100\% = -14.81\%$$

理想體重範圍為-10%~20%，屬於中度體重不足（體重過輕）。

14. 蔡小姐因急性胰臟炎漸緩解，醫囑移除鼻胃管，並開立由口進食飲食，護理師認為下列何種飲食種類較適合個案？(A)低蛋白飲食　(B)低普林飲食　(C)低油飲食　(D)高鉀飲食　　　（102專高二）

15. 高蛋白飲食的適用對象，不包括下列何者？(A)發燒的病人　(B)燙傷的病人　(C)肝昏迷的病人　(D)肺部感染的病人（103專高二）

解答：　　9.C　　10.A　　11.D　　12.B　　13.B　　14.C　　15.C

16. 護理師依醫囑給予病人連續性管灌食以補充營養，下列相關敘述何者錯誤？(A)適用於只能容忍少量食物之個案　(B)灌食期間須維持半坐臥式　(C)若採胃灌食流速約為80~120c.c.／小時　(D)可利用重力引流，或使用灌食幫浦緩慢灌入胃中　　　（103專高一）

　　解析 連續性灌食的流速約為40~50c.c.／小時。

17. 病人接受連續性灌食後，產生腹瀉、嘔吐及電解質不平衡情形，有關管灌食的合併症及護理，下列敘述何者錯誤？(A)導致腹瀉的原因可能是因為濃度太高所致　(B)灌食速度太慢可能造成嘔吐　(C)平躺灌食可能會導致肺吸入　(D)病人若有糖尿病，應監測血糖濃度　　　（103專高一）

　　解析 灌食速度太快較可能造成嘔吐。

18. 為了降低膽囊炎病人的膽胰負荷，下列何者是最適用的飲食？(A)低油飲食　(B)高蛋白飲食　(C)低鈉飲食　(D)低蛋白飲食　　　（103專高一）

19. 王小姐因誤食強鹼性清潔劑造成食道嚴重阻塞，此時最適合使用何種方式提供營養？(A)由口進食　(B)鼻胃管灌食法　(C)口胃管灌食法　(D)腸胃道造口管灌食法　　　（103專高二）

20. 依據下列四位民眾的身高與體重數值，何者推算出的身體質塊指數(body mass index)在正常範圍？(A)王先生身高160公分、體重65公斤　(B)王小姐身高160公分、體重46公斤　(C)陳太太身高150公分、體重55公斤　(D)李太太身高150公分、體重45公斤　　　（103專高二）

　　解析 身體質塊指數(body mass index)的正常範圍為18.5~23.9kg/m²。

21. 有關兒童鼻胃管插入長度的測量方式，下列何者正確？(A)從眉間到劍突的長度　(B)從鼻尖到劍突的長度　(C)從鼻尖到肚臍中點的長度　(D)從耳垂到肚臍中點的長度　　　（103專高二）

解答：　16.C　17.B　18.A　19.D　20.D　21.A

22. 有關腸道外營養的敘述，下列何者正確？(A)主要目的在提供每日所需熱量滿足後的額外營養　(B)除了由口進食者，其他營養補給方式均歸為腸道外營養　(C)經由周邊靜脈給予的腸道外營養，無法長期提供充足的熱量　(D)為避免經由管路發生感染現象，執行時必須遵守內科無菌技術　（104專高一）

23. 陳女士52歲，身高160cm、體重65kg（BMI 25.4kg/m²），腰圍82cm、血清白蛋白2gm/dL、身體脂肪量30%。有關陳女士的營養評估結果，下列何者正確？(A)過重、腰圍過粗，身體脂肪過多、蛋白質過少　(B)正常、腰圍正常，身體脂肪正常、蛋白質正常　(C)過重、腰圍正常，身體脂肪過多、蛋白質正常　(D)肥胖、腰圍過粗，身體脂肪過多、蛋白質過少　（104專高一）

　解析　BMI24~26.9kg/m²為體重過重；血清白蛋白正常值為3.5~5.5gm/dL。

24. 李先生有吞嚥困難的問題，協助他進食的方式，下列何者不適當？(A)進食時與李先生談輕鬆話題，分散其注意力　(B)食物應切成小塊狀，以利李先生咀嚼及吞嚥　(C)進食中不要催促，讓李先生有足夠的時間進食　(D)若以湯匙舀食物，每次只裝三分之一匙以利吞嚥　（104專高二）

25. 插鼻胃管時，當鼻胃管到達何處時，可請病人做吞口水的動作？(A)鼻孔上方　(B)口咽部　(C)食道　(D)賁門括約肌　（104專高二）

26. 有關鼻胃管灌食技術的敘述，下列何者正確？(A)每次灌食須在10分鐘內完成　(B)每次灌食的量至少要有500c.c.　(C)灌食空針的高度應在灌食食物與病人的胃等高處　(D)食物快灌完時要再灌入20c.c.的溫開水　（105專高一）

　解析　(A)灌食時間宜超過15~20分鐘；(B)每次灌食量不刻超過500c.c.；(C)食物液面至胃部的高度應為12~18吋。

27. 下列何者為清流質飲食？(A)不含肉的排骨湯　(B)加糖的烏龍茶　(C)低渣的果菜汁　(D)無糖豆漿　（105專高一）

　解析　茶水為清流質飲食。

解答：　22.C　23.A　24.A　25.B　26.D　27.B

28. 高先生需長期採用全流質飲食(full liquid diet)，護理師教導家屬準備飲食，下列何者不適當？(A)食物在室溫下要呈液態　(B)每日準備6餐，採少量多餐　(C)將粥攪碎成液狀，再加入剁碎的高纖維蔬菜　(D)需補充高蛋白高熱量濃縮食物　　　（105專高二）

29. 有關執行鼻胃管灌食時的準備工作，下列敘述何者正確？(A)燈光調為柔和並協助病人平躺，以讓肌肉放鬆　(B)反抽看看有無胃液，並將抽出的胃液再推入胃中　(C)以灌食空針反抽，將前一次灌食殘留的胃內食物抽掉　(D)灌食前先倒入10c.c.甘油潤滑管子
　　解析 (A)協助病人採坐姿或半坐臥姿；(C)反抽的胃內灌食殘留食物需再灌入；(D)灌食前先倒入20c.c.溫開水潤滑管壁。　（105專高二）

30. 王小姐，24歲，身高170公分，體重56公斤，王小姐的身體質量指數(BMI)為何？(A) 17.5　(B) 19.4　(C) 21.3　(D) 25.5（105專高二）

31. 承上題，護理師依照王小姐的身體質量指數給予營養相關衛教，下列何者最適當？(A)需增加熱量攝取　(B)不需增減熱量攝取(C)需減少熱量攝取　(D)需減少蛋白質及鹽分的攝取（105專高二）
　　解析 身體質量指數正常值為$18.5\sim23.9kg/m^2$，故無需再調整熱量。

32. 有關營養素的敘述，下列何者正確？(A)非必需胺基酸是人體無法自行合成，必須由食物中攝取　(B)醣類缺乏時會使身體過度消耗肌肉與脂肪組織　(C)膳食纖維主要來自植物細胞壁等，人體可消化吸收利用　(D)蛋白質可抑制胃酸分泌，並幫助維生素的吸收　　　　（106專高二）

33. 有關鼻胃管插入注意事項的敘述，下列何者正確？(A)將燈光調暗，以緩和病人的緊張　(B)無法坐起的病人，可協助微抬高床頭右側臥　(C)鼻中膈彎曲的病人，要由右側鼻孔插入　(D)由鼻插入鼻胃管的病人，活動假牙不必拿下　　　（106專高二補）

解答：　28.C　29.B　30.B　31.B　32.B　33.B

34. 有關管灌餵食法之敘述，下列何者正確？(A)病人呼吸道分泌物多時，灌食後應立即拍背抽痰　(B)病人前一餐灌食250c.c.，灌食前反抽胃內食物量約75c.c.時，這一餐應停止灌食　(C)病人有胃造口，灌食前勿反抽胃液，以免傷害胃部　(D)灌食速度過快，容易造成病人高張性脫水　　　　　　　　　　（106專高二補）
    解析 (A)灌食後不可立即拍背抽痰，避免食物逆流或嘔吐；(B)灌食前反抽胃內食物量<100c.c.時，可以繼續灌食；(C)灌食前應反抽胃，以確定前餐的消化情形。

35. 下列何者不是低油飲食的適用對象？(A)胰臟炎病人　(B)慢性腎衰竭病人　(C)肥胖病人　(D)膽囊炎病人　　　　　（107專高一）

36. 王先生因胃癌進行部分胃切除術，手術後第一天的飲食計畫中，下列敘述何者錯誤？(A)協助每日進行口腔衛生清潔　(B)給予清流飲食，以協助腸胃恢復功能　(C)口乾時可給予冰塊含在口中，以維持濕潤感　(D)進食時間避免讓王先生看到別人進食而影響心情　　　　　　　　　　　　　　　　　（107專高一）
    解析 胃切除後禁食清流質飲食主要是測試腸胃對飲食的接受能力。

37. 有關管灌飲食的注意事項，下列敘述何者錯誤？(A)通常每隔3~6小時灌一次，每次至少約500c.c.營養才足夠　(B)一般灌食時間不可少於15~20分鐘　(C)灌食前應反抽胃內容確認消化狀況　(D)灌入過多空氣有可能導致病人嘔吐　　　　　　　　（107專高一）
    解析 管灌飲食建議一天6~8餐，合宜的灌食量為250~300c.c.，不可超過500c.c.。

38. 每次灌食前，必須反抽胃內溶液之主要目的是在預防灌食造成下列何種情況？(A)體重過重　(B)水腫　(C)便祕　(D)肺吸入
    解析 反抽胃內溶液評估消化情形，以預防灌入過量溶液，造成嘔吐及肺吸入。　　　　　　　　　　　　　　　　　（107專高二）

解答：　34.D　35.B　36.B　37.A　38.D

39. 有關鼻胃管的放置，下列敘述何者正確？(A)鼻胃管放置時，如病人因病況無法抬高頭部，則建議採左側臥，以利管子進入胃部 (B)需採外科無菌技術進行鼻胃管放置，以免感染 (C)以凡士林潤滑鼻胃管前端15~20公分，以利鼻胃管放置 (D)鼻胃管放置後，反抽胃液，以酸鹼試紙測試，pH值為6.5，則需調整插入深度

解析〉(A)鼻胃管放置時，如病人因病況無法抬高頭部，則建議採右側臥；(B)採用內科無菌技術；(C)以水性潤滑劑潤滑鼻胃管前端15~20公分。　　　　　　　　　　　　　（107專高二）

40. 70歲的陳先生已採用半流質飲食(semi-liquid diet) 1個月，下列何者不是陳先生適當的飲食方式？(A)將瘦肉和稀飯一起絞碎後食用 (B)飲用蘋果與奇異果混合的果汁 (C)每2小時進食一次 (D)需要額外補充鐵劑　　　　　　　　　　　　　　　（108專高一）

解析〉半流質的飲食可提供足夠的營養素，不需再額外補充鐵劑。

41. 鄭先生接受腸道手術切除腫瘤，術後第三天排氣且開始嘗試由口進食，下列何者是此時最適當的飲食型態？(A)清流質 (B)全流質 (C)低渣 (D)半流質　　　　　　　　　　　　　　　（108專高二）

解析〉腸道術後開始進食，應先採用清流質飲食。

42. 王先生午餐吃了乾飯1碗（100公克）、豆腐1塊（50公克）、炒青菜1碟（使用15公克油）、中型橘子1個，攝入的營養素中，脂質主要來源可產生的熱量為多少大卡？(A) 60大卡 (B) 135大卡 (C) 400大卡 (D) 450大卡　　　　　　　　　　（109專高一）

解析〉每公克脂質熱量為9大卡，15×9=135大卡。

43. 低蛋白質飲食適用於下列哪些病人？(1)急性肺炎 (2)肝昏迷 (3)燒傷 (4)尿毒症。(A) (1)(2) (B) (3)(4) (C) (2)(4) (D) (1)(3)　　　　　　　　　　　　　　　　　　　　　　（109專高一）

44. 王先生中風後，有吞嚥困難，現協助其由口進食，下列措施何者不適當？(A)協助採取坐姿或高坐臥姿進食 (B)把食物弄成糊狀或絞細，以利吞嚥 (C)與其閒聊分散注意力，降低進食壓力 (D)進食後協助抬高床頭，避免吸入性肺炎　　　　　　　（109專高一）

解答：　39.D　40.D　41.A　42.B　43.C　44.C

45. 管灌飲食(NG diet tube feeding)出現腹瀉合併症後，下列措施何者最適當？(A)灌食速度宜加快，於5~10分鐘內完成灌食　(B)灌食後，抬高床頭30度，並讓病人右側臥　(C)稀釋配方濃度，再逐漸增加濃度　(D)灌食溫度宜低於20℃，避免滋菌　（109專高一）

　　解析 (A)灌食速度宜大於15~20分鐘；(B)灌食後姿勢與腹瀉合併症無關；(D)灌食溫度應於37.8~40.5℃。

46. 有關影響營養狀況之因素，下列何者正確？(A)酒精攝入過量會增加食慾　(B)交感神經過度刺激時，會增進腸道蠕動　(C)腦下垂體為控制食慾的主要器官　(D)保鉀性利尿劑會影響維生素吸收　（109專高二）

　　解析 (A)酒精攝入過量會抑制食慾；(B)交感神經過度刺激時，會抑制腸道蠕動；(C)下視丘為控制食慾的主要器官。

47. 有關鼻胃管灌食與照護之敘述，下列何者錯誤？(A)鼻胃管插管後，確認管子位置正確，可立即進行灌食　(B)灌食後，讓病人維持半坐臥姿勢30分鐘以上　(C)灌食前先灌20 mL溫開水，確定管路通暢並防食物黏附管壁　(D)移除鼻胃管時請病人深吸氣後閉氣，平順快速抽出　（109專高二）

　　解析 鼻胃管插管後，確認管子位置正確後，應等待15~20分鐘後再灌食，以避免嘔吐。

48. 以造口灌食法提供病人腸道營養之途徑，下列何者正確？(A) Colostomy　(B) PEG (percutaneous endoscopic gastrostomy)　(C) PICC (peripherally inserted central catheter)　(D) Hickman catheter line　（109專高二）

　　解析 PEG (percutaneous endoscopic gastrostomy)是經皮內視鏡胃造口術。

49. 在鼻胃管灌食中，有關食物快灌完時，要再灌入少量溫開水的主要目的，下列敘述何者正確？(A)潤濕鼻胃管　(B)確定管子是否通暢　(C)刺激胃液分泌　(D)避免食物在管內發酵　（110專高一）

解答：　　45.C　　46.D　　47.A　　48.B　　49.D

解析 潤濕鼻胃管、確定管子是否通暢、刺激胃液分泌等，均是灌食前灌入少量溫開水之目的。

50. 下列各類營養素中，何者可幫助維生素D的吸收及利用？(A)醣類 (B)蛋白質類 (C)脂肪 (D)菸鹼酸 (110專高一)

51. 有關非腸道營養法，下列敘述何者錯誤？(A)周邊靜脈營養法(PPN)，多使用等張的營養製劑 (B)以全靜脈營養法(TPN)供給營養者，需密切監測病人血糖狀況 (C)可使用頸靜脈執行全靜脈營養法(TPN) (D)以全靜脈營養法(TPN)供給營養，每袋輸注時間不超過48小時為宜 (110專高一)

解析 以全靜脈營養法(TPN)供給營養，每袋輸注時間以不超過24小時為宜。

52. 李先生因車禍造成腦部創傷，手術後一個月，生命徵象穩定但意識不清、需長期臥床，此時較合適使用何種方式提供營養？(A)由口進食 (B)鼻胃管灌食法 (C)口胃管灌食法 (D)腸胃道造口管灌食法 (110專高二)

53. 醫囑每2小時間歇管灌食的病人，已於8：00 am灌食250 mL後，於10：00 am管灌前反抽鼻胃管有150 mL之未消化液，下列處置何者最適當？(A)將病人採右側臥以促進胃排空，一小後再給予灌食 (B)評估腸蠕動音，並給予胃部按摩 (C)減少灌食量，此次給予灌食100 mL (D)暫停鼻胃灌食，並與醫師討論

解析 胃內尚有150 mL之未消化液時，應暫停灌食，並報告醫師及討論後續處理。 (110專高二)

54. 評估病人是否慢性營養不良，下列生化檢驗資料中，何者是最佳的評估指標？(A)血清白蛋白(Albumin) (B)丙胺酸轉胺酶(GPT) (C)高密度脂蛋白(HDL) (D)三酸甘油酯(TG) (111專高一)

解答： 50.C 51.D 52.B 53.D 54.A

55. 短腸症病人以全靜脈營養(TPN)方式供給營養，下列敘述何者錯誤？(A)全靜脈營養溶液瓶口應採雙重消毒，預防感染　(B)連續輸注過程中，如營養配方來不及送達，可用10%葡萄糖溶液代替　(C)輸注管路需72小時更換，並觀察穿刺處有無感染　(D)發生空氣栓塞時應採頭部放低，並採左側臥位　　（111專高一）

　解析 輸注管路需每24小時更換，並觀察穿刺處有無感染。

56. 有關鼻胃管灌食造成的副作用，下列敘述何者正確？(A)液體攝入過多會造成便祕　(B)高濃度配方多會造成便祕　(C)配方中鈉太少會造成水腫　(D)灌入速度太快易造成腹瀉　　（111專高一）

57. 對於胺基酸的敘述，下列何者錯誤？(A)動植物的蛋白質都需要分解成胺基酸才能供人體應用　(B)非必需胺基酸是指人體不一定需要的胺基酸　(C)必需胺基酸是指必須由食物中攝取，人體無法自己合成　(D)激素和酶都是由胺基酸所合成　　（111專高二）

　解析 非必需胺基酸是指人體可以透過自身合成或從其他胺基酸轉化而得。

58. 有關體脂肪的敘述，下列何者錯誤？(A)女性體脂肪占體重的22%屬於肥胖　(B)男性腰圍大於90公分表示為肥胖　(C)上身肥胖型（蘋果型）較易罹患慢性病　(D)女性腰臀比大於0.85表示為肥胖　　（111專高二）

　解析 女性體脂率30%以上代表肥胖。

59. 管灌食物的注意事項，下列何者錯誤？(A)管灌配方開封後，放置冰箱應於24小時內食用完畢　(B)灌食食物應盡量提高濃度，減少胃容量負荷　(C)食物與藥物灌食間隔時間需為30分鐘　(D)一次灌食的總量不超過500c.c.　　（111專高二）

　解析 提高灌食食物濃度容易造成腹瀉。

60. 楊先生為慢性腎臟疾病病人，其飲食下列何者最為適宜？(A)高鉀飲食　(B)低蛋白飲食　(C)高纖飲食　(D)低普林飲食　　（112專高一）

解答：　　55.C　　56.D　　57.B　　58.A　　59.B　　60.B

61. 護理師為謝女士進行營養評估，謝女士出現下列哪一項資料表示異常？(A)實際體重比理想體重高出8%　(B) BMI：21 kg/m²　(C)腰圍：85公分　(D) Albumin：4.1 g/dL　　　　　　（112專高一）

    解析 女性腰圍應＜80公分（約31.5吋）；男性腰圍應＜90公分（約35.5吋）。

62. 護理師為病人執行鼻胃管灌食，下列措施何者錯誤？(A)食物剛從冰箱拿出應隔水加熱，溫度以接近體溫為宜　(B)灌食前，反抽出150 mL咖啡色未消化食物，將其打回，暫不餵食　(C)每次灌食量不超過500 mL，灌食時間約20分鐘　(D)灌食後抬高床頭約30~60分鐘，2小時內不可抽痰　　　　　　（112專高一）

    解析 反抽胃內容物呈鮮紅色、咖啡色、墨綠色時，勿將其打回胃部，且應停止灌食。

63. 有關脂肪在人體內的代謝，下列敘述何者錯誤？(A)高密度脂蛋白又稱為「好的膽固醇」　(B)低密度脂蛋白指其所含的脂肪比例較低　(C)三酸甘油酯正常的血清濃度＜150mg/dL　(D)脂蛋白的數值可用來評估罹患心臟血管疾病的風險　　　　　　（112專高二）

    解析 低密度脂蛋白又稱為「壞的膽固醇」，易黏附於血管壁及造成硬化。

64. 衛生福利部公布的每日飲食指南，下列何者錯誤？(A)成人每日豆魚蛋肉可以攝取四份　(B)青少年可增加奶、蛋、豆、魚的攝取量　(C)老年人應減少五穀根莖類食物的攝取量　(D)孕乳婦可以增加六大類食物的攝取量　　　　　　（112專高二）

65. 病患接受650mOsm/kgH₂O管灌配方，以60c.c./小時連續灌食法提供營養後，開始出現腹瀉，下列何者為改善腹瀉的合宜措施？(A)提高管灌配方濃度　(B)調整灌食速度為40~50c.c./小時　(C)灌食溫度控制在32~35℃　(D)建議病人採坐姿，繼續灌食

    解析 當管灌造成腹瀉時，可以調慢速度及稀釋配方濃度，維持食物溫度在37.8~40.5℃。　　　　　　（112專高二）

解答：　　61.C　　62.B　　63.B　　64.C　　65.B

66. 下列何種徵象顯示成人鼻胃管插入的位置錯誤？(A)鼻胃管固定的標記顯示為70公分　(B)鼻胃管反抽，抽出100 c.c.未消化的食物　(C)灌食空針打入30 c.c.空氣，胃部聽診時有空氣進入胃的咕嚕聲音　(D)將鼻胃管末端放入水中，無連續性氣泡　（113專高一）
解析 成人鼻胃管放置深度約為45~55公分。

67. 有關營養素的敘述，下列何者正確？(A)非水溶性纖維可以延緩糖分的吸收　(B)多醣類膳食纖維會抑制腸道蠕動　(C)非必需胺基酸是指人體無法自行合成　(D)必需胺基酸必須由食物攝取

（113專高一）

68. 病人接受靜脈營養，預備轉換為腸道營養的第一階段飲食，下列何者最適當？(A)軟質飲食(soft diet)　(B)高纖飲食(high fiber diet)　(C)清流質飲食(clear liquid diet)　(D)低油飲食(low oil diet)
解析 飲食進展第一階段為清流質飲食。　（113專高一）

解答：　66.A　67.D　68.C

MEMO

給藥法

出題率：♥ ♥ ♡

藥物作用概念 ── 給藥目的
　　　　　　 ── 藥物作用的名詞解釋
　　　　　　 ── 藥物相互作用
　　　　　　 ── 影響藥物作用的因素

藥物劑量計算公式

給藥概念 ── 給藥系統
　　　　　 ── 給藥注意事項

口服給藥

抽藥注意事項

肌肉注射

皮內注射

皮下注射

其他給藥途徑 ── 眼滴入法
　　　　　　　 ── 耳滴入法
　　　　　　　 ── 鼻滴入法
　　　　　　　 ── 栓塞法
　　　　　　　 ── 舌下含服
　　　　　　　 ── 口頰溶片
　　　　　　　 ── 吸入法
　　　　　　　 ── 皮膚貼片

Fundamentals of Nursing

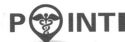

11-1 藥物作用概念

一、給藥目的

1. **預防疾病**：例如**母親為 B 肝帶原者之新生兒**，需於出生後 24 小時內注射一劑 B 型肝炎免疫球蛋白。

2. **減輕症狀**：例如止痛劑可減輕疼痛。

3. **治療疾病**：例如抗生素殺滅細菌，用以治療感染。

4. **維持正常生理功能**：例如靜脈輸液補充液體及電解質。

二、藥物作用的名詞解釋

1. **耐受性**：長期服用某些藥物後，會降低對該藥物之療效，**需再增加藥物劑量以維持藥效**，如鎮靜劑或**嗎啡**。

2. **抗藥性**：對藥物作用產生抵抗反應，而無法產生藥效，如使用抗生素或抗結核病藥物。

3. **過敏性**：除藥物原本之藥理作用外，還產生抗原－抗體之免疫反應；常出現皮膚黏膜、呼吸道等過敏，如盤尼西林製劑。

4. **習慣性**：長期服用某些藥物後，所產生的心理依賴感，如安眠藥。

5. **成癮性**：長期服用某些藥物後，所產生的生理痛苦及心理依賴感，如嗎啡、安非他命。

6. **戒斷症候群**：長期服用某些成癮性藥物後，突然停止用藥，所出現的生理症狀，如嗎啡、安非他命。

7. **天花板效應(ceiling effect)：又稱為極限效應**，是指在使用到相當劑量後，即使劑量再增加，其止痛效果不會增強，但副作用反而增加。

三、藥物相互作用

1. **拮抗作用**：同時併用兩種藥物，其藥效不如兩藥單獨使用之總和，如 A＝4、B＝5，A＋B＜9。

2. **加成（相加）作用**：同時併用兩種藥物，其藥效為兩藥單獨使用之總和，如 A＝4、B＝5，A＋B＝9。

3. **協同（相乘）作用**：同時併用兩種藥物，其藥效超過兩藥單獨使用之總和，如 A＝4、B＝5，A＋B＞9。

四、影響藥物作用的因素

1. 年齡
   (1) 嬰幼兒劑量：應考慮年齡、體重或體表面積等因素，並依**兒童藥物劑量計算公式**換算。
   (2) **12 歲以上兒童可服用成人劑量。**
   (3) 60~80 歲老年人用藥劑量通常是成人劑量之 4/5。
   (4) **80 歲以上老人用藥劑量通常是成人劑量之 1/2。**
   (5) 老年人因**肝臟代謝及腎臟排泄功能衰退**，故較易發生藥物過量與藥物中毒。

2. 體重：**藥物劑量與體重成正比**，故體重較重者，所需劑量相對較高；過度肥胖及水腫者例外。

3. 途徑
   (1) 各種給藥途徑所需劑量之比較為：**肛門給藥＞口服給藥＞皮下注射＞肌肉注射＞靜脈注射。**

(2) 藥物進入人體後吸收速率之比較為：**靜脈注射＞肌肉注射＞皮下注射＞肛門給藥＞口服給藥**。

(3) 藉由黏膜吸收藥物的途徑包括：**栓塞法（肛門栓塞、陰道栓劑）、滴入法（眼、耳、鼻滴藥）、舌下含服**等。

(4) **肛門給藥**是口服給藥的 2 倍劑量；**皮下注射**是口服給藥的 1/2 劑量；**肌肉注射**是口服給藥的 1/3 劑量；**靜脈注射**是口服給藥的 1/4 劑量。因靜脈注射藥物**不經腸壁和肝臟**而直接進入血液循環，故所需劑量較低。

4. 時間

(1) **飯前服藥**：**飯前 30 分鐘**服藥，可以**促進食慾、幫助消化**，如鎮吐劑、食慾促進劑、整腸劑、消化劑等。

(2) **飯後服藥**：**飯後 30 分鐘**服藥，可以**減少藥物副作用、減少胃酸分泌及對胃黏膜的刺激、延長藥物作用**，如制酸劑、阿斯匹靈、**類固醇**、鐵劑等。

(3) **定時服藥**：**維持有效的血中治療濃度**，避免產生抗藥性，如**磺胺類、抗生素**等藥物。

(4) 睡前服藥：安眠、緩瀉或驅蟲，如鎮靜安眠劑、緩瀉劑、**驅蟲劑（睡前或早餐前空腹使用）**等；另外，對於病人**因生理症狀而干擾夜眠**的情況，如疼痛或呼吸困難，也可以**在睡前依醫囑給予緩解症狀的藥物使用**。

5. 藥物：服用**抗生素**或**軟便劑**後，需**多增加水分的攝取**，以利吸收排泄。

6. 疾病：如：心臟病、肝功能障礙、腎臟疾病等。因**藥物多經由腎臟排泄**，為避免對腎臟造成傷害，應謹慎注意使用劑量。而**氣喘病人**的體質較為敏感，給藥時需特別注意藥物對其之**特異性**與敏感性。

11-2 藥物劑量計算公式

1. 注射藥物劑量計算公式

$$\frac{該瓶總藥物劑量}{該瓶總藥液容量} = \frac{醫囑的藥物劑量}{應抽取的藥液容量（通常設為x）}$$

2. 口服藥物劑量計算公式：$藥物顆數 = \frac{單次劑量 \times 每日次數}{單一藥物劑量}$

3. 兒童藥物劑量計算公式

(1) **楊氏法則**(Young's rule)：依**足歲年齡**計算（適用於 1 歲以上）

$$兒童使用劑量 = 成人劑量 \times \frac{兒童年齡（足歲）}{兒童年齡 + 12}$$

(2) **克拉克氏法則**(Clark's rule)：依**體重（磅）**（1 公斤=2.2 磅）計算（適用於各年齡兒童）

$$兒童使用劑量 = 成人劑量 \times \frac{兒童體重（磅）}{150}$$

(3) **佛氏法則**(Fried's rule)：依**出生月數**計算（適用於 1 歲以內）

$$嬰兒使用劑量 = 成人劑量 \times \frac{出生月數}{150}$$

(4) **考林氏法則**(Cowling's rule)：依**虛歲年齡**計算（適用於 3 歲以上）

$$兒童使用劑量 = 成人劑量 \times \frac{1 + 兒童年齡（虛歲）}{24}$$

(5) **體表面積**(body surface area)：是計算藥物劑量最準確的方法。

11-3 給藥概念

一、給藥系統

1. **單一劑量系統**：藥師依醫囑調配病人 **24 小時**的用藥內容，再將其個別包裝，由專人送至病房，經護理人員以給藥記錄單(MAR)核對三讀五對無誤後，發給病人服用，其優點為**減少病**

房藥物庫存量，目前有些實施單一劑量系統的醫院已**省略使用小藥牌**。

2. 個人藥櫃系統：**藥師**依醫囑調配病人**數天**的用藥內容，由專人送至病房後，存放於護理站中的病人個人藥櫃，經護理人員以 MAR 按時給藥。

3. 庫存給藥系統：在護理站放置藥櫃，存放大量且多種藥物，**護理人員**依醫囑在藥櫃前以給藥記錄單備藥，再發給病人服用。

二、給藥注意事項

1. **調配藥物劑量的工作為藥師職責**，藥師調配藥物時應核對五對內容，包括：**病人（姓名、床號、病歷號碼）、藥物、時間、劑量、途徑**。護理人員必須依醫囑按時給藥，給藥時確實執行**三讀五對，三讀的時機**包括：**自藥盒（藥櫃）取出藥袋（藥罐）時、自藥袋（藥罐）取出藥物時、將藥袋（藥罐）放回藥盒（藥櫃）時**。

2. **法定管制藥物**（麻醉藥品包括：Morphine、Pethidine (Demerol)、Codeine、Fentanyl）需放置於**雙重上鎖的管制藥櫃**中，鑰匙由各班專人保管。當**發現藥物數量與記錄不符時**，需要**向單位主管報告**。

3. 依中華藥典規定的常溫定義是在 15~30℃之間，**過期、變質、損壞、潮濕的藥物均不可服用**。

4. **栓劑、疫苗、胰島素**及稀釋後的抗生素，置於 2~10℃的冰箱冷藏保存，稀釋後抗生素的使用期限通常為 24 小時，胰島素置於常溫中可保存一個月。

5. 藥物在**使用前需檢查有效日期**，若見顏色異常，要**立即查清楚**。

6. **與開藥醫師討論及澄清存疑的醫囑，未澄清的醫囑拒絕給藥**。

7. 給藥前的注意事項

(1) 以給藥記錄單(MAR)或護理治療卡(Kardex)**核對醫囑**。

(2) 依**三讀五對**原則準備藥物，每**備完**一種藥物時，即**在時間上打半勾**。

(3) **不同種類的液體藥劑，不可放在同一藥杯**，以免藥物效用發生變化。

8. 給藥時的注意事項

(1) 給藥時應核對床頭牌或手圈、並**請病人說出全名**以確認之。

(2) 護理人員核發藥物時，應**親手將藥物交給病人**，並確認病人已服用藥物。

(3) **當病人無法立即服藥時，應先將藥物放回藥盒中**，但不可倒回藥瓶中，**再與之約定可以服藥的時間，再將藥物交給病人**並協助服用。

(4) **若病人不在病房內**，應**先將藥物帶回護理站的藥盒放置**，並**在給藥記錄單中註明「不在」代號**，待其**返室後再親手交至病人手上，切忌將藥物放置於床旁桌上，或由他人代為轉交**，以免發生藥物遺失或給藥錯誤。

(5) **不宜將口服藥及外用藥於同一時間交給病人，以避免混淆。**

(6) 給予**毛地黃藥物前需先測量病人脈搏**，確認脈搏速率大於 60 次／分，始可給予藥物。

(7) 如病人因服用軟便劑多日而出現嚴重腹瀉時，護理人員應**依據專業評估及獨立的判斷能力**，先暫停給藥，並通知醫師處置。

(8) 給藥時，若病人已出現身體不適症狀或生命徵象不穩定，應**先暫停給藥**，並**嚴密觀察生命徵象**。

(9) 護理師發藥時，若發現病人上一餐的藥物忘記服用，**應將上一餐的藥物收回，並書寫於護理記錄中及交班**。

(10) 若病人拒絕服藥，先**評估原因**，視情況予以說明，**必要時聯絡醫師處理**。

9. 給藥後的注意事項

(1) **給予 prn 藥物後，應立即完成記錄**，以避免重複給藥。

(2) 因故未能給藥或服藥，需在 MAR 上加註，並完成相關記錄。

(3) **評值藥物作用及觀察副作用。**

(4) **發現給藥錯誤時，應立即告知醫師等相關人員，並觀察病人情況。**

10. 床邊給藥電子化作業

(1) 護理師至病人床邊以條碼掃描機**感應病人手圈條碼**，進行備藥程序。

(2) **護理人員仍需進行三讀五對的給藥程序。**

(3) 電腦出現藥物視窗，刷藥品上的條碼後，需**確認藥物資訊是否符合。**

(4) 給藥後按**儲存**選項，系統會自動記錄**時間**與**護理師姓名**。

11-4　口服給藥

1. 優點

(1) **安全、經濟、簡便。**

(2) 藥物主要在**小腸**被吸收，**藥效較為持久。**

(3) 適用於胃腸藥物。

2. 缺點

(1) **刺激胃黏膜。**

(2) **某些藥物易受胃液、腸液破壞，影響藥效。**

(3) 藥效起始時間較慢，**不適用於危急狀況。**

(4) 不適用於下列情況：噁心、**嘔吐**、吞嚥困難、禁食、拒絕服藥、**意識混亂**、昏迷等。

3. 注意事項

(1) 準備液體藥物時，**需先將藥物搖勻後**，右手**握住標籤處，以免藥水沾汙標籤**，左手拇指指住刻度，使刻度與視線成水平，以液面之凹點為準，倒至所需藥液的刻度後，以衛生紙由上往下擦拭瓶口、蓋上瓶蓋。

(2) 服藥時，宜協助病人採**坐姿**或**半坐臥姿**。

(3) 因舌根味蕾主在感受苦覺，故服藥時應將藥物置於**舌中央**，以避免苦味不適感。

(4) 使用滴管給藥時，使**滴管尖端與水平線小於 45 度角**，滴在**舌中間**。

(5) **咳嗽糖漿不宜加水稀釋服用**。

(6) 服用**咳嗽糖漿**、胃乳時，**暫勿喝水**或僅需飲用少許溫水送服，以增加局部作用。

(7) **若病人同時須服用多種類藥物，服用順序為錠劑→胃乳→咳嗽藥劑**。

(8) 對於**油脂類、味苦或難以入口的液態藥物**，可運用以下方式：**冷卻、服藥前口含冰塊**麻痺味蕾、**服藥後配合飲用果汁或飲料**（例如冬瓜茶）去除味道、**裝入膠囊、將錠劑磨成粉後加入糖粉調味**。

(9) 鐵劑、碘劑類或酸性之藥物必須**加開水或果汁稀釋**，並以**吸管服用**及**攝取大量開水或漱口**，其目的在於**預防牙齒著色及減輕對琺瑯質的傷害**。

(10) **鎮靜劑與溫牛奶同時服用**，可加速作用並增強效果；**鎮靜劑應避免與茶水一起服用**，以免降低藥效。

(11) Ampicillin 抗生素不可與果汁併服。此外，**葡萄柚汁會干擾鈣離子阻斷劑**（例如 Felodipine、Amlodipine）**在肝臟的代謝**。

(12) Tetracycline 抗生素與牛奶併服會降低吸收效果，建議需間隔兩小時以上。

(13) 鐵劑不可與茶水一起服用，以避免形成鞣酸鐵之沉澱物。

(14) 長期服用 Warfarin 不宜與含維生素 K 的食物同時服用，例如深綠色蔬菜（菠菜），以避免降低 Warfarin 的藥效。

(15) Rifampicin (RIF)於空腹服用以增強吸收。

(16) 腸衣錠口服藥物主要在小腸吸收，不可磨碎服用。

(17) Bisacodyl(Dulcolax®)是腸溶糖衣錠，不可與會降低上腸胃道酸度的製品（例如牛奶、制酸劑或某些正子幫浦抑制劑）同時服用，以避免腸溶衣過早被溶解。

(18) 服用輕瀉劑後，應多補充水分，以保護腎臟。

(19) 鹽類緩瀉劑，可使用有甜味的無渣飲料（如可樂、沙士、雪碧及冬瓜茶等）增加口感。

(20) 服用毛地黃(Digoxin)治療的病人應於給藥前監測心尖脈，當心率超過 60 次／分鐘，始可給藥。

(21) 透析當日，透析前暫停服用降血壓藥物。

(22) 酒精會促進抗組織胺對中樞神經之抑制作用。

(23) 口服藥的劑型包括錠劑、膠囊、溶液、懸浮液，其中，以溶液的劑型吸收最快。

(24) 不宜將藥物混入管灌飲食或食物、茶、咖啡、飲料中一併服用，以避免降低藥效或使藥品發生變化。

(25) 不能同時服用的藥物，建議至少間隔 30 分鐘以上再服用。

(26) 當病人因故拒服藥物時，護理人員應向病人解釋按時服藥之重要性，並與醫師討論病人之疑慮，以減輕其擔憂。

(27) 兒科病童的給藥技術包括：

A. 使用滴管餵藥。

B. 選擇糖漿製劑。

C. 將藥物磨粉後加入糖粉調味以減輕苦味。

D. 完成服藥後，提供禮物作為獎勵。

11-5 抽藥注意事項

1. 選擇合適的空針，並檢查空針套上的標示：「**不含致熱原**(non-pyrogenic)」、「**使用後不要回套針頭套**(Do not replace needle sheath after use)」。

2. 空針部分，包括：**針頭、針頭針筒銜接處、抽藥的針心**，均屬於無菌範圍，應嚴格遵守無菌技術。

3. 一般稀釋多使用**蒸餾水**或該藥物所配備的稀釋液。

4. 藥物越黏稠，應選擇**號碼越小（直徑越粗）**的針頭。

5. Vial 抽藥
   (1) 粉劑藥物需**先注入適量稀釋藥液注入 Vial 瓶中**。
   (2) 抽取與稀釋藥液等量的空氣出來。
   (3) 之後，使空針與 Vial 分置，**將 Vial 置於兩手間來回搓揉，至粉劑完全溶解**。
   (4) **注入欲抽取藥劑之等量空氣**。
   (5) **抽藥時應將 Vial 倒置呈直立狀態**，針頭沒入液面，**抽取至所需藥量後，在瓶內完成排氣，雙手呈水平方式拔出針頭**。
   (6) 拔出後**更換針頭**。

6. Ampoule 抽藥
   (1) 以非慣用手的食指與中指夾住 Ampoule，再以慣用手抽取適量藥液。
   (2) 抽藥過程需注意 Ampoule **瓶口周圍視為非無菌區**，故抽取藥液時，要避免針頭碰觸到 Ampoule 瓶口周圍。
   (3) 將針頭移出 Ampoule 瓶外，進行排氣。

7. 抽藥時不可**碰觸針心**以避免汙染。

8. **兩種液態藥劑**不可混合。

11-6 肌肉注射

1. 目的：將藥物注入**肌肉組織**，執行**抗生素、鐵劑**或**疫苗**等治療。如**青黴素 G** (Penicillin G)、**鐵劑**(Ferrous lactate)、**破傷風類毒素**(Tetanus antitoxin)。

2. 部位：選擇**肌肉大且厚實、神經少、血管少**的部位，**組織結實有彈性為宜**，常見注射部位及注意事項詳見下表。

	上臂三角肌	背臀肌	腹臀肌	股外側肌
位置	肩峰突下 3 橫指（避免注射於上臂中段或下 1/3 處，以避免傷及**橈神經**）	臀部外上 1/4 處（腸骨後上嵴與股骨粗隆連線的外上處）	掌心固定於股骨大粗隆→食指放於腸骨前上嵴，中指指向腸骨嵴→食、中指間所形成的 V 字形區域即為注射部位	股骨大粗隆至膝關節間的中段 1/3 之外側面及前面
姿勢	注射**手臂插腰**	·側臥（注射側膝蓋彎曲） ·俯臥（腳趾向內、髖關節內旋）	·側臥（膝彎曲） ·俯臥 ·仰臥	·仰臥時膝微彎曲 ·俯臥時髖關節內旋
劑量	＜2c.c.	＜5c.c.	＜5c.c.	＜2c.c.
適用			兒童、瘦弱者	2 歲以下嬰幼兒
禁忌	**嬰幼兒或長期、頻繁的注射**	3 歲以下、瘦弱、組織鬆弛者	2 歲以下	
備註	此部位肌肉塊較小，劑量應**＜2c.c.**	勿採站立姿勢注射	以左手量右側以右手量左側	

3. 注射針具：22~24G，針頭長度約 1.5 吋的 3 或 5c.c.空針；**肥胖者脂肪層較厚，應使用較長的針頭。**

4. 消毒方式：**以 75%酒精由注射點往外環狀消毒，直徑達 3 吋，並待自然風乾以達消毒效果；禁用優碘或碘酒溶液消毒。**

5. 注射方法：**繃緊**欲注射部位之皮膚。

6. 注射角度與深度：以 90 **度角注射，針頭插入 2/3 的深度。**

7. 反抽回血：**需反抽針心，觀察有無回血，**目的在於**確認針頭是否插入血管內。**

8. 注射量：2~5c.c.（視注射部位而定）。

9. 注射後：以棉枝**按壓後，**以**掌根按摩**注射部位 30~60 秒鐘。

10. 空針廢棄物處理：**針頭不須回套直接丟棄於針頭處理盒；針筒則丟棄於針筒專用容器（為感染可燃）。**

11. 注意事項
    (1) **成人執行肌肉注射時，**推送藥液速度應**緩慢，**以減輕組織疼痛；但**兒童推藥的速度宜快，**以減少針頭停留於組織的時間。
    (2) 執行肌肉注射在反抽針心時，若**出現回血情形，表示針頭插入血管內，此時應立即拔出針頭，重新準備一套新的藥物再行注射。**
    (3) **下針與拔出針頭時，速度宜平穩快速。**
    (4) 重複注射同一部位時，兩個注射點宜相距 2 吋以上。
    (5) **減輕肌肉注射疼痛感的方式：**鼓勵病人放鬆、選擇管徑小的針頭、**下針時緊繃注射部位、**推藥速度緩慢、**下針與拔出針頭時快速平穩、**注射後以掌根按摩。

12. 深層肌肉注射法

    (1) 將刺激性藥物，如：**鐵劑**、疫苗（百日咳疫苗）或類毒素（白喉明礬類毒素、**破傷風類毒素**）注入**肌肉組織**，且**避免藥物回滲刺激皮下組織**，造成傷害。

    (2) 種類：包括**留泡注射法**與 **Z 型注射法**，詳見下表。

種 類	留泡注射法	Z 型注射法
方法	·在抽藥後，再抽 0.2~0.3c.c. 的**空氣**留在空針內 ·**將針頭朝下**，使空氣游離至針筒點端 ·注射藥物時，**空氣會隨之進入針頭及注射部位** ·形成氣栓，防止藥物回滲刺激皮下組織，造成傷害	·先以非慣用手輕壓皮膚並拉向一側（約 1~1.5 吋） ·**慣用手持針以 90 度插入肌肉組織** ·以持針手反抽針心，確定無回血後，進行肌肉注射 ·**完成後需停留 10 秒鐘再拔出針頭**，放鬆固定的皮膚，以避免藥物回滲刺激皮下組織，造成傷害
注意事項	·上述兩種方法合併使用，效果更佳 ·**抽完藥物後，應更換注射針頭** ·注射時要反抽，注射後不要按摩	

11-7　皮內注射

1. 目的：將藥物注入**表皮與真皮間**，執行過敏試驗（如 PST）、診斷試驗（純蛋白衍化物試驗；purified protein derivative, PPD test）或局部麻醉；使用藥物如盤尼西林(Penicillin)、結核菌素(Tuberculin)、麻醉藥劑(Lidocaine)等。

2. 部位：選擇皮膚薄、膚色淺、毛髮少、血管少的部位，如：**前臂中段內側**（最佳部位，最常使用）、上臂外側；**前胸鎖骨下**及**背部肩胛骨**則適用於**四肢水腫**或**截肢者**。

3. 注射針具：26~27G，針頭長度約 3/8~5/8 吋的 1c.c.空針。

4. 消毒方式：**以 75%酒精由注射點往外環狀消毒，直徑達 3 吋，並待自然風乾以達消毒效果；禁用優碘或碘酒溶液消毒**，以避免因褐色溶液而影響判讀結果。

5. 注射方法：**繃緊**欲注射部位之皮膚。

6. 注射角度與深度：注射時**針頭斜面朝上，0~15 度角注射**，近乎平行，針頭斜面**完全插入皮膚內**。

7. 反抽回血：表皮與真皮之間並無血管，**不需反抽針心**。

8. 注射量：0.1c.c.，即 100~200 單位(I.U.)，會突起 0.8 公分的水泡。

9. 注射後的注意事項

   (1) 以乾棉枝**輕拭**滲出的藥液，**不可按摩或重壓**。

   (2) 應以**藍色原子筆**劃記突起的水泡，並註明**注射日期及時間**，不可使用紅色筆，以免影響判讀結果的準確性。

10. 空針廢棄物處理：**針頭不須回套直接丟棄於針頭處理盒；針筒則丟棄於針筒專用容器（為感染可燃）**。

試驗種類	判讀時間	陽性反應	臨床意義
盤尼西林試驗 (PST)	15~20 分鐘後	・直徑大於 1.5 公分 ・中間蒼白 ・周圍不規則紅腫	・陽性過敏反應，禁打 Penicillin ・陰性反應的有效期限為 7 天
結核菌素試驗 (PPD test)	48~72 小時後	・直徑大於 1 公分 ・紅腫硬結	・有抗體，表示曾受感染或注射過卡介苗 ・無法確立肺結核診斷 ・不需再注射卡介苗

11. 相關注意事項
    (1) 注射後由**醫師檢查**與判讀反應。
    (2) 注射前應先詢問病人有無過敏史。
    (3) **急性過敏反應（如胸悶、喘不過氣）**可於藥物注射時或藥物注射後立即發生，故執行**盤尼西林皮膚試驗(PST)時應將急救車推至病人單位**，急救藥物為 1/1000 的**腎上腺素(Epinephrine)**。
    (4) 若需要對照組，可先在右手注射生理食鹽水，再於左手注射藥物。
    (5) 結果為**陰性反應**時表示可以注射盤尼西林藥物。

12. **盤尼西林(Penicillin)藥物稀釋法**（以 300 萬單位／Vial 為例）
    (1) 先以 3c.c.蒸餾水稀釋 300 萬單位的 Penicillin，故 1c.c.中含有 100 萬單位，即 0.1c.c.中有 10 萬單位。
    (2) 取 1c.c.空針抽取 0.1c.c.的 Penicillin，再抽 0.9c.c.蒸餾水稀釋，稀釋量共為 1c.c.，則 0.1c.c.中有 1 萬單位。
    (3) 再打掉 0.9c.c.的藥液，再抽 0.9c.c.蒸餾水稀釋，稀釋量共為 1c.c.，則 0.1c.c.中有 1,000 單位。
    (4) 最後再打掉 0.9c.c.的藥液，再抽 0.9c.c.蒸餾水稀釋，稀釋量共為 1c.c.，則 **0.1c.c.中的 100 單位即為盤尼西林試驗(PST)皮內注射的劑量**。

11-8　皮下注射

1. 目的：將藥物注入**皮下組織（介於真皮層與肌肉組織間）**，經由**毛細血管慢慢吸收**，將藥液吸收至血循中，以達作用，如：**胰島素(Insulin)、肝素(Heparin)、疫苗**。

2. 部位：選擇皮膚完整、血管少、神經少、無骨突的部位，如：**下腹部（吸收最快，最佳部位）、上臂外側**、大腿前側或外側、臀部、背部肩胛骨下方。

3. 注射針具：24~25G 的 B-D 空針、1c.c.空針、2 或 3c.c.空針，
   針頭長度約 1/2~5/8 吋。

4. 消毒方式：**以 75%酒精由注射點往外環狀消毒，直徑達 3 吋，
   並待自然風乾以達消毒效果。**

5. 注射方法：1c.c.以上的空針是**捏起**欲注射部位之皮膚；B-D 空
   針是**緊繃**欲注射部位之皮膚。

6. 注射角度與深度：肥胖者用 **1c.c.以上的空針（5/8 吋針頭）以
   45~90 度角注射，並將針頭插入至少 2/3 深度；**消瘦者用 **B-D
   空針（1/2 吋針頭）以 90 度角注射，並將針頭完全插入。**

7. **反抽回血：需反抽針心，觀察有無回血，目的在於確認針頭是
   否插入血管內。**但注射肝素時不可反抽，以避免形成血腫。另
   外，**病人自我注射胰島素時**，針頭為 3 mm 或 5 mm，**可不需反
   抽針心。**

8. 注射量：**不超過 1.5c.c.為宜。**

9. 注射後：輕壓，視情況按摩；注射**胰島素(Insulin)、肝素(Heparin)
   後不可按摩，以避免加速藥物吸收之速率。**

10. 空針廢棄物處理：**針頭不須回套直接丟棄於針頭處理盒；針筒
    則丟棄於針筒專用容器（為感染可燃）。**

11. 注意事項
    (1) 胰島素若放置於冰箱**冷藏保存，藥液應回溫後再施打，**若
        未冷藏則應保存在低於 30℃以下的溫度。
    (2) 同時抽取兩種胰島素時，應**先抽短效型胰島素(RI,
        Regular Insulin)，呈清澈狀，再抽長效型胰島素(NPH)，呈
        混濁狀。**
    (3) 糖尿病人**長期注射胰島素**時應輪流**更換注射部位，**以避免
        吸收不良或皮下脂肪組織嚴重耗損。

(4) 注射胰島素，應**依據各種胰島素的開始作用時間進食**，以避免發生低血糖。例如 RI **於皮下注射後 30 分鐘左右血糖會開始下降**，即應進食。

(5) 進行腹部注射時，注射部位為**病人一手握拳蓋住肚臍，另一手掌置於拳頭旁，注射在手掌寬的距離內**。

(6) 重複注射同一部位時，兩個注射點宜相距 2 吋以上。

(7) 皮下組織神經較少，故此種注射方法較為不痛。

(8) **注射刺激性藥物及較瘦弱者，應捏起局部皮膚。**

11-9　其他給藥途徑

　　經由黏膜途徑吸收藥物的方式包括：眼滴入法、耳滴入法、鼻滴入法、栓塞法、舌下含服、口頰溶片、吸入法、皮膚貼片。

一、眼滴入法

1. 姿勢：採**仰臥或坐姿**均可，**頭往後仰、眼睛往上看、下眼瞼向下拉**。

2. 滴入位置
   (1) 眼藥水：滴於**下眼瞼後穹窿處（結膜下穹窿處、下結膜囊內）**，**不可滴於角膜上**，以免刺激角膜，造成眼睛疼痛。
   (2) 眼藥膏：**由內向外**點於**眼瞼內之結膜囊中**，點完後將**上眼瞼輕輕拉起蓋在下眼瞼**，並**輕閉眼睛**。

3. 滴入方法
   (1) 先以無菌生理食鹽水棉球**由眼睛內側（內眥）往外側（外眥）擦拭**。
   (2) 一隻手將下眼瞼往下撥，**另一隻手持眼藥並固定在前額上**。
   (3) 滴入時眼藥瓶不可碰觸到眼睛，**距眼睛高度約 1~2 公分**。
   (4) 使用順序：**水溶液眼藥水→凝膠狀（水性）眼藥膏→油性眼藥膏**。

4. 滴後處置

(1) 滴藥後**輕閉雙眼並轉動眼球以使藥物擴散**。

(2) 以**乾棉球**由眼睛內側往外側輕拭多餘或滲出的眼藥水。

(3) 以**乾棉球壓住內眼角的鼻淚管，約 30~60 秒鐘**，以**避免眼藥流入鼻腔或咽喉產生苦味**。

5. 注意事項

(1) 應採**外科無菌技術**。

(2) 病人應**使用個別獨立的眼藥用物**，以避免交互性感染。

(3) 若需同時使用水劑及油劑的眼藥，應**先使用水劑，待 3~5 分鐘後再使用油劑**。

(4) **使用兩種以上的眼藥水時，必須間隔 5~10 分鐘以上**，以免第二種眼藥將先前滴入的藥水沖洗掉。

(5) 眼藥的 pH 值宜接近人體 pH 值：7.35~7.45，以避免刺激黏膜造成不適。

(6) **意識狀態清楚之成人**，在經由護理人員說明使用方式後，可**具有自我給藥能力**。

(7) 眼藥膏應於開封後保存期限為一個月。

(8) 若戴隱形眼鏡，應**先移除隱形眼鏡，再點眼藥**。

二、耳滴入法

1. 姿勢：**頭偏向健側，使患耳朝上**。

2. 滴入位置：**沿外耳道壁滴入，而非直接滴在鼓膜上**。

3. 滴入方法

(1) 一隻手拉直耳道，另一隻手**持耳藥並固定在臉頰上**。

(2) 執行**成人耳滴入法時，應將其耳朵向上向後拉；3 歲以下嬰幼兒執行耳滴入法時，則需將耳垂向下向後拉**。

4. 滴後處置：滴藥後，應維持原姿勢 10 分鐘，再擺正頭部。

5. 注意事項

(1) 鼓膜破裂時，應採**外科無菌技術**及使用**無菌溶液**。

(2) 耳藥溫度宜**接近體溫**，約 40.5℃ （105℉），**不可存放於冰箱，以避免溫度過於冰冷造成短暫性眩暈**。若放在冰箱保存，則**以手握住藥瓶數分鐘，使溫度與體溫相當後再使用**。

(3) 病人應使用**個別獨立的耳藥用物**，**避免交互性感染**。

三、鼻滴入法

1. 姿勢：採**仰臥，頭往後仰**，使鼻孔朝上。

2. 滴入位置：滴入鼻腔。

3. 滴入方法：將滴管插入約 0.5 吋後，滴入藥水。

4. 滴後處置：**滴藥後，保持仰臥姿勢 10 分鐘，再擺正頭部**。

5. 注意事項

(1) 一般採清潔技術，**鼻竇治療**時需採**外科無菌技術**。

(2) 滴管避免碰觸鼻黏膜，以防過度刺激。

(3) 病人應使用**個別獨立的鼻藥用物**，以避免交互性感染。

四、栓塞法

1. 栓塞劑類別：如下表所示。

	姿　勢	塞入位置	塞入方法	塞後處置
肛門栓劑	左側臥	塞進肛門內 2.5-3 吋（約 7 公分，一食指長）；兒童塞入約 2 吋	戴上手套以食指將藥物推入	平躺 15 分鐘，藥物須留置於體內 15~30 分鐘
陰道塞劑	屈膝仰臥式	陰道穹窿處（2 吋）	戴上手套以食指將藥物推入	臥姿，抬高臀部 15 分鐘

2. 注意事項

(1) 栓劑經體溫溶解，由黏膜吸收，**故塞入肛門栓劑時應與直腸黏膜接觸，不可塞入糞便中**。若腸道內有糞團時，**應避開糞團或小量灌腸將糞便清除**，以免影響藥物吸收。

(2) **栓劑應置冰箱冷藏，以避免溶解**。

(3) 宜於**飯前 30 分鐘**執行栓劑給藥。

(4) 塞入時，請病人**放鬆、說「啊」**。

(5) 視情況需要可在藥物前端**塗抹少量潤滑劑**，直腸塞劑可使用凡士林或 K-Y Jelly，**陰道塞劑可使用水或 K-Y Jelly**。

(6) 使用肛門栓劑前，可請病人先**排空腸道**；使用陰道塞劑前，應先**排空膀胱**。

(7) 用藥 30 分鐘後評值病人用藥反應。

五、舌下含服(Sublingual)

1. 利用**口腔黏膜迅速吸收**，藉由舌下豐富血管網之吸收，以增快藥物的起效速度。

2. 應用：**硝酸甘油酯**(Nitroglycerine, NTG)常用於治療**心絞痛**；Adalat 常用於**降低高血壓**。

3. 注意事項

(1) 產生作用時間相當於靜脈注射。

(2) 藥物**不可直接吞下或咀嚼**，以免降低藥效發揮的速度。

(3) 含服藥物時不可喝水，並盡量減少口水吞嚥。

(4) **注意藥物副作用，如低血壓**、心跳加速、眩暈、頭痛等。

六、口頰溶片(Buccalfilm)

1. 為雙層（粉紅及白色）片狀，將粉紅層直接黏附於頰黏膜，透過黏膜吸收將藥物送入血循，白色層則用於阻隔唾液，減少藥物釋放到唾液，至腸道吸收。

2. 應用：Fentanyl（商品名：Painkyl，平舒疼口頰溶片）常用於治療癌症病人突發性疼痛。

3. 注意事項

(1) **不可咀嚼或吞下口頰溶片。**

(2) 使用舌頭或開水濕潤臉頰黏膜（欲貼置貼片的位置）。

(3) 將藥物置於指尖，粉紅層朝上。

(4) **將粉紅層貼置於潤濕的臉頰黏膜上。**

(5) **以手指將貼片壓向臉頰，固定貼片約五秒鐘。**

(6) 貼片溶散時間約 15~30 分鐘，於此過程中避免用舌頭或手指碰觸或移動貼片，也**不可進食。**

(7) **使用貼片 5 分鐘後，即可飲用液體，**但避免漱口動作，以防貼片脫落。

(8) 若出現新的一次突發性疼痛，須注意 Painkyl 口頰溶片的兩**次治療時間需間隔至少 2 小時。**

(9) 注意用藥後副作用，例如**嗜睡、噁心、嘔吐、頭暈、頭痛、呼吸抑制、心跳加速、腸阻塞**等。

七、吸入法(Inhalation)

1. 經由吸入途徑給藥，即**從口鼻吸入氣態或噴霧狀的藥物，**如祛痰劑、支氣管擴張劑。

2. 使用定量式吸入器給藥時，宜採取**坐姿或站姿。**

3. **使用口腔噴霧劑前，應輕微搖晃藥瓶，從鼻孔盡量將肺內的空氣排出，**將藥瓶瓶口放入口中，用嘴唇將整個藥瓶的出口完全密封含住，**按壓一次藥瓶，同時進行緩慢深呼吸，將藥物吸入肺內，吸入藥物後閉氣 5~10 秒。**

4. 若每回需使用二次以上的劑量時，**在兩次使用藥物之間應間隔 1~2 分鐘。**

5. 經由吸入途徑使用氧氣治療，如從口鼻吸入氧氣。

6. 可使用**溫暖潮濕的蒸氣，濕潤呼吸道黏膜，有助於稀釋分泌物。**

7. 在執行蒸氣吸入法時宜採**深而慢**的呼吸型態。

8. 於**蒸氣吸入時**執行**深呼吸、咳嗽，**有助於痰液咳出。

八、皮膚貼片

1. 使用皮膚貼片的途徑給藥，如針對癌症病人慢性疼痛所使用的止痛藥物 Fentanyl，其能避免侵入性治療及減少藥物副作用，也能達到穩定的血中濃度。

2. 黏貼部位：**平坦、不易脫落、沒有毛髮或傷口之處，**包括前胸、腹部、肩胛下、手臂、大腿等。

3. 注意事項
   (1) 第一次使用貼片的起效時間約需 12 小時，**一片可使用 72 小時。**
   (2) 黏貼時**避開受傷、感染及放射線治療**等部位。
   (3) **更換新貼片時亦應更換黏貼部位。**
   (4) **貼片貼上皮膚後以手掌及手指輕柔緊壓 30 秒。**
   (5) 貼片部位需註明起迄時間、職稱、護理人員姓名。
   (6) 換下的貼片對摺後放入袋中，交回藥局，以便管制。
   (7) **貼片局部避免用熱、泡熱水澡，**以避免藥物過度釋放。
   (8) 注意藥物副作用：皮膚過敏、便祕、嗜睡、呼吸抑制等。

QUESTI?N

1. 張先生因右小腿蜂窩性組織炎剛入住病房，醫囑開立Penicillin G 1000mg I.V. drip q4h，身為主責護理師，下列敘述何者正確？(A)不需做任何處理，即可給予注射　(B)給藥前經三讀五對後，即可給予注射　(C)張先生表示兩個月前曾注射過，即可給予注射　(D)提醒醫師個案是否需進行藥物過敏試驗　（102專高一）

   解析 注射Penicillin藥物之前，需先進行盤尼西林皮膚測試，當盤尼西林皮膚測試呈陰性反應時，才可以進行此藥注射。

2. 承上題，若張先生在注射過程中，出現頭暈、呼吸困難、血壓下降，下列之立即處置何者最適當？(A)告訴張先生此現象為正常的給藥反應，無需太擔心　(B)立刻跑回護理站通知醫師　(C)立刻停止給藥，並準備epinephrine　(D)馬上通報護理長張先生的過敏反應，並請其安撫個案　（102專高一）

   解析 病人出現頭暈、呼吸困難、血壓下降，可能為Penicillin藥物之急性過敏反應，應立刻停止給藥，並準備epinephrine。

3. 臨床上，病人若同時須服用多種類藥物，下列服用順序何者較適宜？(A)錠劑→胃乳→咳嗽藥劑　(B)錠劑→咳嗽藥劑→胃乳　(C)咳嗽藥劑→胃乳→錠劑　(D)胃乳→錠劑→咳嗽藥劑　（102專高一）

4. 有關胰島素注射之敘述，下列何者正確？(1)採用皮下注射，每次都應更換注射部位　(2)胰島素保存於室溫即可　(3)注射後不可按摩，以免造成嚴重血腫　(4)較瘦者應將肌肉捏起注射。(A) (1)(4)　(B) (1)(2)　(C) (2)(3)　(D) (3)(4)　（102專高一）

5. 皮下注射時的注射角度會受下列哪一項因素的影響？(A)男性或女性　(B)使用之注射針頭　(C)藥物之注射劑量　(D)藥物為油性或水性　（102專高二）

解答：　　1.D　　2.C　　3.A　　4.AB　　5.B

6. 有關盤尼西林皮膚試驗(penicillin skin test, PST)的敘述，下列何者正確？(1)注射時針頭斜面朝上，以5~15度角插入真皮內 (2)注射後48~72小時檢查反應結果 (3)由醫師檢查反應 (4)反應結果為陽性反應，方可注射此藥 (5)過敏反應常用之急救藥物為1/1000腎上腺素(epinephrine)。(A) (1)(2)(4) (B) (1)(3)(5) (C) (2)(3)(4) (D) (3)(4)(5) （102專高二）

解析 (2)注射後15~20分鐘檢查反應結果；(4)反應結果為陽性反應，禁止注射此藥。

7. 給予病人咳嗽藥物：cough mixture 15c.c. P.O.時，下列給藥護理措施何者適當？(A)服藥前10分鐘，應禁止病人喝水 (B)服藥後15分鐘內，病人應多喝開水 (C)服用此藥時，不要與開水同服 (D)藥物可以混合於熱開水15c.c.一起服用 （102專高二）

8. 李小妹，體重7公斤，醫囑給予「Gentamycin I.V. drip q.8.h.」，此藥物單次成人劑量為70mg。依克拉克氏法則，李小妹單次用藥的劑量是多少mg？(A) 3.73 (B) 4.37 (C) 5.25 (D) 7.20

解析 克拉克氏法則：

$$兒童使用劑量 = 成人劑量 \times \frac{兒童體重（磅）}{150}$$

$$1磅 = 2.2公斤 \Rightarrow 70 \times \frac{2.2 \times 7}{150} \doteq 7.20$$

（102專高二）

9. 有關肌肉注射的敘述，下列何者正確？(A)最適宜的注射量為2~5c.c. (B)注射量勿超過20c.c. (C)注射時針頭至多能插入1/3長 (D)較胖的病人因肌肉層較厚，應選用較短的針頭 （102專高二）

10. 某病房實施單一劑量給藥系統，護理師備藥的第二讀應於何時執行？(A)由藥車取出藥盒時 (B)由藥盒中取出藥袋（藥罐）時 (C)由藥袋（藥罐）取出藥物時 (D)將藥袋（藥罐）丟棄時 （102專高二）

解答： 6.B 7.C 8.D 9.A 10.C

11. 有關「提升用藥安全」之措施,下列敘述何者正確?(A)護理師給藥時多給1顆軟便劑,病人服用後無明顯不適時,不需通報為不良事件 (B)當醫師開立15% KCl 5mL inj.醫囑時,護理師應遵從醫囑給藥 (C)藥局將heparin給成insulin,護理師給藥前發現錯誤及時更正,此不屬於異常事件 (D)病人正確服藥後,如有不良反應通報藥物不良事件 （103專高一）

解析 (A)給藥錯誤需通報為不良事件;(B)15%氯化鉀(KCl)須稀釋於大量輸液後再滴注至人體內,因此當醫囑有錯誤或對醫囑感到疑慮時,護理師應先與開藥醫師討論與澄清,而非應遵從醫囑給藥;(C)藥局給錯藥物屬於異常事件。

情況: 王太太產後第二天,主訴肛門痔瘡疼痛不適無法採坐姿,護理師發現王太太肛門口有1.5×2.3公分的痔瘡,醫囑給予proctosedyl治療,第二週時其症狀有改善,醫囑更動為proctosedyl supp. 1 pill s.o.s.。請依此回答下列二題。

12. 醫囑更動後王太太所使用的藥物劑型及時間為何?(A)藥膏,必要時給一次（12小時內） (B)栓劑,必要時給一次（12小時內） (C)藥膏,即時給 (D)栓劑,即時給 （103專高一）

13. 承上題,當護理師首次執行醫囑,在給藥時,王太太主訴有頭痛和冒冷汗之不適情形,此時最佳的護理處置為何?(A)請王太太用力哈氣並在最短時間內完成給藥 (B)給藥時動作輕柔,並請王太太忍耐一下 (C)這是正常的緊張反應,請王太太深呼吸即可 (D)立即停止給藥並嚴密觀察王太太的生命徵象 （103專高一）

14. 有關青黴素皮膚試驗之敘述,下列何者錯誤?(1)採皮內注射 (2)注射部位以股外側肌為最理想位置 (3)注射劑量為0.1~0.2c.c.,300~500 IU (4)注射時,針頭插入後,必須先反抽針心,確定安全才注入藥物 (6)注射後15~30分鐘看結果。(A) (1)(2)(4) (B) (1)(3)(6) (C) (2)(3)(4) (D) (3)(4)(6) （103專高一）

解析 (2)注射部位以前臂中段內側為最理想位置;(3)注射劑量為0.1c.c.,100~200 IU;(4)針頭插入後不須反抽針心測回血。

解答: 11.D 12.B 13.D 14.C

15. 護理師執行背臀肌肌肉注射時，個案採踝關節內旋的主要目的為何？(A)放鬆臀肌　(B)方便選擇部位　(C)避免髖關節受傷　(D)可免除注射後按摩　　　　　　　　　　　　　　　　　（103專高一）

解析 採取髖關節內旋之目的在於放鬆臀肌，減輕肌肉緊繃。

16. 有關肌肉注射之敘述，下列何者錯誤？(A)藥物吸收率比皮下注射慢　(B)每次注射量以2~5c.c.為宜　(C)上臂三角肌、臀肌及股外側肌為常見注射部位　(D)股外側肌之肌肉注射適用於2歲以下幼童　　　　　　　　　　　　　　　　　　　　　　　（103專高一）

解析 肌肉注射較皮下注射的藥物吸收率快。

17. 護理師發給口服藥時，發現病人李先生不在病房內，李先生的女兒說：「我爸爸出去打電話，大概5分鐘後回來」，下列何者是最適當地給藥行為？(A)為了不影響給藥時間，請李先生女兒拿藥至電話亭給李先生　(B)將裝有藥物的藥杯給李先生女兒，請李先生回來病房時交給他　(C)將裝有藥物的藥杯留在病人床旁桌，留紙條告訴李先生應儘快服藥　(D)將藥物置回藥盒中，在給藥記錄單註明「不在」代號　　　　　　　　　　　　　　　　　（103專高一）

18. 有關注射部位消毒方式之敘述，下列何者正確？(A)由內向外環狀消毒，待酒精自然乾燥後才得插針　(B)由外向內環狀消毒，並以口吹乾酒精才得插針　(C)由外向內環狀消毒，在酒精乾燥前即需插針，以維持無菌　(D)以無菌乾棉球由內向外環狀消毒，擦拭後即可插針　　　　　　　　　　　　　　　　　　（103專高二）

19. 依藥物之屬性觀之，下列何種口服藥的劑型吸收最快？(A)錠劑　(B)懸浮液　(C)溶液　(D)膠囊　　　　　　　　　　　　（103專高二）

20. 有關藥物管理，下列敘述何者正確？(A)急救藥品使用及管理為講求時效性，無須檢查有效日期　(B)稀釋後之抗生素應標明時間劑量，存放於冰箱，使用期限為一週　(C)疫苗一般應保存於2~8°C之冰箱　(D)管制藥品應上鎖，並將鑰匙放在護理站固定地方　　　　　　　　　　　　　　　　　　　　　　　（103專高二）

解答：　15.A　16.A　17.D　18.A　19.C　20.C

解析 (A)任何藥物在使用前均須檢查有效日期；(B)稀釋後抗生素存放於冰箱，使用期限通常為24小時；(D)管制藥品的鑰匙是由各班專人保管。

21. 在單一劑量供應系統下護理師為病人備口服藥時，要確實執行藥物「三讀」，三讀應包括哪些？ (1)從藥車中取出藥物袋時 (2)從藥物袋中取出藥物時 (3)將藥物給病人服下前 (4)藥物袋放回藥車時。(A) (1)(2)(4)　 (B) (1)(2)(3)　 (C) (2)(3)(4)　 (D) (1)(3)(4)
（103專高二）

22. 王小妹10歲，有咳嗽現象，平時會吞藥丸，醫師開立醫囑為 Asmalin 1# (2.5mg) tid P.O.，但是王小妹主訴口服藥味苦無法吞下，有關護理師處理方式，下列何者錯誤？(A)給藥前口含冰塊麻痺味覺神經　 (B)將錠劑磨成粉後，裝成膠囊服用　 (C)將錠劑磨成粉後，加入糖粉調味　 (D)請王小妹捏住鼻子，將藥粉用水吞下
（103專高二）

23. 吳女士明日要接受大腸切除手術，醫囑 Phosphor-soda (Fleet) 45mL P.O. bid，因為Fleet有鹹味，護理師執行給藥時，下列何項護理措施最適當？(A)服藥後，建議病人可喝冰涼冬瓜茶，減少不適味道　 (B)將藥物加在牛奶中一起服用，減少對味蕾的刺激 (C)服藥前，給予病人口腔中噴麻醉藥，以減少味蕾刺激性　 (D)服藥前後，給予做口腔護理，以減少藥物刺激　　　（103專高二）
解析 對於較難入口的藥物可以建議病人在服藥後飲用冰涼飲料改善不適味道。

情況： 張小姐因眼疾至眼科診所求診，醫師診治後醫囑給予眼藥水及油劑藥膏同時使用，請依此回答下列二題。

24. 張小姐返家後，藥物使用之正確方式為何？(A)先使用藥水待3~5分鐘後，再使用藥膏　 (B)先使用藥膏待3~5分鐘後，再使用藥水 (C)無一定次序，視個人喜好來決定　 (D)將藥水及藥膏混和在無菌棉棒上再擦拭下眼瞼
（103專高二）

解答： 　21.A　 22.D　 23.A　 24.A

25. 護理師教導張小姐在用藥後閉上眼睛並轉動眼球，其目的為何？
(A)以免藥物進入鼻部　(B)預防口腔的藥味　(C)避免角膜之不適
(D)使藥物擴散　　　　　　　　　　　　　　　　（103專高二）

26. 有關結核菌素試驗(P.P.D. test)的敘述，下列何者正確？(A)採用
皮下注射　(B)於注射後15~20分鐘判讀結果　(C)注射部位為右臂
三角肌　(D)注入藥物劑量為0.1c.c.　　　　　　（104專高一）
解析 (A)P.P.D. test是採皮內注射；(B)判讀時間為48~72小時後；(C)
最常使用的注射部位為前臂中段內側。

27. 對體重不足，四肢或軀幹皆過瘦的病人執行皮下注射時，應採下
列何項措施，以避免注射到肌肉層？(A)注射時，繃緊皮膚　(B)
注射時，捏起皮膚　(C)注射時，採90度角插入　(D)注射時，採
15度角插入　　　　　　　　　　　　　　　　　（104專高一）
解析 較瘦弱者執行肌肉注射，應捏起局部皮膚。

28. 皮下注射RI後，勿按摩注射部位之原因，下列何者正確？(A)會
導致注射部位肌肉發炎　(B)會導致局部脂肪變性　(C)會加速胰
島素吸收，導致血糖急速下降　(D)會造成嚴重血腫及影響藥物
吸收　　　　　　　　　　　　　　　　　　　　（104專高一）
解析 注射胰島素後不可按摩，以免加速藥物吸收之速率。

29. 醫囑「Metformin(Glucophage)500mg/tab　1# with meal P.O.
TID」，下列敘述何者正確？(A)每日三次，餐後1小時服用　(B)
可刺激胰島素之分泌　(C)能促進糖質新生作用　(D)能抑制腸道
吸收葡萄糖　　　　　　　　　　　　　　　　　（104專高一）
解析 Metformin的藥物作用為降低小腸對糖分的吸收。

30. 使用Gentamycin靜脈注射治療的病人，下列何者表示病人可能出
現此藥常見的副作用？(A)尿液 creatinine clearance升高　(B)
prothrombin time延長　(C)血清中creatinine升高　(D)血鉀降低
(hypokalemia)　　　　　　　　　　　　　　　　（104專高一）
解析 Gentamycin常見的副作用有血清creatinine升高、噁心嘔吐、肝
脾腫大、蛋白尿等。

解答：　25.D　26.D　27.B　28.C　29.D　30.C

31. 有關盤尼西林皮膚試驗之敘述，下列何者正確？(A)注射劑量為0.5mL　(B)注射濃度為1000~2000單位／mL　(C)執行注射時需反抽　(D)應先準備Dopamine備用　　　　　　　　（104專高二）

　　解析 (A)盤尼西林皮膚試驗注射量為0.1c.c.；(C)不須反抽針心；(D)應備用Epinephrine。

32. 張先生為慢性支氣管炎病人，第一次使用Ipratropium (Atrovent)定量噴霧液(metered dose inhaler, MDI)治療，教導其正確用藥方式，下列何者錯誤？(A)每次使用前，先充分搖動噴霧容器　(B)按壓時噴霧容器底部朝上　(C)按壓與吸藥的動作須同時進行　(D)吸藥後須漱口　　　　　　　　（104專高二）

　　解析 Ipratropium為非類固醇製劑，吸藥後無需漱口。

33. 關於結核菌素試驗(purified protein derivative test, PPD test)，下列敘述何者正確？(A)注射角度視個案體型胖瘦而定　(B)於注射後24~36小時查看結果　(C)硬結直徑 ≧ 10 mm為陽性反應　(D)出現陽性反應表示個案正罹患結核病　　　　　　　　（104專高二）

　　解析 (A)注射角度均為0~15度角；(B)PPD test注射後48~72小時查看結果；(D)陽性反應表示個案有抗體，曾受感染或注射過卡介苗。

34. 為一歲半的病童執行醫囑「Cefepime 150mg IM q8h」時，下列敘述何者正確？(A) q8h給藥的主要目的為避免副作用　(B)注射部位以股外側肌最理想　(C)選用23G針頭較25G針頭不痛　(D)針頭與皮膚呈45度插入　　　　　　　　（104專高二）

　　解析 兩歲以下嬰幼兒適合注射的部位為股外側肌。

35. 使用Fentanyl止痛貼片之護理措施，下列何者較適宜？(1)需貼在疼痛的部位　(2)更換新貼片時應儘量貼在相同部位　(3)將貼片貼上皮膚時以手掌緊壓30秒　(4)衛教病人避免泡熱水澡。(A) (1)(2)　(B) (1)(4)　(C) (2)(3)　(D) (3)(4)　　　　　　　　（104專高二）

　　解析 (1)Fentanyl止痛貼片黏貼部位常見為前胸、腹部、肩胛下、手臂及大腿等；(2)更換新貼片時亦應更換黏貼部位。

解答： 　31.B　　32.D　　33.C　　34.B　　35.D

36. 護理師依醫囑給予病人Gentamycin 80mg q8h I.V. drip，應於何時執行備藥的第三讀？(A)由藥車取出劉先生藥盒時　(B)由藥盒取出 Gentamycin 時　(C)用空針抽取 Gentamycin 前　(D)將Gentamycin空瓶丟棄前　　　　　　　　　　　（104專高二）

37. 有一醫囑如下：Bisacodyl(10mg)1 #　Supp. stat，下列給藥過程何者正確？(A)先小量灌腸後，再給塞劑　(B)給藥時病人應採右側臥(C)塞劑前端可塗少許凡士林　(D)塞劑應置於肛門括約肌上
　解析 塞劑給藥應採左側臥，且應塞入肛門內3~4吋。　（105專高一）

38. 藥瓶上註明藥液總量為5c.c.，每1c.c.含該藥100單位，若醫囑需要該藥250單位，則應抽取該藥多少c.c.？(A) 1　(B) 1.5　(C) 2(D) 2.5　　　　　　　　　　　　　　　　　　　　（105專高一）

39. 關於藥物儲存之原則，下列敘述何者不適當？(A)Dulcolax Supp須置於冰箱保存　(B)肝素使用後須置於冰箱保存　(C)疫苗須置於冰箱保存　(D)抗生素未開封前須置於冰箱保存　（105專高一）
　解析 稀釋後的抗生素需置於冰箱保存。

40. 劉先生為肺癌合併骨轉移的病人，2個月前開始服用Morphine。此次住院醫囑為：「Morphine 50mg/tab 1# p.o. q.6.h.」，劉先生服藥後約5個小時主訴疼痛難耐，要求給予止痛劑，下列何者為護理師最適當的反應？(A)向病人解釋其已發生藥物耐受性，所以藥效時間縮短　(B)進一步評估其疼痛並和醫師討論止痛藥物處方之調整(C)告知再過小時就可以給他止痛劑，請其再忍耐一下　(D)向病人解釋Morphine具成癮性，能少用儘量少用　　　　（105專高一）

41. 魏小弟，5歲，醫囑「Ibuprofen 10mg/tab 0.5# p.o. t.i.d.」。Ibuprofen用於2~7歲孩童的安全劑量為10~15mg/day，須分次給予。關於此醫囑之執行，下列敘述何者最適當？(A)醫囑沒問題，依醫囑給藥　(B)對於單次給藥之劑量提出質疑　(C)對於每日給藥之總劑量提出質疑　(D)拒絕給藥，因為劑量未納入體重因素　　　　　　　　　　　　　　　　　　　　（105專高一）

解答：　36.D　37.C　38.D　39.D　40.B　41.A

解析 每次用量5mg，一天三次為分次給予，一天總劑量為15mg，故此醫囑正確。

42. 有關醫囑「Nitroglycerin (NTG) 0.4mg/tab 1# S.L. q5min × 3 p.r.n.」之藥物指導，下列敘述何者錯誤？(A)此藥1~3分鐘即開始作用　(B)需要時一次舌下含服3顆　(C)使用第1顆沒明顯改善，隔5分鐘可使用第2顆　(D)可能出現低血壓之副作用
解析 依醫囑指示每次服用劑量為1顆。　　　　　　　（105專高一）

43. 張女士，右眼感染結膜炎，有分泌物，醫囑包括眼藥膏與眼藥水，護理師協助其使用眼藥，下列措施何者正確？(A)由外眥往內眥擦拭分泌物　(B)滴眼藥前請病人頭往後仰，眼球往上看　(C)將眼藥水滴於右眼球上　(D)先使用眼藥膏，再滴眼藥水
解析 (A)由內眥往外眥擦拭分泌物；(C)將眼藥水滴於下眼瞼後穹窿處；(D)先滴眼藥水，再使用眼藥膏。　　　　　　（105專高一）

44. 某肺炎病人，醫囑Ceftriaxone (Rocephin)口服懸浮劑600mg QD，藥瓶標籤標示該藥物之含量為125mg/5mL，此病人每天應服用多少mL？(A) 4.8　(B) 12　(C) 24　(D) 30　　　　　　（105專高二）

45. 陳小姐因流行性感冒引發中耳炎與急性角膜炎入院，護理師為病人執行眼部滴藥的措施，下列敘述何者正確？(A)請病人頭往後仰，並將眼睛平視前方　(B)將藥水滴於角膜上，以利藥物的吸收　(C)協助病人將分泌物由眼睛的外眥向內眥擦拭　(D)滴注後，以乾棉球按住眼角（鼻淚管處），避免藥物進入鼻部
解析 (A)請病人頭往後仰，並將眼睛向上看；(B)將藥水滴於下眼瞼後穹窿處；(C)將分泌物由眼內眥向外眥擦拭。　　　　（105專高二）

46. 有關執行肌肉注射的方法，下列敘述何者正確？(A)教導病人在注射時緊繃肌肉，以減輕疼痛　(B)注射時將皮膚繃緊，以45度角將針頭插入　(C)肌肉注射吸收的速度，比靜脈注射快　(D)當針頭插入後，反抽若有回血，需立即拔出　　　　　（105專高二）
解析 (A)教導病人在注射時放鬆肌肉以減輕疼痛；(B)注射時以90度角插入針頭；(C)肌肉注射吸收速度較靜脈注射慢。

解答：　42.B　43.B　44.C　45.D　46.D

47. 長期服用warfarin不宜與含維生素K的食物同時服用，下列何者為主要原因？(A)會導致腸胃不適　(B)會降低warfarin藥效　(C)會產生毒性反應　(D)會造成過敏反應 （105專高二）

48. 下列哪些症狀是Morphine常見的副作用？(1)便祕　(2)腹瀉　(3)呼吸過慢　(4)心率過快。(A) (1)(3)　(B) (1)(4)　(C) (2)(3)　(D) (2)(4) （105專高二）

49. 醫囑「Cefepime 150mg IM Q8H」。Cefepime 為500mg/vial之粉劑，將其以注射用水稀釋成4c.c.後，病人單次的給藥劑量應為多少c.c.藥液？一日給藥總量為多少mg？(A) 0.8c.c.，150mg　(B) 1.2c.c.，300mg　(C) 1.2c.c.，450mg　(D) 1.4c.c.，450mg （105專高二）

50. 李老先生因罹患糖尿病多年，血糖控制不佳，醫囑開立RI 20 IU SC tid、NPH 8 IU SC bid，下列有關注射此藥的敘述，何者正確？(A)注射前不需詢問病人是否有進食，因此項醫囑為常規性醫囑　(B)注射前需評估上次施打部位　(C)注射前直接從冰箱拿出藥品，馬上給予注射，以免破壞藥效　(D)抽藥時應先抽取NPH，再抽取RI （106專高一）

解析 長期注射胰島素應輪流更換注射部位，避免皮下脂肪組織耗損或吸收不良。

51. 承上題，若要教導李老先生如何注射胰島素，下列何者正確？(A)選擇部位肩峰突起下三橫指　(B)使用一般針頭與皮膚垂直90度，針頭插入2/3深度　(C)注射部位消毒，由中間往外圍環狀消毒直徑3吋　(D)注射後可輕揉注射部位30~60秒 （106專高一）

解析 手臂注射位置為上臂外側，使用一般針頭時應採45~90度角、針頭插入2/3深度注射，注射後不可按摩。

解答：　47.B　48.A　49.C　50.B　51.C

52. 張女士因慢性腎病住院，早上9點口服藥物：Brown Mixture 15mL qid、Acetaminophen 1# qid、MgO 1# qid、Ferrous 10gtt qid。護理師教導張女士正確服藥順序，下列何者應最後服用？
   (A) Acetaminophen　(B) Brown Mixture　(C) Ferrous　(D) MgO
   解析 Brown Mixture為咳嗽藥水，應為最後服用藥物。　（106專高一）

53. 郭護理師正在準備一位即將手術的A病人肌肉注射術前給藥，已將藥物抽好在針筒中；這時B病人因點滴不滴而拉紅燈，郭護理師在處理B病人的點滴問題時，同時接到須立即送A病人至手術室的通知；此時王護理師過來協助，郭護理師請王護理師幫忙執行A病人之術前給藥肌肉注射；下列何者為王護理師當下最適當的反應？(A)為A病人執行術前給藥肌肉注射　(B)重新準備A病人的術前藥物　(C)接手處理B病人之點滴問題　(D)先聯繫手術室病人會延遲送達　（106專高一）

54. 護理師進入病室準備執行9AM之口服給藥，發現病人有嘔吐、腹瀉及發燒情形，且意識混亂；下列何者為護理師最適當的處理？
   (A)依照醫囑給予9AM口服藥　(B)將口服藥改為肌肉注射給藥
   (C)等病人嘔吐後再給予9AM之口服藥　(D)先不給予9AM之口服藥並立即連絡醫師　（106專高一）
   解析 病人無法服藥時應通知醫師，且意識混亂時不可使用口服途徑給藥。

55. 病人因血栓接受肝素(Heparin)治療，下列敘述何者正確？(1)適合採用肌肉注射給藥　(2)注射肝素時需回抽有無回血　(3)需監測 activated partial thromboplastin time(aPTT)　(4)注射後不需按摩。
   (A) (1)(2)　(B) (1)(3)　(C) (2)(4)　(D) (3)(4)　（106專高一）
   解析 肝素(Heparin)應使用皮下注射給藥，注射時無需反抽回血，以避免形成血腫。

解答：　52.B　53.C　54.D　55.D

56. 周先生，60歲，3天未解便，醫囑「Bisacodyl (Dulcolax) 10mg/supp 1# supp stat」，下列措施何者適當？(1)給藥前予腹部評估　(2)給藥時協助病人採取右側臥　(3)以棉枝輕推藥物進入直腸　(4)藥物推入後請病人保持原姿勢15分鐘。(A) (1)(3)　(B) (1)(4)　(C) (2)(3)　(D) (2)(4)　　　　（106專高一）

解析 協助病人採取左側臥，並以食指將藥物推入直腸內。

57. 有關用藥劑量的觀念，下列何者正確？(A) 80歲以上老人用藥劑量是成人之1/4　(B)使用藥物的劑量一般與體重成正比　(C)10歲以上兒童可服用成人之劑量　(D)運用體表面積計算兒童用藥劑量最不準確　　　　（106專高二）

解析 (A) 80歲以上老人用藥劑量是成人之1/2；(C)12歲以上兒童可服用成人之劑量；(D)運用體表面積計算兒童用藥劑量最準確的。

58. 有關胰島素注射之敘述，下列何者正確？(A)應注射在肌肉組織層　(B)使用1/2吋針頭時應以45度角注射　(C)注射部位需輪換　(D)注射後，應以手輕揉注射部位，以利吸收　　（106專高二）

解析 (A)應注射在皮下脂肪層；(B)使用1/2吋針頭時應以90度角注射；(D)注射後不可按摩，以避免加速藥物吸收。

59. 丁太太昨日接受剖腹手術，術後24小時仍未排氣，因此醫囑予Dulcolax 2# Supp (10mg) q4h prn。丁太太之醫囑內容為何？(A) Dulcolax丸劑2顆，需要時間隔四小時給一次　(B) Dulcolax丸劑2顆，需要時給一次或每四小時給一次　(C) Dulcolax栓劑2顆，需要時間隔四小時給一次　(D) Dulcolax栓劑2顆，需要時給一次或每四小時給一次　　　　（106專高二）

60. 承上題，在給予藥物時，下列何者正確？(A)給藥時請丁太太採屈膝仰臥姿勢　(B)給藥後應以衛生紙壓住肛門，直到丁太太無便意感　(C)給藥後請丁太太立即下床解便　(D)不可在藥劑前端塗少量潤滑劑，以免影響藥物吸收　　　　（106專高二）

解析 (A)採左側臥姿勢；(C)給藥後維持原姿勢15分鐘；(D)在藥劑前端塗少量潤滑劑，以便將藥物推入直腸。

解答：　56.B　57.B　58.C　59.C　60.B

61. 對長期營養不良、四肢異常消瘦的病人執行肌肉注射時，下列部位何者最適合？(A)上臂三角肌　(B)臀部之腹臀肌　(C)臀部之背臀肌　(D)股外側肌　　　　　（106專高二）

解析 瘦弱者宜採用腹臀肌進行肌肉注射。

62. 有關口服藥物之用藥指導，下列何者正確？(A) Rifampicin (RIF) 於空腹服用以增強吸收　(B)腸衣錠製劑需磨粉以促進吸收　(C) Ampicillin抗生素與果汁併服以沖淡味道　(D)鐵劑與茶葉一起服用可增加藥效　　　　　（106專高二）

63. 當病人需要使用RI (Regular Insulin)與NPH兩種藥物的混合劑時，下列備藥措施何者正確？(A)抽藥前用力搖晃NPH藥瓶　(B) NPH使用前須先稀釋　(C)抽藥時首先抽取RI藥瓶　(D)抽藥前先打空氣至RI藥瓶再打至NPH藥瓶　　　　　（106專高二）

解析 同時抽取兩種胰島素時，應先抽短效型胰島素(RI, Regular Insulin)，再抽長效型胰島素(NPH)。

64. 護理師以肌肉注射方式給藥，回抽針心時發現有回血，下列護理措施何者適當？(A)將針頭往上移，減少插入深度，再測試回血　(B)拔出針頭，另找適當部位注射　(C)拔出針頭，更換新針頭，另找適當部位注射　(D)拔出針頭，重新備藥，另找適當部位注射　　　　　（106專高二補）

65. 病人主訴：「我在家裡睡前都有吃安眠藥，住院忘記帶藥，所以沒吃，這二天覺得心情很煩、焦慮、睡不著，該怎麼辦⋯」，此表示病人對安眠藥產生了何種效應？(A)抗藥性　(B)耐受性　(C)成癮性　(D)習慣性　　　　　（106專高二補）

解析 長期服用某些藥物後所產生的心理依賴感，稱為習慣性。

66. 適合以皮下注射給藥的藥物或製劑，下列何者正確？(1)鐵劑　(2)麻疹疫苗　(3)肝素　(4)抗生素。(A) (1)(2)　(B) (1)(3)　(C) (2)(3)　(D) (2)(4)　　　　　（106專高二補）

解答：　61.B　62.A　63.C　64.D　65.D　66.C

67. 周小弟，2歲，體重15公斤，接受某藥物治療，該藥的成人使用劑量為300mg，依克拉克氏法則(Clark's rule)計算，周小弟之使用劑量應為多少mg？(A) 33　(B) 43　(C) 66　(D) 76　　（106專高二補）

　　解析 克拉克氏法則(Clark's rule)：300×[(15×2.205)/150]=66。

68. 當你進入病房預備給予病人口服藥物時，病人正在浴廁間，此時病人請你將藥物放置在床旁桌上；你的反應，何者最適合？(A)告訴病人，藥物放在床旁桌上　(B)告訴病人，你待會兒會再回來給藥　(C)告訴病人，你會在病房內等候他出來　(D)進入浴廁間，將藥物直接拿給病人　　　　　　　　　　（107專高一）

　　解析 病人無法立即服藥時，應與病人約定時間，親手將藥物交給病人。

69. 李先生手術後回到病房，手臂上留有靜脈滴注之管路，主訴疼痛程度為8分（用0~10分之疼痛評估量表），護理師查看醫囑單，醫囑為：「Demerol 40mg q.4h. p.r.n. for pain」，依據病人目前情況及醫囑，護理師最適當的行動為何？(A)給予Demerol 40mg肌肉注射　(B)給予Demerol 40mg靜脈注射　(C)稍後再重新評估病人疼痛情形　(D)聯絡醫師澄清及確認醫囑　　　　（107專高一）

　　解析 此醫囑中缺乏給藥途徑，應向開立醫囑的醫師澄清及確認醫囑。

70. 張先生為第2型糖尿病病人，醫囑「RI (Regular Insulin) 6U. S.C. a.c. t.i.d.」，下列敘述何者錯誤？(A)飯前一小時給藥　(B)避免注射在前次相同部位　(C)注射後不需按摩　(D)一天給藥三次

　　　　　　　　　　　　　　　　　　　　　　　　　（107專高一）

　　解析 RI (Regular Insulin)於皮下注射後30分鐘左右血糖會開始下降，因此，需依據胰島素開始作用時間進食，以避免發生低血糖。

71. 長期使用Warfarin (Coumadin)的病人，下列措施何者不適宜？(A)鼓勵多攝取深綠色蔬菜　(B)注射時，儘量選用較細的針頭　(C)注射後需加強加壓注射部位　(D)教導病人認識出血徵兆

　　解析 富含維他命K的深綠色蔬菜會降低Warfarin的效用。（107專高一）

解答：　67.C　68.B　69.D　70.A　71.A

72. 對於痰多不易咳出的病人，給予蒸氣吸入之目的，下列何者正確？(1)以蒸氣方式將熱應用於呼吸道部位　(2)濕潤呼吸道黏膜，稀釋分泌物　(3)提供濕度，增加血氧濃度　(4)藉此提供擬副交感神經藥物，讓支氣管鬆弛。(A) (1)(2)　(B) (1)(4)　(C) (2)(3)　(D) (3)(4)　　　　　　　　　　　　　　　　（107專高一）
   解析 蒸氣吸入可使用溫暖潮濕的蒸氣，濕潤呼吸道黏膜，有助於稀釋分泌物。

73. 李太太，78歲，因骨折臥床三個月，肌肉鬆弛，BMI = 16.7，入院進行髖關節置換術。李太太須接受肌肉注射手術前藥物3c.c.，下列何者是應優先選擇的肌肉注射部位？(A)腹臀肌　(B)上臂三角肌　(C)臀大肌　(D)股直肌　　　　　　　　　　（107專高一）
   解析 BMI = 16.7是為瘦弱者，選用腹臀肌為宜。

74. 有關純蛋白衍化物試驗(purified protein derivative, PPD test)，下列敘述何者正確？(A)目的為找出過敏原　(B)最常用的注射部位為前臂中段內側　(C)適用於氣喘病人之診斷　(D)採用Z型注射
   解析 PPD test最常用的注射部位為前臂中段內側。　　（107專高一）

75. 以下醫囑：N/S 500c.c.＋KCL 15mEq IVD stat.，如果KCL 1amp.容量為20c.c.內含有KCL 40mEq，加入的KCL有多少c.c.？(A) 5c.c.　(B) 7.5c.c.　(C) 10c.c.　(D) 15c.c.　　　　（107專高二）
   解析 $40 : 20 = 15 : X$，$X = 7.5$c.c.。

76. 有關口服給藥的注意事項，下列敘述何者正確？(1)不能同時服用的藥物，宜間隔30分鐘後再服用　(2)為加速tetracycline的藥效，建議與牛奶一起服用　(3)鐵劑應使用吸管服用　(4)口服藥物為能減輕苦味均可以配果汁服用。(A) (1)(2)　(B) (3)(4)　(C) (1)(3)　(D) (2)(4)　　　　　　　　　　　　　　　　　　（107專高二）
   解析 (2)Tetracycline與牛奶一起服用會降低效果；(4)並非所有口服藥物均可以搭配果汁服用。

解答：　72.A　73.A　74.B　75.B　76.C

77. 有關執行口服給藥的注意事項，下列何者正確？(A)咳嗽糖漿，應與溫水一起服用，使咽喉黏膜可以獲得舒潤　(B)服用鐵劑時，切記勿加水稀釋，以免減少藥效　(C)油類藥物，例如：蓖麻油，可先冰冷之後再服用　(D)當病人無法服藥或拒服時，可先將藥物放在床旁桌，再繼續追蹤服藥情形　（107專高二）

　解析 (A)服用咳嗽糖漿後，應暫勿飲水或飲用少許溫水即可；(B)服用鐵劑需加水稀釋，以防牙齒著色及對琺瑯質造成傷害；(D)當病人無法服藥或拒服時，應將藥物放回藥盒。

78. 王先生，45歲，胰臟炎術後，抽血檢查鉀離子2.7mEq/L，醫囑開立KCL 10mEq St.，護理師在執行此醫囑時，下列何者必須先向開立醫囑醫師澄清？(A)藥物劑量　(B)給藥途徑　(C)給藥時間　(D)藥物名稱　（107專高二）

　解析 此醫囑中缺乏給藥途徑，應向開立醫囑的醫師澄清，並且需在有完整醫囑的情況下，才可給藥。

79. 郭小妹，6歲，體重18公斤，醫囑「vancomycin 240mg IVF q6h」。vancomycin 的藥品說明書載明：「孩童的安全用量為40mg/kg/day，須分次給藥」。針對此醫囑的執行，下列敘述何者最適當？(A)對於醫囑之給藥劑量提出疑問　(B)對於醫囑之給藥途徑提出疑問　(C)依醫囑給藥並計算每分鐘滴速　(D)依醫囑給藥並小心觀察副作用　（107專高二）

　解析 依此藥的孩童的安全用量為：40mg/kg/day，40×18=720mg；而醫囑的每天用藥劑量為240mg q6h，240×4=960mg。因此，必須先對於醫囑的給藥劑量提出疑問。

80. 對於心肌梗塞病人於胸痛時給予nitroglycerin (NTG)藥物前後評估之重點，下列何者正確？(1)瞳孔大小　(2)血壓　(3)疼痛部位及程度　(4)體溫。(A) (1)(2)　(B) (1)(4)　(C) (2)(3)　(D) (3)(4)

（107專高二）

　解析 Nitroglycerin (NTG)用於治療心絞痛，服用此藥會造成血壓下降，因此，需評估病人的血壓變化、疼痛部位及其改善程度。

解答： 　77.C　　78.B　　79.A　　80.C

81. 宋先生,30歲,因左中耳炎接受耳朵滴入藥物治療,有關給予藥物時之敘述,下列何者錯誤?(A)協助宋先生採右側臥,讓左耳朝上,以利操作 (B)滴藥前宋先生左耳耳垂向下向後拉,使外耳道拉直 (C)將藥物沿著外耳道壁滴入,勿直接滴於鼓膜上 (D)滴藥後協助宋先生維持原姿勢10分鐘,再將頭部擺正

解析 成人滴注耳藥時,應將耳朵向上向後拉。 (108專高一)

82. 張小弟,體重6公斤,醫囑開立「Amoxicillin I.V. drip q6h」,此藥物單次成人劑量為500mg,依克拉克氏法則(Clark's rule),張小弟單次用藥劑量應是多少mg?(A) 64mg (B) 54mg (C) 44mg (D) 34mg (108專高一)

解析 克拉克氏法則(Clark's rule):500×[(6×2.205)/150]=44。

83. 護理師發藥時發現病人上一餐的藥物忘記服用,則該如何處理較合宜?(A)請病人將上一餐藥物服下,這次藥物不用給 (B)將上一餐藥物收回,並做護理記錄及交班 (C)請醫師將口服藥改成注射藥以免病人藏藥 (D)請病人將藥物帶回,提醒家屬督促病人服藥 (108專高一)

84. 教導糖尿病病人胰島素自我注射相關注意事項,下列敘述何者錯誤?(A)短效胰島素藥液呈透明狀 (B)中效胰島素藥液呈透明狀 (C)插入針頭後不需反抽針心 (D)注射後不需按摩

解析 中效胰島素藥液呈混濁狀。 (108專高一)

85. 曾先生為氣喘病人,醫囑「Ipratropium bromide (Atrovent)2 PUFF INHA QD」,Ipratropium為MDI (metered dose inhaler)製劑,下列敘述何者正確?(1)用藥時宜採取坐姿或站姿 (2)按壓兩次藥瓶後吸藥 (3)吸藥後憋氣10秒 (4)接連吸兩口藥不要停頓。

(A) (1)(2) (B) (1)(3) (C) (2)(4) (D) (3)(4) (108專高一)

解析 (2)將藥瓶瓶口放入口中,用嘴唇將整個藥瓶的出口完全密封含住,按壓一次藥瓶,同時進行緩慢深呼吸,將藥物吸入肺內;(4)若每回需使用二次以上的劑量時,在兩次使用藥物之間應間隔1~2分鐘。

解答: 81.B 82.C 83.B 84.B 85.B

86. 有關影響病人用藥劑量之因素，下列敘述何者正確？(A)以體表面積計算兒童用藥劑量是最不精準的計算法　(B) 70歲老人之用藥劑量通常為成人之二分之一　(C)病人對於藥物的期待心理可能使藥效更顯著，降低用量有時可達預期效果　(D)心肝腎衰竭病人因吸收能力差，用藥劑量應較一般人多　　　　(108專高一)

解析 (A)以體表面積計算兒童用藥劑量是最精準的計算法；(B) 80歲老人之用藥劑量通常為成人之二分之一；(D)心肝腎衰竭病人因吸收能力差，用藥劑量應較一般人謹慎使用。

87. 有關口服藥物的指導，下列敘述何者不適當？(A)油類藥物可冰冷後服用　(B)抗生素類藥物應確實遵守服藥間隔時間　(C)碘劑可加水稀釋後用吸管吸取藥物　(D)驅蟲劑於飯後服用效果較佳

解析 驅蟲劑於睡前或早餐前空腹服用效果較佳。　　(108專高二)

88. 護理師處理醫囑Zolpidem (Stilnox) 1# P.O. bid，當其對此醫囑有疑問時，下列何者為最適當的處理？(A)依醫囑按時給藥　(B)詢問病人過去藥物史　(C)與資深護理師討論　(D)與開立醫囑醫師確認　　　　(108專高二)

解析 當此醫囑有疑問時，應與開立醫囑醫師確認，以避免給藥錯誤。

89. 張女士嘔吐，經抽血鉀離子：3.4mEq/L，醫囑開立15% KCL (10mEq/5mL/Amp) 20mL I.V. push St.，給藥前護理師應針對該醫囑哪些項目向醫師作確認？(1)藥物劑量 (2)藥物時間 (3)藥物途徑 (4)藥物名稱。(A) (1)(4)　(B) (2)(3)　(C) (1)(3)　(D) (2)(4)

(108專高二)

解析 鉀離子正常值3.5~5.5mEq/L，此個案為3.4mEq/L略低，KCL (10mEq / 5mL /Amp) 故20c.c.為40 mEq，需與醫師確認給藥劑量；另外，KCL需經稀釋於大量輸液後滴注(IV drip)，不可直接靜脈推注(IV push)，因此，需與醫師確認給藥途徑。

解答：　86.C　87.D　88.D　89.C

90. 陳先生罹患糖尿病，醫囑開立RI 20U S.C. tid A.C.，以胰島素空針注射之技術，下列何者錯誤？(A)注射前詢問病人進餐時間 (B)注射前評估上次施打部位　(C)捏起皮膚及肌肉，將針頭插入肌肉層　(D)注射後稍微加壓即可，不需按摩　　　（108專高二）

解析 捏起皮膚層，將針頭插入皮下組織。

91. 有關藥物與食物服用禁忌之說明，下列敘述何者錯誤？(A)茶水與鐵劑一起服用，會形成鞣酸鐵之沉澱物　(B)牛奶會抑制瀉劑 Dulcolax之吸收　(C)酒精會促進抗組織胺對中樞神經之抑制作用 (D)菠菜會加強抗擬血劑Warfarin之藥效　　　（108專高二）

解析 菠菜為深綠色蔬菜，會降低抗擬血劑Warfarin之藥效。

92. 給軟便劑時，病人主訴服用該藥物後腹瀉嚴重，拒絕服用，此時下列何者為護理師最適當之處置？(A)向病人解釋這是正常藥物反應，請病人繼續服藥　(B)將藥物給病人，告知等腹瀉停止後再服用　(C)暫停給藥，報告醫師病人狀況　(D)將藥物劑量減半給予病人，繼續觀察腹瀉　　　（108專高二）

解析 當病人出現嚴重的藥物副作用時，應先暫停給予此藥，並向醫師報告病人狀況。

93. 一位長期服用Furosemide (Lasix®)、Warfarin®的病人，其飲食衛教下列何者適當？(A)高鉀及高維生素K攝取　(B)低鉀及高維生素K攝取　(C)高鉀及限維生素K攝取　(D)低鉀及限維生素K攝取

解析 長期服用Furosemide (Lasix®)會造成電解質流失，因此，需補充鉀離子；長期服用 Warfarin®應限制攝取維生素 K的食物，以避免降低 Warfarin®的藥效。　　　（108專高二）

94. 執行成人Bisacodyl (10mg) 1# supp. st.給藥時，下列敘述何者正確？(A)給藥前，協助病人採右側臥　(B)塞藥時，請病人深呼吸閉氣　(C)若觸摸到糞便時，應避開糞便，使藥物接觸直腸黏膜 (D)塞入深度為10公分（4英吋）讓藥物達到直腸　　　（109專高一）

解析 (A)協助病人採左側臥；(B)塞藥時，請病人放鬆、說「啊」；(D)塞入深度為7公分（2.5~3英吋）。

解答：　　90.C　　91.D　　92.C　　93.C　　94.C

95. 有關肌肉注射法的敘述，下列何者正確？(A)以95%的酒精消毒部位　(B)由內向外消毒直徑約3吋　(C)針頭與皮膚45度角插入2/3長度　(D)迅速將藥物推入且快速拔出針頭　　　（109專高一）

解析　(A)以75%的酒精消毒注射部位；(C)針頭與皮膚90度角插入2/3長度；(D)執行成人肌肉注射時，推藥速度應緩慢，以減輕組織疼痛。

96. 曾先生，50歲，手術後第5天，醫囑「Acetaminophen 500mg/tab 1# PO QID」，Acetaminophen成人的安全劑量為 ≦ 3gm/day，下列敘述何者正確？(A)病人此藥物用量已超出安全範圍　(B)用此藥前應先了解病人有否肝臟病史　(C)用此藥的目的為預防病人手術後感染　(D)每次用此藥前須測量病人體溫　　（109專高一）

解析　(A)病人此藥物用量為2,000mg (2gm)/day，故未超出安全劑量的範圍；(C) Acetaminophen為解熱鎮痛劑，術後用藥目的通常為減輕疼痛；(D)此藥物用藥前不需測量體溫。

97. Ampicillin (500mg) 1 vial粉劑藥物，病人需Ampicillin 250mg iv，備藥過程下列何者正確？(A)注入稀釋液5c.c.至vial瓶後，抽出等量空氣；藥物溶解後，再打入5c.c.空氣，抽取5c.c.藥物　(B)注入稀釋液5c.c.至vial瓶後，抽出等量空氣；藥物溶解後，再打入2.5c.c.空氣，抽取2.5c.c.藥物　(C)注入稀釋液2.5c.c.至vial瓶後，抽出等量空氣；藥物溶解後，再打入5c.c.空氣，抽取2.5c.c.藥物　(D)注入稀釋液2.5c.c.至vial瓶後，抽出等量空氣；藥物溶解後，再打入2.5c.c.空氣，抽取2.5c.c.藥物　　　（109專高一）

98. 病人出院攜帶數種藥物回家，下列何者應置放於冰箱？(A) Brown Mixture Liquid(120mL)/Bot　(B) Neomycin Oint(28gm)/Tube　(C) Bisacodyl(10mg)/Supp　(D) Gentamicin Eye Drops(5mL)/Bot　　　（109專高二）

解答：　95.B　96.B　97.B　98.C

99. 因自發性氣胸接受手術的男性病人，其BMI為20kg/m²，術後給藥 Pethidine (Demerol) (50mg/mL/amp) 40mg I.M. q.4h. p.r.n. (if pain)，下列敘述何者不適當？(A)每次給藥劑量為0.8mL，採肌肉注射　(B)背臀區是首選注射部位　(C)若疼痛，每間隔四小時給藥　(D)注射藥物前反抽針心，如有回血應拔除針頭　（109專高二）

100. 10公斤幼兒給予CoughMixture B Syrup 0.25c.c./kg P.O. q.i.d.，其給藥器具及注意事項，下列何者正確？(A)以小藥杯給藥時，給藥劑量刻度對準液體兩側緣　(B)以小藥杯給藥時，給藥劑量刻度對準液體凸面　(C)以空針給藥，給藥劑量刻度對準針心前端黑色圈下緣　(D)以空針給藥，給藥劑量刻度對準針心前端黑色圈上緣　（109專高二）

　　解析　給予水劑藥物時，刻度需與視線呈水平，並以液面凹度為準。以空針給藥時，劑量刻度對準針心前端黑色圈上緣。

101. 為一位二歲病童執行醫囑Ofloxacin 5gtts q.12h. A.D.，其給藥方式，下列何者正確？(A)將左耳廓向下往後拉　(B)將左耳廓向上往後拉　(C)將右耳廓向上往後拉　(D)將右耳廓向下往後拉

　　解析　A.D.是右耳，兒童應將耳廓向下往後拉，以執行耳滴藥。

（109專高二）

102. 有關由藥瓶(Vial)抽藥方法的敘述，下列何者正確？(A)核對藥瓶及藥牌上藥物的名稱及劑量，為第三讀　(B)粉劑應先稀釋溶解，並用力上下搖晃以搖勻藥液　(C)抽完藥為避免針頭變鈍，可排氣後再更換針頭　(D)抽藥時針筒朝上針頭沒入液面，抽完藥後，雙手呈水平方式拔針頭　（110專高一）

　　解析　(A)於第一讀後，核對藥瓶及藥牌上藥物的名稱及劑量；(B)粉劑應先稀釋溶解，並置於兩手之間來回搓揉，以搖勻藥液；(C)抽完藥為避免針頭變鈍，應在拔出藥瓶之後更換針頭。

解答：　99.B　100.D　101.D　102.D

103. 張小姐，30歲，因過敏性眼瞼結膜炎，醫囑開立Rinteron solution 1gtt.O.U. q6h及Tetracycline oint.O.U. q6h，護理師進行眼藥滴入時，下列何者為正確給藥方式？(A)先以棉球由眼外眥往內眥擦拭分泌物　(B)先使用Tetracycline oint.，再使用Rinteron solution 1gtt.　(C) Rinteron solution 1gtt.滴入下眼瞼結膜囊內　(D) Tetracycline oint.應擦在角膜上　（110專高一）

    解析 (A)先以棉球由眼內眥往外眥擦拭分泌物；(B)先使用藥水(Rinteron solution 1gtt.)，再使用藥膏(Tetracycline oint.)；(D) Tetracycline oint.應點於眼瞼內的結膜囊中。

104. 楊先生為癌症病人，今天9AM給藥時拒絕服用口服藥，護理師在第一時間的反應，下列何者最適當？(A)立即通知醫師前來處理病人問題　(B)說明該藥物對癌症具療效，勸病人服用　(C)評估病人拒服原因，必要時聯絡醫師處理　(D)尊重病人決定，將藥物帶回護理站並做記錄　（110專高一）

    解析 應先評估及了解病人拒絕服用口服藥的原因，視情況予以說明及聯絡醫師處理。

105. 李先生是使用Digoxin治療的病人，下列何者是護理師依醫囑繼續給藥的最重要依據？(A)心率64次／分鐘　(B)血壓120/80mmHg　(C)心率52次／分鐘　(D)呼吸18次／分鐘

    解析 服用毛地黃(Digoxin)治療的病人應於給藥前監測心尖脈，當心率超過60次／分鐘，始可給藥。　（110專高一）

106. 給予幼兒左耳耳滴藥治療時，應採取的姿勢，下列敘述何者正確？(1)頭側向右側　(2)頭側向左側　(3)將耳翼向上向後拉　(4)將耳垂向下向後拉。(A) (1)(3)　(B) (1)(4)　(C) (2)(3)　(D) (2)(4)　（110專高一）

    解析 幼兒左耳耳滴藥治療，應採取頭側向右側、將耳垂向下向後拉的姿勢。

解答：　103.C　104.C　105.A　106.B

107. 為四肢水腫嚴重病人執行盤尼西林皮膚試驗時，下列何者為最適合的注射部位？(A)上臂三角肌外側　(B)大腿中段外側　(C)前臂中段內側　(D)前胸鎖骨下方　　　　　　　　(110專高二)

解析 避開手臂位置，選擇前胸鎖骨下方。

108. 協助病人使用口頰溶片Painkyl®(Fentanyl citrate)(Buccal soluble films/200mcg) 1Buccalfilm控制疼痛，下列何者最適當？(A)將藥片放置於舌下　(B)使用前，協助病人潤濕口腔兩頰　(C)藥片使用後，4小時內完全禁食　(D)藥片置入後30分鐘內，應避免飲用液體　　　　　　　　　　　　　(110專高二)

解析 (A)將藥片放置於臉頰黏膜；(C)藥片使用後，30分鐘內完全禁食；(D)藥片置入後5分鐘內，應避免飲用液體。

109. 林女士術後傷口痛，醫囑：Pethidine (Demerol) 50mg IM stat.，為減少注射過程中疼痛與不適，下列措施何者不適當？(A)注射前，熱敷注射部位　(B)下針時，繃緊注射部位　(C)注射後，迅速拔出針頭　(D)注射後，按摩注射部位　　(110專高二)

110. 10：00 am開立一臨時醫囑：Oxacillin sodium (500mg/vial) 2,000mg IVF stat.，然護理師於01：00 pm給予Oxacillin sodium (500mg/vial) 2 vial IVF，上述給藥過程，不符合哪幾項給藥原則：(1)時間　(2)途徑　(3)劑量　(4)藥物。(A) (1)(4)　(B) (2)(3)　(C) (1)(3)　(D) (2)(4)　　　　　　　　　　　　(110專高二)

解析 10：00 am的臨時醫囑應在醫囑開立後30分鐘內給藥；Oxacillin sodium (500mg/vial) 2,000mg應給予4 vial，而非2 vial，故不符合時間及劑量。

111. 一位10公斤重的病童，服用Amolin susp.®(Amoxicillin) 30mg/kg q12h P.O.，藥瓶標籤顯示25mg/mL、60mL／瓶，單次給藥劑量應為多少？(A) 5mL　(B) 10mL　(C) 12mL　(D) 24mL

解析 Amolin susp. 30mg/kg，10公斤應給予300mg，藥瓶標籤顯示25mg/mL，故300/25=12，應給予12mL。　　　　　　(110專高二)

解答：　107.D　108.B　109.A　110.C　111.C

112. 有關床邊給藥電子化作業流程之敘述，下列何者正確？(A)可縮短護理人員給藥繁瑣步驟，減少護理人員三讀五對的給藥程序　(B)刷病人條碼後，電腦出現藥物視窗時，檢視藥物醫囑無誤，就可給藥　(C)電腦出現藥物視窗，刷藥品上的條碼後，需確認藥物資訊是否符合　(D)給完藥後，必須按儲存選項，系統即會自動記錄時間與醫師姓名　　　　　　　　　　　（111專高一）
　解析 (A)床邊給藥電子化作業，護理人員仍需進行三讀五對的給藥程序；(B)刷病人條碼後，電腦出現藥物視窗時，需進行三讀五對後給藥；(D)給完藥後，必須按儲存選項，系統即會自動記錄時間與護理師姓名。

113. 有關口服藥物給予方式，下列何者正確？(1)服用輕瀉劑應減少水分攝取　(2)止吐劑應在飯後立即服用　(3)鹽類緩瀉劑可與冬瓜茶一起服用　(4)咳嗽糖漿避免與水共服。(A) (1)(2)　(B) (1)(3)　(C) (2)(4)　(D) (3)(4)　　　　　　　　　（111專高一）
　解析 (1)服用輕瀉劑後，應多補充水分，以保護腎臟；(2)止吐劑應在飯前服用。

114. 張先生為癌末病人，醫囑開立Fentanyl止痛貼片使用，給予藥物指導時，下列敘述何者正確？(A)建議黏貼疼痛部位效果最好　(B)貼上皮膚後，以手掌緊壓貼片30秒　(C)每次更換新貼片，應貼在同一部位　(D)建議可泡熱水澡，提升藥物效果（111專高一）
　解析 (A)建議黏貼於平坦、不易脫落、沒有毛髮或傷口之處；(C)每次更換新貼片，應同時更換貼置部位；(D)不可泡熱水澡，避免藥物過度釋放。

115. 有關給藥方法敘述，下列何者錯誤？(A)協助6歲兒童耳藥滴入時，耳廓要向上向後拉　(B)透析當日，病人於透析前暫停服用降血壓藥物　(C) Biscodyl (Dulcolax®) tablet應咬碎服用以促進腸道吸收　(D)眼藥水瓶口距眼球上約1~2公分，將藥滴於結膜下穹窿處　　　　　　　　　　（111專高一）
　解析 Biscodyl (Dulcolax®) tablet是腸衣錠，不可咬碎服用。

解答：　112.C　113.D　114.B　115.C

116. 醫囑「Digoxin 125mcg P.O. q.d.」，Digoxin錠劑每顆的劑量為
0.25mg，給藥時護理師應發給此病人多少顆Digoxin？(A)半顆
(B) 1顆　(C) 2顆　(D) 5顆　　　　　　　　　　　　（111專高一）

解析 0.25mg=250mcg，因此醫囑「Digoxin 125mcg P.O. q.d.」應
發病人半顆。

117. 有關使用直腸栓劑以助排便的敘述，下列何者錯誤？(A)應將栓
劑塞入直腸中約7公分深　(B)藥物須留置體內約15~30分鐘　(C)
為利用胃結腸反射，宜於飯後1小時塞入　(D)栓劑平時應儲存
於冰箱　　　　　　　　　　　　　　　　　　　　（111專高二）

解析 宜於飯前30分鐘執行直腸栓劑給藥。

118. 護理師依照醫囑給予病人Inteban 1# Supp.St.退燒時，下列敘述
何者正確？(A)配合乙狀結腸及降結腸的解剖位置，故協助採右
側臥位　(B)請病人深呼吸閉氣，將藥物塞入肛門內約2公分
(C)當發現腸道有糞團時，應避開糞團或小量灌腸將糞便清除，
以免影響藥物吸收　(D)當病人主訴頭痛、冒冷汗時，請病人忍
耐並取衛生紙壓住肛門口，以促進藥物吸收　　　　（111專高二）

解析 (A)配合乙狀結腸及降結腸的解剖位置，應採左側臥位；(B)將藥
物塞入肛門內約7公分；(D)當主訴頭痛、冒冷汗時，應評估及
處理病人的情況。

119. 醫囑：Unasyn 750mg I.V.D q.6.h，現有Unasyn 2gm/vial粉劑，
以無菌蒸餾水稀釋粉劑成總量4c.c.後，應抽出多少c.c.才符合此
次注射劑量？(A) 1c.c.　(B) 1.25c.c.　(C) 1.5c.c.　(D) 2c.c.

解析 2,000mg：4=750mg：X，X=1.5c.c.。　　　　　　（111專高二）

120. 依衛生福利部疾病管制署公告資料，關於藥物的管理及保存，
下列何者錯誤？(A) Pethidine (Demerol)針劑應置於上鎖的櫃中
(B) 未開封的胰島素，可置於室溫中保存　(C) 稀釋後之
PenicillinG置於2~8°C藥物冰箱　(D)流感疫苗置於2~8°C專用冰
箱　　　　　　　　　　　　　　　　　　　　　　（111專高二）

解析 胰島素應放置2~8°C藥物冰箱保存。

解答：　116.A　117.C　118.C　119.C　120.B

121. 下列住院醫囑，何者是護理師於給藥前，必須提出質疑？(A) Cefazolin (1,000mg/vail) 1,000 mg q.d. I.V.　(B) Acetaminophen 500mg/tab 1# P.O. p.r.n. for pain　(C) 15% KCl (10mEq/5mL/Amp) 20mL q.d. I.V. drip　(D) NTG (Nitroglycerin) 0.6mg/tab 1# S.L. St.　（111專高二）

解析 應澄清多久可給予一次p.r.n.劑量，例如Q6h p.r.n.。

122. 有關藥物與食物服用禁忌的說明，下列敘述何者錯誤？(A)甘草與毛地黃一起合用可能引發高血鉀　(B)鎮靜劑避免以茶水一起服用，以免降低藥效　(C)葡萄柚汁會干擾鈣離子阻斷劑在肝臟的代謝　(D)酒精會促進抗組織胺對中樞神經之抑制作用　（111專高二）

123. 護理師依醫囑給予劉先生Cefazolin 1,000 mg q12h I.V. drip，應於何時執行備藥的第二讀？(A)由藥車取出Cefazolin時　(B)用空針抽取無菌注射用水稀釋Cefazolin前　(C)用空針抽取稀釋後的Cefazolin前　(D)將Cefazolin空瓶丟棄前　（112專高一）

解析 第二讀時機為自藥袋（藥罐）取出藥物前，意即尚未稀釋藥物。

124. 有關行動護理車給藥的敘述，下列何者正確？(A)至病人床邊以條碼掃描機感應病人手圈條碼，進行備藥程序　(B)「三讀五對」的程序可省略為「一讀三對」　(C)相差2小時內的藥物可同時交給病人　(D)備藥後，到病人床邊給藥時，可省略核對病人程序　（112專高一）

解析 (B)三讀五對不可省略；(C)不同時段的藥物不宜同時交給病人；(D)至病人床邊給藥時，應核對個人資料，包括姓名、出生年月日，且再次核對藥物後，才可給予。

125. 執行背臀肌肌肉注射時，以四分法選擇注射部位，最上方的假想線會通過下列哪一處？(A)髂骨嵴　(B)髂骨後上棘　(C)臀弧線　(D)股骨大粗隆　（112專高一）

解析 背臀肌肌肉注射，以四分法的最上方假想線會通過髂骨嵴。

解答：　121.B　122.A　123.B　124.A　125.A

126. 林先生施行結核菌素試驗(PPD test)，結果出現紅腫、直徑18 mm的硬結，下列敘述何者錯誤？(A)主要是檢驗體內是否有活的結核分枝桿菌　(B)林先生的結核菌素試驗為陽性反應　(C)建議林先生需接受卡介苗注射　(D)需進一步接受胸部X光或痰液檢查確認是否有感染結核桿菌　　　　　　（112專高一）

解析 結核菌試驗(PPD test)結果若曾受感染或注射過卡介苗，已有抗體，無需再注射疫苗。

127. 有關給藥的敘述，下列何者錯誤？(A)護理師自己準備的藥物應自己負責發給病人，切勿讓病人傳遞藥物　(B)若病人上一餐忘記服藥，或拒服藥物，需了解原因後做適當處理及報告　(C)護理師應協助病人服用藥物並確認病人已服下後，才能離開病人單位　(D)給予抗生素藥物時，為了維持血液中之濃度，須根據三餐的時間給藥　　　　　　　　　　　　（112專高二）

解析 維持血液中之藥物濃度，抗生素應定時給藥，例如每六小時或每八小時。

128. 林同學因眼睛乾澀、結膜發炎就醫，醫師開立水溶液眼藥水、凝膠狀（水性二）眼藥膏，以及油性眼藥膏各1瓶，下列使用方式何者正確？(A)使用順序：水溶液眼藥水→凝膠狀（水性二）眼藥膏→油性眼藥膏　(B)水溶液眼藥水應滴注在患眼的角膜(C)凝膠狀（水性二）眼藥膏應於開封後一年內使用完畢　(D)若戴隱形眼鏡，宜在戴隱形眼鏡下點眼藥　　　　　（112專高二）

解析 (B)水溶液眼藥水應滴注在患眼的下眼瞼後穹窿處；(C)凝膠狀（水性二）眼藥膏應於開封後一個月內使用完畢；(D)若戴隱形眼鏡，應先移除隱形眼鏡，再點眼藥。

解答： 126.C　127.D　128.A

129. 楊先生的身體質量指數BMI為$16.0(kg/m^2)$，今日早上10點主訴頭暈、噁心想吐，測得血糖值為360mg/dL，醫師開立醫囑，胰島素RI 6U SC St.，下列護理處置何者錯誤？(A)注射後，注射部位不按摩　(B)為病人注射時應捏起注射部位皮膚　(C)使用針頭長度為1/2吋的胰島素空針注射時，注射角度應採90度角，針頭完全插入　(D)若注射於腹部時，應以肚臍為中心點，一個拳頭為直徑的圓形範圍內為注射區域　（112專高二）

　　解析 若注射於腹部時，應以肚臍為中心點，病人一手握拳蓋住肚臍，另一手掌置於拳頭旁，注射在手掌寬的距離內。

130. 影響藥物吸收及作用的相關因素之敘述，下列何者正確？(A)腸衣錠需咬碎服用以增進腸道吸收率　(B)四環黴素類(tetracyclines)與牛奶併服以減少胃部不適　(C)同時服用多種藥物時順序為：錠劑→胃乳→咳嗽糖漿　(D)同一藥物吸收的速率由快到慢依序為：肌肉注射＞皮下注射＞靜脈注射　（112專高二）

　　解析 (A)腸衣錠不可咬碎服用；(B)四環黴素類(tetracyclines)不可與牛奶併服，會降低吸收效果；(D)同一藥物吸收的速率由快到慢依序為：靜脈注射＞肌肉注射＞皮下注射。

131. 病人疑似過敏性休克，醫囑：adrenalin(epinephrine)1mg/mL/amp 0.3mg IM St.，下列給藥方式何者錯誤？(A)應抽取epinephrine 0.3mL　(B)可施打於上臂外側、臀肌或股外側肌等部位　(C)針插入後，不需反抽針心以避免注射部位血腫　(D)施打後應按摩注射部位，加速藥物吸收　（112專高二）

　　解析 肌肉注射時，針插入後，需反抽針心，以確認針頭有無插入血管內。

132. 國中學童在校接受流感疫苗皮下注射，下列敘述何者正確？(A)上臂三角肌下二橫指部位為適合施打部位　(B)若學童較瘦，注射時應下壓繃緊皮膚　(C)病童發燒應儘快接種疫苗　(D)注射後應給予搓揉按摩加速藥效吸收　（112專高三）

解答：　129.D　130.C　131.C　132.A

解析 (B)較瘦弱者，施打時應捏起局部皮膚；(C)發燒時應先暫停施打疫苗；(D)注射後應輕壓。

133. 病人陰道感染，醫師開立nystatin 1,000,000 U/supp 1# supp. HS，護理師衛教藥物的使用方式，下列敘述何者錯誤？(A)可在給藥前使用水或潤滑劑以減輕不適　(B)將栓劑推入陰道內約2公分　(C)請病人靜臥約15分鐘以利藥物吸收　(D)用藥後可在內褲底部墊衛生棉墊　　　　　　　　　　　　　　　（112專高三）

解析 (B)應推入置陰道後穹窿處（2吋）。

134. 醫囑：nifedipine (5 mg/cap) 1 cap SL. Q6H PRN if SBP >170 mmHg，護理師應該如何給藥？(A)當收縮壓大於170 mmHg，開始每6小時常規舌下含服nifedipine (5 mg/cap) 1顆　(B)當收縮壓大於170 mmHg，則給予舌下含服nifedipine (5 mg/cap) 1顆，僅給予1次　(C)當收縮壓大於170 mmHg，則給予舌下含服nifedipine (5 mg/cap) 1顆，但每次需間隔6小時　(D)當收縮壓大於170 mmHg，則給予舌下含服nifedipine (5 mg/cap) 1顆，但此醫囑超過6小時後自動失效　　　　　　　（112專高三）

解析 nifedipine (5mg/cap)一顆舌下含服，假如SBP>170 mmHg時，需要時，每隔六小時可給予一顆。

135. 手術後第2天，病人於8：30 AM下床活動後主訴傷口痛且臉色蒼白、盜冷汗，醫師評估後於9 AM給予止痛藥。下列何者為最適當的評值？(A) 8：45 AM採半坐臥後，蒼白改善　(B) 9 AM依醫囑給與止痛藥　(C) 10 AM病人主訴疼痛指數3分　(D) 10 PM家屬表示病人睡不著　　　　　　　　　　（113專高一）

解析 (C)用藥後，應於30分鐘後監測疼痛的改善狀況。

136. 吳小弟，體重9公斤，醫囑開立「Amoxicillin® I.V. drip Q6H」，此藥物單次成人劑量為500 mg。依克拉克氏法則(Clark's rule)，吳小弟單次用藥劑量為多少mg？(A) 46　(B) 56　(C) 66　(D) 76　　　　　　　　　　　　　　　　　　　（113專高一）

解答：　133.B　134.C　135.C　136.C

解析 克拉克氏法則：（小孩體重磅數／150）*成人劑量
　　　　=(9*500/150)*2.2=66 mg。
　　　　（一公斤=2.2磅）。

137. 下列藥物劑型，何者的吸收速度最慢？(A)懸浮劑　(B)發泡錠
(C)軟膠囊　(D)粉劑　　　　　　　　　　　　　　（113專高一）

138. 病人罹患急性結膜炎，醫囑開立Emadine® oph. solution. 1gtt.
O.U. QID及Devirus® oph. oint. O.U. QID，給眼藥過程下列措施
何者錯誤？(A)點藥時，請病人眼睛往上看　(B)將藥物滴在下結
膜囊內　(C)先給Devirus® oph oint.再給Emadine® oph. solution
(D)給藥後，請病人閉上眼睛並轉動眼球　　　　　（113專高一）

解析 眼藥使用順序為：水溶液眼藥水、凝膠狀（水性）眼藥膏、油
　　　　性眼藥膏。

解答：　137.C　138.C

MEMO

體液供給

出題率：♥ ♥ ♥

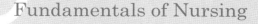

Fundamentals of Nursing

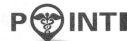

重｜點｜彙｜整

12-1 體液輸送方式及酸鹼平衡

1. 體液是指身體內所含的水分及溶解於體液中的**電解質**（溶質）。維持體液平衡最主要也最重要的器官是**腎臟**。

2. 正常人體水分及電解質的主要來源包括：**每日飲水量、進食食物本身所含的水分、體內組織的新陳代謝**。

3. 體液輸送方式如下表所示：

種 類	主動或被動	移動物質	移動方式	備 註
滲透作用	被動	水	由低滲透區往高滲透區	滲透莫耳濃度：275~295mOsm/L
濾過作用	被動	水	由壓力（靜水壓）大流向壓力小的區域	如：**腎臟鮑氏囊**的過濾作用
擴散作用	被動	**溶質**	由高濃度移往低濃度的區域	如：**肺泡微血管氧氣與二氧化碳交換作用**
主動運輸	主動（需ATP）	**溶質**	由低濃度移往高濃度的區域	如：**鈉鉀幫浦、鈉離子在腎小管再吸收**

4. 在靜脈系統中，液體靜力壓會受**膠體滲透壓（血漿白蛋白）**的影響，膠體滲透壓具有**將水分留在血管內**的功能，故**膠體滲透壓及靜水壓**是維持血漿與組織間液水分平衡的主要因素。

5. 導致水腫的機轉包括：**液體靜力壓上升**（體液容積過多）、**血管液體膠體滲透壓下降**（周邊水腫及腹水）、**組織膠體滲透壓上升**（淋巴水腫）。

6. 體液容積缺失（脫水、口渴）的生理變化：
    (1) **血漿滲透壓升高**。
    (2) **抗利尿激素(ADH)分泌增加**（刺激 ADH 釋放）。
    (3) **血管收縮素 II 上升**。
    (4) 增加**留鹽激素**釋放。
    (5) 刺激口渴中樞以增加水分攝取。

7. **抗利尿激素(antidiuretic hormone, ADH)**：腦下垂體後葉分泌，作用於**腎小管再吸收水分**，導致尿量減少；**留鹽激素 (aldosterone)**：由**腎上腺皮質**分泌，又稱為**醛固酮**，**作用於腎小管以留鈉排鉀**，**使水分由腎小管再回收回血液**中，使尿量減少。

8. 維持酸鹼平衡的機轉
    (1) **緩衝系統：磷酸鹽、碳酸鹽、蛋白質**等緩衝作用。
    (2) **腎臟排泄作用**：腎小管**再吸收重碳酸根離子(HCO_3^-)**、排除**氫離子(H^+)**。當**鹼中毒**時，腎臟會**停止再吸收 HCO_3^-**，使多餘者排入尿液中，**減少腎小管分泌 H^+**。因此腎衰竭會導致代謝性酸中毒。
    (3) **肺臟呼吸作用：肺部呼氣排出二氧化碳(CO_2)**，由呼吸速率及深度調節碳酸濃度。

9. 動脈血液氣體分析的正常值：pH 值為 7.35~7.45；氧分壓 (PaO_2) 為 80~100mmHg；二氧化碳分壓 ($PaCO_2$) 為 35~45mmHg；重碳酸根離子(HCO_3^-)濃度為 22~26mEq/L；鹼基過剩(BE)為 ±3mmol／L。

10. **長期嘔吐**會造成胃液流失，使**鈉、鉀、氯、鎂不足**，造成**細胞外液容積不足與代謝性鹼中毒**；**長期腹瀉**會造成腸液流失，使**鈉、鉀、氯不足**，造成**細胞外液容積不足與代謝性酸中毒**。

12-2　電解質濃度與功能

1. 體液可分細胞內液及細胞外液兩類：
   (1) **細胞內液(ICF)：占身體總水量的 70%**，由水、蛋白質、鉀離子及磷酸鹽等所組成。
   (2) **細胞外液(ECF)：**占身體總水量的 30%，包括組織間液 24%、血漿 6%，由水、鈉離子、氯離子及**重碳酸鹽**等所組成。

2. 細胞內、外液電解質分布情形如下表所示：

	陽離子	陰離子
細胞內液	**鉀**（最主要）、鎂	**磷酸根離子**（最主要）、胺基酸
細胞外液	**鈉**（最主要）、鈣	**氯離子**（最主要）、重碳酸根離子

3. 電解質的濃度與功能如下表所示：

	濃　度	功　能
鉀離子(K^+)	3.5~5.0mEq/L	・維持細胞內液體液容積、體液酸鹼平衡 ・維持神經肌肉功能、心肌活動力
鈉離子(Na^+)	135~145mEq/L	・調節細胞外液體液容積 ・參與神經肌肉傳導衝動 ・維持細胞內外滲透壓 ・有助於心肌收縮的控制
鈣離子(Ca^{2+})	4~5mEq/L 或 8.5~10.5mg/dL	・調控肌肉收縮功能 ・血液凝固之要素 ・維持正常的心跳
氯離子(Cl^-)	100~106mEq/L	・維持血漿的酸鹼平衡 ・為形成鹽酸的成分 ・維持血漿電荷的中性
鎂離子(Mg^{2+})	1.5~2.5mEq/L	

12-3　體液與電解質不平衡概念

一、影響體液與電解質不平衡的因素

	造成體液增加的因素	造成體液減少的因素
年齡	嬰兒 · **身體總水量較多(70~80％)** · **體表面積較大** · **平衡調節與代償機轉功能發育尚未成熟**	老年人 · **身體總水量較少(45~50％)** · **腎功能老化衰退** · 罹患心血管等慢性病 · 服用利尿劑或軟便劑
性別	· 男性	· 女性（脂肪含量較多）
女性	· **月經來潮前（黃體激素）** · **懷孕（留鹽激素、循環血量增加）**	· 產後
體型	· 消瘦者	· 肥胖者（脂肪含量較多）
環境		· 高溫、乾燥
生活型態	· 壓力：**抗利尿激素、留鹽激素**、腎上腺皮質醇分泌增加	· 運動流汗
飲食	· **鹽分攝取過多** · 蛋白質攝取不足→低白蛋白血症	
疾病	· 心血管疾病、腎臟疾病、癌症、長期或大量腹瀉（鈉、鉀、氯及碳酸氫根離子流失，以致代謝性酸中毒）	· 燒傷、身體創傷、糖尿病、尿崩症、大量失血、長期或大量嘔吐（鈉、鉀、氯及氫離子流失，以致代謝性鹼中毒）
醫療措施	· 靜脈輸液治療	· 手術失血、禁食、引流管抽吸

	造成體液增加的因素	造成體液減少的因素
藥物	· 類固醇	· 利尿劑（Lasix, Furosemide 會導致低血鉀）或軟便劑 · 化學治療→噁心嘔吐（鈉、鉀、氯離子流失，致代謝性鹼中毒）
自我照顧		· 須仰賴他人提供食物及水分者：嬰幼兒、老年人、肢體制動者、意識障礙者

註：對體液及電解質需求量增加的情況包括：**感染、創傷或外傷後的癒合過程、發燒、流汗過量**或**蒸發過多**時。

二、體液不平衡的症狀與徵象

	體液容積缺失（脫水）	體液容積過量（水腫）
生命徵象	· **體溫上升** · **脈搏快且弱** · **呼吸快且深** · **血壓下降** · **低血容積休克：體溫與血壓下降、脈搏與呼吸增快**	· **體溫下降** · **脈搏增快、變弱** · **呼吸增快、短促、呼吸困難、濕囉音** · **血壓上升**
皮膚黏膜	· **皮膚乾燥**、脫屑、**喪失飽滿度** · **口腔黏膜乾燥**、嘴唇龜裂 · 舌苔增厚 · 口渴	· **皮膚腫脹、緊繃光亮** · 水性黏液增加 · **水腫：眼部、下肢**
血管變化	**靜脈塌陷、充盈時間延長**	**頸靜脈怒張、中心靜脈壓上升**
尿液變化	· **尿量減少** · **尿比重上升**（尿比重＞1.030） · 尿色變深	· **尿量增加** · **尿比重下降**（尿比重＜1.010） · 尿色變淺

	體液容積缺失（脫水）	體液容積過量（水腫）
體重變化	下降	增加
I/O 變化	**輸出量大於輸入量（O＞I）**	**輸入量大於輸出量（I＞O）**
意識狀態	意識混亂或昏迷	意識狀態改變
血清鈉值	＞145mEq/L	＜135mEq/L
血色素	上升	下降
血比容	上升	下降
血漿滲透壓	上升	下降
血清尿素氮	上升	

三、電解質不平衡的症狀與徵象

低血鈉	高血鈉
· 血清鈉值＜135mEq/L	· 血清鈉值＞145mEq/L
· 呼吸淺快、脈搏快且弱、**血壓下降**	· 體溫上升、血壓上升
· 皮膚濕冷、唾液黏稠	· 皮膚黏膜乾燥、口乾、水腫
· **尿量增加、尿比重下降**	· 尿量減少、尿比重上升
· **肌肉張力下降、軟弱無力**	· 肌肉張力增加
· 肌肉痙攣、抽搐	· 倦怠、躁動不安、意識混亂
· **憂鬱、倦怠、頭痛、意識混亂、嗜睡**	· 血色素、血比容上升
· 食慾不振、噁心、嘔吐	
· 血色素、血比容下降	

低血鉀	高血鉀
· 血清鉀值＜3.5mEq/L · 脈搏快且弱、心律不整 · 心電圖：T 波扁平、出現 U 波 · 呼吸淺而弱或暫停 · 肌肉軟弱無力、遲緩性麻痺 · 深腱反射消失 · 腸蠕動減少、腹脹、便祕、厭食、噁心 · 淡漠、倦怠、嗜睡	· 血清鉀值＞5.5mEq/L · 脈搏慢且弱、心律不整、心跳停止 · 心電圖：T 波高聳 · 呼吸變慢、血壓下降 · 晚期：肌肉無力、弛緩性麻痺 · 反射增強 · 腸蠕動增加、絞痛、腹瀉、噁心感 · 四肢麻木、肌肉抽動、感覺異常

低血鈣	高血鈣
· 血清鈣值＜8.5mg/dL · 肌肉強直痙攣、反射增強 · 特魯索氏徵象(Trousseau's sign)（＋）（上臂繫壓脈帶，加壓超過病人的收縮壓 2 分鐘，手腕肌肉呈現強直痙攣性收縮） · 沃斯德克氏徵象 (Chvostek's sign)（＋）（叩擊下頦角時，嘴巴、鼻子和眼睛出現抽搐） · 腹瀉、痙攣、絞痛 · 心律不整 · 手指刺痛、麻木	· 血清鈣值＞10.5mg/dL · 肌肉張力下降、反射消失 · 骨質疏鬆、病理性骨折 · 腎結石 · 便祕 · 心跳停止、呼吸抑制 · 噁心、嘔吐、嗜睡、意識混亂

12-4　靜脈輸液與靜脈輸注概念

一、靜脈輸液種類及成分

輸液種類可分為：低張性溶液、等張性溶液、高張性溶液。

(一) 低張性溶液

1. 滲透壓：小於 275 mOsm/L。

2. 目的：**降低血漿滲透壓，使水分由血管內移至細胞內或組織間液中。**

3. 適應症：**脫水、HHNK、尿崩症、兒科病人。**

4. 禁忌：**腦損傷或手術、顱內壓上升、嚴重燒傷、營養不良、低血漿白蛋白者。**

5. 注意事項：**過量會引起水中毒、血鈉過低。每小時輸液量宜小於 400c.c.。**

6. 溶液如下表所示：

種類及其縮寫	滲透壓	目　的
2.5%葡萄糖水($D_{2.5}W$)	126mOsm/L	補充葡萄糖、水分
0.33%食鹽水(1/3S)	103mOsm/L	補充氯化鈉、水分
0.45%食鹽水(1/2S)	154mOsm/L	**補充氯化鈉、水分**

(二) 等張性溶液

1. 滲透壓：**介於 275~295mOsm/L。**

2. 目的：**不會改變血漿滲透壓，使水分進入血管內，增加血液循環容積及組織間液。**

3. 適應症：**脫水、血量不足、腸胃道液體喪失、手術、創傷或燒傷病人。**

4. 禁忌：**高血壓、心臟病、嚴重水腫者。**

5. 注意事項：過量會造成循環負荷過量。

6. 溶液如下表所示：

種類及其縮寫	滲透壓	目　的	備　註
5%葡萄糖水 (D5W)	260Osm/L	補充葡萄糖及水分	· 輸血時使用會致溶血 · **顱內壓上升者禁用** · 使用過量造成水中毒 · 使用過量造成低血鈉
5%葡萄糖及 0.225%食鹽水 (D$_{51/4}$S)	320mOsm/L	補充葡萄糖、氯化鈉及水分	· 輸血時使用會致溶血 · 使用過量造成低血鉀
生理食鹽水 (N/S)	308mOsm/L	補充氯化鈉及水分	· **輸血時使用** · 使用過量造成高血鈉、酸中毒
林格氏液 (Ringer's Solution)	275mOsm/L	**補充電解質 （鈉、鉀、 氯、鈣）、水分**	· **輸血時使用會致凝血**
乳酸鹽林格氏液 (LR)	275mOsm/L	補充電解質 （鈉、鉀、 鈣）、乳酸鹽及 水分	· 矯正代謝性酸中毒 · **肝功能障礙者禁用** · 輸血時使用會致凝血

(三) 高張性溶液

1. 滲透壓：高於 295mOsm/L。

2. 目的：**使血漿滲透壓上升，使水分由細胞內或組織間液移至血管中，增加血液循環容積，並縮小細胞體積，以促利尿。**

3. 適應症：**水腫、水中毒、低血鈉、顱內壓上升、需要熱量補充時。**

4. 禁忌：**脫水、心臟病、腎臟病、HHNK、高血糖、高血鈉病人。**

5. 注意事項：**過量會造成循環負荷過量、細胞脫水。**

6. 流速：**緩慢輸注，且使用大靜脈或中心靜脈**，以減少對周邊血管的傷害。

7. 溶液如下表所示：

種類及其縮寫	滲透壓	目 的	備 註
10%葡萄糖水 (D10W)	340mOsm/L	補充葡萄糖及水分	· 輸血時使用會致血球萎縮（脫水）
20%葡萄糖水 (D20W)	680mOsm/L		· 治療高血鉀症 · 依醫囑調整流速
3%食鹽水 (3%Saline)	1,027mOsm/L	補充氯化鈉及水分	· 治療低血鈉 · 持續性低流速滴注（500c.c.／24小時） · 使用過量造成肺水腫
5%葡萄糖及 0.45%食鹽水 (D51/2S)	406mOsm/L	補充葡萄糖、氯化鈉及水分	· 過量使循環負荷過量
5%葡萄糖及生理食鹽水(D5S)	560mOsm/L	補充氯化鈉及水分	· 同上
完全腸胃外營養法(TPN)		補充高濃度葡萄糖、胺基酸及電解質與礦物質	· 依醫囑調整固定流速 · 過量易造成循環負荷過量、細胞脫水、血糖過高 · 每24小時更換新溶液及輸液套管

二、靜脈輸液流速計算

1. 每小時給液量(mL/hr)＝$\dfrac{總給液量(mL)}{總給液時間(hr)}$

2. 總給液量＝$\dfrac{每小時給液量(mL/hr)}{總給液時間(hr)}$

3. 滴數計算公式：

每分鐘滴數(gtts/min)＝$\dfrac{給液總量(mL)×每毫升滴數(gtts/mL)}{輸液總時數(hr)×60分鐘}$

4. 輸液量計算公式：

$$輸液量(mL) = \frac{每分鐘滴數(gtts/min) \times 給液時間(min)}{輸液套管滴係數(gtts/mL)}$$

5. 滴數計算完成之後，應將數據**四捨五入，求其整數**。

6. 輸液套管的種類及其滴數如下表所示：

種　類	滴　數	應　用
普通輸液套管	15gtts/mL	一般輸液
小兒輸液套管	60gtts/mL	小兒科、流速低於 50gtts/min
精密輸液套管附 bag	60gtts/mL	特殊藥物加藥稀釋
輸血套管	10gtts/mL	輸血

三、靜脈輸注原則

1. 在無嚴重噁心嘔吐、腸阻塞或醫囑限制之情形下，應盡量鼓勵病人由口進食，以攝取足夠的水分、電解質及營養物質；當無法由口攝取適當營養物質及水分時，才考慮由腸胃道外補充法，以**靜脈注射途徑**（包括**周邊靜脈注射法、中心靜脈注射法**）提供輸液或藥物。

2. 選擇靜脈注射部位的原則
   (1) 優先注射於**上肢靜脈**，如頭靜脈、**副頭靜脈**、正中靜脈、貴要靜脈等，其較為安全且便於活動，其中，**副頭靜脈又為第一優先選擇**；因下肢靜脈血流速度較上肢緩慢，容易增加血栓發生率（如隱靜脈）。
   (2) **嬰幼兒最常選用的靜脈部位是頭皮靜脈。**
   (3) 選擇**健康**（柔軟且有彈性）且循環良好之靜脈。
   (4) 短時間注射或需大量注射時，應選擇較大靜脈輸注；**長時間施行靜脈注射時，應從上肢遠端靜脈開始，漸至近端靜脈。**
   (5) 給予大量輸液，應**優先選擇前臂靜脈**，而非手背靜脈。
   (6) 選擇**非慣用手的手臂**，以避免影響個案活動。

(7) **避開關節部位**，以免留置針易位及影響個案關節活動能力。

(8) 影響輸液吸收的因素：輸液溫度越接近體溫越能被吸收、輸液性質**越接近血液或體液成分**越容易被吸收、血液循環不佳及水腫者會影響輸液被吸收、**脫水**及消瘦者可增進輸液被吸收、**適度活動**可促進血液循環及輸液被吸收。

3. 禁忌

(1) **不可於靜脈輸液注射側的手臂測量血壓**，以防靜脈內壓力急遽增加，導致輸液套管快速大量回血，形成血塊凝固，造成輸液套管或針頭阻塞。

(2) **不可由靜脈輸液注射部位附近採取血液檢體**，以免造成數值誤差。

(3) 不宜靜脈注射的部位：**動靜脈分流術、靜脈栓塞、血管硬化、發炎或感染的部位、浸潤部位、乳癌患側、中風患側、截肢患側**等。

(4) **懸浮劑、油性溶液藥物**不可由靜脈注射途徑給藥，以避免引起栓塞；**刺激性藥物應予以稀釋後再注射**。

(5) **氯化鉀(KCL)需加入大量輸液稀釋後滴注(IV drip)，不可直接靜脈推注(IV push)**。

4. 特殊情況

(1) **高張性輸液**，如高濃度葡萄糖會選擇**由中央靜脈**（如鎖骨下靜脈）**給予全靜脈營養法(total parenteral nutrition, TPN)**，以避免高張性的輸液濃度造成血管刺激與傷害。

(2) 癌症病人長期注射化學治療，為避免損害周邊血管及化學藥液外滲，可以手術方式植入**「內植式輸液塞」導管**(Port-A line)，又稱為**人工血管**。

(3) CVP line 意指中心靜脈導管，是插入至上腔靜脈的位置，故輸入藥物後，首先會到達**右心房**。

(4) 急重症病人建立靜脈輸注路徑的目的為**提供緊急用藥管道**。

(5) **給藥前應先檢視有無回血，再將管夾關閉，注射藥物。**

5. 擴大靜脈的方法：(1)**綁上止血帶或使用壓脈帶加壓** 100 mmHg；
(2)**握緊拳頭**以凸顯血管；(3)**將注射肢體低於心臟**以使血液鬱積於
肢體末端；(4)**輕輕拍打注射部位**能促使皮下組織分泌組織胺以擴
大血管；(5)**熱敷**以擴張血管。

6. 靜脈注射方法

(1) 將止血帶綁在**穿刺部位上方約** 6~8 **公分**處。

(2) 靜脈注射應採**外科無菌**原則，以注射點為中心，先使用**碘酒
由內往外環狀消毒** 3 **吋**，待 30 **秒後**，再使用**酒精**於同部位
由內往外環狀消毒 3 **吋**。

(3) **成人選用** 22G **的靜脈留置針**，靜脈穿刺時應使**針頭斜面朝
上**，注射角度為 20~45 **度角**。

(4) 當靜脈留置針穿刺到血管後，將軟針推入血管內，先**以手指
按壓於穿刺部位前端血管**，再移除硬針，可固定留置針及預
防血液流出。

(5) 使滴定室內溶液維持在 1/2~1/3 的高度，避免空氣進入靜脈
系統。

(6) 輸液套管中出現空氣的處理方法：空氣出現在**套管上端**時，
可於**氣泡下端**，**將套管纏繞於筆上**，使**空氣往上擠壓**至滴定
室；空氣出現在**接近注射部位**處，**以止血鉗夾住套管，使用
空針**插入套管上加藥用的橡皮塞，**將空氣抽出**，若空氣氣泡
是出現在**套管管壁**時，則**拉直套管**，在**氣泡下端用手指輕彈
套管**，使空氣向上移動至滴定室。若**空氣量太多時，應先關
閉管夾後再處理。**

(7) 輸液瓶與注射部位應相距 18~24 吋（45~60 公分）。

(8) 注射完畢後於**注射部位及套管滴室下 1/3 處**以彩虹貼紙標示更換日期。

(9) **注入藥物之前，要先檢查靜脈注射針頭是否有回血。**

7. 輸液裝備檢查

(1) **檢查輸液瓶包裝是否完整、標示是否清楚可見、有效日期、有無變質變色或沉澱物等。**

(2) 檢查靜脈留置針及輸液套管包裝是否完整、有效日期。

8. 輸液裝備的使用期限

(1) 靜脈輸液使用期限為 **24 小時**。

(2) 靜脈留置針**應每 3 天（72 小時）更換**新針頭及注射部位。

(3) 輸液套管滴定室中液面以 **1/3~1/2 之高度**為宜。

(4) 排除輸液套管內的空氣時，**要先使滴定室填充適量液體**（約滴定室的 1/3~1/2），再排管路空氣。

(5) 輸液套管應**每 3 天（72 小時）更換**新套管；注射 TPN 時應每 24 小時更換新的輸液套管，避免細菌孳生。

(6) 塑膠輸液瓶及玻璃瓶需**插入導氣針**，以使瓶內外的壓力均衡。使用時應**先插入導氣針**後，再將輸液套管插入塑膠或玻璃輸液瓶。

9. 流速滴注障礙處置

(1) 評估**注射部位是否腫脹或疼痛**。

(2) 檢查**管路是否受壓或扭曲**。

(3) **檢查是否有回血**。

(4) **檢查 IV Bag 的通氣狀態**。

(5) **墊高靜脈留置針的針座**。

四、靜脈輸注的合併症及處置措施

	導　因	症　狀	處置措施
組織浸潤	· 針頭穿破血管壁 · 溶液輸注至血管外（皮下組織）	· 蒼白、冰冷 · 腫脹、壓痛 · 壓迫感 · 無回血或回血慢 · 流速減緩或停止	· 立即停止輸液 · 拔除針頭 · 更換注射部位 · 局部抬高以利循環 · 濕熱敷促進吸收
靜脈炎或血栓靜脈炎	· **化學性刺激**：如注射高張性輸液、抗生素、氯化鉀藥物 · **機械性刺激**：如使用較粗的靜脈留置針或未確實固定導管 · 上述二者均會對靜脈壁內膜造成刺激，引發血小板黏附所形成	· 發紅、腫脹 · 溫熱、疼痛 · 回血慢 · 流速減緩 · 沿靜脈走向均有發炎反應（**出現一條紅線**）	· 立即停止輸液 · 拔除針頭 · 於對側肢體重新注射 · 注射時用小號留置針 · 確實固定導管 · 局部抬高 · 48 小時內，以**黃藥水 (Rivanol) 濕敷或冰敷** · 48 小時後，予濕熱敷 · **局部不可按摩**
血栓	· **長時間阻礙輸液滴注** · **靜脈回血**未予處置 · 穿刺時靜脈壁受損	· 回血且已凝固 · 流速停止	· 立即停止輸液 · **拔除針頭** · **更換注射部位** · **不可試圖沖洗套管或針頭**
感染	· 未遵循無菌技術 · 消毒不完全	· 注射部位**紅腫、溫熱、壓痛** · 膿性分泌物 · 體溫可能上升	· 更換注射部位 · 局部冰敷 · 抬高肢體

	導　因	症　狀	處置措施
循環負荷過量	・輸液速度過快 ・快速、大量輸入過多輸液 ・常見於高血壓、心臟病、肺疾患與腎臟疾病者	・肺水腫（呼吸困難、急促、聽診時有喘鳴音或水泡音、咳嗽、粉紅色泡沫痰） ・心搏快且弱 ・剛開始血壓上升，末期時血壓下降 ・中心靜脈壓升高 ・頸靜脈怒張 ・尿量減少 ・體重增加	・停止或調慢輸液流速 ・抬高床頭 ・測量生命徵象 ・視需要給予氧氣 ・記錄輸入輸出量 ・通知醫師
空氣栓塞	空氣經由靜脈進入人體血液循環中	・呼吸困難、短促 ・胸痛（最早出現） ・發紺 ・脈搏快且弱 ・血壓下降 ・中心靜脈壓上升 ・尿量減少 ・意識喪失 ・嚴重者死亡	・左側臥、垂頭仰臥（頭部放低）姿勢，避免空氣進入肺動脈 ・給予氧氣 ・測量生命徵象 ・通知醫師

12-5 捐血與輸血概念

一、捐血的目的

1. 增加循環血量，治療急性出血，預防休克。

2. 增加紅血球數目、維持血紅素濃度，增加血液攜氧能力。

3. 增加凝血因子，控制出血。

4. 增加血漿白蛋白，改善水腫或腹水。

二、捐血者的標準條件

1. 年齡：**17~65 歲**。

2. 體重：男性 50 公斤以上；女性 45 公斤以上。

3. 血紅素：男性 13gm/dL 以上；女性 12gm/dL 以上。

4. 生命徵象：**正常穩定**。

5. 禁忌：**傳染病人（愛滋病、肝炎、梅毒、肺結核）**、毒癮者、酒精中毒者、月經來潮者、懷孕或產後 6 週內者、慢性病人（糖尿病、心血管疾病、腎臟病）、凝血功能障礙者、**2 週內接種減毒活性疫苗者**。

三、輸血原則

1. 核對醫囑，確認血液製劑種類，血液種類介紹詳見下表。

品　名	適應症
全血(whole blood, WB)	・大量失血、血氧過少及容積不足 ・**每單位全血可提升血色素** 0.5~0.6gm/dL

品　名	適應症
紅血球濃厚液 (Packed RBC, PRBC)	· **嚴重或慢性貧血**、紅血球機能不良、需增加紅血球量者 · **每單位紅血球濃厚液可提升血色素 0.5~0.6gm/dL** · 與全血相較之優點包括：避免循環負荷過量，所含 K^+、Na^+、NH_4^+ 較少，故適用於心臟衰竭病人
洗滌紅血球(Washed RBC)	· 適應症及效用同紅血球濃厚液 · 適用於白血球或血漿成分有過敏現象者
冷凍去甘油紅血球(frozen red cells deglycerized)	· 適應症及效用同紅血球濃厚液 · 可預防因白血球或 IgA 引起的反應 · 稀有血型或自體輸血者的血液保存
血小板濃厚液 (platelet concentrate)	· 血小板減少症 · 每單位血小板濃厚液可提升血小板 $5,000~10,000/mm^3$
新鮮冷凍血漿 (fresh frozen plasma, FFP)或稱為儲存冷凍血漿(stored frozen plasma, SFP)	· **補充凝血因子**、維持循環血量、**補充血漿白蛋白可增加血液膠體滲透壓**
冷凍血漿(frozen plasma, FP)	· 維持循環血量、**補充血漿白蛋白可增加血液膠體滲透壓**
白血球濃厚液 (WBC concentrate)	· 白血球減少所致的感染症

2. 檢驗：**血型、Rh 因子、交叉試驗**(cross matching)（用於輸注紅血球之血液製品），**供血者的紅血球和受血者的血漿進行交叉配合試驗，若血球未產生凝集顯示供血者血液是配合的。**

3. 針頭：**紅血球血液製劑使用 18~20G；血漿血液製劑使用 22G。**

4. 輸液套管：**輸血套管**，每毫升 10 滴。

5. 溶液：在輸血前後宜使用的靜脈輸液為**生理食鹽水**(0.9%NaCl, N/S)。

6. 禁用溶液：**林格氏溶液**(Ringer's solution)中含有鈣離子，會影響抗凝血劑(CPD-1)的效果，而產生**血液凝集反應**；使用葡萄糖水溶液(Dextrose)會造成**紅血球溶血**。

7. **新鮮冷凍血漿應於使用前連同血袋於 30~37°C下震盪解凍**，且此過程需避免注射端被水汙染；**解凍後不可再行凍結使用**。

8. 血液保存：**血液放置在室溫下，不得超過 1 小時**，若延遲輸血時，應立即送回血庫保存；**每單位血液最好在 2 小時內輸完，最多不要超過 4 小時，以避免細菌孳生或溶血反應**。

9. 輸血速度：**開始輸血前 15 分鐘，流速應維持在每分鐘 20~40 滴**，並在旁觀察病人輸血反應，**有無出現溶血及過敏反應**；若未發生輸血不良反應，則將流速調整加快至**每分鐘 40~60 滴，以防血液沉積引起阻塞。若為血小板濃厚液，則以每五分鐘輸入一單位為標準。**

10. 除大量失血有休克傾向者外，**一般輸血時不建議加壓輸血**。若需使用加壓帶增快輸血速度時，維持壓力在 200 mmHg，原則上壓力不可超過 300 mmHg，**以避免血球受到損壞**。

11. 緊急輸血時，可使用**輸血加溫器**；溫血時應放置於**室溫或＜37°C的溫水，嚴禁使用熱水回溫，以防血液凝固**。

12. **輸血過程中，不可由輸血套管途徑給藥或抽取血液檢體**，可選擇在另一手臂建立靜脈注射管道給予藥物。

四、輸血步驟

1. **測量生命徵象**，以做為輸血前後比較。

2. 核血時應由**兩位護理人員於輸血前**確實核對個案基本資料、血袋標籤及輸血記錄單之內容，以防錯誤。

3. 核對內容**並帶到病人單位再確認個案**，包括**病人姓名、床號及病歷號碼、血型、Rh 因子、血液品名、血量、血袋號碼、失效日期**等。

4. 每輸完一袋血液，即應測量一次生命徵象。

5. 輸完血後，應接上**生理食鹽水**，至輸血套管完全沖淨為止。

6. 完成記錄：輸血記錄單、護理記錄。

五、發生輸血不良反應時的處置措施

發生輸血不良反應（包括急性溶血反應、發熱反應、過敏反應、循環負荷過量、輸血合併症等）時應**立即停止輸血，更換輸液為生理食鹽水**，以維持靜脈輸液系統之通暢，並立即**測量生命徵象**、通知醫師探視與處置。

(一) 急性溶血反應

1. 原因：主要是**人為疏失**造成的 ABO **血型不合或** Rh **因子不合**；其次包括：輸入高張溶液、輸入陳血、使用輸血加壓袋的壓力超過 300 mmHg。

2. 時間：輸血**最初的** 10~15 分鐘內或**輸血過程**中。

3. **徵狀：寒顫、發燒、胸悶、頭痛**、下背痛、**噁心感、心跳加速、呼吸困難、血壓下降、血尿**、不明原因出血、瀰漫性血管內凝血(DIC)及休克等。

4. 預防
   (1) 由**兩位護理人員確實核對病人基本資料、血袋標籤及輸血記錄單之內容**。
   (2) **輸血前** 10~15 分鐘內放慢輸注速度，並密切觀察病人之輸血反應。

5. 處置：**停止輸血→更換輸液為生理食鹽水**，維持靜脈通路順暢 **→通知醫師與血庫→測量生命徵象**→依醫囑給予：(1)注射 Lasix，以維持足夠腎臟血流，預防腎衰竭；(2)滴注 Heparin，以預防 DIC→記錄輸入與輸出量。

(二) 熱原反應

1. 原因：**對白血球、血小板、血漿蛋白產生抗原抗體反應或細菌**（革蘭氏陰性菌）**汙染**。

2. 時間：輸血完成後立即或 1~2 小時內發生。

3. 徵狀：**寒顫、發燒、胸痛、頭痛、噁心、嘔吐、心跳加速、呼吸困難、血壓下降、休克**等。

4. 預防
   (1) 嚴格遵守**無菌技術**，且不使用疑似受汙染的血液。
   (2) 依醫囑於輸血前注射抗組織胺。
   (3) 依醫囑**使用洗滌紅血球**。

5. 處置：**停止輸血→更換輸液為生理食鹽水**，維持靜脈通路順暢 **→通知醫師與血庫→測量生命徵象**→提供寒顫時的保暖措施→依醫囑給予解熱劑或抗生素、**抗組織胺**，嚴重者可再注射**類固醇製劑**。

(三) 過敏反應

1. 原因：**病人對血漿蛋白產生過敏反應；過敏休克反應為對血漿蛋白產生中或重度過敏、有血漿蛋白抗體**（如 IgA）**的存在**等。

2. 時間：**輸血中或輸血後 1 小時內發生**。

3. 徵狀：**皮膚搔癢、蕁麻疹、嘔吐、喉頭水腫、呼吸困難、氣喘、血壓下降、休克**，甚至死亡。

4. 預防

(1) 收集輸血過敏病史。

(2) 依醫囑於**輸血前注射抗組織胺**，嚴重者可再注射類固醇製劑。

(3) 依醫囑**使用洗滌紅血球或去甘油紅血球**。

5. 處置：**嚴重者停止輸血，更換輸液為生理食鹽水；輕微者減慢流速**→通知醫師探視與處置→依醫囑**注射抗組織胺藥物**，嚴重者可再注射**類固醇製劑**。

(四) 循環負荷過量

1. 原因：輸入過多血量、血液輸注速度過快。

2. 時間：輸血中發生。

3. 徵狀：**頭痛、噁心、嘔吐、脈搏增快、呼吸短促、呼吸困難、血壓上升、水腫、頸靜脈怒張、中心靜脈壓上升、肺水腫**等。

4. 預防

(1) **評估心血管病史及腎臟功能**。

(2) **以紅血球濃厚液取代全血輸注**。

(3) **放慢輸血速度**。

(4) **依醫囑給予利尿劑**。

5. 處置：**立即停止輸血**，接上生理食鹽水以維持靜脈注射管道通暢→**放慢輸血速度**→協助**抬高床頭**，以減輕呼吸困難→通知醫師探視與處置→測量生命徵象→依醫囑給予**利尿劑**。

(五) 輸血的合併症

	原　因	徵　狀	處　置
高血鉀	血液儲存時間過久致使紅血球溶解，而釋放出鉀離子	脈搏慢且弱、呼吸變慢、血壓下降、腸絞痛、腹瀉、噁心感、四肢麻木、感覺異常、肌肉無力、弛緩性麻痺、心室纖維顫動、死亡	· 觀察高血鉀症狀與徵象 · 檢驗鉀離子血清濃度 · 依醫囑給予排鉀藥物
體溫過低	大量輸入低溫血液造成	寒顫、發抖、體溫下降	· 使用已回溫之血液 · 緊急時使用溫血器
低血鈣	鈣離子與血袋中之抗凝劑（枸櫞酸鈉）結合	肌肉強直痙攣、反射增強、腹瀉、腹絞痛、心律不整、手指刺痛或麻木、特魯索氏徵象、沃斯德克氏徵象	· 觀察低血鈣症狀與徵象 · 檢驗鈣離子血清濃度 · 依醫囑給予 Calium Gluconate

12-6　收集血液標本

1. 收集血液標本步驟
   (1) **核對醫囑**。
   (2) 非急件檢體之血液生化檢查，抽血前需**禁食 6~8 小時**。
   (3) 填寫檢驗單張，並備妥**正確試管**。
   (4) **識別病人**，包括稱呼病人全名、核對床頭卡或手圈等。
   (5) 在採血部位**上方 6~8 公分處**，以止血帶打一**活結**。
   (6) 可以運用**握緊拳頭及輕輕拍打**等方式擴張靜脈。
   (7) 以碘酒及酒精分別從穿刺點**由內往外環狀消毒，直徑約 3 吋**。

(8) 採血空針之**刻度與針頭斜面朝同一方向，穿刺時針頭斜面應朝上**，並使針頭斜面與皮膚呈 15~30 **度角**，再插入血管中。

(9) 採取適當檢驗血量後，**先鬆開止血帶**，以無菌乾棉枝壓住穿刺點，**再拔出針頭**。

(10) 若為凝血障礙疾患，應**加壓至少 5~10 分鐘**。

(11) 將針頭插入試管中，且與試管管壁呈 45 **度角**，將血液注入試管中，可**避免產生檢體溶血；如試管含抗凝血劑，需輕搖試管**。

(12) 其他避免產生溶血的方式包括：**避免使用 25~27G 的針頭抽血、空針或試管內不可含有水分**、需等待皮膚之消毒容易乾燥後再扎針、止血帶勿綁太久或太緊、**注入試管之速度不宜過快、避免劇烈用力搖晃血液檢體**。

(13) **收集動脈血液氣體分析檢體之注意事項包括：檢體應放置在含有冰塊的冰水浴容器中、針筒內需含有 Heparin 的成分、空針內不得含有空氣、檢體要避免劇烈搖晃**。

2. 送檢血液培養時，**抽血部位及培養瓶橡皮塞應進行三套消毒（碘酒＋酒精為一套）**，抽取 6~10c.c.的血液後，**必須更換針頭**，再分別將血液檢體注入**厭氧菌瓶**後，再注入**嗜氧菌瓶**中。

3. 醫囑若開立兩套，宜由**不同穿刺部位採集，兩套檢體採集時間建議間隔 30 分鐘**。

4. 血液培養檢體不可由靜脈注射處直接採血。採血後置於室溫，不可冷藏。

5. **血液培養有助於確認血液中的菌種，作為使用抗生素的用藥依據，故宜先收集血液培養之檢體，再給予抗生素**。

6. **收集完血液培養檢體後，再開始使用抗生素**。

7. **血液培養報告通常需等 3~7 天**。

8. 全血球計數及其分類之參考數據

檢驗項目	中文名稱	參考值
RBC	紅血球	M:450~590×10^4/mm^3 F:420~550×10^4/mm^3
HGB	血紅素	M:13.5~17.8g/dL F:12.0~16.0g/dL
HCT	血比容（紅血球占全血體積的百分比）	M:40~54% F:38~47%
PLT	血小板	150~400×10^3/mm^3
WBC	白血球	4~9.9×10^3/mm^3
BAND	中性球（帶狀細胞）	0~5%
SEG	中性球（分葉細胞）	41~73%
EOS	嗜酸性球	1~5%
BASO	嗜鹼性球	0~2%
LYM	淋巴球	20~45%
MON	單核球	3~7%

12-7 皮下灌注

1. 定義：將溶液注入皮下組織，溶液量 100~1,500c.c.。

2. 目的：對於無法經由腸胃道或靜脈注射獲得溶液者，能提供液體、電解質及營養成分。

3. 禁忌：**皮下組織壞死或水腫**。

4. 溶液：**等張**(N/S)或低張溶液，溫度宜接近體溫，約 35℃。

5. 部位：**組織鬆軟，無大血管、神經或腺體通過之處**，且**不影響活動**的部位，如大腿前側中段、乳房下外側、肩胛骨下方的背側、腸骨前上嵴與肚臍連線中點之腹壁（選擇左邊，以避開右邊的肝臟）。

6. 角度：針頭與皮膚之注射角度為 **30 度**。

QUESTI?N

1. 精密輸液套管袋中有靜脈輸液35c.c.，護理師欲將5c.c. Ampicillin (500mg)加入此袋中給藥，並於30分鐘內給藥完畢，在不使用幫浦情形下，點滴速度下列何者正確？(A) 20gtts/min (B) 40gtts/min (C) 60gtts/min (D) 80gtts/min （102專高一）

   解析 每分鐘滴數(gtts / min) = $\dfrac{給液總量(mL) \times 每毫升滴數(gtts / mL)}{輸液總時數(hr) \times 60分鐘}$

   $\Rightarrow \dfrac{40 \times 60}{30} = 80$。

2. 關先生入院接受腸道手術，護理師在手術當天協助其放置靜脈針和給予靜脈輸液，護理師應優先選擇下列何部位放置靜脈針？(A)掌背頭靜脈 (B)前臂副頭靜脈 (C)肘正中靜脈 (D)上臂貴要靜脈 （102專高一）

3. 李小姐正在接受靜脈輸液，護理師發現李小姐靜脈注射部位有發紅，微腫脹，觸壓有疼痛感，護理師檢查針頭處有回血，下列措施何者適宜？(A)繼續注射點滴，但要密切觀察注射部位 (B)繼續注射點滴，給予按摩注射處 (C)拔除點滴，隨後給予熱敷 (D)拔除點滴，隨後給予冷敷 （102專高一）

   解析 此現象可能為靜脈發炎，應拔除針頭、重新注射，並在局部使用黃藥水濕敷或冰冷敷。

4. 輸血時發生寒顫、頭痛、噁心、血壓下降、血尿，可能發生下列何種反應？(A)溶血反應 (B)熱原反應 (C)過敏反應 (D)循環血量負荷過重 （102專高一）

5. 輸血前，二位醫護人員共同雙重核對(double check)項目不包括下列哪項？(A)捐血者姓名 (B)血型 (C)血液成分 (D)血袋號碼

   解析 輸血前，核對內容包括病人（姓名、床號及病歷號碼）、血型、Rh因子、血液品名、血量、血袋號碼、失效日期等。（102專高二）

解答： 1.D 2.B 3.D 4.A 5.A

6. 張女士正在輸注紅血球濃縮液(packed RBC)，張女士告訴護理師：「我胸部皮膚有紅疹，會癢，呼吸有點喘」，此時護理師首要處理步驟為：(A)減慢輸血速度，繼續輸血　(B)減慢輸血速度，給予1：1000 epinephrine　(C)停止輸血，拔除靜脈注射針頭 (D)停止輸血，以生理食鹽水維持靜脈輸液　　　(102專高二)

   解析 此為過敏反應，較為嚴重者應停止輸血，更換輸液為生理食鹽水以維持靜脈管道通暢。

7. 呂小妹因疑似感染性疾病入院，醫師為確認其原因會進行哪些血液檢查？(1)全血球計數　(2)出血時間　(3)紅血球沉降率　(4)凝血時間。(A) (1)(2)　(B) (3)(4)　(C) (1)(3)　(D) (2)(4)　(102專高二)

   解析 非出血性疾病不會優先考量進行出血時間及凝血時間等凝血功能檢驗。

8. 有關「CBC st.」的抽血醫囑，下列執行步驟何者正確？(A)於抽血部位上方（近心端處）1~2公分處，以止血帶打結　(B)開始抽血時，請病人鬆開拳頭　(C)病人須禁食6~8小時後，才可以抽血 (D)試管內須有抗凝劑，血液注入試管後，予輕搖試管

   解析 (A)止血帶應打結於抽血部位上方6~8公分處；(B)開始抽血時，請病人握緊拳頭以擴張靜脈；(C)CBC為全血球計數檢查，不需禁食採血。　　　　　　　　　　　　　　　　　　　　(103專高一)

9. 醫囑開立「N/S 100c.c./hr」，若用micro set滴注，則滴速應維持多少滴／分？(A) 25滴／分　(B) 50滴／分　(C) 75滴／分　(D) 100滴／分　　　　　　　　　　　　　　　　　　　(103專高一)

   解析 100×60÷60=100滴／分。

10. 當沿著靜脈注射處有發紅現象，且輸液滴注速度變慢，此時正確的優先處置為：(A)停止該部位注射　(B)用生理食鹽水注入沖洗 (C)調整輸液注入速度　(D)冰敷按摩注射處　　　(103專高一)

解答：　　6.D　　7.C　　8.D　　9.D　　10.A

11. 有關全血(Whole Blood)輸血的敘述，下列何者錯誤？(A)除了血球外，還含有血漿及血清白蛋白等血液成分　(B)適用於手術後大失血的病人　(C)為嬰兒換血時，最好使用儲存未超過3天的血(D)瓶裝的血若超過21天，應重新消毒後再用　　（103專高一）

　解析 血液超過使用期限即應廢棄不用。

12. 有關輸血措施的敘述，下列何者正確？(A)使用23號針頭　(B)輸血前血袋以熱水加溫　(C)用葡萄糖溶液沖洗輸血管路　(D)最初10分鐘，維持20至40滴／分之速度　　（103專高一）

　解析 (A)輸血宜使用20號針頭；(B)血袋可以室溫或加溫氣回溫，不可使用熱水加溫；(C)輸血期間只能以生理食鹽水溶液沖洗輸血管路。

情況： 馬先生，因糖尿病入院，靜脈點滴注射醫囑為0.9%食鹽水1000c.c.和林格氏溶液500c.c.，若以一般輸液套輸注，並於1天滴注完成。請依此回答下列三題。

13. 請問護理師需控制適當的滴速為每分鐘約幾滴？(A) 16滴　(B) 40滴　(C) 62.5滴　(D) 80滴　　（103專高一）

　解析 一般輸液套每c.c.為15滴，故所有的靜脈輸液為$(1000+500) \times 15=22500$（滴）需在一天內滴完，故$22500 \div (24 \times 60)=15.6 \fallingdotseq 16$。

14. 承上題，以上兩者溶液屬於哪種濃度？(A)兩者皆為高張溶液(B)兩者皆為等張溶液　(C)前者為等張溶液，後者為高張溶液(D)前者為等張溶液，後者為低張溶液　　（103專高一）

15. 承上題，馬先生靜脈注射部位出現局部紅、腫、熱、痛，有分泌物，且體溫上升。最可能出現的合併症為何？(A)感染　(B)靜脈炎　(C)浸潤　(D)發熱反應　　（103專高一）

16. 小葵兩歲，因急性腸胃炎住院中，嘔吐情形嚴重且解水便，則下列何者為其中度脫水的徵候？(A)嘔吐　(B)汗流量增加　(C)哭泣時沒有眼淚　(D)尿比重降低　　（103專高二）

　解析 (A)(B)嘔吐和流汗量增加是脫水的原因，而非徵候；(D)脫水時尿比重會上升，而非降低。

解答：　11.D　12.D　13.A　14.B　15.A　16.C

17. 有關靜脈輸注部位周圍皮膚冰冷、腫脹、有壓迫感，正確判斷為：(A)感染　(B)血栓性靜脈炎　(C)輸液浸潤　(D)循環負荷過量 　　　　　　　　　　　　　　　　　　　　　　　（103專高二）

18. 有關輸血過快或大量輸血易造成之合併症，下列敘述何者正確？(A)低血鈣症　(B)低血鉀症　(C)代謝性酸中毒　(D)呼吸性酸中毒 　　　　　　　　　　　　　　　　　　　　　　　（103專高二）

19. 以靜脈留置針穿刺血管，將軟管推入血管後，為固定留置針及防止血液流出，應執行的程序為何？(A)以手指按壓於穿刺部位　(B)以手指按壓於留置針血液流出口　(C)以手指按壓於穿刺部位前端血管　(D)將穿刺部位留置針頭反折 　　　　　（103專高二）

20. 為達體內酸鹼平衡，人體內有其維持恆定的調節機轉，下列何者不是人體之緩衝系統？(A)重碳酸鹽緩衝系統　(B)磷酸鹽緩衝系統　(C)氯化鈉緩衝系統　(D)蛋白質緩衝系統 　　　　　（103專高二）

21. 下列靜脈輸注液體，何者屬於等張性溶液？(A) 0.45%食鹽水溶液　(B)林格氏溶液　(C) 3%食鹽水溶液　(D)臺大5號 　　　　（103專高二）

22. 三歲的小光因腸病毒住院治療，依醫囑給予靜脈灌注，注射部位應優先選擇之靜脈為何？(A)肘正中靜脈　(B)手背靜脈　(C)股靜脈　(D)大隱靜脈 　　　　　　　　　　　　　　（103專高二）

　　解析 (A)肘正中靜脈位於關節處；(C)(D)股靜脈及大隱靜脈為下肢靜脈，易造成血栓，故以上血管均非適當注射部位。

情況：林女士因長期解血尿，全身倦怠無力，醫師建議入院治療，監測血液數據為Hb：8.5gm/dL，Hct：34%，醫囑開立PRBC 2U st.依上文回答以下四題：

23. 下列輸血注意事項何者錯誤？(A)交叉試驗中，供血者的血清和受血者的血球不凝集即可　(B)輸血前後僅能使用0.9%食鹽水溶液　(C)每單位的血製品應於4小時內輸完　(D)輸血後15分鐘無不良反應，可將滴數調為40~60滴／分 　　　　（104專高一）

　　解析 供血者的紅血球和受血者的血漿進行交叉配合試驗，若血球未產生凝集顯示供血者血液是配合的。

解答：　17.C　18.A　19.C　20.C　21.B　22.B　23.A

24. 承上題，要協助林女士輸血前，護理師需先進行雙重核對，下列敘述何者正確？(A)輸血前先核對一次，輸血後再核對一次 (B)輸血前核對兩次 (C)輸血前與另一名醫護同仁核對一次，並帶到病人單位再確認個案 (D)輸血前與個案核對無誤後，再開始輸血 （104專高一）

25. 承上題，若林女士出現急性溶血反應，下列何者不是其相關的症狀與徵象？(A)皮膚出現紅疹、癢 (B)發燒、寒顫 (C)呼吸困難、頭痛 (D)低血壓、心搏過速 （104專高一）
   解析 皮膚出現紅疹、癢為過敏反應。

26. 承上題，下列那些護理措施應立即執行之最首要步驟為：(A)通知醫師與血庫 (B)測量生命徵象 (C)保持靜脈通暢、調慢輸血滴數 (D)停止輸血，並以生理食鹽水維持靜脈通暢 （104專高一）

27. 某病人術後第一天醫囑給予靜脈輸液共2,400c.c./24hrs，如果以精密輸液套管(microdrip set)進行輸液，點滴速度應調整為下列何者？ (A) 25gtts/min (B) 60gtts/min (C) 100gtts/min (D) 120gtts/min （104專高一）
   解析 $(2,400 \times 60) \div (24 \times 60) = 100$。

28. 下列體液電解質數據何者不在正常範圍內？(A)血鉀值4.2mEq/L (B)血鈉值142mEq/L (C)血鈣值5.0mEq/L (D)血鎂值8.1mEq/L （104專高一）

29. 當以指尖叩擊病人下頦角時，病人的嘴巴、鼻子和眼睛都出現抽搐的情形，此為下列何種徵象？(A)恰達克徵象(Chaddock's sign) (B)沃斯德克氏徵象(Chvostek's sign) (C)霍曼氏徵象(Homan's sign) (D)特魯索氏徵象(Trousseau's sign) （104專高一）
   解析 低血鈣時會有沃斯德克氏徵象（臉唇鼻痙攣）。

30. 病人輸血時若發生血型不合，可能導致下列何種情況出現？(A)過敏反應 (B)急性溶血反應 (C)栓塞反應 (D)循環過荷 （104專高二）

解答： 24.C 25.A 26.D 27.C 28.D 29.B 30.B

31. 李小弟因嚴重腹瀉而有輕微脫水現象,因此醫囑予以靜脈注射林格氏溶液(Ringer's solution)300c.c.。此醫囑之目的為何?(A)治療腹瀉以止瀉　(B)維持正常生理運作　(C)減輕其腹痛不適　(D)協助診斷的確立　　　　　　　　　　　　　　　　　　（104專高二）

解析 靜脈注射林格氏溶液(Ringer's solution)可以補充電解質及水分以維持正常生理運作。

32. 有關體液容積過多的症狀和徵象,下列何者最不可能?(A)脈搏呈現洪脈　(B)呼吸短促　(C)血壓下降　(D)頸靜脈怒張

解析 體液容積過多者會出現血壓上升的徵象。　　　　　　　　（104專高二）

33. 將 10mL Vancomycin(1000mg)加入放置有 100mL 0.9% normal saline之精密輸液套管容器內,預計以2小時滴完,在不使用幫浦情形下,點滴速度下列何者正確?(A) 55滴／分　(B) 65滴／分　(C) 75滴／分　(D) 85滴／分　　　　　　　　　　　　（104專高二）

解析 (110×60)÷(2×60)=55。

34. 蘇先生將要輸注新鮮冷凍血漿(Fresh Frozen Plasma, FFP)4U,血庫將此血品送到病房單位,護理師完成核對後,在給予蘇先生輸血過程中,下列步驟何者正確?(A)FFP置於35℃溫水中回溫30分鐘後,再輸注到蘇先生身上　(B)開始輸液速度為60gtts/min　(C)宜選擇無濾網之輸血套管　(D)若醫囑決定暫停輸FFP,應該放回冷凍庫保存　　　　　　　　　　　　　　　　　　　（105專高一）

解析 (A)FFP使用前連同血袋於30~37℃下震盪解凍;此過程需避免注射端被水污染;(B)開始輸液速度為20~40gtts/min;(C)宜選擇有濾網之輸血套管;(D)FFP解凍後不可再行凍結使用。

35. 某病人需要緊急輸新鮮冷凍血漿(Fresh Frozen Plasma, FFP),護理師準備輸注前,下列何者是適當的輸液選擇?(A) 0.45%食鹽水　(B) 0.9%生理食鹽水　(C) 5%葡萄糖水　(D)乳酸鹽林格氏溶液　　　　　　　　　　　　　　　　　　　　　　　　　（105專高一）

解答：　31.B　32.C　33.A　34.A　35.B

36. 有關靜脈注射滴速不規則時，下列何種狀況可考慮拔除留置針，重新注射？(A)注射針管阻塞　(B)輸液管不通暢　(C)留置針固定不當　(D)輸液高度不夠　　　　　　　　　　　　（105專高一）

37. 有關鈉離子對身體功能的敘述，下列何者錯誤？(A)維持神經肌肉的正常運作　(B)將碳水化合物轉成熱能　(C)維持細胞內外滲透壓　(D)有助於心肌收縮的控制　　　　　　　　　（105專高一）

38. 當病人注射部位出現靜脈炎時，下列何者為最適當的處理？(1)停止該靜脈的注射，更換注射部位　(2)給予濕冷敷　(3)協助執行順心的按摩以減少腫脹情形　(4)使用無菌敷料覆蓋並包紮，以減少感染情形。(A) (1)(2)　(B) (3)(4)　(C) (1)(4)　(D) (2)(3)

（105專高一）

39. 有關魏小姐血液檢查結果，下列何者異常？(A)紅血球：$4.9 \times 10^6/mm^3$　(B)白血球：$125,000/mm^3$　(C)血紅素：14.8g/dL　(D)血小板：$38 \times 10^4/mm^3$　　　　　　　　　　（105專高一）

解析 白血球正常值為$4{\sim}9.9*10^3/mm^3$。

40. 有關動脈血液氣體分析之血液採集過程的敘述，下列何者正確？(A)抽血前15分鐘暫停氧氣使用　(B)穿刺股動脈需評估亞倫氏試驗(Allen's test)　(C)用針筒內含有heparin的特製空針進行抽血(D)檢體放置室溫下並立即送檢　　　　　　　　　（105專高一）

41. 下列何者不是引起靜脈抽血後，檢體溶血之原因？(A)試管內含水分　(B)血液從針筒未沿著試管壁呈45度打入試管　(C)使用較粗的針頭抽血　(D)劇烈搖動血液檢體　　　　　（105專高二）

解析 使用較粗的針頭其管徑較大，較不易引起檢體溶血。

42. 有關低張性輸液特性的敘述，下列何者錯誤？(A)有助於全身循環量　(B)液體進入體內由血管移至組織間隙　(C)大量輸注會引發水中毒　(D)每小時輸液量小於400mL　　　　　　　（105專高二）

解析 等張溶液有助於增加全身循環血量。

解答：　36.A　37.B　38.A　39.B　40.C　41.C　42.A

43. 醫囑「點滴量1500mL/day，以精密輸液套管滴注，Gentamycin (80mg/2mL/vial) 60mg IVD q12h」。下列措施何者較適當？(A)每12小時靜脈推注Gentamycin 60mg　(B)每次滴注時加入1.6mL Gentamycin　(C)可以輸液60mL稀釋Gentamycin滴注60分鐘 (D)每次當Gentamycin滴完，即可暫停點滴滴注　（105專高二）

解析 (A) IVD是指靜脈滴注；(B) Gentamycin給藥量為1.5mL；(D)醫囑為點滴連續滴注，1,500mL/day。

44. 病人抱怨靜脈注射穿刺部位腫脹疼痛，有出現紅、腫情形，觸摸注射部位時感覺溫度較高，且有壓痛感，病人可能出現下列何種副作用？(A)浸潤　(B)靜脈炎　(C)過敏反應　(D)循環負荷過量

（105專高二）

45. 有關靜脈採血收集檢體之敘述，下列何者正確？(A)檢體收集後要上下大力晃動試管，避免凝固　(B)由靜脈輸液管路抽血，以減少病人扎針次數　(C)應先收集血液培養之檢體，再給予抗生素　(D)將所採集的血液快速垂直注入試管後送檢　（105專高二）

46. 下列哪一種健康問題會導致體溫過高？(A)脫水　(B)大出血　(C)營養不良　(D)酒精中毒　（106專高一）

解析 脫水時，體溫會稍微上升。

47. 王先生因腦血管損傷住院中，下列何種灌注溶液不適合王先生使用？(A) 5% Glucose in 0.2% NaCl　(B) 10% Glucose Water　(C) 0.45% NaCl　(D) 0.9% NaCl　（106專高一）

解析 腦血管損傷者不宜使用低張溶液，故不可使用0.45% NaCl。

48. 炎炎夏日小美覺得口渴，有關此時她的體液電解質調節機轉，下列敘述何者錯誤？(A) Angiotensin II上升　(B)鉀離子濃度下降 (C)血漿滲透壓降低　(D) ADH 分泌增加　（106專高一）

解析 口渴及脫水時，血漿滲透壓會上升。

解答：　43.C　44.B　45.C　46.A　47.C　48.C

49. 下列溶液何者可於輸血前後使用於同一條輸液管路？(A) 0.9%食鹽水溶液　(B) 5%葡萄糖溶液　(C)乳酸鹽林格氏溶液　(D)台大5號(Taita No.5)　（106專高一）

50. 輸血最初5至15分鐘發生寒顫、心搏過速、呼吸困難、血壓下降、無尿，則病人可能發生何種反應？(A)過敏反應　(B)熱原反應　(C)急性溶血反應　(D)循環血量負荷過重　（106專高一）

51. 醫囑「500mL Half Saline 以一般輸液套管靜脈滴注（每毫升20gtt），且須在4小時內輸注完畢」，下列何者為最適當的滴注速度？(A) 72滴／分　(B) 62滴／分　(C) 52滴／分　(D) 42滴／分
　解析 (500×20)÷(4×60)=42滴／分。　（106專高一）

52. 下列何者屬於低張性靜脈輸液？(A) 2.5%葡萄糖水溶液　(B) 5%葡萄糖水溶液　(C) 10%葡萄糖水溶液　(D) 5%葡萄糖加0.45%食鹽水溶液　（106專高一）

53. 病人靜脈輸液管路阻塞且測試無回血時，下列立即處置何者最適切？(A)反折扭壓輸液管路沖擠凝血塊　(B)以空針抽取抗凝劑沖洗凝血塊　(C)拔除原留置針並重新注射　(D)以空針反抽出凝血塊　（106專高一）
　解析 當靜脈輸液管路因血栓阻塞時，應拔除針頭、重新注射。

54. 病人術後第一天24小時輸入輸出量記錄為大量點滴輸入1,200mL，小便1,500mL，傷口引流液550mL，鼻胃管引流液550mL，輸血200mL，下列護理處置何者最適宜？(A)停止鼻胃管引流，開始由口進食　(B)繼續觀察1至2天　(C)需報告醫師處理　(D)先給予限水，並調慢點滴流速　（106專高二）
　解析 輸入1,200+200=1,400c.c.，輸出1,500+550+550=2,600c.c.，可能會有體液容積缺失的問題，應通知醫師處理。

55. 小美沿著靜脈注射處有發紅現象，輸液注入速度變慢，此時下列護理處置何者正確？(A)把點滴架調高　(B)更換靜脈注射部位　(C)用生理食鹽水注入沖洗　(D)在發紅處給予熱敷　（106專高二）

解答：　49.A　50.C　51.D　52.A　53.C　54.C　55.B

56. 有關血栓靜脈炎的敘述，下列何者錯誤？(A)沿著靜脈注射部位有變硬、發紅現象　(B)注射部位給予按摩　(C)注射部位給予冷敷　(D)注射部位常見紅、腫、熱、痛　　　　　（106專高二）

57. 醫囑「Gentamycin 160mg(4mL) IVD q12h，加入放置有96mL 0.9% normal saline之精密輸液套管容器內，預計以1小時滴完」，下列何者為最適當的滴注速度？(A) 70滴／分　(B) 80滴／分　(C) 90滴／分　(D) 100滴／分　　　（106專高二）
解析 (100×60)÷(1×60)=100滴／分。

58. 有關留鹽激素(Aldosterone)的敘述，下列何者錯誤？(A)由腎上腺皮質所分泌，又稱醛固酮　(B)主要作用是促進留鈉排鉀　(C)作用於腎臟的近曲小管，使鈉離子再吸收量增加　(D)使水分移出腎小管進入血液，以增加血液體積　　　（106專高二）
解析 留鹽激素作用於腎小管以留鈉排鉀，使水分由腎小管再回收回血液中。

59. 有關輸液過程導致靜脈炎處置的敘述，下列何者正確？(A)重新更換注射部位　(B)按摩患處　(C)病人頭部放低　(D)病人採左側臥　　　　　　　　　　　　　　　　　　（106專高二補）

60. 下列哪些溶液為等張性溶液？(1) 2.5%葡萄糖溶液　(2) 10%葡萄糖溶液　(3)林格氏溶液　(4)乳酸鹽溶液。(A) (1)(2)　(B) (1)(3)　(C) (2)(4)　(D) (3)(4)　　　　　　（106專高二補）

61. 有關影響靜脈輸液吸收因素的敘述，下列何者錯誤？(A)接近體液成分者易吸收　(B)在室溫下溶液吸收最好　(C)脫水者溶液吸收快　(D)臥床不動者溶液吸收差　　　（106專高二補）
解析 輸液溫度越接近體溫越能被吸收。

62. 動脈血液氣體分析結果：pH值：7.28，$PaCO_2$：48mmHg，PaO_2：66mmHg，HCO_3^-：23mEq/L，BE：-1，SaO_2：81%，下列何者正確？(A)呼吸性酸中毒　(B)呼吸性鹼中毒　(C)代謝性酸中毒　(D)代謝性鹼中毒　　　　　　　　（106專高二補）

解答：　56.B　57.D　58.C　59.A　60.D　61.B　62.A

63. 若發現病人靜脈不明顯且不易穿刺，可以採取下列哪些改善措施？(1)給予欲穿刺手臂部位局部濕冷敷10分鐘 (2)可以輕拍欲穿刺的部位，促使組織胺分泌，擴大血管 (3)將於欲穿刺手臂下放枕頭使高於心臟 (4)可使用壓脈帶加壓至100 mmHg。(A) (1)(2) (B) (3)(4) (C) (1)(3) (D) (2)(4)　　　　　　　　（106專高二補）

64. 輸血前進行共同雙重核對的項目中，除了病人姓名、病歷號碼、血袋號碼、ABO血型以及Rh因子外，應該還要包括下列哪些項目？(1)血品名稱 (2)血液溫度 (3)血液來源 (4)過敏史 (5)血袋內有無異常現象 (6)有效期限。(A) (1)(2)(3) (B) (4)(5)(6) (C) (2)(3)(4) (D) (1)(5)(6)　　　　　　　（106專高二補）
　　解析 核對項目包括病人（姓名、床號及病歷號碼）、血型、Rh因子、血液品名、血量、血袋號碼、失效日期。

65. 謝小姐因大量嘔吐及腹痛入急診求診，診斷為急性腸胃炎，目前禁食且靜脈輸液5%葡萄糖及0.9%食鹽水溶液(D_5S)中。謝小姐有體液容積缺失的情形，此情形與下列何種檢查數值無關？(A) 脈搏100次／分 (B) WBC：12,000/mm^3 (C) 24小時尿量500mL (D) BP：90/60mmHg　　　　　　　　（107專高一）
　　解析 體液容積缺失與白血球(WBC)數值無關。

66. 王先生術後第一天正接受大量靜脈輸液，護理師發現點滴的滴速時慢時停，下列處置措施何者錯誤？(A)評估王先生注射部位是否腫脹 (B)檢查管路是否扭曲、受壓 (C)檢查導氣針是否阻塞 (D)調整點滴架高度，滴定室液面距離注射部位至少45~60公分
　　解析 輸液瓶與注射部位應相距45~60公分。　（107專高一）

67. 下列何者為高血鉀和低血鉀的病人皆會出現的症狀或徵象？(1)深部肌腱反射喪失 (2)噁心 (3)心律不整 (4)腸蠕動減少。(A) (1)(2) (B) (2)(3) (C) (3)(4) (D) (1)(4)　　　　　　　　（107專高一）
　　解析 高血鉀會造成反射增強及腸蠕動增加；低血鉀會造成深腱反射消失及腸蠕動減少。

解答：　63.D　64.D　65.B　66.D　67.B

68. 下列何者為高血鈉病人常見的症狀？(A)體溫下降　(B)姿位性低血壓　(C)尿量增加、尿比重減少　(D)皮膚與黏膜乾燥　（107專高一）

解析 高血鈉會造成體溫上升、血壓上升、尿量減少、尿比重增加。

69. 小可是一個妊娠週數32週的早產兒，目前體重1.8 kg，有低血糖情形，給予12.5% glucose water靜脈輸注中。小可因血紅素過低，依醫囑輸血，輸血後10分鐘出現發燒、心搏過速、低血壓、血尿等情形，下列護理措施何者須優先執行？(A)保留輸血裝置與採集血液送檢驗　(B)請值班醫師開醫囑給藥　(C)停止輸血，以0.9% NaCl維持靜脈通暢　(D)記錄輸出入量　（107專高二）

解析 發生輸血不良反應時，應立即停止輸血，以0.9% NaCl維持靜脈通暢。

70. 承上題，小可出現的是何種輸血副作用？(A)過敏反應　(B)急性溶血反應　(C)類過敏反應　(D)延遲性溶血反應　（107專高二）

解析 出現發燒、心搏過速、低血壓、血尿等情形，是為急性溶血反應。

71. 下列哪些檢驗數值可驗證病人有脫水現象？(1)尿液比重值＞1.030 (2)尿液比重值＜1.010 (3)血清鈉上升，可能＞145mEq/L (4)血清鈉下降，可能＜135mEq/L。(A) (1)(3)　(B) (1)(4)　(C) (2)(3)　(D) (2)(4)　（107專高二）

解析 脫水時，尿比重及血清鈉會上升。

72. 下列何者為靜脈注射部位產生浸潤的可能原因？(A)針頭不小心穿破靜脈，使灌注液溢出至皮下組織　(B)微生物侵入注射部位，引起靜脈紅腫反應　(C)給液側的肢體一直保持高過於心臟姿勢　(D)因針頭和抗生素刺激靜脈引起的發炎反應　（107專高二）

73. 某位病人需要接受低張溶液以矯正其脫水狀態，下列何種輸液不是低張溶液？(A) 5%葡萄糖混合0.225%食鹽水溶液　(B) 0.33%食鹽水溶液　(C) 0.45%食鹽水溶液　(D) 2.5%葡萄糖水溶液

解析 5%葡萄糖混合0.225%食鹽水溶液為等張溶液。　（108專高一）

解答： 68.D　69.C　70.B　71.A　72.A　73.A

74. 蔡小妹，3歲，因急性腹瀉兩天而入院，醫囑「5% G/W 80c.c./hr」，若以小兒精密輸液套管滴注，每分鐘滴數為多少？
(A) 10gtt/min　(B) 20gtt/min　(C) 40gtt/min　(D) 80gtt/min
解析 (80×60)÷(60)=80滴/分。　　　　　　　　　　（108專高一）

75. 下列血品何者可以增加血液膠體滲透壓？(A)白血球濃厚液　(B)血小板濃厚液　(C)血清白蛋白　(D)冷凍血漿沉澱品　（108專高一）

76. 脫水病人所呈現的生命徵象，下列何者正確？(A)體溫上升、脈搏弱且快、呼吸速率減少、血壓上升　(B)體溫上升、脈搏弱且快、呼吸速率增加、血壓下降　(C)體溫下降、脈搏弱且慢、呼吸速率增加、血壓上升　(D)體溫下降、脈搏弱且慢、呼吸速率減少、血壓下降　　　　　　　　　　　（108專高一）

77. 有關血液培養(blood culture)之血液採集過程，下列敘述何者正確？(A)以優碘和生理食鹽水由內而外環形消毒共3次　(B)醫囑若開立兩套，由相同穿刺部位一併留取兩套檢體　(C)血液培養瓶口打開後直接注入血液　(D)注入血液培養瓶順序：先注入厭氧瓶再注入嗜氧瓶　　　　　　　　　　　　（108專高一）
解析 (A)以碘酒和酒精由內而外環形消毒3次；(B)醫囑若開立兩套，宜由不同穿刺部位採集，兩套檢體採集時間建議間隔30分鐘；(C)不可打開血液培養瓶口直接注入血液。

78. 下列何種抽血檢驗在收集檢體前，病人不需要禁食6~8小時？(A) blood sugar　(B) CBC　(C) LDL　(D) triglycerides　（108專高一）
解析 CBC全血球計數非生化檢查，不需禁食。

79. 輸注濃縮紅血球前，病人必須先接受下列何項檢驗？(A)心功能測試　(B)腎功能測試　(C)血液培養測試　(D)血液交叉測試
（108專高二）

解答：　74.D　　75.C　　76.B　　77.D　　78.B　　79.D

80. 病人接受靜脈輸液治療，目前出現流速變慢，且沿著靜脈走向出現發紅且有觸痛感，此時應提供的立即處置為何？(A)注射部位給予1：1,000黃藥水濕冷敷　(B)沿著靜脈給予輕柔按摩　(C)停止輸液，更換新設備重新注射　(D)抬高肢體，注射部位給予熱敷
(108專高二)

解析 靜脈輸液治療出現流速變慢，沿著靜脈走向出現發紅且有觸痛感，是為靜脈炎或血栓靜脈炎，應立即停止輸液，拔除針頭，重新注射於對側肢體。

81. 靜脈輸液時，下列哪些症狀或徵象與循環負荷過量(circulatory overload)有關？(1)水腫 (2)脈搏變慢而強 (3)血壓下降 (4)呼吸短促。(A) (1)(2)　(B) (3)(4)　(C) (1)(4)　(D) (2)(3)
(108專高二)

82. 下列4項術後醫囑，何者是護理師給藥前必須提出強烈的質疑？
(A) Lactated -Ringer's solution 80mL/hour I.V.F.　(B) KCl (40mEq/Amp) 20mEq I.V. push　(C) Gentamycin 60mg in 50mL D_5W over 30minutes I.V.F.　(D) D_5W 100mL/hour I.V.F.

解析 KCL氯化鉀需加入大量輸液稀釋後給予，不可直接靜脈推注I.V. push。
(108專高二)

83. 病人因車禍造成頭部外傷且出現腦水腫，下列何者是優先考慮使用的點滴溶液？(A) 0.45% saline　(B) D_5W　(C) D_5S　(D) Normal saline
(108專高二)

解析 頭部外傷且出現腦水腫會造成顱內壓上升，因此需使用高張溶液。

84. 下列何者不是一般輸血前的必要檢驗？(A)檢查病人和供血者的血清／血球或血球／血清間，是否有血球凝集現象發生　(B)檢查病人和供血者間血液的血型(A、B、O、AB)，是否有血型不合情形發生　(C)進行交叉試驗目的為檢查病人與供血者的血液，是否產生過敏現象　(D)檢查病人和供血者間血液的抗原－抗體反應，是否產生過敏現象
(109專高一)

解答：　80.C　81.C　82.B　83.C　84.CD

85. 黃先生的血液檢驗報告：Sodium 141mEq/L、Potassium 2.7mEq/L、Chloride 100mEq/L、Calcium 5.1mEq/L，依據此檢驗報告，下列護理衛教措施，何者最適當？(A)建議增加水分攝取 (B)提供低鈉飲食　(C)建議攝取富含鉀之食物　(D)建議攝取高鈣食物　　　　　　　　　　　　　　　　　（109專高一）

解析 鉀(Potassium)正常值為3.5~5.0mEq/L，故應建議攝取富含鉀的食物。

86. 李先生體重60公斤，輸血醫囑「Blood transfusion PRBC (packed RBC) 2 units」，關於其輸血，下列敘述何者正確？(A)輸血開始後李先生須抽血作血液交叉配合試驗　(B)輸PRBC的主要目的是增加體液容積　(C)李先生的輸血時間應大於4小時　(D)輸血後李先生的血紅素約可增加1~1.2gm/dL　　　　　　（109專高一）

解析 (A)輸血前李先生需先抽血作血液交叉配合試驗；(B)輸PRBC的主要目的是提升血色素；(C)每單位血液的輸血時間應少於4小時。

87. 張先生，腸道手術後第一天，NPO中，目前使用鼻胃管抽吸引流，引流量多，下列靜脈輸注溶液，何者最適用？(A) 3% Saline (B) Normal Saline　(C) Mannitol　(D) Ringer's solution

解析 腸道引流者易流失水分及電解質，建議補充富含電解質之等張溶液。　　　　　　　　　　　　　　　　　　　　（109專高一）

88. 有一醫囑：0.45%NaCl每小時靜脈輸注100mL，擬以普通輸注套管(macrodrip，15gtt/mL)輸注，流速每分鐘應為幾滴？(A) 15滴 (B) 25滴　(C) 50滴　(D) 100滴　　　　　　　　　（109專高一）

解析 $(100 \times 15) \div (60) = 25$（滴／分）。

89. 下列有關體液電解質不平衡之敘述，何者正確？(A)使用 Furosemide (Lasix®)可能會造成血鉀過高　(B)長期臥床可能造成血鈣增高　(C)腹瀉可能會造成血鉀過高　(D)水分攝取不足會造成血鈉過低　　　　　　　　　　　　　　（109專高一）

解析 (A)使用Furosemide (Lasix®)可能會造成血鉀過低；(C)腹瀉可能會造成血鉀過低；(D)水分攝取不足會造成血鈉過高。

解答： 85.C　86.D　87.D　88.B　89.B

90. 以一般針具進行血液培養檢體採集，下列敘述何者正確？(A)目的為評估肺部氣體交換　(B)抽取血液後須另換一支針頭才能將血液注入培養瓶　(C)於施打第一劑抗生素後，從動脈採集檢體　(D)接受靜脈注射的病人，可直接由其靜脈輸注部位採血

解析　(A)目的為確認血液中有無細菌及其菌種，可作為抗生素用藥依據；(C)於施打抗生素前，先進行採血送檢；(D)不可由靜脈注射處直接採血。　　　　　　　　　　　　　（109專高一）

91. 下列何項檢驗可作為選擇抗生素使用種類的依據？(A) D-D雙合試驗(D-Dimer)　(B) C-反應蛋白(CRP)　(C)血液培養(blood culture)　(D)紅血球沉降率(ESR)　　　　　（109專高一）

解析　血液培養可作為選擇抗生素種類之依據。

92. 某病人需進行收集血液檢體以進行血液培養，下列敘述何者錯誤？(A)可確認血液中的菌種，作為抗生素使用依據　(B)需先抽取血液之檢體，再給予抗生素　(C)以厭氧菌測試為優先，如結果為陽性，再抽血進行嗜氧菌培養　(D)血液培養通常須等3~7天才有結果報告　　　　　　　　　　　　　　　　　（109專高一）

解析　採血時同時送檢厭氧菌及嗜氧菌之培養測試。

93. 羅先生正在接受D5W靜脈輸注，流速為180mL/hr，羅先生主訴呼吸喘不舒服，護理師發現其頸靜脈怒張，下列措施何項最為優先？(A)通知醫師並報告輸注流速　(B)協助羅先生採取半坐臥式　(C)關閉管夾並移除靜脈輸注管路　(D)調慢點滴流速保持靜脈通暢　　　　　　　　　　　　　　　　　　　（109專高一）

解析　頸靜脈怒張、呼吸急促可能微循環負荷過量，故應先調慢點滴流速，保持靜脈通暢，之後，再協助採取半坐臥式及通知醫師處理。

94. 病人的輸液量剩餘300mL，現正使用精密輸液套管(microdrip set)輸注，預計4小時將此剩餘量輸注完畢，點滴滴速應調為每分鐘多少滴？(A) 50　(B) 75　(C) 100　(D) 125　　　（109專高二）

解答：　　90.B　　91.C　　92.C　　93.D　　94.B

解析 300/4=75。以精密輸液套管(microdrip set)輸注滴數為每分鐘75滴。

95. 0.45% NaCl靜脈輸注溶液，適用於下列何者情境？(A)脫水 (B)營養不良 (C)嚴重燒傷 (D)顱內壓過高 （109專高二）
解析 0.45%NaCl為低張溶液，適用於脫水病人。

96. 靜脈輸注時，當病人出現循環負荷過量(circulatory overload)，下列立即措施，何者最適當？(A)調慢點滴流速並抬高頭部 (B)停止輸液並抬高下肢 (C)停止輸液並採左側臥 (D)調慢點滴流速並採右側臥 （109專高二）

97. 靜脈輸注5%葡萄糖水1,000mL及生理食鹽水1,000mL，需要於24小時內輸注完畢，當使用普通輸液套管時，滴注速度，下列何者正確？(A) 8滴／分鐘 (B) 20滴／分鐘 (C) 30滴／分鐘 (D) 84滴／分鐘 （110專高一）
解析 (2,000×15)÷(24×60)=20.83滴／分，最接近此滴數的選項為B。

98. 0.33%食鹽水輸液適用於下列何種病人？(A)顱內壓過高 (B)尿崩症 (C)嚴重燒傷 (D)營養不良 （110專高一）
解析 低張溶液適用於尿崩症、脫水等病人。

99. 有關成人輸血護理之敘述，下列何者不適當？(A)輸血前核對病人血型／Rh因子 (B)協助放置20G的靜脈留置針 (C)開始輸血前15分鐘流速25gtt/min (D)病人主訴呼吸困難且不適時，調慢流速 （110專高一）
解析 病人主訴呼吸困難且不適時，應立即停止輸血，更換輸液為生理食鹽水。

解答： 95.A 96.A 97.B 98.B 99.D

100. 病人為左手蜂窩性組織炎，需接受靜脈抗生素治療至少二至三星期時，有關注射部位選擇的注意事項，下列何者正確？(1)應優先選擇近心側小靜脈　(2)應選擇患肢側靜脈，使抗生素藥效較快速作用　(3)應以平滑柔軟且摸起來有彈性的血管為主　(4)病人的右手為最好的注射選擇部位。(A) (1)(2)　(B) (3)(4)　(C) (1)(3)　(D) (2)(4)　（110專高一）

　解析 需較長時間施行靜脈注射時，應優先從上肢遠端靜脈開始；不建議在接近感染的部位施行靜脈注射。

101. 吳女士的血液檢驗報告：Sodium：138mEq/L、Potassium：2.9mEq/L、Chloride：102mEq/L、Calcium：4.8mEq/L，下列何者情境可能引發此檢驗結果？(A)過度水化(overhydration)　(B)脫水(dehydration)　(C)嘔吐(vomiting)　(D)長期臥床(immobility)

　解析 Potassium（鉀）：2.9mEq/L低於正常值3.5~5.0mEq/L，嘔吐較易引發低血鉀。　（110專高二）

102. 病人右手臂正在進行靜脈輸液，護理人員發現其點滴流速不順暢、沒有回血、注射部位水腫且冰冷，下列處置何者最適當？(A)調整右手臂的位置並調高點滴架　(B)右手臂注射部位進行熱敷　(C)調整血管中靜脈留置針的長度　(D)停止輸注並移除靜脈留置針　（110專高二）

　解析 點滴流速不順暢、沒有回血、注射部位水腫且冰冷為浸潤現象，應停止輸注並移除靜脈留置針。

103. 靜脈輸注部位的選擇原則，下列何者正確？(A)應從上肢遠端靜脈開始選　(B)優先選擇下肢的深部靜脈　(C)肘關節處靜脈是最佳位置　(D)浸潤重打時，應選擇浸潤部位的遠心端靜脈

　解析 (B)注射於下肢深部靜脈容易增加血栓發生率；(C)肘關節處易造成留置針異位及影響關節活動度，不建議作為注射處；(D)浸潤重打時，不應選擇浸潤部位的遠心端靜脈。　（110專高二）

解答：　100.B　101.C　102.D　103.A

104. 有關靜脈採血收集檢體，下列敘述何者最適當？(A)為減少病人扎針次數，可由靜脈輸液管路抽血　(B)止血帶應綁於抽血部位上方距離約2~3公分處　(C)抽血後，如採集試管內有抗凝血劑，應輕搖試管　(D)抽血後應請病人按揉抽血處，以免血腫產生　　　　　　　　　　　　　　　　　　　　　　　（110專高二）

　　解析 (A)不可由靜脈輸液管路抽血；(B)止血帶應綁於抽血部位上方距離約6~8公分處；(D)抽血後應請病人加壓抽血處，以免血腫產生。

105. 周先生，醫囑：D5W　80mL/hour　IVF，使用精密輸液套管(60gtts/mL)滴注，早上9點護理師給予周先生更換一瓶新的500mL　D5W溶液，下列敘述何者正確？(A)點滴流速應調在60gtts/min　(B)下次更換點滴的時間約為3:15 PM　(C)周先生的一天輸液總量為1,440mL　(D) 1 PM時，瓶中點滴剩餘量應為250mL　　　　　　　　　　　　　　　　　　　　　（111專高一）

　　解析 (A)點滴流速應調在80gtts/min；(C)周先生的一天輸液總量為1,920mL；(D) 1 PM時，瓶中點滴剩餘量應為180mL。

106. 若病人手臂靜脈不明顯且不易穿刺，可以採取下列哪些措施以擴張血管？(A)用力拍打欲穿刺的部位，促使抗組織胺分泌　(B)給予欲穿刺手臂部位局部濕熱敷　(C)抬高欲穿刺部位之肢體高於心臟　(D)請個案不要緊張、深呼吸，放鬆手掌　（111專高一）

　　解析 (A)輕輕拍打欲穿刺的部位，促使抗組織胺分泌；(C)放低欲穿刺部位之肢體高於心臟；(D)請個案緊握拳頭。

107. 李先生體重60公斤，輸血醫囑「Blood transfusion PRBC (packed RBC) 2 units」，輸血開始15分鐘後，出現頭痛、寒顫、發燒、呼吸困難、低血壓等症狀，此時護理師在通知醫師之前，最優先的處理為何？(A)立即停止輸血，以生理鹽水維持靜脈通暢　(B)調慢滴速，測量生命徵象　(C)抽血做血液培養　(D)調高病人床頭，給予氧氣　　　　　　　　　　　　　　　　　　　（111專高一）

解答：　104.C　105.B　106.B　107.A

108. 當一個人的動脈血中pH值：7.25，$PaCO_2$：65mmHg，〔HCO_3^-〕：25mEq/L，在臨床上是屬於哪一類酸鹼平衡失調？(A)呼吸性酸中毒　(B)呼吸性鹼中毒　(C)代謝性酸中毒　(D)代謝性鹼中毒

（111專高二）

解析 pH值低於正常值、$PaCO_2$高於正常值、〔HCO_3^-〕正常，是為呼吸性酸中毒。

109. 病人目前正接受輸液治療，醫囑：D5S　80mL/hour　I.V.F.，對於此輸液，下列敘述何者錯誤？(A)含有5%葡萄糖　(B)含有0.9%氯化鈉　(C)屬於等張溶液　(D)適用於水腫情況　（111專高二）

解析 D5S為高張溶液。

110. 如果注射部位周圍皮膚冰冷、腫脹、有壓痛感，輸注速度變慢現象時，下列處理方法何者最適當？(1)停止輸注　(2)局部濕熱敷　(3)給予解熱藥物　(4)重新更換注射部位　(5)按摩注射部位。(A) (1)(2)(3)　(B) (1)(2)(4)　(C) (2)(3)(4)　(D) (3)(4)(5)

（111專高二）

解析 注射部位周圍皮膚冰冷、腫脹、有壓痛感，輸注速度變慢現象時，應為組織浸潤，應停止輸注、重新更換注射部位，可給予局部濕熱敷促進吸收。

111. 有關執行輸血措施的步驟，下列何者錯誤？(A)輸血前病人姓名、血型、血液種類及血袋號碼為必核對資料　(B)輸血開始15分鐘內速度宜為20~40滴／分　(C)除了大量失血有休克傾向者外，一般輸血時不建議加壓輸血　(D)一般輸血完，應立即使用林格氏溶液輸注　（111專高二）

解析 輸血前、中、後，僅能輸注生理食鹽水。

解答：　108.A　109.C　110.B　111.D

112. 一位持續發燒被懷疑敗血症的新入院病人，醫師為確認其診斷及治療，開立了「check blood culture × II套St.」，在實際執行該項醫囑之檢體收集時，下列敘述何者錯誤？(1)應先施打抗生素後再進行該項檢體收集 (2)檢體注入收集瓶前應先以碘酒(iodine tincture)消毒瓶口 (3)為免病人疼痛，兩套檢體於同時間同部位抽取 (4)抽取到的檢體先注入需氧菌培養瓶中 (5)檢體注入培養瓶前應先更換無菌針頭。(A) (1)(2)(5)　(B) (1)(3)(4)　(C) (2)(3)(5)　(D) (2)(4)(5)　　　　　　　　　（111專高二）

解析 (1)應於施打抗生素前收集檢體；(3)兩套檢體應間隔30分鐘於不同部位抽取；(4)抽取到的檢體應先注入厭氧菌培養瓶中。

113. 張小妹因術後禁食中，醫囑：D5W I.V.F. 50 mL/hr。現以流速60 gtt/mL的微滴套管注射，則每分鐘滴數為多少？(A) 40 gtt/min (B) 50 gtt/min　(C) 60 gtt/min　(D) 70 gtt/min　（112專高一）

解析 每分鐘滴數(gtt/min)公式：
【給液總量(mL) × 每毫升滴數(gtt/mL)】/60分鐘
(50×60)/60=50gtt/min。

114. 王先生發現靜脈注射點滴液停止滴注，護理人員立即的處理方式下列何者最適宜？(1)立即拔除注射針頭重新注射 (2)評估注射部位是否腫脹 (3)檢查是否有回血現象 (4)檢查靜脈輸液套管是否扭曲。(A) (1)(2)(3)　(B) (1)(2)(4)　(C) (1)(3)(4)　(D) (2)(3)(4)　　　　　　　　　（112專高一）

解析 靜脈輸液停止滴注時應先評估注射部位是否腫脹、有無回血或輸液套管是否扭曲。

115. 有關輸血引起過敏性休克反應，下列敘述何者錯誤？(A)輸血1週後發生　(B)低血壓　(C)嘔吐　(D)蕁麻疹　（112專高一）

解析 過敏休克反應為對血漿蛋白產生中或重度過敏，在於輸血中或輸血後1小時內發生。

解答： 112.B　113.B　114.D　115.A

116. 有關輸血之注意事項，下列何者錯誤？(A)輸血前後應輸注0.9%
Normal saline溶液　(B)冷藏血液放置室溫中回溫，但不應超過1
小時　(C)輸血後若發生輸血反應，應立即拔除靜脈注射　(D)每
單位血製品最好在2小時內輸完，最多不要超過4小時

解析) 輸血後若發生輸血反應，應先停止輸血，將輸液更換為生理食
鹽水，以維持靜脈系統之通暢。　　　　　　　　　　**(112專高一)**

117. 謝小妹因大量嘔吐入急診求診，診斷為急性腸胃炎，目前有體
液容積缺失的情形，此情形與下列何種徵象無關？(A)脈搏速率
加快　(B)尿量減少　(C)體溫上升　(D)血壓上升　　**(112專高二)**

解析) 體液容積缺失時，易出現血壓下降的狀況。

118. 12.5% glucose water為何種溶液？(A)低張溶液　(B)等張溶液
(C)高張溶液　(D)含糖電解質溶液　　　　　　　　　**(112專高二)**

解析) 12.5%葡萄糖溶液為高張溶液。

119. 有關選擇靜脈穿刺部位的原則，下列敘述何者正確？(A) 1歲以
內嬰兒優先選擇下肢靜脈注射　(B)給予大量輸液選擇前臂的靜
脈優於手背靜脈　(C) TPN溶液可由較細的靜脈輸注　(D)可選
擇關節處有彈性的靜脈進行注射　　　　　　　　　　**(112專高二)**

解析) (A) 1歲以內嬰兒優先選擇頭皮靜脈注射；(C) TPN溶液應由較大
的血管進行輸注，例如鎖骨下靜脈；(D)應避免選擇關節處的靜
脈進行注射。

120. 張女士因肺癌，術後醫囑開立FFP 2U St.，在輸注過程中，出現
頭暈、呼吸困難、血壓下降，下列之立即處置何者最適當？(A)
此現象為正常的反應，持續輸血　(B)調慢輸血滴速，立刻跑回
護理站通知護理長　(C)調慢輸血滴速，馬上給予利尿劑及氧氣
(D)立刻停止輸血，並使用0.9% N/S維持靜脈輸液管路通暢

(112專高二)

解析) 當病人出現輸血不良反應時，應立刻停止輸血，並使用0.9%
N/S 維持靜脈輸液管路通暢。

解答：　116.C　117.D　118.C　119.B　120.D

121. 有關靜脈抽血收集血液檢體，下列何者不是造成溶血的原因？(A)試管內含水分　(B)使用太細的針頭抽血　(C)劇烈搖晃血液檢體　(D)沿試管壁緩緩注入血液　　　　　　　（112專高二）

122. 病人下肢水腫2+，醫囑「Lasix® 20 mg/tab 1# P.O. PC QD」，下列措施何者不適當？(A)請病人於早餐飯後服用　(B)衛教病人避免攝取含鉀之食物　(C)注意病人電解質的檢驗報告　(D)評估病人的攝入排出量　　　　　　　（112專高三）

解析 (B) Lasix®會造成鉀離子流失，故應適量補充含鉀之食物。

123. 病人的血液檢驗報告為鈉離子138 mEq/L、鉀離子2.9 mEq/L、氯離子102 mEq/L、鈣離子4.8 mEq/L，針對檢驗結果的判讀，下列何者正確？(A)高血鈉(hypernatremia)　(B)低血鉀(hypokalemia)　(C)低血鈣(hypocalcemia)　(D)低血鈉(hyponatremia)（112專高三）

124. 林同學參加馬拉松賽跑，大量流汗未能及時補充水分，在一般情況下，林同學會產生哪些生理反應？(1)ADH分泌增加　(2)醛固酮分泌減少　(3)腎小管再吸收增加　(4)腎小管細胞會排鈉留鉀。(A) (1)(2)　(B) (3)(4)　(C) (1)(3)　(D) (2)(4)　　　（112專高三）

解析 (2)醛固酮分泌增加；(4)腎小管細胞會留鈉排鉀。

125. 有關靜脈溶液的敘述，下列何者錯誤？(A) 0.9% NaCl為等張溶液，適用於輸血前後病人　(B) 2.5% Glucose為低張溶液，適用於尿崩症病人　(C) 0.45% NaCl為低張溶液，禁用於腦血管損傷病人　(D) Lactated Ringer's Solution為等張溶液，適用於肝臟疾病使用　　　　　　　　（112專高三）

解析 (D)肝臟疾病患者禁用L/R。

126. 輸血前，需二位護理人員共同雙重核對(double check)的項目，包括下列哪些？(1)捐血者姓名　(2)血型　(3)血液成分　(4)血液有效日期　(5)捐血者病歷號碼。(A) (1)(2)(3)　(B) (1)(2)(5)　(C) (2)(3)(4)　(D) (2)(4)(5)　　　　　　　（112專高三）

解析 血袋標籤不包含捐血者姓名、捐血者病歷號碼。

解答：　121.D　122.B　123.B　124.C　125.D　126.C

127. 在輸血過程中，病人出現皮膚癢、紅疹、鼻塞及呼吸困難等症狀，可能是發生下列何種輸血反應？(A)熱原反應　(B)過敏反應　(C)溶血反應　(D)肺栓塞反應　　　　　　　　　　　（113專高一）

解答：　127.B

活動與運動的需要

出題率：♥ ♥ ♡

Fundamentals of Nursing

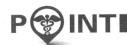

13-1　全關節運動概念

1. 全關節運動名詞解釋

名　稱	動　作
屈曲(flexion)	使關節彎曲（**肢體間角度減小**），如**點頭**動作，其為頸部向前彎曲的動作
伸展(extension)	使關節伸直
過度伸展 (hyperextension)	**使關節伸展至超過正常的角度**
外展(abduction)	使肢體遠離身體中線
內收(adduction)	使肢體靠近身體中線
旋轉(rotation)	使關節朝身體的左或右側轉動
外旋轉 (outward rotation)	旋轉肢體使之遠離身體中線，如**梳頭**動作，其為執行手臂舉高、掌面向前的動作
內旋轉 (inward rotation)	旋轉肢體使之朝向身體中線
迴轉(circumduction)	關節進行 360 度的畫圓圈運動
旋前(pronation)	**使前臂旋轉成掌面朝下的運動**
旋後(supination)	**使前臂旋轉成掌面朝上的運動**
內翻(inversion)	使踝關節向內翻轉，腳掌轉向身體中線
外翻(eversion)	使踝關節向外翻轉，腳掌轉離身體中線
前伸(protraction)	下頜骨沿水平方向向前突出
後縮(retraction)	下頜骨由前伸位置沿水平方向向後縮回
上舉(elevation)	身體部位向上移動，如聳肩
下放(depression)	身體部位向下移動，如放下肩膀
相對或對立 (opposition)	拇指與其他四指相互對立碰觸的運動

2. 身體各部位關節之全關節運動

關節名稱	動　作
頭頸關節	屈曲、伸展、過度伸展、側屈、旋轉、迴轉
軀幹	**屈曲**、伸展、**過度伸展**、側屈、**旋轉**
肩關節	屈曲、伸展、過度伸展、外展、內收、水平外展、水平內收、**外旋轉**、內旋轉、**迴轉**
肘關節	**屈曲、伸展**
前臂	**旋前、旋後**
腕關節	屈曲、伸展、**過度伸展**、橈側偏斜（**外展**）、尺側偏斜（**內收**）
掌指關節	屈曲、伸展、過度伸展、外展、內收、迴轉、指對指
指關節	屈曲、伸展
髖關節	**屈曲、伸展、過度伸展、外展、內收、外旋轉、內旋轉、迴轉**
膝關節	**屈曲、伸展**
踝關節	背側屈曲、蹠側屈曲、外翻、內翻
掌趾	屈曲、伸展、過度伸展、外展、內收、迴轉

3. 執行全關節運動的原則
   (1) **全關節被動運動適用於完全制動的昏迷、肢體癱瘓及肌肉力量為 0 分者。**
   (2) **長期臥床病人除有醫療禁忌外，需協助關節作全範圍運動。**
   (3) **每次只能活動一個關節，且要讓每個關節達到最大活動範圍。**
   (4) 關節活動順序依循**由近端至遠端關節**的原則。
   (5) 關節活動動作是**由簡單到複雜**的方式進行。
   (6) **支托關節**的方法有**杯吸法**及**支撐法**兩種，均為**支托個案的遠端關節，固定近端關節**；或以手支托關節的**上下肢體**，進行**緩慢且有節律**的活動。

(7) **病人的運動部位應盡可能接近操作者**，因此，**執行時應面對病人站在運動部位的同側，以利活動進行。**

(8) 全關節運動的次數為**每天至少 1 次，**最好是 2~3 次，可安排於休息後精神較佳時段，**每個關節的每個動作操作 5~10 次。**

(9) **應鼓勵病人盡量採主動運動，**始可增加其信心，若有無法完成之處，再由護理人員從旁協助。

(10) 指導病人**利用健側協助患側做運動，**同時亦應鼓勵執行**健側主動性全關節運動，**以**增加肌肉力量**及維持關節活動度。

(11) 應依**病人的身體狀況**來決定**活動量、強度及時間，由溫和、少量開始，**若無不適再漸進式增加。

(12) 以**不疲勞及不疼痛**為原則，當病人感覺**疼痛、疲累**或出現**阻力**時，**應立即停止動作，以避免關節受傷。**

(13) 注意病人於活動後是否出現**活動無耐力**的情形，活動無耐力是指個體處於缺乏足夠的生理或心理能量，以持續或完成必要或想要的日常活動狀態，可能會出現的症狀與徵象包括：**口頭表示疲倦、心律不整、心搏過速、血壓異常上升或下降、呼吸困難、呼吸急促或不規則，頭暈、臉色蒼白**等，發生此情況時，**應調整活動內容、量與時間，**再視情況予以漸進式增加。

13-2 肌肉力量與運動種類

1. 肌肉強度檢查分類

分 數	等 級	臨床表徵	適用的運動
0	無反應 (zero)	肌肉無收縮能力	被動運動
1	微弱 (trace)	肌肉有**輕微**收縮能力，但**無法移動關節**	被動運動
2	不佳 (poor)	肌肉有收縮能力，稍可移動關節，肢體僅能做平行移動，無法對抗重力（地心引力）及阻力	協助性主動運動
3	尚可、普通 (fair)	肌肉有收縮能力，能移動關節，可對抗重力，但無法對抗阻力	主動運動
4	佳 (good)	肌肉有收縮能力，能移動關節，可對抗重力與中度阻力	加阻力運動
5	正常 (normal)	肌肉有正常收縮能力，能移動關節，可對抗重力與最大阻力	加阻力運動

2. 運動的種類

種類及定義	目 的	舉 例
被動運動 · 需完全由他人協助執行運動	· 預防肌肉攣縮 · 預防關節僵直、攣縮 · 但無法增加肌肉力量	· 全關節被動運動
協助性主動運動 · 盡量由病人執行肢體活動，無法達成之處再由健側、他人或機械器材協助完成	· 增強肌肉力量 · 預防關節攣縮僵硬	· 患側肢體肌肉強度 2 分

種類及定義	目　的	舉　例
主動運動 ・以病人體力可以負荷的運動量為限 ・由病人獨立完成肢體活動（**需消耗能量才能完成**）	・增強肌肉力量 ・預防關節攣縮僵硬	・等張運動 ・等長運動
加阻力運動 ・在病人活動的肢體遠端施以對抗的阻力	・增加肌肉力量及肌耐受力	・健側肢體 ・**預使用拐杖下床者**

3. **主動運動**的形式

	定　義	目　的	舉　例
等長運動 (isometric exercise)	肌肉收縮長度不變、張力及強度增加，無關節活動 **靜態運動**，又稱為**肌肉固定運動**	維持肌肉力量、增加肌肉張力、預防肌肉萎縮、促進肢體靜脈血液回流、預防深部血栓	・股四頭肌運動訓練 ・**上石膏**或牽引的肢體活動，可保持患肢肌力，**防止肌肉萎縮**，另可預防**血栓靜脈炎** ・靜態舉重、推牆 ・**下肢膝蓋下壓貼近床面** ・會陰肌肉收縮運動，又**稱為凱格爾氏運動** (Kegel's exercise)
等張運動 (isotonic exercise)	肌肉收縮變短、張力不變，有關節活動	增強肌肉力量、維持關節活動度、促進血液循環、改善心肺功能	・舉重時上下移動 ・走路或跑步 ・騎腳踏車 ・**仰臥起坐**或**伏地挺身**（**無氧運動**，可增加瘦肉纖維、肌肉量） ・打太極拳或跳舞

13-3 制動的合併症及護理

系　統	致病機轉與結果	護理措施
心臟血管系統	・躺臥的姿勢使腿部靜脈回流**增加，故增加心跳速率及心搏出量→心臟負荷量增加** ・用力時**摒住呼吸，使胸內壓上升、回心血量減少、心跳速率下降、心輸出量減少**，造成組織缺氧；放鬆後吐氣，使胸內壓下降、回心血量增加、心跳速率增加、心輸出量增加，造成心臟負擔增加，可能導致心跳停止→**增加使用伐爾沙瓦操作(Valsalva maneuver)的機會，如床上使用便盆** ・神經血管運動反射功能降低（失調）、下肢靜脈血液鬱積及肌肉萎縮無力，導致回心血流量減少，腦部循環血流量不足→**姿位性低血壓**，姿位改變時出現虛弱、眩暈、血壓下降、眼冒金星等情形 ・**骨骼肌幫浦活動減少，使下肢靜脈血液鬱積、血液黏稠度增加、血流速度變慢、血管內膜受損→深層靜脈栓塞**	(1) 早期下床活動，**促進血液循環** (2) 採**漸進式下床活動**，及運用肌肉幫浦力量(muscle pumping)，**增加回心血量，以預防產生姿位性低血壓** (3) **脊椎術後行腿部運動，以預防靜脈血栓** (4) 穿著**彈性襪**或使用彈性繃帶 (5) 執行關節運動及腿部運動 (6) 避免閉氣用力的機會 (7) 協助病人首次下床活動最需注意**血壓的變化**，以預防產生姿位性低血壓

系　統	致病機轉與結果	護理措施
呼吸系統	・**胸廓擴張角度變小、呼吸深度變淺，限制呼吸深度與影響氣體交換→肺泡換氣量減少** ・**咳嗽能力下降、分泌物積聚於呼吸道及肺泡→墜積性肺炎** ・**換氣量減少、分泌物滯留及二氧化碳滯留→呼吸性酸中毒**	(1) 定時翻身 (2) 教導深呼吸、正確咳嗽方式 (3) 協助背部叩擊促進痰液排除 (4) 協助採取半坐臥或坐姿，增加**肺部擴張幅度** (5) 攝取足夠水分以稀釋痰液
肌肉骨骼系統	・破骨細胞活化、骨鈣流失→**骨質疏鬆**、病理性骨折 ・**肌肉質塊變小、肌肉張力減弱、肌肉強度每天減少 3%**→**肌肉無力與萎縮，肌肉不動 48 小時後開始萎縮** ・**屈肌纖維變短收縮、肌腱與韌帶纖維化、關節組織僵硬與攣縮→畸形** ・**關節僵硬與攣縮、髖關節外旋、垂足、垂腕→手足廢用**	(1) **早期下床步行活動**為預防骨質疏鬆最優先的選擇 (2) 執行全關節運動 (3) 使用防護性用具預防關節攣縮畸形 (4) 採用低鈣、高磷飲食
新陳代謝系統	・破骨細胞活化，使**骨鈣游離**→**骨質疏鬆、病理性骨折** ・血鈣上升→**高血鈣**、腎結石 ・**蛋白質分解速率大於合成速率→負氮平衡** ・活動量減少、甲狀腺素及腎上腺素分泌減少→**基礎代謝率(BMR)降低** ・食慾下降、BMR 降低→**營養不良、新陳代謝率降低**	(1) 採用**低鈣、高磷飲食** (2) 採取**高熱量飲食**，以防止體內蛋白質的過度消耗 (3) 採取**高蛋白飲食**，以利組織修復 (4) 早期下床活動

系　統	致病機轉與結果	護理措施
泌尿系統	・腹壓不足、缺乏重力作用、逼尿肌無力→**排尿困難、尿滯留** ・尿滯留、**膀胱肌肉過度伸展**、膀胱壁黏膜受損、細菌感染→**泌尿道感染** ・**高血（尿）鈣→泌尿道結石** ・神經反射功能降低→尿失禁	(1) 加強腹部及會陰部肌肉運動 (2) 誘尿或膀胱訓練 (3) **水分＞2,000c.c./day** (4) 攝取酸性食物，如魚、肉、蔓越莓汁、維生素C等
腸胃系統	・食慾下降→負氮平衡 ・腸蠕動減少、腹肌無力→腹脹、**便祕**、腸阻塞	(1) 養成規律排便習慣 (2) 加強腹部肌肉運動 (3) 腹部順時鐘環狀按摩 (4) 採取高纖維飲食 (5) 水分＞2,000c.c./day
心理社會	・日間活動減少、休息時間增多→失眠 ・刺激原減少→知覺剝削 ・憂鬱、低自尊→負向自我概念	(1) 增加日間活動 (2) 提供適當的感官刺激與訊息 (3) 傾聽並了解病人想法 (4) 增強個體的價值與功能

13-4 壓傷及護理

1. 壓傷的定義：活動受限者因無法隨意移動肢體而造成皮膚或皮下組織長時間受到壓迫，此壓力若超過該處微血管的壓力，血流供應則受阻或中斷，超過一定的時間，細胞即因缺乏氧氣及養分而壞死，影響所及可能是局部皮膚發紅、破皮、潰瘍，甚至皮下組織或肌肉層壞死。美國國家壓瘡諮詢委員會考量部分受壓處皮膚外觀是完整的，因此將過去所稱壓瘡(pressure sore)改為壓傷(pressure injury)。

2. 壓傷的形成原因

(1) **壓力：為主因，壓力愈大，組織缺氧及廢物堆積情況愈嚴重，對皮膚威脅愈明顯。**包括垂直壓力、摩擦力、剪力，詳見下表。

種 類	原 理	舉 例
垂直壓力	直接加壓於皮膚上的力量，當**壓力大於 25~30mmHg** 時即可阻斷局部血流，造成細胞受損及壞死，且肌肉組織對缺血的敏感度高於皮膚	**身體活動減少**對局部皮膚的壓迫
摩擦力	皮膚與所接觸的物體表面有平行方向的移動，造成表皮的磨損	以拖拉方式移動病人
剪力	是指**同時存在壓力與摩擦力**的狀況下，上下兩層組織往相反的方向移動，**是形成壓傷及深層組織壓傷最主要的原因**	**採半坐臥姿勢下滑時或以拖拉方式移動病人**

(2) **時間：決定壓傷之嚴重度**
   A. **受壓時間與壓傷的嚴重度呈正比**，即受壓時間越長，壓傷越嚴重。
   B. **長時間低壓力**比短時間高壓力所造成的皮膚損傷更嚴重。
   C. **受壓面積：壓力相同，受壓面積愈大，局部壓力愈小；受壓面積愈小，局部壓力愈大。**

3. 壓傷的誘發因子
   (1) **活動能力受限：最主要的誘發因子**，如癱瘓、**脊髓損傷**、上石膏者、**未按時翻身**。
   (2) **營養狀況不良：**瘦弱或肥胖、**負氮平衡**、**缺乏維生素 C**、貧血、惡病質等。
   (3) **排泄能力失控：尿失禁、大便失禁。**
   (4) **意識狀態改變：意識混亂、昏迷、**使用**鎮靜劑**或麻醉藥者。

(5) **感覺功能受損**：中風癱瘓者。

(6) **皮膚狀況改變**：脫水、**水腫**或潮濕狀態下。

(7) 疾病狀況：發燒、疼痛、**糖尿病**。

(8) **老年人**。

(9) 長期服用類固醇者會使皮下脂肪減少、皮膚變薄。

(10) **躺臥於不平整的床褥上**。

4. 壓傷好發部位：**骨突處、皮膚皺摺處、受固定處**，詳見下表。

姿　勢	好發部位
仰臥	**枕骨、肩胛骨、肘關節、脊椎骨突處（常見為薦骨、尾椎骨）、足跟**等
側臥	**顴骨、耳朵、肩峰突、肋骨、腸骨前上棘、股骨粗隆、膝部側面、內外踝**等
俯臥	額頭、**臉頰、耳朵**、下巴、肩峰突（前面）、肋骨、乳房（尤其女性）、腹部、陰囊、膝蓋（膝部前方）、腳趾
半坐臥或坐姿	**肩胛骨、薦骨、坐骨結節突出處、髖部、兩腳膝蓋內側、足跟**等
高背輪椅	**枕骨、肩胛骨、坐骨結節、兩腳膝蓋內側**等
辛氏臥位	肩部、胸部、髖部

5. 壓傷的分期及特徵

分　期	受壓時間	傷害深度	特　徵	處　置
第一期 充血期	2 小時以上	表皮層	· 皮膚發紅但完整	去除壓力、定時翻身、觀察症狀、按摩周圍組織
第二期 缺血期	2~6 小時	真皮層至皮下組織	· 皮膚發紅、腫脹 · 破皮或起水泡 · 粉紅色潮濕狀 · 有滲液 · 疼痛	去除壓力、定時翻身、注意擺位技巧、減少摩擦、使用膜性敷料（如 OP site

分　期	受壓時間	傷害深度	特　徵	處　置
第二期 **缺血期** （續）				或 Tegaderm）覆蓋、預防水泡破裂而感染、換藥、**使用生理食鹽水清潔傷口及保持傷口乾淨**
第三期 壞死期	6 小時以上	**皮下組織**	· **外觀凹陷呈黃白色** · **有滲液** · 傷口周圍有壞死組織 · 疼痛	去除壓力、定時翻身、換藥、**外科擴創術**、抗生素
第四期 潰瘍期	2 星期以上	**肌肉** **骨骼**	· 外觀凹陷 · 黑色壞死組織 · 滲液多且惡臭 · 患部感覺消失 · 易造成骨髓炎	去除壓力、定時翻身、換藥、**外科擴創術**、抗生素

6. 壓傷的護理措施

(1) 評估

A. 翻身能力及翻身頻率。

B. 局部皮膚受壓時間長短。

C. 使用的床墊及床單平整狀況。

D. 進食食物內容、進食量及排便情況。

E. 病人或主要照顧者對傷口照護的認知情形。

F. 觀察對於清潔傷口與更換傷口敷料的操作狀況。

(2) **減少骨突處受壓**

A. 鼓勵下床活動，增加預防壓傷發生的相關知識，教導正確翻身與擺位技巧。

B. **至少每 2 小時協助病人翻身一次**，並視其情況縮短翻身間隔時間。若**皮膚**已出現**發紅現象**，**盡量每 30 分鐘翻身一次**。

C. 教導病人每 15~20 分鐘撐起身體 10~15 秒，可減少坐骨處受壓。

D. 更換**特殊床墊**（如**氣墊床、水床**），**使用特殊床墊時仍應維持每 2 小時翻身一次**。

E. **使用足跟保護器、棉圈、棉墊或小水球以緩衝骨突壓力，於平躺時可在病人小腿處置放小枕頭，均可預防腳踝或腳跟壓傷**。

F. 使用其他防護設備，如枕頭、床上護架。

G. 維持衣服與床單的平整。

H. **避免使用氣圈**，因氣圈會壓迫壓傷周圍的皮膚，**造成局部血液循環受阻**，並形成新的壓傷。

(3) 促進局部血液循環：鼓勵及協助病人執行肢體的全關節運動、**協助病人執行等張與等長收縮、輕柔按摩骨突處或發紅部位的周圍皮膚。但不可直接按摩已發紅的表皮**。

(4) 避免剪力及摩擦力。

A. **移動病人時應將其稍微抬起，不宜以拖拉方式移動，避免發生剪力**。

B. 避免過度用力擦拭皮膚，造成破損。

C. 協助坐起或採半坐臥式時，需**先搖高床尾**，**再搖高床頭**，以減少下滑所造成的摩擦。

D. 教導**正確翻身及擺位技巧**。

(5) 皮膚護理

A. **維持皮膚的清潔與乾爽**，衣物或床單潮濕時應立即予以更換。

B. 老年人及皮膚乾燥者，應避免使用酒精性溶液或過熱的水。

C. **避免使用肥皂**，過度清潔，會造成皮膚乾燥。

D. 皮膚乾燥者可塗抹乳液以維持皮膚濕潤度。

E. 會陰部或皺摺潮濕處，可塗抹氧化鋅(ZnO)，具有收斂功效。

(6) 提供足夠的營養：**適當熱量、高蛋白、高維生素 C** 的飲食，並攝取**足夠水分**，每日建議攝取量達 2,000c.c.以上。

(7) 壞死組織若需進行**擴創術**，需由**醫師來執行手術**。

13-5　各種姿勢擺位應用及支托要領

1. 維持合宜姿勢的原則
   (1) 維持身體各關節在**正常的生理功能位置**，並維持**微彎曲**的姿勢。
   (2) **至少每 2 小時更換一次姿勢**，同時執行全關節運動。
   (3) 將身體重量平均分配到每個部位，以避免過度壓迫骨突處。
   (4) 使體內器官在體腔內擁有最大的空間。
   (5) 無活動禁忌者，每天應安排運動，並使關節做到最大範圍的運動。
   (6) 長時間維持同一姿勢易造成肌肉緊張及疲勞，故需先評估病人的**姿勢**、**擺位**及**床墊**是否恰當。
   (7) 適當使用**支托性或防護性用具**，以維持身體正常功能位置或預防壓傷，防護性設備及目的如下：
   A. 於**腰部至膝蓋**部位使用**粗隆捲軸或砂袋**以**預防髖關節外旋**。**踝關節骨折可使用砂袋，以預防踝關節外翻。**
   B. 於足部使用**垂足板（足托板）使踝關節維持於 90 度**的姿勢（**背側屈曲**），足底要靠住底板，預防垂足（蹠側過度屈曲）現象，也可使用**砂袋、足跟保護器及木箱來代替足托板，高度應高於腳趾**，使用時宜**每 4 小時移除足托板**，並執行**踝關節運動**。
   C. 於足部使用**足跟保護器**，以**預防足跟及內外踝處產生壓傷**。
   D. 調整**床上桌**離床約 14 吋的高度，使病人的上半身趴臥於床上桌，可增加呼吸的舒適度，常應用於**端坐呼吸或胸腔穿刺者**。
   E. 對於**燒傷、傷口暴露或上石膏後未乾燥者**，可使用**床上護架**，以**避免**被單直接接觸或壓迫患部。
   F. **痔瘡術後使用橡皮氣圈**，以減少壓迫。
   G. 其他防護性設備尚有枕頭、棉圈、氣圈、水床、羊皮墊等。

2. 常見姿位
   (1) 站姿：身體重心在骨盆腔，約在**第二薦椎**(S_2)的高度，可反應病人的身體健康狀況，或用來檢查其肌肉骨骼功能。
   (2) 坐姿：身體重心在坐骨粗隆、臀肌及大腿，有利於胸廓擴張及減少回心血量，可減少呼吸困難及心臟負荷。
   (3) 臥姿：**最省力**的方式，常見臥姿如下表所示。

姿　勢	擺　位	支　托	應　用
仰臥(dorsal position)	**最自然、最常見的休息姿勢**，平躺且**頭頸部與脊柱呈同一直線**，雙手及雙腿自然擺放	・**頭、頸、肩下放置枕頭** ・**腰部墊**置小枕頭 ・**粗隆捲軸預防髖關節外旋，放在腰部至膝蓋之兩腿外側處** ・**膝膕窩上方（近大腿處）墊置枕頭**，若置於膝膕正下方，易壓迫到血管或神經（**膕動脈、膕靜脈、脛神經**） 使用：(1)**垂足板能預防比目魚肌與腓腸肌不自主收縮，並預防垂足**；(2)**足跟保護器與砂袋**可預防壓傷；(3)**手握捲軸**以預防手指攣縮及腕關節過度屈曲造成垂腕	・胸腹部檢查 ・腰椎穿刺後 ・腰椎麻醉後

姿　勢	擺　位	支　托	應　用
俯臥 (prone position)	使身體正面趴臥於床上，頭側向一邊	· **頭、頸、肩**下放置枕頭 · 女性腹部橫膈下放置枕頭；男性使用丁字帶支托陰囊 · 小腿下放置枕頭保護足部	· 引流口鼻分泌物 · 放鬆背部肌肉 · 背部及肛門檢查 · 預防**髖關節攣縮、外旋** · 預防股四頭肌攣縮
側臥 (lateral position)	**最舒適**的姿勢，使身體側面臥於床上，上側腿較下側腿彎曲，且不可壓迫下側腿，注意偏癱者應以臥向健側為主	· **頭下**放置枕頭，維持頭頸與脊椎呈一直線 · **背部**放置枕頭或翻身枕 · **胸前**放置枕頭，預防肩關節內收或內旋及胸腔壓迫 · **兩腿之間**放置枕頭，以免壓迫到下側腿 · 使用足跟保護器，避免踝關節外側受壓迫	· 休息與睡眠 · 背部護理 · 無法採坐姿進食者 · 會陰、肛門檢查 · 灌腸 · 嘔吐或引流分泌物

姿　勢	擺　位	支　托	應　用
· 半坐臥姿 (Semi-Fowler's position) · 坐臥姿或佛勒氏臥姿 (Fowler's position) · 高坐臥姿 (High-Fowler's position)	· 半坐臥姿抬高床頭 **30 度** · 坐臥姿抬高床頭 **45~60 度** · 高坐臥姿抬高床頭 **90 度**	· 頭、頸、肩下放置枕頭，腰部墊置小枕頭（以枕頭支托**頸背部，維持脊椎正常曲線**） · 使用手握捲軸、粗隆捲軸、垂足板、足跟保護器 · 需先搖高床尾，再搖高床頭 · **可提供床上桌，俯趴休息**	· **使橫膈下降，擴展胸腔容積、減少回心血量及降低心臟負荷**，能減輕呼吸困難，**適用於肺部疾患及心臟衰竭者** · 胸腹腔、骨盆腔術後引流 · 使腹腔或骨盆腔炎症局部化 · 放鬆腹部肌肉 · **減少頭頸部術後出血** · 流鼻血時採**坐姿、頭部保持直立或稍向前傾**，以防血塊堵塞呼吸道而阻礙呼吸，或嗆入氣管及肺內，堵住呼吸氣流。同時，可用手指**捏住鼻翼兩側或出血側鼻前部、冰敷鼻樑**

3. 特殊的檢查或治療姿勢

姿　勢	擺　位	應　用
辛氏臥位 (Sim's position) · 側身俯臥 · 半俯臥式 · 3/4 俯臥	介於側臥與俯臥間	· 意識不清者**促進口鼻腔黏液引流** · **放鬆背部肌肉**，使身體達到最鬆弛狀態 · **肛門及陰道檢查** · **灌腸**或結腸灌洗治療
屈膝仰臥式 (dorsal recumbent position with knee flexed)	仰臥，並將雙腿彎曲、分開，平踏於床上	· 會陰、陰道及肛門檢查 · 會陰沖洗 · 導尿 · 使用便盆
膝胸臥位 (knee-chest position)	雙膝與肩同寬平跪於床面，並將胸部緊貼於床面，**腹肌呈收縮狀態**。長時間使用需注意膝蓋皮膚護理	· **改善因子宮後傾所致的經痛** · **矯正胎位** · **產後子宮復原** · 陰道、肛門及結腸檢查 · **腸道內視鏡檢查** · **腸阻塞者的灌腸姿位**
垂頭仰臥式 (Trendelenburg's position)	平躺，將床尾搖高 45度。長時間使用會影響肺部氣體交換及造成腦部充血	· 預防或治療**休克** · **預防下半身出血** · 預防臍帶脫垂
膀胱截石臥位 (lithotomy position)	仰臥，將雙腿放置在腳踏板上	· **生產** · 會陰沖洗或陰道灌洗 · **泌尿道、會陰、陰道、子宮頸及肛門檢查**；膀胱鏡檢查
截刀臥位 (Jack-knife position)	站立，將上半身俯臥於檢查檯	· 肛門、直腸檢查 · **痔瘡切除手術**

4. 其他：**傾斜床**，傾斜度為 60~90 **度角**，可用來**診斷病人**因非心臟或神經性疾患而引起的昏厥。

5. 其他：**床上護架**，可用於**燒傷、石膏未乾**的病人，以避免被蓋直接接觸壓迫患部。

13-6　協助病人翻身移位的方法與護理原則

一、協助病人翻身移位的方法

1. 協助病人翻身的方法

種　類	方　法	應　用
由平躺翻成側臥	(1) 將病人移到**遠側床邊，拉起床欄** (2) 護理人員站在欲翻向的一側（近側） (3) 將**近側手臂移至頭部，遠側手臂橫放胸前** (4) **遠側大腿交叉放在近側大腿上** (5) 護理人員將雙手分別放置在**病人遠側肩部及髖部** (6) 將病人翻向近側 (7) **於背部及兩腿間各置一枕頭** (8) 拉上床欄以維護安全	背部叩擊、定時翻身
圓滾木翻身法	(1) 護理人員站在欲翻向的一側（近側） (2) 可**運用翻身單的力量與支托**，先將病人移至右側，拉起床欄 (3) 將近側手臂移至頭部，遠側手臂橫放胸前，兩膝之間夾枕頭 (4) **兩位護理人員**站在欲轉向側（近側） (5) 囑病人保持身體平直，**在維持頸椎、胸椎、腰椎呈一直線**狀態下 (6) 兩位護理人員動作一致地以床單協助翻向近側 (7) 拉上床欄以維護安全	**脊椎手術後**、椎間盤突出、**脊椎損傷**

2. 協助病人在床上移位的方法

種　類	方　法	應　用
移向床邊	(1) 一人搬運法：先將枕頭下移至肩部與上背部區，護理人員抓住枕頭的遠側上角與近側下角，將病人上半身移至床邊，再以雙手環抱腰臀區後移至床邊，再將雙手置於大腿及小腿，把下半身移至床邊，最後將枕頭歸回原位 (2) 兩人搬運法：甲護士將雙手置於病人的頸肩下及腰臀區，乙護士將雙手置於病人的臀下區及大腿近膝蓋處，兩人同時合力將病人移至床邊	更換床單
移向床頭	(1) **部分自助法**：將枕頭下移至肩部與上背部區，**彎曲病人膝蓋使雙腳平踏於床面**或於雙膝下夾一枕頭，護理人員抓住枕頭的遠側上角與近側下角，將病人移向床頭，最後將枕頭歸回原位 (2) 兩人協助法：彎曲病人膝蓋使雙腳平踏於床面或於雙膝下夾一枕頭，兩位護理人員分別站在病人的左右側，將雙手臂伸入病人的頸肩下及臀下區，並在病人的身體下緊握對方的前臂，兩人同時合力將病人移向床頭	病人滑至床尾

3. 搬運病人的方法

種　類	方　法	應　用
抱法	護理人員一手環抱肩背部，一手環抱膝下	**體重較輕者**、兒童
背扛法	護理人員背起病人，病人將雙手環握在護理人員胸前，護理人員抓住病人雙膝	**意識清楚、體重較重、無法移動，但雙手可動者**
拖拉法	護理人員面對病人頭部，把雙手放置在肩膀及腋下區，以倒退方式行走拖拉病人	**意識不清且體重較重者、長期臥床者**
三人搬運法	(1) 將推車置於床尾 (2) 使**推車床頭與病床床尾呈 90~135度角**，並固定床輪 (3) **三位護理人員依高矮次序排成一列（最高者站床頭側，最矮者站在床尾側）**，分別站立在病人的**肩部、腰部與膝部區** (4) 甲護理人員將雙手伸入病人的**頸肩下及胸腰部位**；乙護理人員將雙手伸入**腰臀區及臀下近大腿的部位**；丙護理人員將雙手伸入病人的**大腿及小腿部位** (5) 同時**手肘彎曲用力，使病人轉向護理人員腰部區** (6) **頸椎、胸椎、腰椎**維持一直線，**同時抬起病人並走向推車** (7) 將病人放置於推車上 (8) **推床前進時，尾端在前**	**脊椎手術後**、椎間盤突出、脊椎損傷

種　類	方　法	應　用
四人搬運法	(1) 將推車與病床靠攏，並固定床輪 (2) 四位護理人員分別站立於病床的床頭、床尾及兩側 (3) 拉起病人身下床單，並捲向病人 (4) 四位護理人員同時抬起病人，將病人放置於推車上	檢查或手術
移位板翻身法	(1) 將推車與病床靠攏，**調整兩床高度為等高** (2) 固定床輪 (3) 利用滾動移位板的方式將病人移至推車上	檢查或手術

4. 協助病人下床走路的方法
   (1) 調整病床高度，以**病人坐於床緣時腳能接觸地面**為佳。
   (2) 協助病人翻向健側，搖高床頭至 30 度。
   (3) 將病人雙手環繞在護理人員的肩膀上，**護理人員面向床尾**，一腳在前一腳在後，**腳尖朝向床尾**，一手伸入病人**肩頸下**，另一手放在**對側膝窩**，重心由前腳移至後腳，**將病人轉成坐姿**。
   (4) 採坐姿約 5~10 分鐘，並測量生命徵象。
   (5) 再**將病人的雙手置於護理人員的肩膀上，護理人員的雙手抓住其褲腰帶或環抱住腰部**。
   (6) 護理人員側身以膝蓋頂住病人的**患側膝蓋**，並確定病人可否自行站立。
   (7) 護理人員站於病人**健側**，將病人健側手臂橫搭在護理人員肩膀上，護理人員的一手握住病人的手掌，另一手抓住病人遠側的褲腰帶。
   (8) 協助病人行走，並觀察其行走狀況。

5. 協助病人使用輪椅的方法

應　用	方　法
一般病人	(1) 輪椅置於**健側床尾，面向床頭，椅背與床尾呈45度角或平行**
	(2) 下床前先測量**脈搏、呼吸及血壓**
	(3) 協助病人由**健側下床**
	(4) 使病人背對輪椅，協助病人坐入輪椅中
	(5) **請病人將遠側的手，扶住身側輪椅的把手，轉身坐回床緣**
	(6) 返回病床時，**輪椅和床尾呈平行或45度角**
中風病人（半側偏癱）	(1) 輪椅置於**健側床尾，面向床頭，椅背與床頭呈45度角或平行**
	(2) 協助病人由床上坐起，並由**健側下床**
	(3) 使病人背對輪椅，協助病人坐入輪椅中
	(4) 護理人員宜使用**腿部及臀部肌肉**，協助病人轉位

6. 拐杖使用原則
   (1) **拐杖長度應為身高減去 16 吋。**
   (2) 拐杖與腋窩約距**兩指寬**。
   (3) 手把高度應調整至手肘與手腕接近完全伸展的狀態，使**手肘向內彎曲 25~30 度**。
   (4) 以手握拐杖時，**手腕背屈**。
   (5) **不可將身體的重量放在腋下**。
   (6) 上樓梯時健側先上，再患側與兩拐杖同上；**下樓梯時兩拐杖與患肢先下**，健肢隨後下樓。
   (7) 行走步態法－**搖擺式步態**：適用**下肢麻痺**病人，是先將雙拐杖向前移動，身體再向前擺動。
   (8) **四點式步態是使用拐杖時最安全的行走步態**，適用於高齡、虛弱或步態不穩者。

(9) 使用三點式步態行走時，肩關節正在執行**屈曲及過度伸展**的關節活動。

(10) 於下肢受傷的臥床期間，可教導病人**坐在床上伸直手臂做撐起運動**，以利未來使用拐杖行走。

二、協助病人移動或搬運時的護理原則

(一) 省　力

1. 應用**槓桿原理，使重物或病人身體靠近自己身體的重心**。

2. 運用**以體重對抗體重**的原理，採**雙腳分開一前一後、彎曲膝關節**的姿勢，以**重心轉移的方式**移動或搬運病人。

3. 減少抬舉、推拉等動作，可改用**滾動、拉動或滑動**的方式。

4. 移動肥胖病人時，可運用**床單或滑板滑動之方式**。

5. 對於意識清楚且尚有活動能力的病人，應**鼓勵並教導病人自己出力**，除可省力及增加其活動能力外，亦可**增強其自信心**。

(二) 增加穩定度

1. **降低身體重心，雙腳分開、彎曲髖關節及膝關節**以移動病人。

2. 利用**增大底面積**的原理，**使重心垂線落於底面積內**，如將**雙腳分開站立**與肩同寬。

3. **調整病床在髖關節以上的高度。**

4. 檢查床輪是否固定，並適時拉上床欄。

(三) 預防護理人員受傷

1. 保持**脊柱平直**，以**預防腰椎受損**。

2. 避免使用背部肌肉群，應使用**腹部、臀部、手臂、大腿**等大塊**肌肉**施力，以預防肌肉疲勞。

3. 協助病人翻身時，**病人床的高度應相對於護理人員的腰部**。

4. 護理人員**應站在病人欲轉向的同側**，**面對移動的部位**，以避免脊柱不當扭傷。

(四) 評 估

1. 協助病人移動或搬運前，應先評估病人與護理人員的**體重及活動能力**，以決定安全舒適的移位方式。

2. 活動前後均應測量**生命徵象**，以了解其穩定度，並作為比較基準。

13-7 約束方式及注意事項

1. 目的
   (1) **維護病人的安全**，**預防自我傷害**。
   (2) **保護他人的安全**，避免受到病人的傷害。
   (3) 達到**疾病治療**的效果。

2. 適用對象
   (1) **兒科病人**，可用以避免跌落床下或拔除導管。
   (2) **精神疾病者**，可用以避免自我傷害或傷害他人。
   (3) **皮膚搔癢者**，可用以預防抓傷皮膚而造成感染。
   (4) **意識混亂者**，可用以避免自行拔除身上導管。
   (5) 跌落床的高危險群：如**意識不清**、**躁動不安**、**肢體癱瘓**、**失明**、**年老者**、**術後麻醉未清醒者**。

3.約束方式

種　類	方　法	適用者
床欄杆約束法	·拉起兩側床欄,並在床欄旁擺置枕頭保護	老人、幼兒、意識不清者
被單約束法（軀幹約束法）	·將兩條大單斜線對摺後,分別置於**胸腹部**、**大腿與雙膝**,剩餘床單部分再塞入床本體下方打一平結	**成人、較大兒童**
木乃伊約束法	·以大單包裹住軀幹與四肢	**新生兒、嬰兒**
波氏夾克約束法	·為一無袖背心,穿上後將兩側帶子以平結綁於椅背上	坐輪椅
波氏腰帶約束法	·將波氏腰帶固定於腰部,剩餘部分再塞入床本體下方打一平結	**約束後仍可翻身及坐起**
手腕、足踝約束法	·有雙套結及波氏手腕固定帶兩種 ·先以**棉墊保護**固定部位的骨突處,再套上**雙套結**或波氏手腕固定帶,剩餘部分塞入床本體下方打一**平結**	需限制手腳活動者
手套約束法	·有三角巾包裹及約束手套兩種 ·手掌內握小捲軸,再放入約束手套或三角巾中,包裹完成後於腕部打一平結	需限制手指活動者,可**預防拔管**
手肘約束法	·將固定板置於手肘部位,再以繃帶包裹或膠布黏貼固定之	需限制手肘活動者

4. 注意事項

(1) **約束需要有醫囑，並向病人及家屬說明約束的原因及目的，**切不可以約束做為懲罰病人的手段，並**確實完成記錄**。

(2) 在病人接受約束的期間，應將紅燈置於病人隨手可及處，並主動**傾聽病人的感受**，協助**滿足其生理需求**。

(3) 約束手腕或足踝部位，應在於約束帶及皮膚中間放一層**棉墊**，適當**保護骨突處**，以避免皮膚摩擦破損。

(4) 約束帶之鬆緊度應維持在能伸入 1~2 指的寬度，以避免影響局部血液循環，**若出現肢體蒼白、發紺、冰冷、麻木、活動力減退時，應立即鬆解約束帶。**

(5) 應每 15~30 分鐘檢查肢體末梢的**顏色**(C, color)、**溫度**(T, temperature)、**活動**(M, motion)**及感覺**(S, sensory)，在護理時間充裕的情形下，宜每 **15~30 分鐘檢查一次**。

(6) **每 2 小時鬆解約束帶一次**，改變姿勢，並執行皮膚護理及關節活動。

(7) 為增加**約束的穩定度**，約束帶以**平結**固定在**床架（床本體）**上，不可固定於床欄杆。

(8) 約束部位在胸腹部時，應注意其鬆緊度以保持正常的呼吸功能，並隨時評估呼吸狀況。

(9) 約束時，宜使肢體保持在微微彎曲的角度下會較為舒適。

(10) 禁忌：顱內壓上升、痙攣或抽搐。

QUESTI?ON

1. 吳小姐因車禍造成內出血疑似有休克狀況，護理師協助其改變姿勢，下列何者最適宜？(A)垂頭仰臥式　(B)屈膝仰臥式　(C)半坐臥式　(D)仰臥式　　　　　　　　　　　　　　　　（102專高一）

2. 協助病人執行被動性全關節活動之護理措施，下列敘述何者正確？(A)執行時，應面對病人站在運動部位的對側，以利活動的進行　(B)以手支托住病人的關節上下肢體，進行緩慢且有節律的活動　(C)活動中，病人感到疼痛疲累，仍可按計畫繼續進行，以達運動目的　(D)每次執行關節活動的時間愈長愈好，以增加功效　　　　　　　　　　　　　　　　　　　（102專高一）

情況： 陳先生68歲，因兩次中風已癱瘓臥床，日常生活完全依賴家人協助，當社區護理師進行家庭訪視時，發現陳先生意識不清且骨瘦如柴，腋溫38.6℃。依此回答下列二題。

3. 社區護理師為陳先生執行身體評估，發現其尾骶骨處皮膚發紅、腫脹、表皮起水泡，部分已經有黃色滲出液，範圍約為2×4×0.2 cm³，此時陳先生的壓瘡分期為：(A)第一期（充血期）　(B)第二期（缺血期）　(C)第三期（壞死期）　(D)第四期（潰瘍期）　　　　　　　　　　　　　　　　　　　　　（102專高二）

解析）壓瘡第二期特徵為皮膚發紅、腫脹、破皮或起水泡、呈粉紅色、有滲液及疼痛情形。

4. 承上題，針對陳先生身上的壓瘡，護理師對主要照顧者進行壓瘡傷口照護及傷口換藥技術示教，則下列護理措施何者錯誤？(A)教導使用生理食鹽水清潔傷口、保持傷口乾淨，減少破皮或水泡部分皮膚受壓　(B)教導使用膜性敷料（如OP site或Tegaderm）覆蓋，以保護破皮或水泡部分皮膚　(C)建議接受外科擴創手術進行傷口處置，以促進傷口癒合　(D)增加預防壓瘡發生的相關知識，教導正確翻身與擺位技巧　　　　　　　（102專高二）

解析）外科擴創手術適用於壓瘡第三及第四期病人。

解答：　1.A　2.B　3.B　4.C

5. 當病人以拐杖輔具以三點式步態行走時，肩關節正執行哪些關節的部分活動？(1)外旋　(2)屈曲　(3)過度伸展　(4)旋前　(5)外翻。(A) (1)(4)　(B) (1)(2)　(C) (4)(5)　(D) (2)(3)　　　（102專高二）

6. 護理師協助右手注射點滴的病人，由輪椅轉位至床上的方法，下列何者正確？(A)輪椅椅背與床尾呈90度角　(B)協助病人站起轉向床時，宜應用腿部及臀部肌肉　(C)協助病人從輪椅站起時，護理師將離病人遠側之膝蓋放置於病人兩腳之間　(D)床宜調整至病人腰至胸部的高度　　　（102專高二）

7. 使用足托板(foot board)，是幫助病人維持足部何種姿勢？(A)背側外展　(B)背側外旋　(C)背側屈曲　(D)背側內收　（103專高一）

8. 有關長期臥床病人姿勢維持的基本原則，下列敘述何者正確？(A)各關節要保持伸展，以免關節及肌肉攣縮　(B)為維持良好姿勢，身體各部位要給予適當支托　(C)姿勢每四小時需更換一次(D)不管何種病人，姿勢改變時，關節均要做全範圍運動預防攣縮　　　（103專高一）

解析 (A)各關節應維持在正常功能位置與微微彎曲的角度；(C)應至少每2小時更換一次姿勢；(D)執行全範圍運動前需評估病人身體狀況及有無特殊的醫療禁忌。

情況：張先生，25歲，騎機車上班途中發生車禍，造成脊椎受損接受脊椎手術，目前臥床休息。請依此回答下列二題。

9. 護理師欲協助張先生翻向左側臥時，下列措施何者不適當？(A)應採圓滾木翻身法　(B)可利用翻身單的力量與支托，先將病人移至右側，拉起床欄　(C)將病人右側手臂移至頭側，左側手臂橫放胸前，以助翻身　(D)兩人執行時，需動作一致，保持病人脊椎平直　　　（103專高一）

解析 應將病人左側手臂移至頭側，右側手臂橫放胸前，以助翻身。

解答：　5.D　　6.B　　7.C　　8.B　　9.C

10. 承上題，張先生因無法接受脊椎受損的打擊，情緒激動，有暴力傾向，護理師欲執行約束法，下列敘述何者錯誤？(A)約束法必須依醫囑執行　(B)使用前應向病人和家屬詳細解釋約束的目的和用法　(C)約束時，鬆緊度以能伸入3~5根手指為原則　(D)應每15~30分鐘觀察一次肢體末稍循環，每兩小時鬆開一次約束帶

（103專高一）

11. 有關維持舒適姿勢的防護設備使用方式，下列敘述何者正確？(A)氣墊床目的在分散熱度，以減少長期臥床病人體溫上升　(B)手捲軸置於手掌面，主要目的為促進病人手部血液循環　(C)足托板每天須取下一次，讓踝關節適度活動　(D)足跟保護器目的為預防足部潰瘍，放置時須維持踝關節呈90度　（103專高二）

解析 (A)使用氣墊床目的在於減少骨突處受壓；(B)手捲軸置之主要目的為預防手指攣縮；(C)足托板須每4小時取下一次，使踝關節有適度活動。

12. 陳先生半側偏癱，會自拔鼻胃管及點滴，在協助約束時應注意哪些原則？(1)約束鬆緊度以能伸入1~2根手指為原則　(2)手腕先以棉墊保護再綁上約束帶　(3)向家屬解釋是因為病人「不好」的行為而被約束　(4)至少每二小時鬆開約束帶一次，協助翻身及皮膚護理。(A)(1)(2)(4)　(B)(1)(2)(3)　(C)(1)(3)(4)　(D)(2)(3)(4)　（103專高二）

13. 李先生因工作意外造成右前臂橈骨骨折，已接受內固定治療，現為手術後第一天，此時下列何種護理指導最不適當？(A)右手執行握緊放鬆運動　(B)使用左手協助右手做肘部屈曲伸展運動　(C)使用左手協助右手舉高放下運動　(D)右手舉砂袋運動

解析 骨折術後第一天不宜執行加阻力運動。　（103專高二）

14. 辛氏臥式的目的為何？(A)用於會陰沖洗、導尿及床上使用便盆時　(B)用於肛門、直腸檢查及手術　(C)協助意識不清或吞嚥困難病人引流口鼻分泌物　(D)使下腔血液回流，預防及治療休克

（103專高二）

解答：　10.C　11.D　12.A　13.D　14.C

15. 王老太太深受膝部骨性關節炎困擾，除藥物控制外，護理師教導她執行增強股四頭肌肌肉力量的運動，以減緩膝關節承受的壓力，則下列敘述何者錯誤？(A)站立時，以雙手扶住椅背做10~15次墊腳尖的運動　(B)躺臥時，膝蓋用力壓向床墊10~15次　(C)平躺時，腳底緊踏床尾板，用力向床尾推　(D)站立時，將腿往外伸展維持5秒鐘，10~15次　　　　　　　　　　（103專高二）

解析 股四頭肌的運動訓練應為等長運動。將大腿維持外展動作主要是在進行髖關節運動。

16. 評估約束病人採C.T.M.S.原則，下列敘述何者錯誤？(A)「C」代表肢體的顏色　(B)「T」代表肢體的觀察時間　(C)「M」代表肢體的活動　(D)「S」代表肢體的感覺　　　　　　　　（103專高二）

解析「T」代表溫度。

17. 可促進產後子宮復原的姿勢為：(A)辛氏臥式　(B)垂頭仰臥式　(C)膝胸臥式　(D)屈膝仰臥式　　　　　　　　　　　　（103專高二）

18. 李小姐因車禍造成雙下肢肌肉力量為「1」分，此時適合的下肢復健運動為何？(A)被動性全關節運動　(B)加阻力之全關節運動　(C)協助性主動全關節運動　(D)主動性全關節運動　（103專高二）

19. 當病人長期仰臥時，容易產生壓瘡的部位有哪些？(1)耳朵　(2)枕骨　(3)肩峰突　(4)尾骶骨　(5)股骨粗隆。(A)(1)(2)　(B)(4)(5)　(C)(2)(4)　(D)(3)(5)　　　　　　　　　　　　　　　　（103專高二）

20. 有關活動種類的敘述，下列何者正確？(A)主動運動是一種肌肉收縮運動，主要目的是增強肌肉力量　(B)等張運動可以減緩關節僵硬，維持肌肉強度及大小　(C)伸手取水杯飲水是一種等長運動　(D)協助性主動運動需要完全依賴外力的協助下活動

解析 (A)主動運動是肌肉與關節的運動，可增強肌肉力量與預防關節攣縮僵硬；(C)伸手取水杯飲水為等張運動；(D)協助性主動運動是結合病人的部份運動能力及外力的適時協助。　（103專高二）

解答：　15.D　16.B　17.C　18.A　19.C　20.B

21. 王老太太因左膝嚴重骨性關節炎接受全膝關節置換術治療，手術後第一天，護理師教導王老太太執行左側股四頭肌運動，下列敘述何者正確？(A)這是一種等張運動，可以預防關節攣縮，有利於局部靜脈回流　(B)這是一種被動運動，執行時患肢須加以支托以減輕不適　(C)這是一種等長運動，可以保持肌肉力量並促進局部血液循環　(D)這是一種等張運動，可以增加腿部肌肉的耐受力　　　　　　　　　　　　　　　　　　　（104專高一）

解析 股四頭肌運動是一種主動的等長運動，可以維持肌肉力量、增加肌肉張力、促進肢體靜脈血液回流。

22. 下列何者不是導致壓瘡的可能原因？(A)小便失禁　(B)高血壓　(C)脊髓損傷　(D)水腫　　　　　　　　　　　　（104專高一）

解析 壓瘡誘發因子包括排泄能力失控、活動能力受損、水腫等。

情況： 陳小姐騎機車上班途中，突遇計程車開門，不慎撞上車門後昏厥，救護車送至醫院。請依上文回答下列三題：

23. 陳小姐清醒後發現四肢癱瘓，頸部以下完全無知覺，住院接受治療，當護理師協助床上翻身時，下列注意事項何者正確？(A)側臥時上半身以舒適為主，下半身腰及臀部離床即可　(B)以粗隆捲軸固定於雙下肢中間，避免下肢關節變形　(C)以足托板固定腳部，預防垂足，非必要時不要拿開　(D)以翻身單協助圓滾木方式翻身　　　　　　　　　　　　　　　　　　　（104專高二）

解析 (A)側臥時下半身腰及臀部不可離床；(B)粗隆捲軸應固定於身體外側腰至膝蓋之間，以預防髖關節外旋；(C)以足托板固定腳部，宜每4小時移除足托板。

24. 為協助個案維護良好的姿勢，護理師所選擇的防護性設備，下列敘述何者不適當？(A)呼吸困難時可伏趴於床上桌休息　(B)燒傷者可使用床上支架，避免壓迫　(C)使用足托板，可避免足部內旋　(D)使用粗隆捲軸時，其長度以腰到膝蓋為佳　　（104專高二）

解析 使用足托板，可避免垂足。

解答：　21.C　22.B　23.D　24.C

25. 有關等長運動的敘述，下列何者正確？　(1)能預防肌肉萎縮，維持肌肉張力　(2)能預防關節僵硬，維持關節的活動度與柔軟度　(3)肌肉張力增加但無關節的活動與肌肉長度的改變　(4)肌肉收縮時肌肉張力不變。(A) (1)(2)　(B) (3)(4)　(C) (1)(3)　(D) (2)(4)
　　解析 (2)等長運動無關節活動，故不具有關節活動成效；(4)肌肉收縮時肌肉張力增加。　　　　　　　　　　　　　　　（104專高二）

26. 護理人員為使搬動病人的過程更安全舒適，以減少身體疲勞及避免扭傷，有關身體力學原則之應用，下列何者錯誤？(A)採雙腳分開、膝關節彎曲、降低身體重心的姿勢最佳　(B)使用大肌肉比小肌肉較不易疲勞　(C)當身體重心直線遠離支點時，維持平衡所需的力量便降低　(D)保持脊柱的平直，藉助身體前傾、後傾或腳步的移動以完成拖與拉的動作　（104專高二）
　　解析 (C)當身體重心直線遠離支點時，更難以維持平衡。

27. 採坐臥的姿勢是將其身體重心放置於下列何部位？(A)骨盆腔、膝蓋、足踝　(B)薦骨、膝蓋、足踝　(C)髖部、薦骨、足跟　(D)薦骨、膝蓋、足跟　（104專高二）

28. 盧爺爺中風多年，GCS：E4M4V3，護理師協助仰臥擺位時，下列何者不適當？(A)使用粗隆卷軸防髖關節外旋　(B)腰下懸空以訓練腹部肌肉　(C)小腿下墊軟枕以利血液循環　(D)足底使用足托板預防垂足　（105專高二）
　　解析 腰部應放置小枕頭，以避免懸空。

29. 使用約束帶約束病人時應注意事項，下列何者正確？(A)必須有醫囑才可以執行　(B)以平結的方式綁在床欄干　(C)約束時肢體應完全伸直　(D)以手指無法伸入為原則　（105專高二）

30. 翁先生因車禍造成左下肢骨折接受長腿石膏固定，臥床期間，護理師教導他可加強上肢何種運動以利未來使用枴杖行走？(A)肘關節屈曲伸展運動　(B)坐在床上伸直手臂做撐起運動　(C)手心轉球運動　(D)雙手握桿伸直向上運動　（105專高二）

解答：　25.C　26.C　27.C　28.B　29.A　30.B

31. 呂老太太因中風造成右側肢體偏癱，須長期做復健，護理師協助做右側踝關節屈曲被動運動時，正確手部支托位置為：(A)膝、踝　(B)足後跟、小腿　(C)腳踝、小腿　(D)足背、足後跟

（105專高二）

32. 長期臥床導致之現象，下列敘述何者錯誤？(A)髖部外旋　(B)呼吸性酸中毒　(C)低血鈣　(D)深層靜脈血栓　（105專高二）

33. 護理師執行病人移位應注意的原則，下列何者正確？(1)降低重心　(2)利用小肌肉群　(3)雙腳分開站立，加大支持底面積　(4)保持身體後傾。(A) (1)(2)　(B) (1)(3)　(C) (2)(4)　(D) (3)(4)

（106專高一）

情況： 林先生為獨居老人，鄰居發現林先生倒臥在地板，入院接受治療，診斷為腦梗塞；病人現意識不清、完全臥床。請依上文回答下列3題：

34. 針對此病人狀況，下列護理措施何者不適當？(A)以長捲軸置於身體兩側腰至膝蓋處避免髖部外旋　(B)翻身時特別留意偏癱側肢體皮膚狀態　(C)隨時評估病人的意識狀態變化　(D)協助執行四肢關節加阻力運動　（106專高一）

　　解析 應對健側進行主動運動，對患側進行協助性主動運動或被動運動。

35. 林先生已經清醒，發現右側肢體癱瘓無力，心情極為沮喪，一直嘆氣並表示：「以後要怎麼辦才好！」下列措施何者較為合適？(A)告訴病人先解決眼前的問題，以後的事以後再想吧　(B)告訴病人擔心無用，遇到了就要勇敢面對　(C)告訴病人船到橋頭自然直，不需要太擔心　(D)協助病人尋求利用現有的社區資源

（106專高一）

36. 護理師教導林先生執行患側下肢膝蓋下壓貼近床面的運動，此項運動為：(A)被動運動　(B)等張運動　(C)等長運動　(D)加阻力運動　（106專高一）

解答：　31.D　32.C　33.B　34.D　35.D　36.C

37. 病人長時間採半坐臥姿勢，身體受壓處不包括下列哪一部位？
(A)肩峰突　(B)坐骨結節　(C)薦骨　(D)肩胛骨　　　（106專高一）

38. 為中風老人翻身側臥擺位時，下列敘述何者不適當？(A)可促進
口鼻的分泌物引流　(B)胸前及兩腿中間放置軟枕　(C)此擺位造
成的受壓部位為枕骨及骶骨　(D)此為餵食時可選擇的擺位
解析 側臥時不會壓迫到枕骨及骶骨部位。　　　（106專高二）

39. 約束病人時，需注意肢體血液循環，有關評估方式：C.T.M.S.的
敘述，下列何者錯誤？(A) C代表顏色　(B) T代表溫度　(C) M代
表活動能力　(D)S代表心理的感受　　　（106專高二）
解析 S代表感覺。

40. 長期坐輪椅的病人，最可能出現壓瘡的部位，下列何者錯誤？
(A)坐骨結節突出處　(B)兩腳膝蓋內側　(C)肩胛骨　(D)大粗隆
解析 坐姿不會造成股骨粗隆壓瘡。　　　（106專高二）

41. 協助病人床上沐浴並更換床單時，下列何者可以幫助護理師預防背
部受傷？(A)站立時縮小底面積，以降低身體移動的範圍　(B)要移
動病人時應至病床的對側執行　(C)運用肩部力量移動病人，以避
免肌肉疲乏　(D)可採取滑動方式來移動臥床的病人 （106專高二補）

42. 李先生為頸椎損傷個案，身上留有氣切管及鼻胃管，今天護理師
發現病人呼吸淺快，氣切管痰音重，無法自咳需要協助抽痰維持
呼吸道通暢。下列翻身程序及姿位何者最適當？(A)左側臥床頭
抬高30~45度→半坐臥式→右側臥床頭維持30~45度→半坐臥式
(B)辛式臥姿→平躺180度→左側臥抬高床頭30~45度→辛式臥姿
(C)平躺180度→膝胸臥姿→坐臥式→平躺180度　(D)平躺180度→
左側臥→平躺180度→右側臥　　　（106專高二補）
解析 每兩小時改變姿勢，且維持在抬高床頭及半坐臥式，可改善呼吸
問題。

解答：　　37.A　　38.C　　39.D　　40.D　　41.D　　42.A

43. 承上題，護理師協助李先生執行特別口腔護理時，下列護理措施何者不適當？(A)鼻胃管灌食完後，立即給予口腔護理，以增加口腔舒適感　(B)使用生理食鹽水溶液清潔並濕潤口腔　(C)舌頭可以壓舌板包紗布沾漱口水清洗　(D)嘴唇以潤滑劑保護以避免乾裂　　　　　　　　　　　　（106專高二補）

解析 鼻胃管灌食完後，避免執行口腔護理。

44. 承上題，李先生家屬向護理師抱怨病人下肢皮膚一直是冰涼狀態，護理師對家屬的口頭指導，下列何者適當？(A)以熱水袋放在足部，提高下肢皮膚溫度　(B)以暖暖包放在足部，提升下肢皮膚溫度　(C)以水盆裝熱水泡下肢，促進溫暖　(D)可穿透氣保暖襪，以促進溫暖　　　　　　　　　　（106專高二補）

解析 用熱治療需有醫囑，且須避免燙傷之危險性。

45. 有關等張運動的敘述，下列何者錯誤？(A)具有促進血液循環，改善心肺功能　(B)可維持關節活動度的功能　(C)肌肉收縮變短、張力與強度增強，可產生力量以執行日常生活活動功能　(D)走路、騎車、打籃球均屬於此活動類型　　　　（106專高二補）

解析 等張運動時肌肉收縮變短、張力不變。

46. 有關全關節運動(range of motion, ROM)的注意事項，下列何者錯誤？(A)必須使每個關節的運動都能達到最大的活動範圍　(B)運動量有個別差異，應避免過度疲勞和疼痛　(C)持續且規律的加強運動量及強度，可逐漸建立運動耐力　(D)操作被動性關節運動時，關節的前後可不需支托　　　　　　　　　（106專高二補）

解析 操作被動性關節運動時，需支托關節的前後關節。

47. 有關使用砂袋(sand bag)之敘述，下列何者錯誤？(A)用於傷口加壓止血　(B)用於固定腕部，預防垂腕　(C)用於固定足部，預防外翻　(D)用於術後病人，預防髖關節屈曲　　　　（107專高一）

解析 砂袋是用於預防髖關節外旋。

解答：　43.A　44.D　45.C　46.D　47.D

48. 下列何者為腸阻塞個案灌腸時較適當的姿勢？(A)膝胸臥式　(B)垂頭仰臥式　(C)左側臥式　(D)辛式臥式 （107專高一）

49. 江先生30歲，因為長期使用電腦，主訴肩膀酸痛，護理師教導他執行主動性肩部全關節運動，不包括下列哪一項？(A)過度伸展　(B)迴轉　(C)舉肩　(D)外翻 （107專高一）

解析 外翻適用於踝關節。

50. 協助病人翻身時，病人床的高度在護理師之何處最適當？(A)腰部　(B)薦椎　(C)大腿　(D)膝關節 （107專高一）

51. 護理師欲將個案由床尾往床頭移動時，先將個案稍微抬起並避免直接拖拉移向床頭，其主要目的為何？(A)減少剪力的發生　(B)降低個案之不安全感　(C)縮短移位的時間　(D)利用物理原理省力 （107專高一）

52. 75歲王先生診斷中風，左側肢體肌力1分，右側5分，身上有點滴持續灌注、鼻胃管、及氣切管並連接呼吸器使用中，王先生意識不清，會不自主的將管路拔除，下列處置何者正確？(A)告訴王先生再拔掉管路就要予以雙手約束　(B)只要有醫囑不需有家屬的同意書就能進行約束　(C)可將王先生的雙手均約束在床欄上避免拔管(D)約束時應每二小時鬆開一次並改變王先生姿勢 （107專高一）

解析 (A)約束不應為威脅或懲罰的方式，且個案是處在意識不清、不自主的拔除行為下；(B)約束應向個案及家屬說明，並取得同意；(C)約束應固定在床本體上。

53. 李太太，80歲，身高160公分，體重82公斤，有糖尿病二十多年，以降血糖藥物控制；近日因左腳疼痛，大拇趾已有壞疽發黑情形，無法下床走路，整天臥床休息，有腹瀉情形，故予以包尿布；今早護理師發現李太太的薦骨處有一處1×2 cm^2的皮膚呈發紅、腫脹和起水泡情形。下列何者不是造成李太太產生壓瘡的危險因子？(A)年齡　(B)肥胖　(C)糖尿病　(D)水腫 （107專高二）

解析 個案並無水腫情形。

解答：　48.A　49.D　50.A　51.A　52.D　53.D

54. 承上題，針對李太太壓瘡的護理措施，下列敘述何者錯誤？(A)至少每兩小時改變姿勢　(B)移動個案時，以抬高個案方式移動(C)可使用肥皂清潔皮膚，保持乾燥　(D)可利用氣墊床減輕壓力

（107專高二）

55. 下列何種運動只能促進血液循環、強化肌肉力量，但不能維持關節活動功能？(A)腿部伸直，膝蓋用力向下壓5~10下，每天2~3次(B)騎腳踏車繞行社區2圈　(C)慢跑5公里　(D)游泳30分鐘

解析 等長運動只能促進血液循環、強化肌肉力量，但不能維持關節活動功能。

（107專高二）

56. 長期臥床者在床上使用便盆時，易使用伐耳沙伐氏操作(Valsalva's maneuver)用力排便，此時心血管系統會呈現何種改變？(1)胸內壓上升　(2)靜脈血快速大量流回心臟　(3)血壓下降(4)心輸出量減少。(A) (1)(2)　(B) (2)(3)　(C) (3)(4)　(D) (1)(4)

解析 用力閉氣時，會使胸內壓上升，回心血量減少，心輸出量減少。

（107專高二）

57. 下列何者不是造成壓瘡(pressure sore)的原因？(A)大小便尿失禁未定時清理　(B)使用氣墊床但未按時翻身　(C)坐姿時先抬高床尾再抬高床頭　(D)移動病人時用翻身單拖拉病人　　（107專高二）

58. 楊先生昏迷多時，現口鼻部有大量分泌物，為他翻身時最適當的姿勢為：(A)辛氏臥式　(B)膝胸臥式　(C)垂頭仰臥式　(D)坐臥式

（107專高二）

59. 協助心肌梗塞急性期病人使用便盆時，下列何項措施較適當？(A)先溫暖便盆再給予使用，減少冷的刺激　(B)教導伐式操作法(Valsalva's maneuver)協助排便　(C)為促進排便順暢，協助下床使用便盆椅　(D)請病人自行抬高臀部，以利移遞便盆

解析 照顧心肌梗塞急性期病人應盡量減少刺激，避免增加使用伐式操作法(Valsalva's maneuver)的機會。

（108專高一）

解答：　54.C　55.A　56.D　57.C　58.A　59.A

60. 朱先生因中風造成左半邊肢體肌肉無力,肌肉力量測試為「0」分,護理人員協助執行患側髖關節被動性運動,有關動作執行過程,下列敘述何者正確?(A)一手握住小腿,一手托起大腿,抬起患腿朝頭部方向,做曲膝屈曲動作 (B)一手托住腳後跟,一手置於膝下,把腿伸直托高,依水平方向往外移動,做外展動作 (C)一手握住腳後跟,一手置於足背向下按壓,做踝部過度伸展運動 (D)一手置於患側髖部,另一手於患腿膝蓋上方用力向下壓,做阻力運動 （108專高一）

61. 協助中風老人坐臥式擺位及目的,下列敘述何者不適當?(A)高坐臥式可緩解呼吸困難 (B)半坐臥式有助於放鬆腹肌 (C)流鼻血時採坐臥式、頭向前傾 (D)半坐臥式需抬高床頭45~60度

    解析 半坐臥式需抬高床頭30度。 （108專高二）

62. 以C.T.M.S.原則評估病人肢體約束時,下列敘述何者正確?(A)「C」代表血液循環 (B)「T」代表時間 (C)「M」代表活動能力 (D)「S」代表敏感度 （108專高二）

    解析 (A)「C」代表顏色;(B)「T」代表溫度;(D)「S」代表感覺。

63. 劉先生因右側股骨頭壞死接受全髖關節置換術,手術後第一天,護理師教導他做股四頭肌等長收縮運動之主要目的不包括下列何者?(A)減輕局部腫脹 (B)預防深部血栓 (C)增加肌肉質塊 (D)維持肌肉力量 （108專高二）

    解析 等長運動無法增加肌肉質塊。

64. 教導家屬預防腦中風後左側肢體無力之老人跌倒之照護措施,下列何者錯誤?(A)協助上下床時,需將床面升高到家屬的腰部 (B)便盆椅不用時,勿置放於病床邊 (C)採坐起、站立於床邊之漸進式下床活動 (D)下床活動時應穿著防滑鞋子 （108專高二）

    解析 協助病人上下床時,應調整病床高度至病人坐於床緣時腳能接觸地面,以避免跌倒。

65. 下列何種臥位不適合意識不清病人口鼻腔分泌物之引流?(A)俯臥 (B)側臥 (C)仰臥 (D)辛氏臥位 （108專高二）

解答： 60.B 61.D 62.C 63.C 64.A 65.C

66. 有關脊椎手術術後病人之移動與翻身擺位敘述，下列何者錯誤？
(A)以圓滾木翻身法搬動病人　(B)採俯臥以利口鼻分泌物引流
(C)移動時需保持病人脊柱平直　(D)翻身時雙手抓緊病人肩及臀
之翻身單　（108專高二）

解析 脊椎手術術後病人不宜採俯臥。

67. 病人採側臥，應留意側身肢體易受壓迫處皮膚狀態，下列何者除
外？(A)耳朵　(B)肩峰突　(C)髖骨側邊　(D)足跟　（108專高二）

68. 某中風住院病人，根據徒手肌肉測試(manual muscle test)的結
果，其肌肉力量(muscle power)等級為不佳(poor)，下列何者是最
適當的運動？(A)主動運動　(B)被動運動　(C)協助性主動運動
(D)加阻力運動　（108專高二）

解析 肌肉力量(muscle power)等級為不佳(poor)宜採協助性主動運
動。

69. 下列何項措施可預防長期臥床病人發生肌肉萎縮？(A)協助採取
舒適臥位　(B)協助每2小時翻身　(C)協助床上沐浴　(D)協助全
關節活動　（108專高二）

70. 有關等張運動(isotonic exercise)的敘述，下列何者正確？(A)又稱
肌肉固定運動　(B)可增加肌肉強度及張力　(C)關節的角度不會
改變　(D)上石膏肢體之建議活動　（108專高二）

71. 為預防長期臥床病人產生壓瘡，下列措施何者合宜？(A)以氣圈
放置在病人薦椎，可預防薦椎處壓瘡　(B)當骨突處的表皮已發
紅，應多按摩以加速血液循環　(C)視病人情況，應每1~2小時協
助病人翻身一次　(D)大便失禁者應常常以肥皂清洗臀部，以維
持臀部清潔和乾燥　（109專高一）

解析 (A)避免使用氣圈；(B)不可直接按摩已發紅的表皮；(D)避免使用
肥皂清洗皮膚。

72. 護理師移動病人時，下列原則何者適當？(1)降低重心　(2)利用大
肌肉群　(3)雙腳合併站立　(4)保持脊柱彎曲。(A) (1)(2)　(B)
(1)(3)　(C) (2)(4)　(D) (3)(4)　（109專高二）

解答：　66.B　67.D　68.C　69.D　70.B　71.C　72.A

73. 以徒手肌肉檢查(manual muscle test)病人左側肢體的肌肉有輕微收縮，但無法移動關節，其肌肉力量(muscle power)等級為何？
(A)佳(good)　(B)尚可(fair)　(C)不佳(poor)　(D)微弱(trace)
解析 肌肉有輕微收縮，但無法移動關節，其肌肉力量(muscle power)為1分，等級為微弱(trace)。　　　　　　　　　　　（109專高二）

74. 病人近端右肱骨骨折已接受石膏固定後之運動，下列何者最不適當？(A)右前臂旋前旋後　(B)右手指屈曲伸展　(C)右手腕過度伸展　(D)右肩關節水平內收　　　　　　　　　　　（109專高二）
解析 肱骨是位於肩到肘的長骨，因此肱骨骨折不宜進行右肩關節運動。

75. 有關等長運動的敘述，下列何者錯誤？(A)是一種靜態運動，又稱為肌肉固定運動　(B)運動時，肌肉長度與關節角度改變，可增強肌肉的緊張度　(C)為保持上石膏病人患肢肌力，並防止肌肉萎縮，應教導其執行等長運動　(D)此為主動性運動　　（110專高一）
解析 等長運動時，肌肉長度及關節角度不變，肌肉張力增加。

76. 長期側臥不動的病人，容易發生壓瘡部位為何？(1)耳朵　(2)枕骨　(3)腸骨嵴　(4)尾椎骨　(5)踝部。(A) (1)(3)(5)　(B) (2)(4)(5)　(C) (1)(2)(3)　(D) (1)(3)(4)　　　　　　　　　（110專高一）

77. 髖部全關節運動，不包括下列何者？(A)旋前　(B)屈曲　(C)外展　(D)內收　　　　　　　　　　　　　　　　　　　（110專高二）

78. 王先生因氣喘入院治療，為他安排最適當的臥姿為：(A)仰臥式　(B)坐臥式　(C)膝胸臥式　(D)俯臥式　　　　　　　（110專高二）

79. 長期臥床病人若採取伐式操作法(Valsalva's maneuver)用力解便，可能導致下列何種情況？(A)減少胸內壓　(B)增加靜脈血回流至右心房　(C)增加身體氧合功能　(D)減低心搏出量　（110專高二）
解析 伐式操作法(Valsalva's maneuver)使胸內壓增加、回血量減少、心跳速率下降、心輸出量減少（減低心搏出量）。

解答：　73.D　74.D　75.B　76.A　77.A　78.B　79.D

80. 王老太太，85歲，尾薦骨處出現5×6×1公分的壓傷，導致壓傷的可能原因下列何者錯誤？(A)營養不良　(B)採半坐臥，身體常下滑　(C)長期便祕　(D)躺臥於不平整床褥　　　**（110專高二）**

　　解析) 營養不良、半坐臥身體下滑、躺臥於不平整床褥，均為壓傷的危險因子。

81. 陳先生手術後6小時呈現躁動，意識不清，欲拔除身上管路，護理師欲執行約束法，下列敘述何者錯誤？(A)如家屬無法立即聯絡，可先進行約束，隨後再取得家屬同意　(B)約束時，約束帶鬆緊度以能伸入1~2根手指寬為原則　(C)約束部位先以棉墊包裹，再使用平結　(D)約束帶勿固定於可移動的設備上

　　解析) 使用約束需有醫囑，而躁動、意識不清為跌落病床之高危險群，在取得「醫囑」同意後，若無法立即聯繫到家屬，應以病人安全為優先考量進行約束，再向家屬說明及取得同意。　**（110專高二）**

82. 利用圓滾木翻身法協助病人翻向右側，下列敘述何者錯誤？(A)常用於協助脊椎病人術後改變姿位　(B)翻身時應保持病人身體脊椎平直　(C)可利用翻身單以協助病人翻身　(D)應於病人兩腳的膝膕處放置枕頭　　　**（111專高一）**

83. 有關協助病人採辛氏臥姿(Sim's Position)之敘述，下列何者錯誤？(A)適用於肛門檢查的病人　(B)肩膀皮膚是容易受壓的部位　(C)可以加強背部肌肉張力　(D)又稱3/4俯臥姿　　　**（111專高一）**

　　解析) 辛氏臥姿(Sim's Position)有助於放鬆背部肌肉。

84. 有關協助病人翻身擺位之注意事項，下列何者正確？(A)膝膕處可用軟枕墊高，以預防受壓　(B)頭頸部與脊柱應呈15度的擺位，以維持穩定　(C)使用足托板時應保持足背側伸展　(D)仰臥時，可用粗隆捲軸預防髖關節外旋　　　**（111專高一）**

　　解析) (A)於膝膕窩上方放置軟枕支托，以預防受壓；(B)頭頸部與脊柱應呈同一直線，以維持穩定；(C)使用足托板時應保持足背側屈曲。

85. 下列哪個受壓處不是長期平躺的好發部位？(A)肩胛骨　(B)腸骨前上嵴　(C)薦骨　(D)腳跟　　　**（111專高一）**

解答：　　80.C　　81.A　　82.D　　83.C　　84.D　　85.B

86. 王太太，70歲，尾骶骨第二期壓傷，下列衛教指導，何者正確？(1)每3~4小時幫病人翻身一次　(2)飲食中要注意補充蛋白質與維生素C，以促進組織的修復　(3)尾骶骨處使用氣墊圈，促進血液循環　(4)平躺時可於病人小腿處置放小枕頭，使腳跟處騰空，避免腳跟受壓。(A) (1)(2)　(B) (1)(3)　(C) (2)(3)　(D) (2)(4)
　　解析 (1)每2小時幫病人翻身一次；(3)避免使用氣墊圈，以防局部血液循環受阻。　　　　　　　　　　　　　　　　　（111專高一）

87. 有關等長運動(isometric exercise)之敘述，下列何者錯誤？(A)能促進末梢靜脈血液回流　(B)會陰部肌肉收縮屬等長運動　(C)適用於上石膏固定之患肢　(D)此運動屬於被動性肌肉運動
　　解析 等長運動(isometric exercise)是主動性肌肉運動。（111專高一）

88. 有關擺位的敘述，下列何者錯誤？(A)行腰椎穿刺後適用俯臥式　(B)懷孕胎位不正適用膝胸臥式　(C)痔瘡切除採取截刀式臥姿　(D)子宮頸抹片檢查採膀胱截石術臥姿　（111專高二）
　　解析 腰椎穿刺後適用仰臥式。

89. 使用床上護架的情況，下列何者錯誤？(A)可用於燒傷病人　(B)可用於肢體石膏未乾的病人　(C)目的是避免被蓋直接接觸患部　(D)可用於固定病人姿勢　（111專高二）
　　解析 床上護架非用於固定病人的姿勢。

90. 張先生長期仰臥在床上，若未採取預防措施，其髖關節最容易發生何種變化？(A) 外旋 (exterenalrotation)　(B) 外展 (abduction)　(C)內旋(inteneralrotation)　(D)內翻(inversion)　（111專高二）
　　解析 長期臥床易發生髖關節外旋，故可使用粗隆捲軸，維持髖關節於正常功能位置。

91. 有關腕關節過度伸展的敘述，下列何者正確？(A)彎曲腕部，使手背朝向前臂外側　(B)彎曲腕部，使掌心朝向前臂內側　(C)伸直原本彎曲的腕部　(D)腕部向拇指側彎　（111專高二）
　　解析 腕關節過度伸展的動作是彎曲腕部，使手背朝向前臂外側。

解答：　86.D　87.D　88.A　89.D　90.A　91.A

92. 護理人員協助病人翻身時的姿勢，下列何者最不適宜？(A)雙腳分開以增加底面積　(B)彎曲膝關節以降低重心　(C)多用舉高的方式來移動病人　(D)可用拉動或滑動的方式較省力 (112專高一)

解析 應減少抬舉、推拉等動作，可改用滾動或滑動的方式。

93. 楊爺爺，罹患肺心症，呼吸每分鐘28~30次，護理師協助採取坐臥式(Fowler's position)的理由，下列何者不適宜？(A)促使橫膈下降　(B)胸廓易於擴張　(C)提升氧合功能　(D)增加回心血量 (112專高一)

解析 (D)採取坐臥式(Fowler's position)的理由是減少回心血量。

94. 為預防病人髖關節外旋，可使用下列何種支托物？(1)砂袋　(2)粗隆捲軸　(3)氣墊床　(4)床上護架。(A) (1)(2)　(B) (2)(3)　(C) (3)(4)　(D) (1)(4) (112專高一)

解析 使用砂袋和粗隆捲軸可以預防髖關節外旋。

95. 王先生因車禍骨折右下肢進行皮膚牽引，為避免患肢發生血栓性靜脈炎，可教導病患執行下列何種活動？(A)等張運動　(B)被動運動　(C)加阻力運動　(D)等長運動 (112專高一)

解析 等長運動可維持肌肉力量，增加肌肉張力、促進肢體靜脈回流、預防深部血栓。

96. 接受痔瘡切除的病人最適合採取下列何種姿勢？(A)屈膝仰臥　(B)垂頭仰臥姿　(C)截刀式臥姿　(D)膀胱截石術臥姿 (112專高二)

97. 王太太右側肢體偏癱，協助採側臥時，下列措施何者錯誤？(A)側臥時，背部墊一個枕頭給予支持　(B)維持病人頭、頸與脊椎呈彎曲弧度　(C)用墊子保護外側足踝骨突處，減少受壓　(D)胸前可抱枕頭，減輕胸部受壓 (112專高二)

解析 應維持病人頭、頸與脊椎呈一直線。

98. 有關足托板使用之注意事項，下列敘述何者錯誤？(A)使用時應保持足部背側屈曲狀態　(B)足托板的底板高度要比腳趾低　(C)足底要靠住底板　(D)維持踝關節呈90度 (112專高二)

解析 足托板的底板高度應要高於腳趾。

解答：　92.C　93.D　94.A　95.D　96.C　97.B　98.B

99. 有關Braden壓傷風險評估量表，其評估項目下列何者除外？(A)活動情況　(B)皮膚潮濕度　(C)營養狀況　(D)年齡因素

解析 Braden壓傷風險評估量表評估項目包括感知、活動力、移動力、皮膚受濕狀況、營養狀況、摩擦力與剪力。　　　　　(112專高二)

100. 依據拉維特式量表(Lovett's Scale)的評量準則，紀錄左側肌肉力量等級為1，依此等級，下列敘述何者正確？(A)肌肉強度是屬於微弱(trace)　(B)可以對抗地心引力，但無法抵抗任何阻力　(C)肌力百分比有50%　(D)可以執行協助性主動運動　(112專高二)

解析 (B)肌肉力量等級為1時，無法對抗地心引力；(C)肌力百分比有10%；(D)可以執行被動運動。

101. 護理人員協助病人翻身時的身體力學，下列敘述何者錯誤？(A)使用手臂肌肉比手腕肌肉較容易感到疲勞　(B)護理人員應保持脊椎平直　(C)使病人越靠近護理人員的身體越省力　(D)調整床的高度與護理人員腰部同高　　　　　(112專高三)

解析 (A)應使用大塊肌肉，例如：手臂、大腿，較能避免肌肉疲勞。

102. 有關病人長期臥床影響其肌肉骨骼系統的敘述，下列何者正確？(A)關節內的組織被密度較低的上皮組織取代，造成關節僵硬　(B)若肌肉完全失去活動，每天將失去3%的強度　(C)鈣進入骨骼增加，使得血液中的鈣離子降低，形成低血鈣　(D)骨骼增加負重機會，破骨細胞活性大於成骨細胞　(112專高三)

解析 (A)長期臥床會使屈肌纖維變短收縮、肌腱與韌帶纖維化，導致關節組織僵硬與攣縮；(C)鈣離子自骨骼游移至血液中，形成高血鈣；(D)骨骼不活動，造成破骨細胞活化，導致骨質疏鬆或病理性骨折。

103. 病人長期臥床易導致的營養與代謝改變，下列敘述何者正確？(A)甲狀腺素及腎上腺素分泌增加，使得病人基礎代謝率降低　(B)由於活動減少使病人腸蠕動變慢，消化液分泌變多，導致食慾變差　(C)新陳代謝速率增加，對氧需求量增加，導致傷口癒合不好　(D)體內蛋白質分解的速率大於合成速率，造成負氮平衡　(112專高三)

解答：　　99.D　100.A　101.A　102.B　103.D

解析 (A)甲狀腺及腎上腺素分泌降低；(B)腸蠕動變慢、消化液分泌降低；(C)新陳代謝速率降低。

104. 病人大部分時間平躺在床，下列哪些是病人最容易發生壓力性損傷的部位？(1)枕骨　(2)薦骨　(3)肩峰突　(4)股骨粗隆。(A)(1)(2)　(B)(2)(3)　(C)(1)(4)　(D)(3)(4)　　　　　（112專高三）

解析 肩峰突、股骨粗隆易於側臥時發生壓傷。

105. 病人使用兩側拐杖以輔助活動，下列敘述何者正確？(A)拐杖長度應為平躺時，腋下到足底之長度再減2吋　(B)使用拐杖前，病人上肢須執行加阻力運動　(C)兩點步態適用於高齡、虛弱或步態不穩者　(D)休息時，可將腋下壓在兩拐杖上，以減輕身體負荷　　　　　　　　　　　　　　　　　　（112專高三）

解析 (A)平躺時，長度應自腋下量至足底再加2吋；(C)高齡、虛弱或步態不穩者建議使用四點式步態；(D)不能讓腋下壓在拐杖上休息，避免壓迫腋下神經叢而造成手臂麻痺。

106. 使用約束法之目的為何？(A)促進病人體力之恢復　(B)增強肌力及促進血液循環　(C)預防意識不清病人因拉扯動作傷害自己　(D)因為病人不合作而給予的處罰　　　　　　　　（112專高三）

107. 約束病人的注意事項，下列何者錯誤？(A)手腕先以棉墊保護再綁上約束帶　(B)屬護理的獨立性功能　(C)約束帶以平結固定在床架上　(D)每15~30分鐘觀察病人末梢循環　　　　（113專高一）

解析 約束應依醫囑執行。

108. 病人因車禍骨折，目前右手上石膏固定，為了避免病人的右手肌肉萎縮，應教導病人的患肢做何種運動？(A)被動全關節運動　(B)等長運動　(C)漸進式加阻力運動　(D)等張運動　（113專高一）

解答：　104.A　105.B　106.C　107.B　108.B

休息與睡眠的需要

睡眠與休息概念 ┬ 睡眠概念
　　　　　　　└ 休息方式

非快速動眼期與快速動眼期 ┬ 非快速動眼期(NREM)
　　　　　　　　　　　　　└ 快速動眼期(REM)

睡眠週期

睡眠評估與睡眠障礙 ┬ 最佳睡眠狀態的條件
　　　　　　　　　　├ 睡眠型態紊亂
　　　　　　　　　　└ 睡眠障礙

促進睡眠的護理措施

Fundamentals of Nursing

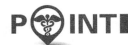

14-1 睡眠與休息概念

一、睡眠概念

1. 目的：獲得休息、恢復體能、促進生長及細胞組織修復、宣洩情緒。

2. 生理反應

    (1) **存有部分意識狀態，但對周圍環境刺激的知覺及反應力降低。**

    (2) 生理功能活動降低：心跳、呼吸及腸蠕動變慢。

    (3) 身體活動減少。

    (4) 全身肌肉放鬆。

二、休息方式

	絕對（完全）臥床休息 (absolute bed rest)	臥床休息 (bed rest)
活動範圍	**限定於床上**	床上或病室內
日常活動（如進食、盥洗、如廁）	**完全由他人協助完成之**	**可自行完成**
適應症	急性心肌梗塞、安胎	急性腎絲球腎炎、發燒
目的	**緩解症狀、降低新陳代謝、減輕耗氧量**	緩解症狀、降低新陳代謝、減輕耗氧量

14-2　非快速動眼期與快速動眼期

一、非快速動眼期(NREM)

1. 非快速動眼睡眠由**自主神經系統之副交感神經所主宰**。
2. 占睡眠時間的 75%，約占一個睡眠週期中的 70~80 分鐘。
3. NREM 分為四期（見下表），其中**第三期、第四期**在一個睡眠週期中約占 30~60 分鐘，是維持睡眠品質的必須睡眠期。

週　期	時　間	腦波圖	生理現象
第一期 淺睡期	數分鐘（約 2~3 分鐘）	α 波	・呈嗜睡狀態，非常容易被喚醒 ・身體有漂浮感 ・眼球左右不停轉動 ・肌肉放鬆，偶會有突然抽動 ・脈搏及呼吸速率規律、變慢
第二期 深睡期	10~15 分鐘	θ 波	・易被喚醒 ・眼球固定 ・生命徵象(T、P、R)逐漸下降 ・腸胃系統活動變慢 ・**打鼾**
第三期 熟睡期	15~30 分鐘	δ 波	・中度熟睡，難以被喚醒 ・生命徵象(T、P、R、BP)下降 ・肌肉完全鬆弛 ・作夢、說夢話，醒來後會忘記
第四期 沉睡期	15~30 分鐘	δ 波	・深度沉睡，**極難以被喚醒** ・**肌肉更完全鬆弛**，且極少移動身體 ・**生長激素(GH)分泌增加**，促進蛋白質的合成作用，而**有利於組織的癒合與修復（生理修復期）** ・蛋白質合成增加；膽固醇分解增加 ・BMR 降低 20~30%、體溫下降 ・可能出現**尿床、夢遺、夢遊或磨牙**等

註：因 NREM 第三期及第四期無明顯功能上的差異，因此睡眠醫學專家將此兩期合併為一期，統稱為慢波期睡眠(slow wave sleep)。

二、快速動眼期(REM)

1. 又稱為活動性睡眠或矛盾睡眠，由**交感神經**所主宰。

2. 腦波圖形：**β 波，波動活躍（與清醒時相似）**，腦部代謝速率增加，具有**幫助學習**、統整記憶力的功效。

3. 此期**占睡眠時間的 20~25%**，約占一個睡眠週期中的 10~20 分鐘。

4. **主要發生在睡眠後的 80~100 分鐘，是屬於睡眠的後段。越接近天亮時，此期所占時間的比例會增加。**

5. **極難被喚醒，肌肉張力及深腱反射降低**，但見**眼球快速轉動**。

6. **夢境生動且記憶深刻**，醒來後仍可清晰記得。有助於緩解心理壓力，但醒來後會感覺疲累。

7. 生命徵象的變化：**體溫上升、心跳及呼吸速率較不規則、血壓上升，可能出現自發性呼吸暫停。**

8. 內分泌變化：**基礎代謝率(BMR)增加、腎上腺素、糖皮質醇及胃酸分泌增加，生長激素分泌上升。**

9. 在此期易發作疾病包括：**消化性潰瘍、心絞痛、心肌梗塞、心臟病、氣喘、癲癇等。**

10. 男性出現陰莖勃起。

14-3　睡眠週期

1. 腦電波 (EEG)、眼電圖 (electrooculogram)、肌電圖 (electromyogram)，可用以發現睡眠生理週期。

2. **成人一個完整的睡眠週期平均約為 90 分鐘；兒童一個完整的睡眠週期平均約為 60 分鐘。**

3. **嬰兒快速動眼期睡眠約占睡眠時間的 50%，成人則約占 25%。**

4. 以**正常成人**而言，每晚 6~8 小時的睡眠中，有 4~6 個睡眠週期。

5. 正常成年人的睡眠過程：**清醒→NREM 第一期→NREM 第二期→NREM 第三期→NREM 第四期→NREM 第三期→NREM 第二期→REM**→NREM 第二期→NREM 第三期→NREM 第四期→NREM 第三期→NREM 第二期→REM，周而復始。

6. 在睡眠週期的任何階段中醒來，都必須**重新由 NREM 的第一期再開始入睡**，且會造成 NREM 第四期縮短。

7. 開始睡眠後約**每隔 60 分鐘**，才會出現一次快速動眼期的睡眠。

8. 影響睡眠的因素

   (1) 年齡：**年齡與睡眠時數成反比**。

   (2) **老年人**的 NREM 第一期時間增長（入睡時間延長）、**NREM 第三、四期時間減少**、快速動眼期時間減少、醒來次數增加、睡眠總時數縮短，**為有助於老年人的夜眠品質，建議白天小睡時間不可超過 30 分鐘**。

   (3) **生理時鐘：晝夜性節律**。在睡眠過程中，胰島素(insulin)分泌濃度維持恆定；**可體松(cortisol)在清晨醒來之前（約清晨6 點）分泌達最高峰，在晚上入睡前達最低值**。

   (4) **身體狀況：發燒、甲狀腺功能低下者會使 NREM 第四期縮短**，疼痛會影響睡眠狀況。

   (5) **活動：活動或運動後，可增加 NREM 第四期（沉睡期）的睡眠時間**；若**日間活動量減少，也會干擾夜間睡眠品質**。

   (6) **住院治療：睡眠環境改變及夜間接受治療**，常是住院病人失眠的重要因素。

   (7) **酒精：加速入睡、干擾 REM、半夜中斷睡眠**。

   (8) 藥物

   A. Morphine：↓ REM、NREM 第三、四期，縮短睡眠總時數。

   B. Barbiturate：↓ REM、↑ NREM 第二期。

   C. Valium：↓ REM、NREM 第三、四期，↑ NREM 第一期，延長入睡時間。

　　D. Digoxin：易做惡夢。

　　E. β 阻斷劑：**失眠、多夢**。

　　F. **鎮靜劑、安眠藥：↓REM、↓NREM 第三、四期**。

　　G. 安非他命、**抗高血壓藥物：↓REM**。

　　H. **抗憂鬱劑：失眠、睡眠障礙**。

(9) 咖啡因：**延遲入睡時間、縮短睡眠總時數**。

(10) 褪黑激素(melatonin)：可促進睡眠。

14-4　睡眠評估與睡眠障礙

　　首先，需收集睡眠史，包括評估**平常與目前的睡眠型態、睡前習慣、睡眠環境的布置、過去的用藥習慣及影響睡眠的因素**。

一、最佳睡眠狀態的條件

1. 最佳指標為早上醒來後感覺精神飽滿愉快。

2. 睡眠時數充足。

3. 睡眠過程連續，完全未中斷。

4. 睡眠型態與晝夜性節律相同。

5. 未出現睡眠障礙的症狀與徵象。

二、睡眠型態紊亂

　　睡眠型態紊亂的症狀或徵候包括：

1. 主訴難以入睡或睡不好、易醒、睡眠片段、主訴感覺沒有獲得充足的休息。

2. 白天昏昏欲睡、疲倦。

3. 行為表現改變（不安、易怒、激動、注意力不集中、失去定向力、記憶力減退、理解力降低、無精打采等）。

4. 生理徵狀（眼瞼下垂、黑眼圈、眼神呆滯、面部無表情、經常打哈欠或打瞌睡、噁心、食慾下降、頭痛等）。

三、睡眠障礙

1. **快速動眼期反彈**(REM rebound)：**長期服用安眠藥造成 REM 睡眠受壓抑，突然停用時會引發惡夢連連的戒斷症狀。**

2. 根據國際睡眠障礙分類法(International Classification of Sleep Disorder)對「**入睡困難**」的定義是指**上床到入睡時間超過三十分鐘**；其他失眠標準包括：**半夜醒來時間超過 30 分鐘、一天睡眠總時數少於 6.5 小時。**

3. **REM 睡眠剝削的徵候包括興奮、激動、煩躁不安、注意力和記憶力降低、學習動機減弱、反應遲鈍、無法集中精神等。**

4. NREM 睡眠剝削的徵候包括：冷漠、退縮、言語遲滯、身體不適、白天睡眠過多等。

5. **REM 及 NREM 睡眠均被剝削**的徵候包括**疲倦**、頭痛、視力模糊、注意力和記憶力降低、**判斷力降低**、淡漠、疼痛敏感度提高、煩躁不安、心智混亂、視幻覺、聽幻覺及妄想**等。

6. 睡眠性呼吸暫停(sleep apnea)
   (1) 定義：在睡眠期間發生呼吸停止的情形。
   (2) **常見於 50 歲以上的肥胖男性及停經後的婦女。**
   (3) 時間：10 秒～2 分鐘／次。
   (4) 症狀：**鼾聲大、夜間覺醒、失眠、白天嗜睡、睡眠中血氧濃度過低。**

(5) 種類

A. 中樞性睡眠呼吸暫停：腦部呼吸中樞功能受損，對二氧化碳的敏感性降低、缺氧所致。

B. 阻塞性睡眠呼吸暫停：**睡眠時呼吸道肌肉鬆弛**，導致上呼吸道凹陷，而出現呼吸停止，**發作時間**可達 **10 秒到 2 分鐘**，**整晚的睡眠週期可發作 50~600 次不等。常見於肥胖者。**

7. **昏睡**(narcolepsy)：又稱為嗜睡，發作的原因不明，可能與**遺傳**或 **REM 失調**有關。

14-5　促進睡眠的護理措施

1. 環境控制：**向病人介紹新環境以增加安全感**，調整合宜溫度，**調暗病室光線**，並維持環境安寧。

2. 護理方式：採**集中護理**，並盡量選擇在病人清醒時執行治療。

3. 促進舒適：提供**背部按摩**或熱水足浴等護理，或教導**肌肉放鬆法**，以協助身體放鬆。

4. 飲食療法：熱牛奶、牛肉等食物含有 serotonim 的前趨物質(L-tryptophan)，可促進睡眠。但在**睡前不宜進食過多食物**，避免腸胃負擔。**避免在晚餐後及睡前喝水及飲料**，以防夜尿頻繁干擾而中斷睡眠。

5. 寢前護理：排空膀胱、清潔盥洗等。

6. 活動安排：**安排充實日常活動**以消耗體能，**午睡時間不宜超過30 分鐘。**

7. 休息規劃：規律作息，以免日夜顛倒。

8. 想睡覺時才躺在床上。

QUESTI❓N

1. 尿床或夢遊常發生於哪一個睡眠週期？(A) REM　(B) NREM第II期　(C) NREM第III期　(D) NREM第IV期　(99專普二)

   解析 NREM第IV期為沉睡期，此期常發生說夢話、磨牙、尿床或夢遊。

2. 有關睡眠評估內容的敘述，下列何者錯誤？(A)收集睡眠史，包含平常與目前的睡眠型態、睡前習慣、睡眠環境的佈置等資料　(B)客觀地收集睡眠障礙的症狀及徵象，勿聽從病人的主觀經驗描述　(C)了解生活中的壓力事件是否影響睡眠品質　(D)評估過去與目前服用藥物狀況，了解是否影響睡眠情況　(100專高一)

3. 有關睡眠週期的描述，下列何者正確？(A)睡眠起始會先進入快速動眼期，再進入非快速動眼期　(B)在整個8小時睡眠中，會經歷一個非快速動眼期及一個快速動眼期　(C)一個完整四階段非快速動眼期及快速動眼期之循環歷時約70~90分鐘　(D)睡眠者於任何睡眠週期清醒，再入睡可接續原先的睡眠週期　(100專普一)

4. 一般而言，年齡與所需睡眠時間的關係為何？(A)隨年紀增加而增加　(B)隨年紀增加而減少　(C) 20歲達高峰之後遞減　(D) 50歲達高峰之後遞減　(100專普二)

5. 睡眠週期為NREM第IV期時，個案的腦波會出現哪一種圖形？(A) α波　(B) β波　(C) δ波　(D) θ波　(101專普一)

6. 一個睡眠周期約有多少分鐘？(A) 30分鐘　(B) 45分鐘　(C) 60分鐘　(D) 90分鐘　(101專普一)

7. 有關促進住院病人睡眠之護理措施，下列何者錯誤？(A)白天多安排活動　(B)睡前給予背部按摩　(C)新病人一定要給予安眠藥使用　(D)集中護理以減少對病人的干擾　(101專普二)

解答：　1.D　2.B　3.C　4.B　5.C　6.D　7.C

8. 有關睡眠週期的生理之敘述，下列何者錯誤？(A)藉著腦電波 (EEG)、眼電圖(electrooculogram)、肌電圖(electromyogram)，可以發現睡眠生理週期　(B)正常個案每晚平均7~8小時的睡眠中，有4~6個睡眠週期，每一個週期約有90分鐘　(C)睡眠生理週期是由非快速動眼睡眠(NREM sleep)與快速動眼睡眠(REM sleep)兩者不斷重複組成　(D)非快速動眼期(NREM)第IV期主要出現β波，新陳代謝加速，生長激素分泌增加　　　　　　　　　　(102專高二)

解析 非快速動眼期(NREM)第IV期主要出現δ波，此期生長激素分泌增加，但基礎代謝率降低20~30%。

9. 腦下垂體前葉分泌生長激素以促進生長，此為睡眠週期中的那一個階段之反應？(A) REM期　(B) NREM第二期　(C) NREM第三期　(D) NREM第四期　　　　　　　　　　　　　　(104專高一)

解析 NREM第四期會生長激素分泌增加。

10. 協助住院病人睡眠問題的處置，下列何者正確？(1)預防性安眠藥 (2)向病人介紹新環境以增加安全感　(3)避免睡眠中不必要之治療程序，採集中式護理　(4)白天儘量多休息。(A) (1)(4)　(B) (1)(3)　(C) (2)(3)　(D) (2)(4)　　　　　　　　　(104專高二)

解析 (4)午睡時間不宜超過30分鐘，採集中護理。

11. 有關睡眠的敘述，下列何者正確？(1)入睡時間會受到生物時鐘的自然影響　(2)人類生命週期中有1/3在睡覺　(3)整夜睡眠中前半夜以快速動眼期睡眠較多　(4)正常成人中每晚7至8小時的睡眠約有4~5個睡眠週期　(5)在哪一期睡眠被中斷就從哪一期再入睡 (6)個體處於非快速動眼期睡眠狀態下基礎代謝率會降低。(A) (1)(2)(4)(6)　(B) (1)(3)(5)(6)　(C) (1)(4)(5)(6)　(D) (2)(3)(4)(5)　　　　　　　　　　　　　　　　　(105專高一)

解答：　　8.D　　9.D　　10.C　　11.A

12. 有關睡眠的敘述，下列何者正確？(1)快速動眼期的腦波圖呈現β波，很容易被叫醒 (2)非快速動眼期第三期的腦波圖呈現δ波，呼吸速率及血壓下降 (3)非快速動眼期第二期的腦波圖呈現θ波，容易被叫醒 (4)非快速動眼期第四期的腦波圖呈現δ波，可能出現尿床及磨牙 (5)當睡眠中斷時，必須從快速動眼期開始入睡。

    (A) (1)(3)(4)　　(B) (1)(3)(5)　　(C) (2)(3)(4)　　(D) (2)(4)(5)

    解析 快速動眼期極難被喚醒。當睡眠被中斷時，必須由非快速動眼期第一期再開始入睡。　　　　　　　　　　　　　　　　（106專高一）

13. 陳女士，68歲，家管，主訴晚上睡不好做夢多，晚上躺床後不易入睡，白天容易打瞌睡，平常下午午睡約45分鐘，傍晚會外出買菜順便散步30分鐘，煮晚餐吃過飯後洗澡看電視，約10 pm上床睡覺習慣開著燈，6 am起床。過去病史包含糖尿病與心臟病，目前服用降血壓藥、降血糖藥、利尿劑、強心劑等藥物規律控制中，根據以上敘述，下列哪些因素最可能會影響陳女士的睡眠？(1)缺乏運動 (2)午睡太久 (3)多重用藥 (4)強心劑如Digoxin易導致惡夢 (5)生活不規律 (6)夜間睡眠燈光太亮。(A) (1)(2)(5) (B) (1)(3)(6)　　(C) (2)(4)(5)　　(D) (3)(4)(6)　　　　　（106專高二）

    解析 由上述資料並未有缺乏運動（散步30分鐘）、午睡太久（午睡約45分鐘）、生活不規律（10 pm上床睡覺、6 am起床）的情形。

14. 承上題，改善陳女士的睡眠照護計畫，下列何者正確？(1)建議睡前2~4小時少喝水 (2)晚上多運動 (3)請醫師調整多重用藥 (4)白天多次小睡以彌補不足的睡眠 (5)調整夜間睡眠光線為昏暗 (6)建議長期使用安眠藥。(A) (1)(3)(5)　　(B) (2)(3)(6)　　(C) (3)(4)(5) (D) (4)(5)(6)　　　　　　　　　　　　　　　　　　（106專高二）

    解析 針對多重用藥，應請醫師調整多重用藥；針對習慣開燈睡覺，建議調整夜間睡眠光線為昏暗；一般而言會建議睡前2~4小時少喝水。

解答： 　12.C　　13.D　　14.A

15. 病人出現非快速動眼睡眠第四期減少的現象，下列原因何者最不可能？(A)老年人　(B)服用鎮靜劑　(C)發燒　(D)高血脂　（107專高一）

16. 有關睡眠功能的敘述，下列何者正確？(1)非快速動眼期時血壓下降　(2)快速動眼期時新陳代謝減緩　(3)快速動眼期時幫助記憶和學習　(4)快速動眼期時消除疲勞　(5)非快速動眼期時幫助應付壓力穩定情緒　(6)快速動眼期之夢境生動且為彩色。(A) (1)(3)(6)　(B) (1)(4)(5)　(C) (2)(3)(6)　(D) (2)(4)(5)　（107專高二）

情況： 吳太太，76歲，高血壓20年，服用β阻斷劑藥物控制。此次因膽囊炎住院，進行膽囊切除術，術後因傷口疼痛一直抱怨晚上睡不好，精神顯疲倦，不愛說話，白天幾乎都臥床閉目休息，醫囑開立Ativan一顆睡前服用。依此情況回答下列3題。

17. 下列有關睡眠週期特徵之敘述，何者正確？(A)正常人每晚約有4~6個睡眠週期，平均每週期60分鐘　(B)非快速動眼期的第4期極易被喚醒　(C)尿床與夢遊的情形通常發生在非快速動眼期第3期　(D)快速動眼期(REM)的心跳與血壓均上升　（108專高一）

解析 (A)平均每週期90鐘；(B)非快速動眼期的第4期極難以被喚醒；(C)尿床與夢遊常發生在非快速動眼期第4期。

18. 下列何項比較不會影響吳太太睡眠狀況？(A)年齡　(B)疼痛　(C)抗生素　(D) β阻斷劑　（108專高一）

19. 有關促進吳太太睡眠之護理措施，下列敘述何者錯誤？(A)依醫囑在睡前給予止痛劑，以減輕疼痛　(B)睡前給予背部按摩護理，以放鬆筋骨　(C)鼓勵睡前減少飲水量，排空膀胱　(D)建議病人白天多休息，以減少疲倦感　（108專高一）

解析 建議白天安排活動，午睡休息時間不宜超過30分鐘。

20. 有關睡眠週期之快速動眼期(REM)敘述，下列何者正確？(A)全身肌肉張力上升　(B)生長激素分泌下降　(C)胃酸分泌增加　(D)由副交感神經所主宰　（109專高一）

解析 (A)肌肉張力下降；(B)分泌少量生長激素；(D)由交感神經主宰。

解答：　15.D　16.A　17.D　18.C　19.D　20.C

21. 下列藥物作用何者不會干擾睡眠週期？(A)安非他命 (amphetamine) (B)制酸劑(antacids) (C)酒精(alcohol) (D)抗鬱劑(antidepressant) （109專高二）

22. 夢境發生在下列哪一睡眠生理週期，醒後最容易記得？(A)非快速動眼期(NREM)S1 (B)非快速動眼期(NREM)S2 (C)非快速動眼期(NREM)S3 (D)快速動眼期(REM) （109專高二）

23. 下列個案情境，何者未達國際睡眠障礙分類法所建議失眠 (insomnia)的標準？(A) 70歲老人，上床到入睡時間超過40分鐘 (B) 70歲老人，經常半夜醒來2~4次，每次覺醒超過10分鐘 (C) 成年人，每天睡眠總時數共5小時 (D)成年人，睡眠效率為85%

解析 正常的睡眠：(A)上床到入睡時間應少於30分鐘；(B)半夜覺醒時間不超過30分鐘；(C)成年人，每天睡眠總時數建議達6.5小時。

（110專高二）

24. 有關阻塞性睡眠呼吸暫停(obstructive sleep apnea)，下列敘述何者錯誤？(A)好發於肥胖者 (B)睡眠時呼吸道肌肉緊縮 (C)發作時間可達10秒到2分鐘 (D)整晚睡眠週期可發作50~600次不等

解析 睡眠時呼吸道肌肉鬆弛，導致呼吸道凹陷，而出現呼吸暫停。

（111專高二）

25. 當一個人的睡眠受到干擾，無法進入沉睡期，則易影響下列何種賀爾蒙的分泌？(A)甲狀腺素 (B)生長激素 (C)胃泌素 (D)腎上腺素 （112專高二）

解答： 21.B 22.D 23.D 24.B 25.B

MEMO

排便的需要

出題率：♥ ♥ ♡

CHAPTER
15

大腸的解剖生理與排便作用機轉

糞便特性、標本採集及診斷性檢查
- 正常糞便特性
- 異常糞便特性
- 糞便標本採集
- 診斷性檢查

便祕護理

糞便嵌塞護理

腹瀉護理

排便失禁護理

大腸治療
- 直腸栓劑
- 灌腸
- 結腸灌洗

Fundamentals of Nursing

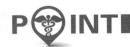

重｜點｜彙｜整

15-1 大腸的解剖生理與排便作用機轉

1. 人體四大廢物排泄途徑為：皮膚、肺臟、腎臟、大腸。

2. 大腸長約 1.5 公尺，包括：盲腸→升結腸→橫結腸→降結腸→乙狀結腸→直腸→肛管，各部位重點說明如下表所示。

部 位	盲 腸	結 腸	直 腸	肛 管
重點說明	盲腸與迴腸交接處有迴盲瓣，平時關閉，防止結腸內容物逆流到小腸	升結腸在腹部的右邊往上升，橫過腹部到左邊的部分稱為橫結腸；而後結腸往下形成降結腸；乙狀結腸沿著左側腹壁下行至中線，於骨盆腔內呈 S 狀彎曲並止於直腸	為消化道的最後一段，長約 20 公分，只有排便作用開始時才有糞質停留	與外界相通的管道，長約 2.54 公分，有肛門內、外括約肌，肛門內括約肌屬平滑肌，受自主神經控制；肛門外括約肌屬橫紋肌，由個體隨意控制

3. 大腸的功能
   (1) **吸收水分：每日約可吸收 2,500c.c.的水分及電解質。**
   (2) 保護。
   (3) 分泌：**大腸功能障礙，如腹瀉會導致鈉、鉀、氯缺乏，引起電解質不平衡。**
   (4) 排泄。
   (5) 運動：包括結腸袋攪拌運動、蠕動及質塊運動。

4. 大腸的運動

   (1) 結腸袋攪拌運動：結腸壁的環肌與縱肌收縮，將食糜往下一個結腸袋推送。

   (2) **蠕動**(peristalsis)：結腸壁的環肌與縱肌收縮，以**非常緩慢的速度**將腸食糜向前推進，**每分鐘約 5~15 次**。

   (3) **質塊運動**(mass movement)：**又稱大蠕動**，源於**橫結腸**中間的強烈蠕動波，**能將食物殘渣（糞便）自乙狀結腸擠進直腸，使直腸壁擴張，引發便意感，稱為直腸反射**。通常發生在**進餐時或進餐後**，一天約 3~4 次。

   (4) **胃結腸反射：食物進入胃內**，膨脹的胃壁引發神經衝動，造成大蠕動，使結腸內容物向直腸推進而引發排便反射，多發生在進餐時或進餐後不久，例如**早餐後**。

   (5) **十二指腸結腸反射：進餐後約 30 分鐘**，食糜進入十二指腸引發神經衝動，造成大蠕動，使結腸內容物向直腸推進，而引發排便反射。

5. 排便作用機轉

   (1) 糞便進入直腸→當壓力達 50~55 mmHg 以上時，刺激壓力接受器→骨盆神經→S_2~S_4（**排便反射中樞**）→排便反射中樞會傳出**副交感神經→引發降結腸、乙狀結腸、直腸的收縮及肛門內括約肌放鬆**→引起排便。

   (2) 當直腸壁擴張的感覺傳入 S_2~S_4 時，此感覺也會**經由脊髓傳入大腦皮質而出現便意感**。

   (3) **不許可排便時**：大腦皮質→陰部神經→**肛門外括約肌收縮**。

   (4) **許可排便時**：大腦皮質→S_2~S_4→**骨盆神經傳出副交感神經→直腸收縮、肛門內括約肌放鬆，同時會陰運動神經興奮，使得肛門外括約肌放鬆**→個體藉由腹壓的增加或 Valsalva 操作→**聲門緊閉、憋住呼氣、腹肌收縮、橫膈下降、腹內壓增加**→將糞便排出體外。

6.影響排便的因素如下表所示：

影響因素	重　點
年齡	・嬰兒須等到 2~3 歲神經系統發展完成，才能控制排便 ・**老人**因腸蠕動慢、平滑肌張力減少、腹肌張力減少，平日活動量減少，**易有便祕問題**；部分老人因肛門括約肌張力喪失，而有排便失禁問題
飲食	・攝入量減少→排便反射減少 ・高纖維食物（如蔬菜、水果、全穀類）可增加糞便容積，引發排便反射，促進腸蠕動 ・產氣食物（如地瓜、洋蔥、豆類、花椰菜、高麗菜等）因易產氣，擴張腸壁而增加腸蠕動 ・乳糖不耐症、辛辣食物易有腹瀉問題 ・高脂、油炸食物易產生飽脹感
液體攝入量	・液體攝取太少→糞便硬不易排出 ・每日應攝取 2,000~2,500c.c.液體，以維持正常排便
身體活動量	・活動可促進腸蠕動；不活動則抑制腸蠕動 ・長期臥床→腹肌與骨盆肌軟弱無力→無法增加腹內壓及控制肛門外括約肌→便祕
個人習慣	・大部分人習慣在特定時間、特定地點排便 ・忙碌工作影響排便 ・與他人共用浴廁或需要床上使用便盆，都因改變排便習慣而影響排便
排便姿勢	・蹲姿有助腹部用力與大腿肌肉收縮，使排便順暢，臥床使排便困難
環境	・環境隱密差、氣味差、室內溫度不適當、環境不清潔都會影響排便
心理因素	・壓力（如焦慮、害怕）→引發副交感神經衝動→腸蠕動增加→腹瀉 ・憂鬱→身體活動量減少 　　　→副交感神經衝動減少→腸蠕動減慢→便祕

影響因素	重　點
疼痛	・手術傷口疼痛→壓抑排便→便祕
懷孕	・懷孕末期婦女，因胎兒對直腸壓迫導致便祕
麻醉及手術	・麻醉劑阻斷副交感神經→腸蠕動減慢 ・腸胃道手術，需待腸蠕動恢復才可進食
藥物	・便祕 　(1) 長期使用輕瀉劑→腸道肌肉張降低力 　(2) 麻醉性止痛劑（如Morphine）→腸道蠕動減慢 　(3) 抗膽鹼激素藥物（如Atropine）→抑制腸道蠕動 　(4) 全身麻醉劑→阻斷副交感神經 　(5) 含鋁制酸劑 　(6) 鐵劑→糞便變黑且硬 ・腹瀉 　(1) 過量使用礦物油→減少脂溶性維生素吸收 　(2) 長期口服抗生素→破壞腸道正常菌叢 　(3) 含鎂制酸劑（如高劑量氧化鎂口服藥）
診斷性檢查	・大腸纖維鏡、胃鏡：檢查前 NPO 或清潔腸道→排便型態改變 ・腸胃道攝影：鋇劑嵌塞結腸→糞便嵌塞
疾病因素	・直腸腫瘤→解便細長 ・結腸炎或甲狀腺機能亢進→腹瀉 ・脊髓損傷、麻痺性腸阻塞→便祕 ・肛門括約肌功能欠佳→排便失禁

15-2 糞便特性、標本採集及診斷性檢查

一、正常糞便特性

　　糞便的組成 75%為水分，25%為固體物質，包括食物殘渣、細菌、膽紅素、無機物質（如鈣、磷）、上皮細胞、腸黏液等。

二、異常糞便特性

1. 異常顏色
    (1) **黑便、柏油便**(tarry stool)：服用鐵劑、RBC 破壞、上腸胃道出血(UGI bleeding)、深綠色蔬菜、進食豬肝。
    (2) **鮮紅血便** (fresh blood stool)：下腸胃道出血 (LGI bleeding)、痔瘡出血、食用甜菜。
    (3) **解灰白色便**(clay colored stool)：膽道阻塞、脂肪食物吸收不良、使用鋇劑。
    (4) **綠色便**：大量食用綠色蔬菜、腸道感染。
    (5) **暗紅或巧克力便**：過量咖啡、巧克力。

2. 異常氣味
    (1) 腐敗臭：感染、出血。
    (2) 酸腐臭：醣類、脂肪食物吸收不良。

3. 異常性狀：**黏液過多：腸道感染**或發炎。

三、糞便標本採集

1. **以內科無菌技術採集標本，避免受到傳染**。

2. 通常固體糞便約 2.5 公分（約為**一顆花生米大小**），液體糞便約 15~30c.c.為宜。

3. 檢體**應避免受到尿液**（會殺死原蟲）及衛生紙（紙的成分會影響檢驗結果）汙染，因此，可請病人先排空膀胱，以避免尿液汙染糞便檢體。

4. 糞便常規檢查目的在檢查**糞便的一般性狀、細菌、寄生蟲**，請個案**排空膀胱後解於便盆（不可鋪衛生紙）**，再以便匙取**中央段少量糞便**放在標本收集器送檢。

5. **糞便培養可以檢測出痢疾**。收集糞便培養時，應用**無菌培養棉枝輕輕插入肛門 1~2 公分、旋轉一圈，再置入無菌標本盒**中，並盡速送檢，防細菌孳生。

6. **寄生蟲（如阿米巴原蟲）檢查時，應使用溫暖便盆**，並於 30 分鐘內送檢。

7. **糞便潛血試驗，應告知前三天勿食用內臟類食物、綠色蔬菜及鐵劑**，以免影響檢驗結果（可能呈**假陽性潛血反應**）。

8. **糞便潛血試驗為陽性**，表示可能有**腸道出血或腫瘤**等問題。

9. **收集前要先確認女性病人是否在月經期間內**。

10. **蟯蟲檢體採樣**，最佳採檢時機為**晨起後、解便前**，先撕開浮貼膠紙，**用上膠面對準肛門，以手指用力貼壓肛門口沾取蟲卵**後，再重新粘上浮貼膠紙，即完成採樣。

四、診斷性檢查

1. 腹部 X 光：可了解腸道內有無氣體、糞便、腸阻塞。

2. 胃鏡：直接透視觀察胃潰瘍大小、腫瘤，並可做切片。檢查前後護理包括：
   (1) 解釋檢查目的、過程及填寫同意書。
   (2) 前一天午夜後禁食或檢查前禁食 4~6 小時。
   (3) **檢查後衛教個案，嘔吐反射未恢復前勿進食及喝水**。
   (4) 檢查後若喉嚨不適可含喉片、溫鹽水漱口或冰敷喉嚨。
   (5) 觀察有無出血、發燒、吞嚥困難及感染等徵象。

3. 大腸纖維鏡檢查：直接觀察腸黏膜，用以診斷潰瘍性結腸炎、腫瘤、出血、阻塞等，並可做切片。檢查前後護理包括：
   (1) 解釋檢查目的、過程及填寫同意書。
   (2) **前一天依醫囑清潔灌腸以利觀察**。

(3) **前一天午夜後禁食。**

(4) **檢查時採左側臥或膝胸臥式。**

(5) 檢查時灌入氣體可擴張腸道便於觀察，但**可能會有脹氣痛，應告知個案。**

(6) 檢查後觀察有無出血、發燒、腹痛、腹脹及腹部僵硬等合併症。

(7) **鼓勵下床活動以促進排氣。**

4. 上腸胃道及下腸胃道攝影：藉由鋇劑 X 光透視，以診斷腸胃道病灶。檢查前後護理包括：

   (1) 解釋檢查目的、過程及填寫同意書。

   (2) **前一天午夜後禁食。**

   (3) **下腸胃道攝影檢查前一天依醫囑做清潔灌腸，以利鋇劑顯影。**

   (4) **上腸胃道攝影需吞服鋇劑；下腸胃道攝影需將鋇劑灌入腸道中。**

   (5) **檢查後多活動、多飲水或給予輕瀉劑，以加速鋇劑排出。**

   (6) **檢查後解白色糞便乃正常現象。**

15-3 便祕護理

1. 便祕的原因

   (1) 身體疾病：大腸疾病、鄰近器官壓迫、手術、老化、痔瘡、孕婦、內分泌疾病。

   (2) 功能性：纖維素攝取不足、**飲水量不足**、**腸蠕動減慢**、運動量不足、排便習慣不良、姿勢不良、環境不合適、時間不充分、**亂服瀉藥及灌腸**、使用麻醉性止痛藥、含鋁制酸劑。

   (3) 心因性：精神憂鬱、緊張。

2. 便祕的症狀

(1) **主觀資料：主訴多日未解便、糞便乾硬、腹痛、裡急後重、膨脹感、噁心、無胃口、頭痛。**

(2) **客觀資料：腸蠕動減慢、叩診呈鼓音（若為機械性腸阻塞初期，腸音高且急）、乙狀結腸有糞便積聚時可觸摸到圓形團塊。**

3. 結腸性與感受性便祕的區分如下表所示：

種　類	定　義	定義性特徵
結腸性便祕	· 排便特徵為排出乾硬糞便，乃因食物殘渣通過腸道的時間延長所致	· **乾硬糞便** · **排便次數減少** · **需用力排便或排便時疼痛** · **感到直腸受壓迫**
感受性便祕	· **自覺便祕而濫用輕瀉劑來維持每日的排便**	· 期待每日排便而過度使用輕瀉劑 · 期待每日在同一天排便

4. 便祕的護理措施

護理措施	機　轉
(1) 評估排便形態、糞便特性、排便習慣、目前用藥	· 了解便祕原因
(2) **增加纖維素攝取，如蔬菜、水果、全穀類**，避免精製食物如蛋糕、麵包	· 促進腸蠕動 · **增加腸道內水分吸收** · **縮短腸道內殘渣停留時間**
(3) 若無禁忌，每天應**攝水2,000~2,500c.c.**，另梅子汁、檸檬汁、橘子汁、小紅莓汁等亦可適量飲用	· 軟化糞便
(4) **鼓勵充足活動**及教導增強腹肌的運動	· 促進腸蠕動
(5) 早餐前服用冷開水、冰牛奶、冰果汁	· 促進腸蠕動
(6) 教導**早餐進食後嘗試排便**	· 以胃結腸反射刺激排便
(7) 選擇充裕時間排便並養成排便習慣	

護理措施	機　轉
(8) **採蹲姿排便**，床上使用便盆時，盡可能搖高床頭，並將身體前傾以助排便	・有助於腹肌收縮並增加腹內壓
(9) 提供良好排便環境（隱蔽性環境及空氣流通）	・心情放鬆有助排便
(10) 給予充足的排便時間	・避免情緒緊張不安
(11) 排便同時用手自右向左沿著結腸解剖位置做機械性的按摩	・增加腹內壓，促進排便
(12) 依醫囑使用軟便劑、輕瀉劑或灌腸	
(13) 皮膚護理	・用力排便可能引起肛門裂傷，可於排便前用潤滑劑擦拭肛門周圍，以避免堅硬的糞便摩擦皮膚而導致皮膚損傷
(14) 使用止痛劑	・因疼痛不敢排便者，排便前可依醫囑給予使用止痛劑或教導用手壓住傷口

15-4 糞便嵌塞護理

1. 糞便嵌塞的原因：糞便長久堆積直腸中，水分不斷被吸收，致使糞便堅硬難以排出。

2. 糞便嵌塞的症狀
   (1) **主觀資料：持續性欲解便、直腸疼痛、膨脹感、腹痛、噁心、嘔吐、血壓上升。**
   (2) **客觀資料：糞水由肛門流出。**

3. 護理措施
   (1) 腹部順時鐘按摩。

(2) 以手指刺激排便：手指插入直腸 1.5~2 吋，手指沿著直腸壁轉動約 1~3 分鐘，使內括約肌鬆弛，若仍無腸蠕動，5~20 分鐘後可再重複一次。

(3) **依醫囑予肛門內指診，以手指挖除肛門口糞石：須由護理人員執行，且心臟病、脊髓損傷病人需有醫囑，過程中如發生心悸、頭昏感覺須立即停止。**

(4) 當糞石阻塞於直腸處，應**先以手指挖除糞石，不宜直接使用灌腸**，因糞石可能阻礙灌腸溶液與直腸黏膜接觸。

(5) 可以含有**局部麻醉成分的潤滑劑**塗抹肛門後，再進行指挖。

(6) 依醫囑灌腸或給予緩瀉劑。

15-5 腹瀉護理

1. 腹瀉的原因：因**辛辣的刺激食物、微生物感染、藥物（抗生素、制酸劑）、緊張焦慮**或疾病，讓糞便在腸道中移動太快，使水分來不及吸收或腸黏膜受刺激而分泌增加。

2. 腹瀉的症狀：**腸蠕動增加**、排便次數增加、**解出不成形（鬆散狀）或液狀糞便。**

3. 腹瀉的護理措施

(1) 最主要的目標是**避免體液電解質的不平衡。**

(2) **急性期應 NPO，以減少腸道刺激及腸蠕動。**

(3) 可進食時應採**少量低渣食物**，以減少蠕動及刺激。

(4) **補充足夠水分及電解質**（可使用市售口服電解質液以補充電解質，一天至少攝入 2,500~3,000c.c.液體，禁食者則依醫囑予靜脈注射體液電解質）。

(5) **皮膚護理**：排便後以柔軟衛生紙擦拭肛門及周圍皮膚，或以溫水清洗，再以潤滑劑或**氧化鋅擦拭保護皮膚。**

(6) 依醫囑給予**止瀉劑。**

15-6　排便失禁護理

1. 攝取適當的**高纖維食物**。

2. 進行**骨盆底肌肉訓練**。

3. 維持肛門周圍皮膚的清潔與乾燥，便後以溫水沖洗或濕紙巾擦拭。

4. 在預定排便時間前 5~30 分鐘服用軟便劑、塞入軟便栓劑或**小量灌腸**。

5. 維護病人自尊。

15-7　大腸治療

一、直腸栓劑

1. Bisacodyl (Dulcolax®)是最常用的直腸栓劑，塞入直腸後，藉由體溫溶解以達到軟化糞便及刺激直腸末梢神經，而將糞便排出。

2. **直腸栓劑**應存放冰箱。

3. **直腸內若有糞團，應先將糞團清除。**

4. **請病人採左側臥，戴上清潔手套，使用 K-Y Jelly 潤滑栓劑，以食指將栓劑塞入直腸中約 6.4~7.6 公分（2.5~3 吋），使栓劑通過直腸肛門環，並盡可能保留 30 分鐘。**

二、灌　腸

(一) 定義與目的

1. 定義：**將溶液灌入直腸或結腸內，藉著滲透作用，使腸道膨脹及刺激腸黏膜增加腸蠕動，以促進糞便或氣體排出體外。**

2. 目的：清潔腸道、協助排便、供給藥物、供給營養、協助診斷。

(二) 分　類

1. 依溶液總量來分：

	大量灌腸	小量灌腸
灌入量	・**成人**：500(750)~1,000c.c. ・小孩：250~500c.c. ・嬰兒：一般為 60~120c.c.	不超過 240c.c.

2. 依溶液留置體內時間來分：

	非保留灌腸 (non-retention enema)	保留灌腸 (retention enema)
種類	包括 **清潔灌腸**、驅蟲灌腸、**驅風灌腸**、收斂灌腸（詳見 3.敘述）	包括診斷灌腸、油劑灌腸、安撫灌腸、鎮靜灌腸、營養灌腸、興奮灌腸（詳見 3.敘述）
灌入量	成人約 750~1,000c.c.	90~180c.c.，不超過 240c.c.
水溫	41~43°C(105~110°F)	37.8~40.6°C(100~105°F)，不可超過 41°C（因高溫刺激蠕動引發便意感）
保留時間	5~10 分鐘	約 30 分鐘以上
灌腸速度		應緩慢，避免刺激腸蠕動

3. 非保留灌腸與保留灌腸的種類

(1) 非保留灌腸：

種類	目 的	溶液配備及溫度	原 理	備 註
清潔灌腸	·軟化糞便，緩解便祕 ·手術、生產前腸道準備 ·診斷前腸道清潔	·0.2%肥皂水(10%肥皂凍 20c.c.＋水 980c.c.；2%肥皂凍 100c.c.＋水 900c.c.) ·0.9%N/S ·清水 ·41~43℃	·大量溶液擴張直腸，引發排便反射 ·肥皂可降低水的表面張力，使糞便與水迅速結合而軟化，且肥皂水會刺激腸黏膜，促進腸蠕動	·清水屬低滲溶液，易導致電解質不平衡，不宜連續使用 ·生理食鹽水是最常用的灌腸溶液，使用生理食鹽水可避免產生體液電解質不平衡
驅蟲灌腸	使寄生蟲排出**排氣**，減輕腹脹	·苦木液 15c.c.＋水 250c.c. ·41~43℃ ·1.2.3. enema (M.G.W)－50%MgSO₄：Glycerine：清水＝1:2:3=30c.c.:60c.c.: 90c.c. ·41~43℃	·硫酸鎂不被腸道吸收，停留直腸內可增加體積，促進腸蠕動 ·甘油易附著在腸黏膜，停留時間比水長，可促進排泄	
收斂灌腸	止血	·冰水 200~300c.c. ·明礬水 200~300c.c.		

(2) 保留灌腸：

種類	目 的	溶液配備及溫度	原 理	備 註
診斷灌腸	**使直腸結腸顯影，協助診斷**	· 硫酸鋇 · 37.8~40.6℃	· 不被腸道吸收，可由糞便排出 · X光無法穿透，可與空氣成對比觀看胃腸形狀	· **需採三天低渣飲食，前一天吃清流質飲食，9PM 口服篦麻油後 NPO** · **執行前：先清潔灌腸** · **執行後：鼓勵多喝水，吃高纖飲食，觀察白色糞便排出**
油劑灌腸	**軟化大便，協助解便**	· 甘油灌腸 (Glycerine enema)－甘油：水=1：1 或 1：2 · 37.8~40.6℃	軟化及潤滑糞便	
意福灌腸	協助排便	· Fleet enema	刺激排便反射	· **需先將空氣排出** · **灌腸後保留 5~15 分鐘**
安撫灌腸	潤滑、保護腸黏膜	· 澱粉 4gm + 冷水 60c.c.混合均勻後加入開水 180c.c. · 37.8~40.6℃	產生局部作用	

種類	目　的	溶液配備及溫度	原　理	備　註
鎮靜灌腸	鎮靜、引導睡眠	・氯醛、副醛、溴化鈉 ・37.8~40.6℃	藉由腸黏膜吸收藥物，產生全身作用	
營養灌腸	供給營養	・葡萄糖、鹽類、蛋白質 ・37.8~40.6℃	產生全身作用	
興奮灌腸	興奮作用	・咖啡＋白蘭地＋水 ・37.8~40.6℃	產生全身作用	不能口服時才使用

(三) 灌腸注意事項

1. 維護病人隱私，給予適當覆蓋。

2. 灌腸姿勢
   (1) **左側臥：因乙狀結腸及降結腸在左邊，借重力原理使溶液易流入腸道。**
   (2) **俯臥：無法採左側臥者，可將臀部墊高或在腹部墊小枕頭。**
   (3) **膝胸臥式：腸阻塞病人。**
   (4) **屈膝仰臥式：臨產孕婦、髖關節受傷、長期插導尿管者。**
   (5) **不可站著或坐著時灌腸：因為地心引力的關係會使溶液無法保留在腸道內。**

3. **插入肛管時：教導病人哈氣或做深呼吸動作，以放鬆腹肌、減輕腹壓及分散注意力。**

4. 溶液流入時：告知病人肚子會有脹脹的感覺或輕微腹痛（因腸道痙攣性收縮）。

5. 出現痙攣性腹痛時：應減緩速度或等到腹痛消失再灌，若有嚴重腹痛、腹脹時須停止灌入溶液，因有可能發生腸穿孔。

6. 溫度：溫度過高→腸道血管擴張→血液集中腸道→腦部缺氧昏厥，同時也傷害腸黏膜或引發腸道蠕動過速；溫度太低→肛門括約肌收縮痙攣。

7. 灌腸壓力：以灌腸筒的液面至肛門的垂直距離。
   (1) **大量灌腸：成人 45~60 公分（18~24 吋），孩童 38~45 公分（15~18 吋）。**
   (2) **小量灌腸：15~20 公分（6~8 吋）。**

8. 肛管選擇：**成人的小量灌腸用 18~22Fr.，大量灌腸用 22~24Fr.；孩童用 14~18Fr.；嬰幼兒用 10~12Fr.。**

9. 插入深度：**插入肛管前應潤滑肛管前端約 5~10 公分**，以減少對腸黏膜的摩擦及減少肛門括約肌的收縮。若為**成人，插入深度約 7.5~10 公分（3~4 吋），孩童者約 5~7.5 公分（2~3 吋），嬰幼兒則為 2.5~3.75 公分（1~1.5 吋）。**

10. 灌腸的禁忌症：不明原因的腹痛、疼痛性的嚴重痔瘡、產科安胎者、直腸狹窄或潰瘍、闌尾炎、腹膜炎、腸道發炎、腦壓過高（因用力會使腦壓更高）等。

三、結腸灌洗(Colon Irrigation)

(一) 定義與目的

1. 定義：使用低壓，將大量溶液分次灌入結腸中清洗，並經由另一管子，將灌入的溶液排出體外。

2. 目的
   (1) **清潔：徹底除去腸道內的糞便、細菌、雜質，以做為術前或特殊檢查的準備。**
   (2) 稀釋腸道內的毒素（**例如氨**）、排除氣體。

(3) 減輕局部炎症反應。

(4) 供給體液。

(二) 溶液的種類

1. 清潔：包括清水、生理食鹽水及 1:5,000 的高錳酸鉀溶液(P.P. solution)。

2. 治療痢疾：(1) 1:1,000~1:5,000 之苦木液（奎寧，quinine）；(2) 1:500~1:2,000 之硝酸銀(silver nitrate)；(3) 3:100~5:100 之鞣酸 (tannic acid)。

3. 除去腸黏膜：1~2%重碳酸氫鈉(sodium bicarbonate)。

4. 供給體液：2~5%葡萄糖、低張溶液。

(三) 注意事項

1. 灌入液體總量視病人情況及治療目的而定，如清潔作用需灌洗至水回流顏色與灌入溶液完全相同為止。

2. **每次灌入量約為 500c.c.，回流後再灌入第二次。**

3. 灌入的速度以**每分鐘 100~150c.c.**為宜。

4. 灌洗前必要時應先做清潔灌腸。

5. 灌洗時採**左側臥式**之姿勢。**成人肛管插入深度為 7.5~10 公分。**

6. 灌洗溶液溫度為 41~43℃。灌洗壓力不高於 45~60 **公分** （18~24 吋）。

7. 灌洗時**隨時觀察病人**有無冒冷汗、腹痛厲害、臉色蒼白、出血等現象，**若有上述不適應停止灌洗並通知醫師。**

8. 結腸灌洗的禁忌症：肛門括約肌鬆弛、肛門周圍傷口發炎、疼痛性嚴重痔瘡、腸結核、腸道發炎、腸道或肛門周圍有腫瘤、病人情況不良或腸黏膜有息肉等。

QUESTI?N

1. 有關糞便檢體之收集，下列敘述何項錯誤？(A)糞便量約為一顆花生米大小　(B)若為水便或稀便，可用棉花棒沾取留存　(C)若要做糞便培養，可利用無菌培養棉棒輕輕插入肛門1~2公分，旋轉一圈　(D)可請病人先排空膀胱，避免尿液污染糞便檢體
   解析　若為水便或稀便，應取15~30c.c.為宜。　　　　　　　(102專高二)

2. 大強30歲，明天早上欲行腸道手術，醫師處方如下：S.S. Enema st.。當護理師執行灌腸時，下列敘述何者錯誤？(A)溶液溫度在40.6~43.3°C (105~110°F)　(B)病人須予左側臥　(C)灌腸筒內液面與肛門的垂直距離不超過45~60公分　(D)肛管插入肛門深度，約為5.0~7.0公分　　　　　　　　　　　　　　　　　(102專高二)
   解析　肛管插入肛門深度，成人約為7.5~10公分（3~4吋）。

3. 下列何種情況，病人的糞便顏色可能是白色的？(A)腸道感染(B)膽道阻塞　(C)食用過多甜菜　(D)上腸胃道出血　(102專高二)

4. 護理師執行大量灌腸後，應教導病人保留多久才可解出？(A) 5~10分鐘　(B) 30分鐘以上　(C)越久越好　(D)依醫囑而定
   　　　　　　　　　　　　　　　　　　　　　　　　　(102專高二)

5. 收集標本之前三天未告知不可進食內臟類食物，則下列哪一項檢查結果，可能出現偽陽性？(A)阿米巴原蟲檢查　(B)細菌培養(C)寄生蟲檢查　(D)潛血反應試驗　　　　　　　(102專高二)

6. 小量灌腸不具下列哪一項作用？(A)潤滑及軟化糞便　(B)下腸道手術前準備　(C)給藥　(D)供給營養　　　　　(103專高一)

7. 陳先生罹患膽道阻塞，其糞便可能的顏色為：(A)綠色　(B)黑色(C)灰白色　(D)黃棕色　　　　　　　　　　　　　(103專高二)

8. 教導陳小弟蟯蟲檢查之樣本收集，下列敘述何者錯誤？(A)告知陳小弟要先排便後再採取檢體送檢　(B)檢查時用膠帶輕壓肛門口以沾取蟲卵　(C)收集到檢體應於30分鐘內儘快送檢　(D)在留取檢體後，可將檢體收集器置於溫水杯中送檢　　(103專高二)

解答：　　1.B　　2.D　　3.B　　4.A　　5.D　　6.B　　7.C　　8.A

9. 食物進入腸胃道後產生大腸蠕動是下列何種反射？(A)胃十二指腸反射　(B)十二指腸結腸反射　(C)直腸反射　(D)刺激交感神經衝動的反射　　　　　　　　　　　　　　　　　　（104專高一）

解析 十二指腸結腸反射為進食後約30分鐘，食糜進入十二指腸時引發的神經衝動。

10. 進行蟯蟲檢查時，收集此檢體的方法為何？(A)糞便標本置於衛生紙上，再放入收集盒　(B)以棉棒沾取糞便，再放入收集盒　(C)以吸管吸取糞便，再放入收集瓶　(D)用收集之透明膠帶在肛門口附近輕壓沾黏　　　　　　　　　　　（104專高一）

11. 李小姐明天預行腹部手術，術前醫囑：「S. S. enema st.」，下列敘述何者正確？(A)液面至肛門垂直距離30~40公分　(B)灌腸時請李小姐右側臥　(C)肛管插入肛門7.5~10公分　(D)灌腸液保留在腸道15~30分鐘後再排出　　　　　　　　　（104專高二）

解析 (A)液面至肛門垂直距離為45~60公分；(B)灌腸姿勢採左側臥；(D)腸道保留灌腸液約5~10分鐘。

12. 有關便祕病人之護理指導，下列敘述何者最不適宜？(A)鼓勵病人多攝取高纖維食物　(B)鼓勵病人喝大量含糖飲料以增加液體攝取　(C)增加身體活動量以促進腸蠕動　(D)排便時採蹲姿可使排便較順暢　　　　　　　　　　　　　　　　　（104專高二）

解析 攝取液體中不宜有含糖成分。

13. 有關甘油灌腸(glycerine enema)的敘述，下列何者正確？(1)主要目的是保護腸黏膜　(2)灌入量90~180c.c.　(3)灌完後請病人儘量忍住便意5~10分鐘　(4)溶液成分為甘油和水。(A) (1)(2)(3)　(B) (1)(3)(4)　(C) (2)(3)(4)　(D) (1)(2)(4)　　　　　　　（105專高一）

解析 甘油灌腸的目的為軟化大便、協助解便。

14. 有關排便的敘述，下列何者錯誤？(A)排便過程受薦神經$S_{2~4}$控制　(B)直腸內壓上升引發排便反射　(C)肛門括約肌收縮引起排便　(D)意志可以控制肛門括約肌　　　　　　　　　　　　　　　（105專高一）

解析 肛門內括約肌放鬆引起排便。

解答：　　9.B　　10.D　　11.C　　12.B　　13.C　　14.C

15. 關於灌腸姿勢的敘述，下列何者錯誤？(A)老年人可採坐式　(B)髖關節受傷病人可採屈膝仰臥式　(C)一般人應採左側臥式　(D)腸阻塞病人可採膝胸臥式　　　　　　　　　　　（105專高一）

解析 採坐姿灌腸會因地心引力原理而使溶液無法保留在腸道內。

16. 關於保留灌腸之敘述，下列何者正確？(A)成人灌入量約750~1,000c.c.　(B)灌腸液溫度約41~43℃　(C)保留在腸道內約30分鐘以上　(D)灌入速度應迅速以利腸蠕動　　　（105專高一）

解析 (A)成人灌入量不可超過240c.c.；(B)灌腸液溫度約37.8~40.6℃；(D)灌入速度應緩慢，以避免刺激腸蠕動。

17. 當病人上消化道出血時，其糞便通常為何種顏色？(A)黑色　(B)紅色　(C)綠色　(D)透明黏液　　　　　　　　　（105專高二）

18. 灌腸中病人產生輕微腹痛之處理方式，下列何者較合適？(A)停止繼續灌入溶液，並立即向醫師回報　(B)可能是發生腸穿孔現象，應立即進行相關檢查　(C)此為正常的灌腸反應，可加速灌入溶液　(D)可能是溶液流入時引起腸道痙攣性收縮，宜減緩灌腸速度　　　　　　　　　　　　　　　　　（105專高二）

19. 關於結腸灌洗(colon irrigation)之敘述，下列何者錯誤？(A)病人採左側臥式　(B)灌洗筒液面至肛門口距離高於70公分　(C)溶液溫度為41~43℃　(D)灌入速度約為每分鐘100~150c.c.

解析 結腸灌洗壓力不高於45~60公分。　　　　（105專高二）

20. 有關灌腸溶液溫度的敘述，下列何者正確？(A)保留灌腸的溶液溫度應為41~43℃　(B)非保留灌腸的溶液溫度應為37.8~40.6℃(C)溶液溫度過高時會造成腸蠕動過慢，而影響灌腸效果　(D)溶液溫度過低時可能使肛門括約肌收縮痙攣　　　（106專高一）

解析 非保留灌腸的溶液溫度應為41~43℃，保留灌腸的溶液溫度應為37.8~40.6℃，溫度過高易刺激腸蠕動引發便意感，影響灌腸效果。

解答：　　15.A　　16.C　　17.A　　18.D　　19.B　　20.D

21. 有關教導臨床病人預防便祕的護理措施，下列何者錯誤？(A)每日睡前使用瀉藥　(B)每日攝取足夠的蔬果　(C)養成每日定時排便的習慣　(D)每日攝取液體2000~2500c.c.　（106專高二）

　　解析 預防便祕應調整日常生活習慣，而非依賴瀉藥。

22. 在大量灌腸過程中，病人主訴感到輕微腹痛時，護理師採用的護理措施，下列何者正確？(A)立即拔出肛管，通知醫生　(B)停止灌腸，讓病人躺平休息　(C)將灌腸筒提高，加快灌腸速度　(D)暫停灌腸，等腹痛消失後再繼續　（106專高二）

23. 上腸胃道出血或服用鐵劑病人之糞便顏色，下列何者正確？(A)紅色　(B)黑色　(C)灰白色　(D)黃棕色　（106專高二）

24. 使用下列何種藥物易導致便祕的問題？(1)長期使用抗生素　(2)含鎂制酸劑　(3)鐵劑　(4)抗膽鹼激素藥物（如：Atropine）　(5)麻醉性止痛劑（如：Morphine）。(A) (1)(2)(3)　(B) (1)(2)(4)　(C) (1)(3)(5)　(D) (3)(4)(5)　（106專高二）

25. 下腸胃道出血病人糞便的顏色，下列何者正確？(A)灰白色　(B)黑色　(C)紅色　(D)褐色　（106專高二）

26. 高纖維飲食的主要應用原理，下列何者錯誤？(A)增加腸道內水分的吸收　(B)減少腸道內的殘渣量　(C)縮短腸道內殘渣停留時間　(D)促進腸道的蠕動　（106專高二）

27. 執行灌腸技術，在插入肛管前，請病人張口哈氣的理由，下列何者正確？(A)減輕病人的腹壓　(B)放鬆病人的四肢肌肉　(C)集中病人的注意力　(D)收縮病人的腹肌　（106專高二補）

28. 對於大腸運動的敘述，下列何者錯誤？(A)結腸袋攪拌運動可移動食糜　(B)質塊運動或大蠕動每小時均會出現數次　(C)十二指腸結腸反射引發排便　(D)食物進入胃引發胃結腸反射

　　解析 質塊運動或大蠕動每天約3~4次。　（106專高二補）

解答：　21.A　22.D　23.B　24.D　25.C　26.B　27.A　28.B

29. 有關灌腸時肛管插入的深度，下列敘述何者正確？(A)成人約7.5~10公分　(B)孩童約2.5~4.5公分　(C)嬰幼兒約1.5~2.0公分　(D)依灌腸種類而有所差異　（107專高一）

30. 解黑色糞便的可能原因為何？(1)服用鐵劑　(2)脂肪吸收不良　(3)進食較多豬肝　(4)上腸胃道出血。(A) (1)(3)(4)　(B) (2)(3)(4)　(C) (1)(2)(4)　(D) (1)(2)(3)　（107專高二）

31. 下列何種狀況下腸蠕動聲會增加？(A)腹膜炎　(B)腹股溝疝氣　(C)腸麻痺　(D)腹瀉　（107專高二）
解析 腹瀉時腸蠕動聲會增加。

32. 有關預防便祕的護理指導，下列何者不適當？(A)多吃蔬菜、水果及全穀類　(B)養成定期灌腸的習慣　(C)養成於早餐後排便的習慣　(D)每日應攝取2,000mL水分　（107專高二）
解析 長期服用瀉藥或灌腸，易造成功能性便祕。

33. 嬰幼兒進行清潔灌腸時，為避免產生體液電解質不平衡，選用下列何種溶液最適宜？(A) 0.2%肥皂水　(B)生理食鹽水　(C)清水　(D)冰水　（107專高二）
解析 生理食鹽水接近等張濃度，可避免因灌腸造成的體液電解質不平衡。

34. 有關灌腸的禁忌症，下列何者錯誤？(A)產科安胎者　(B)長期導尿者　(C)闌尾炎　(D)疼痛性的嚴重痔瘡　（108專高一）

35. 有關排便機轉之敘述，下列何者正確？(A)當直腸內壓力接受器受到刺激，此訊息會傳導到骨盆之排便反射中樞　(B)排便反射中樞位於人體腰椎L_3~L_4，可將訊息傳至骨盆神經　(C)骨盆神經之副交感神經傳導，使肛門之內、外括約肌放鬆而排便　(D)骨盆神經之交感神經傳導刺激，使得直腸放鬆而排便　（108專高二）
解析 (B)排便反射中樞位於人體腰椎S_2~S_4；(C)骨盆神經傳出副交感神經，使肛門內括約肌放鬆；(D)骨盆神經傳出副交感神經，使直腸收縮。

解答：　29.A　30.A　31.D　32.B　33.B　34.B　35.A

36. 下列檢查，何者不具有放射線性傷害？(A)胃鏡檢查　(B)腦部電腦斷層檢查　(C)胸部X光攝影　(D)全身核磁共振檢查

（109專高一）

37. 護理師給予瀉劑Bisacodyl塞劑前，個案主訴腹絞痛，並冒冷汗不適，下列處置何者適當？(A)請個案哈氣，迅速將藥物推入肛門內　(B)將藥物緩緩塞入，用衛生紙壓住肛門口　(C)立即停止給藥，並觀察生命徵象　(D)請個案深呼吸，並告知此為正常反應

解析 當病人主訴腹絞痛、冒冷汗、身體不適時，應立即停止給藥，測量生命徵象。　　　　　　　　　　　　　（109專高一）

38. 吳爺爺因中風長期臥床，有長期便祕情形，目前Senokot (Senna)2 # po HS使用，近日肛門口會不自主滲出少量糞水、有便意感、腹痛，下列措施何者最適當？(A)暫停Senokot (Senna)　(B)給予止瀉劑　(C)給予灌腸　(D)肛門指診　　　　（109專高一）

解析 肛門口不自主滲出糞水、有便意感、腹痛，應予以肛門指診評估狀況，並視情況挖除糞石。

39. 有關糞便嵌塞使用手指挖除糞石之注意事項，下列敘述何者正確？(A)挖除時易造成交感神經反應徵象　(B)過程中病人主訴心悸為正常反應，可持續挖除動作　(C)若糞石阻塞於直腸處宜使用灌腸　(D)以含局部麻醉成分之潤滑液塗抹肛門後再執行指挖

解析 (A)挖除糞石、刺激排便時，會引發副交感神經反應；(B)過程中出現心悸或頭暈感覺即應立即停止；(C)若糞石阻塞於直腸處，應先以手指挖除糞石。　　　　　　　　　（109專高一）

40. 有關人體的胃結腸反射刺激排便，通常在何時反射作用最強？(A)早晨睡醒時　(B)早餐後　(C)空腹時　(D)晚上睡覺前

（109專高一）

解答：　36.A　37.C　38.D　39.D　40.B

41. 收集病人的糞便標本進行常規檢查，下列敘述正確者為：(1)以壓舌板取糞便，量約為一顆花生米大小　(2)腹瀉者，可解便於鋪有衛生紙之便盆，待衛生紙吸收水分後，再將大便放入收集盒內　(3)做潛血檢查，須告知病人檢查前1天勿吃鐵劑　(4)為避免尿液汙染糞便檢體，請病人先排空膀胱再解便。(A) (1)(2)　(B) (2)(3)　(C) (3)(4)　(D) (1)(4)　　　　　　　　　　　　（109專高一）

　　解析 糞便檢體不可接觸到衛生紙，以避免影響檢驗結果；收集糞便潛血反應的三天內不可服用鐵劑。

42. 給予成年病人肛門栓劑時，栓劑置入肛門內的適當深度，下列何者正確？(A) 1.4~3.6公分　(B) 4.4~5.6公分　(C) 6.4~7.6公分　(D) 8.4~9.6公分　　　　　　　　　　　　　　　　（110專高一）

　　解析 肛門栓劑置入深度為2.5~3吋（6.4~7.6公分）。

43. 灌腸時肛管大小之選擇，下列何者正確？(A)成人小量灌腸宜選用24~26Fr.的肛管　(B)成人大量灌腸宜選用18~20Fr.的肛管　(C)孩童宜選用14~18Fr.的肛管　(D)嬰幼兒宜選用5~6Fr.的肛管

　　解析 (A)成人小量灌腸選用18~22Fr.肛管；(B)成人大量灌腸選用22~24Fr.肛管；(D)嬰幼兒選用10~12Fr.肛管。　（110專高一）

44. 有關藥物使用對排便之影響，下列敘述何者正確？(A)長期服用嗎啡(Morphine)止痛易導致腹瀉　(B)高劑量含鋁的制酸劑易導致腹瀉　(C)腸道攝影檢查服用鋇劑可能會解黑便　(D)長期服用抗生素易破壞正常菌叢造成腹瀉　　　　　　　　（110專高二）

　　解析 (A)長期服用嗎啡(Morphine)止痛易導致便祕；(B)高劑量含鋁的制酸劑易導致便祕；(C)腸道攝影檢查服用鋇劑可能會解灰白色糞便。

45. 下列病人情境，何者適合執行灌腸？(A)王女士平日無便祕，不明原因腹絞痛兩天，有裏急後重感　(B)王先生吃麻辣鍋後，肛門口痔瘡腫痛厲害，排便困難　(C)王太太懷孕28週，住院臥床安胎，輕微宮縮，多日未解便　(D)王太太下肢骨折住院，多日未解便，腹脹不適　　　　　　　　　　　　　　　　（110專高二）

解答：　41.D　42.C　43.C　44.D　45.D

解析 不明原因腹絞痛、疼痛性嚴重痔瘡及產科安胎者均是灌腸禁忌症。

46. 莊太太有貧血，預做糞便潛血試驗（化學法），下列措施何者錯誤？(A)告知檢體收集前三天勿食用菠菜、甘藍菜、紅肉和肝臟 (B)告知常規服用的鐵劑於檢體收集前三天停止服用　(C)檢體收集前需評估莊太太是否於經期　(D)沾有尿液的糞便，仍可置入無菌容器送檢　　　　　　　　　　　　　　**（110專高二）**

　　解析 沾染尿液的糞便會影響檢查結果，不適合送檢；糞便潛血試驗不需使用無菌容器。

47. 吳老先生住院多日未解便，醫囑給予意福灌腸液(EVAC enema)行小量灌腸，下列敘述何者正確？(A)灌腸時病人採右側臥，並請其哈氣放輕鬆　(B)灌腸器頂端與肛管之接合處，需以凡士林潤滑　(C)灌腸器頂端軟管塞入肛門之深度為7.5~10 cm　(D)灌腸中，病人出現痙攣腹痛，請其忍耐直到溶液灌完為止 **（111專高一）**

　　解析 (A)灌腸時病人採左側臥，並請其哈氣放輕鬆；(B)灌腸器頂端與肛管之接合處，不需以凡士林潤滑；(D)灌腸中，病人出現痙攣腹痛，應減緩速度或等到腹痛消失再繼續灌腸。

48. 有關糞便特性之敘述，下列何者錯誤？(A)糞便質地呈現鬆軟狀、水狀，可能原因為腸蠕動增加　(B)糞便質地呈現乾、硬，可能原因為脫水或腸蠕動減慢　(C)糞便呈現潛血反應，可能原因為大腸腫瘤　(D)糞便形狀呈現扁平、鉛筆型或細線狀為正常

　　解析 直腸腫瘤可能會使糞便形狀呈現細長狀。　　　　　**（111專高一）**

49. 腸道內視鏡檢查之注意事項，下列何者正確？(A)檢查前3天起採全流質飲食　(B)檢查前需服用瀉劑或執行清潔灌腸　(C)檢查時，採右側臥或膝胸臥式　(D)檢查後，必須絕對臥床休息6小時

　　解析 (A)檢查前一天午夜後禁食；(C)檢查時，採左側臥或膝胸臥式；(D)檢查後鼓勵下床活動以促進排氣。　　　　　　　　　　**（111專高一）**

解答：　　46.D　　47.C　　48.D　　49.B

50. 有關灌腸時肛管插入的深度及大小的選擇，下列敘述何者正確？(A)兒童肛管插入深度約2.5~4.5公分　(B)成人肛管插入深度約5~7公分　(C)兒童小量灌腸宜選用19~20Fr.的肛管　(D)成人大量灌腸宜選用22~24Fr.的肛管　（111專高二）

　解析 (A)兒童肛管插入深度約5~7.5公分；(B)成人肛管插入深度約7.5~10公分；(C)兒童小量灌腸宜選用14~18Fr.的肛管。

51. 下列哪一種情況，病人的大便較不可能是黑色？(A)十二指腸潰瘍　(B)直腸出血　(C)服用鐵劑　(D)吃太多豬肝　（111專高二）

52. 有關糞便檢體之收集，下列敘述哪些正確？(1)糞便常規檢查可以檢查細菌、寄生蟲等　(2)利用糞便培養可以檢測出痢疾　(3)利用糞便培養可以檢測出阿米巴原蟲　(4)糞便潛血試驗可以檢測糞便中是否有潛血現象　(5)收集痢疾檢體，需溫熱便盆　(6)女性生理期間，潛血反應可能呈現偽陰性。(A) (1)(2)(4)　(B) (3)(4)(5)　(C) (2)(4)(6)　(D) (1)(3)(6)　（111專高二）

　解析 (3)阿米巴原蟲由糞便常規檢查即可檢測出；(5)收集阿米巴原蟲才需溫熱便盆；(6)女性生理期間，潛血反應可能呈現偽陽性。

53. 下列哪些物質是糞便正常的成分？(1)脂肪　(2)膽紅素　(3)鈣、磷　(4)剝落的死菌　(5)紅血球。(A) (1)(2)(4)(5)　(B) (2)(3)(4)(5)　(C) (1)(2)(3)(4)　(D) (1)(2)(3)(5)　（112專高一）

　解析 糞便的組成包括食物殘渣、細菌、膽紅素、無機物質（如鈣、磷）、上皮細胞、腸黏液等。

54. 關於清潔灌腸之敘述，下列何者正確？(A)可利用清潔灌腸提供營養　(B)生理食鹽水是最常用的灌腸溶液　(C)溶液保留在腸道內30分鐘後排出　(D)成人灌入量不超過240c.c.　（112專高二）

　解析 (A)清潔灌腸應用於軟化糞便；(C)溶液保留在腸道內5~10分鐘後排出；(D)成人灌入量為750~1000c.c.。

解答：　50.D　51.B　52.A　53.C　54.B

55. 病人解出黏液便，下列護理師的解釋何者較為適當？(A)建議你多喝水就會正常　(B)多吃蔬菜水果就會好　(C)因為你被診斷為膽結石　(D)醫師診斷疑似為腸道感染　　　　　　　　　(112專高二)

解析 黏液便可能疑似為腸道感染。

56. 有關便秘的護理措施，下列何者正確？(A)成人每日應攝取1,000~1,500 mL的液體　(B)衛教每日早餐後自行用甘油灌腸(C)排便時由腹部左側順著腸道向右側按摩　(D)鼓勵食用小紅莓汁以刺激腸蠕動　　　　　　　　　　　　　(112專高二)

解析 (A)成人每日應攝取2,000~2,500 mL的液體；(B)衛教每日早餐後嘗試排便，養成固定排便時間的習慣；(C)排便時由腹部右側順著腸道向左側按摩。

57. 下列何者不是灌腸的禁忌症？(A)產科安胎者　(B)急性闌尾炎者(C)結腸造口者　(D)直腸潰瘍者　　　　　　　　　　(112專高三)

58. 有關結腸灌洗(colon irrigation)目的之相關敘述，下列何者錯誤？(A)提供術前準備　(B)減輕嚴重痔瘡疼痛　(C)清除腸道內之糞便(D)降低體內氨之濃度　　　　　　　　　　　　　　(113專高一)

解析 結腸灌洗(colon irrigation)目的非用以減輕嚴重痔瘡疼痛。

解答：　55.D　56.D　57.C　58.B

排尿的需要

CHAPTER
16

出題率：♥ ♥ ♡

Fundamentals of Nursing

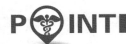

16-1 泌尿道的解剖生理與排尿作用機轉

一、解剖生理

(一) 腎　臟

1. 功能單位：**腎元**(nephron)，由**腎小管**與**腎小體**組成，每一個腎臟約含有 **100 萬**個腎元。

2. 腎小體：含**鮑氏囊及腎絲球**，主要功能為**過濾作用**。正常成年人 125c.c./min 的液體從腎絲球過濾出來，但 99%由腎小管再吸收回血液，只有 1%被排出形成尿液，**故正常成年人每天約排出 1,500c.c.尿液(60c.c./hr; 1c.c./min)**。

3. 腎小管：含近側曲小管、亨利氏環、遠側曲小管，最後終止於集尿管，主要功能為**再吸收及分泌作用**。分泌鉀離子(K^+)、氫離子(H^+)、銨離子(NH_4^+)，肌酸酐到腎小管之過濾液。

4. 主要功能
   (1) 維持血液 pH 值。
   (2) 移除代謝廢物及調節體液電解質。
   (3) 分泌腎素(rennin)調節人體血壓。
   (4) 分泌紅血球生成素(erythropoietin)刺激骨髓製造紅血球。
   (5) 調節鈣、磷平衡的作用。

(二) 輸尿管膀胱及尿道

1. 輸尿管：左右腎臟各有一條輸尿管，連接腎臟與膀胱，長度約 25~30 公分，出口處有瓣膜可防止尿液逆流；主要功能為輸送尿液到膀胱。

2. 膀胱：

膀胱容量	感　覺	備　註
正常膀胱餘尿＜50c.c.		膀胱內壓力為 150mmH$_2$O
100~150c.c.	充盈感	
300~350c.c.	尿意感	膀胱內壓上升至 180mmH$_2$O
400c.c.	脹滿感	
700c.c.	脹痛感	可能失去對排尿的控制
1,000c.c.	不安、顫抖、腹痛、血壓上升	

註：(1) 成人一天解尿約 1,200~1,500c.c.，約每 4 小時解尿 1 次，每次 200~300c.c.。

(2) 一般成人膀胱的平均容量為 700~800c.c.，最多 1,000~2,000c.c.。

(3) 良性前列腺肥大(BPH)時可達 3,000c.c.以上。

3. 尿道：**男性尿道長度 7~8 吋，女性尿道長度 1.5~2 吋。**

4. **女性尿道口位於陰蒂與陰道口之間；男性尿道也是精液排出的管道。**

二、排尿作用機轉

1. 當膀胱內尿液達 300~350c.c.（幼兒＞50c.c.）時會引發排尿反射，膀胱壓力接收器受到刺激，感覺傳導到骨盆神經，再經由骨盆神經傳達到 S$_2$~S$_4$（排尿反射中樞），故排尿反射是一種自主性脊髓反射。

2. 排尿反射中樞經骨盆神經節傳出**副交感神經**，使膀胱逼尿肌收縮及尿道內括約肌放鬆，同時會陰神經（體神經）使尿道外括約肌放鬆，而產生排尿動作。

3. 當膀胱膨脹的感覺傳入 $S_2 \sim S_4$ 時,此感覺也會經由脊隨傳到大腦皮質,而出現尿意感,若排尿不許可,會壓抑排尿反射。

4. 大腦皮質經由陰部神經控制外括約肌及會陰肌肉保持收縮狀態,交感神經使得逼尿肌鬆弛及尿道內括約肌收縮,尿液則無法排出。

5. 反之,大腦皮質經運動傳導到 $S_2 \sim S_4$,經由骨盆神經傳出副交感神經興奮膀胱逼尿肌收縮,同時會陰運動神經興奮使得尿道外括約肌放鬆以完成排尿動作。

16-2 名詞解釋

名　詞	定　義	原　因
多尿(polyuria)	尿液總量 ＞2,000~2,500c.c./day	・糖尿病 ・冬天汗少又多喝水 ・尿崩症 ・慢性腎臟衰竭 ・**利尿劑** ・**茶、咖啡**
少尿(oliguria)	尿液總量 ＜500c.c./day	・大量出血、外傷、燒傷、嚴重腹瀉或嘔吐引起脫水以致休克 ・急、慢性腎臟炎
閉尿(suppression of urine)	尿液總量＜100c.c./day	
無尿(auria)	尿液總量＜50c.c./day	

名　詞	定　義	原　因
頻尿(frequency)	解尿次數較平日頻繁	‧ 冷天氣 ‧ **茶、咖啡**、酒 ‧ 壓力、緊張 ‧ 懷孕第三期後 ‧ 藥物：如利尿劑、支氣管擴張劑 ‧ 疾病：如尿路感染、糖尿病、良性前列腺肥大(BPH)、間質性膀胱炎、膀胱癌或因接受放射線治療導致膀胱纖維化
急尿(urgency)	強烈的解尿慾望	‧ 膀胱炎
夜尿(nocturia)	晚上起床如廁兩次以上	‧ **尿濃縮能力降低：早期腎衰竭** ‧ **膀胱出口阻塞：前列腺肥大** ‧ **膀胱過度刺激：泌尿道感染** ‧ **鬱血性心臟衰竭**
餘尿 (residural uria)	‧ 很努力的解完尿後，膀胱內仍然有尿液存留 ‧ 解尿後以導尿方式測量，正常人應小於 50c.c.	‧ 尿道有問題：如 BPH、尿道狹窄、腫瘤、結石、重複性尿道感染 ‧ 膀胱本身問題：如糖尿病引起的神經性膀胱、BPH→膀胱長期超負擔工作及感染 ‧ 中風、脊椎外傷

名　詞	定　義	原　因
解尿困難(dysuria)	蘊釀許久或很用力後，仍難以解尿或只能斷斷續續少量解尿	・尿路結石、阻塞或痙攣 ・全身麻醉
血尿(hematuria)	尿液中可驗出 2~3 個以上的紅血球	・泌尿道感染(UTI) ・結石 ・癌症 ・受傷
蛋白尿(proteinuria)	尿中含有蛋白質，**外觀呈混濁狀**	・腎臟炎 ・膀胱炎 ・尿道炎
膿尿(pyuria)	尿中含有膿細胞，尿液呈混濁乳白色；WBC＞10 個／HPF	・急性腎盂腎炎 ・腎膿瘍 ・結核菌感染 ・尿路結石、感染
尿瀦留 (retention of urine)	腎臟功能正常，尿液滯留膀胱不易排出	・藥物： Atropine 、 止痛劑、麻醉劑、鎮靜劑、膀胱出口阻塞、支配膀胱神經損傷
尿失禁 (incontinence of urine)	指個體無法靠意志控制排尿	

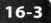 **尿液特性、標本採集及診斷性檢查**

一、尿液特性

	正常情形	異常情形
顏色	淡黃、澄清	・橘色：服用藥物，如：RIF、Pyridum ・黃色：服用維生素 B 群，主要是 B$_2$ ・非常淡黃色：尿崩 ・紅色：血尿 ・黃褐色：高燒、脫水、膽道疾病、肝功能不良、肝疾患、急性腎炎 ・乳白混濁：蛋白尿、膿尿、白色念珠菌感染
氣味	氨味	・臭味：泌尿道感染 ・水果味：有酮體存在，如糖尿病酮酸中毒
外觀	清澈	・混濁：泌尿道感染
比重	1.010~1.030	・＞1.030：濃縮尿液，如脫水 ・＜1.010：稀釋的尿液，如尿崩症
pH 值	4.5~8，呈弱酸性	・＜4.5：代謝性或呼吸性酸中毒 ・＞8：代謝性或呼吸性鹼中毒、泌尿道感染
蛋白質	2~8mg/dL	・增加：腎絲球腎炎
葡萄糖	無	・出現：糖尿病控制不良
酮體	無	・出現：飢餓、糖尿病昏迷
膽紅素	無	・出現：肝膽疾病
紅血球	0~5/hpf	・增加：導尿受傷或月經期間、泌尿道出血、腫瘤、結石、腎絲球疾病
白血球	0~5/hpf	・增加：泌尿道感染
細菌	無	・出現：泌尿道感染
圓柱體	無	・出現：劇烈運動、腎臟疾病
結晶體	無	・出現：需再做培養以決定是否有泌尿道感染
成分	尿素氮、尿酸、氯化鈉、鉀、磷酸鹽、氨、肌酸酐	

二、尿液檢查及標本採集

(一) 尿液分析(Urinalysis, U/A)

1. 目的：可提供關於泌尿道及全身系統的訊息。
2. 方法：尿液採集採隨機方式，但以清晨第一次所排出的尿液為佳（因此時尿液有足夠濃縮度）。裝置有存留導尿管的病人可以空針自尿管及尿袋交接處抽取尿液，應採無菌原則。
3. 採集步驟：清潔尿道口→先排出少許尿液後停止→將中段尿解在清潔尿杯中（至少 10c.c.）→將尿液倒入試管→立刻送檢（30 分鐘內）。
4. 注意事項：1 小時內送檢；未能立即送檢時應在 4~10°C冰箱內冷藏，且在 2 小時內送檢。
5. **女性病人應先評估是否處於月經來潮期間**，月經來潮期間，應以**單次導尿方式**收集尿液檢體。

(二) 尿液培養(Urine Culture, U/C)

1. 目的：可確定尿液中微生物的種類及數目，當每毫升尿液中有 10 個細菌時為陽性，代表病人有菌尿症。尿液培養亦可提供作為選擇抗生素的依據。
2. 方法
   (1) 留取中段尿液：排尿前先以優碘棉枝消毒外陰部→將中段尿液解在無菌尿杯中→倒入無菌試管→立刻送檢（30 分鐘內）。
   (2) 導尿管留取尿液：以單次導尿方式或當病人有存留導尿管時，直接由導尿管採集尿液檢體。採集步驟：先以止血鉗夾住引流管約 15~30 分鐘（使膀胱內有尿液蓄積）→洗手戴上清潔手套→以 1%碘酒消毒穿刺區→將 10c.c.空針以 30~45

度角插入導尿管抽取 3~5c.c.尿液→以無菌技術將尿液注入無菌試管內→打開止血鉗→立刻送檢（30 分鐘內）。

3. 注意事項：不可染汙檢體，未能立即送檢時應放在 4~10℃冰箱內冷藏，且應在 2 小時內送檢。因尿液檢體放置過久，會導致尿液 pH 值升高。

4. 懷疑泌尿道感染時，應先收集檢體，再使用抗生素。

(三) 24 小時尿液收集

1. 目的：測定尿中的特殊成分，如電解質或肌酸酐。

2. 方法：採集 7AM 至隔天 7AM 的 24 小時尿液。當天 7AM 的第一次尿液先解掉（避免採集到先前留在膀胱的尿液），之後每次解尿應收集在乾淨的集尿容器內，且須存放冰箱冷藏，直到隔天 7AM 最後一次尿液仍需採集。最後，再從 24 小時收集的尿液中取出少量送檢。

3. 注意事項
   (1) 採集過程中如有一次遺漏掉則應重新再採集。
   (2) 女性生理期期間勿進行採檢。

(四) 尿液濃縮試驗

需禁食 6~8 小時。

(五) 尿液酚紅試驗

主要在檢測腎臟過濾與排泄功能。

三、診斷性檢查

(一) 腎臟、輸尿管、膀胱 X 光檢查(KUB)

目的在顯示泌尿系統結構是否異常,並了解有無結石、腫瘤或畸形。

(二) 靜脈注射腎盂攝影術(Intravenous Pyelogram, IVP)

1. 目的:顯示腎臟、輸尿管、膀胱的位置及大小,了解有無結石、腫瘤,並檢查腎臟的排泄功能。

2. 方法:注射顯影劑後每隔 2、5、15、20、30、60 分鐘各拍一張 X 光片。

3. 注意事項

⇨ 檢查前準備

(1) 解釋目的、過程及填寫同意書。

(2) 了解有無碘或甲殼類動物 (如蝦、蟹等) 的過敏史。

(3) 解釋注射顯影劑時,會有暫時性臉潮紅、全身溫暖及口內會有鹹味 (金屬味),且持續數秒到數分鐘。

(4) 檢查前一天予灌腸或服用瀉藥;午夜後禁食,以增加進入腎臟中顯影劑的濃度。

⇨ 檢查後護理

(1) 觀察過敏反應:如皮膚癢、發紅、起疹子、血壓下降及呼吸抑制等。

(2) 鼓勵大量水分攝取,以加速顯影劑排出,減少腎臟損傷。

(三) 膀胱鏡檢(Cystoscopy)

1. 目的:直接觀察膀胱壁及尿道有否結石、腫瘤或前列腺肥大,並可取出膀胱或尿道結石及做組織活體切片。

2. 方法：將膀胱鏡經由尿道插入膀胱。

3. 注意事項

　　⇨ **檢查前準備**

　(1) 解釋檢查目的、過程並填寫檢查同意書。

　(2) 檢查前一天晚上予灌腸或服用瀉藥。

　　⇨ **檢查後護理**

　(1) 解釋檢查後 1~2 天會出現粉紅色尿液及解尿燒灼感。

　(2) 鼓勵攝取水分 3,000c.c./day 以上，以預防泌尿道感染。

　(3) 如出現大量血尿、疼痛、膀胱脹、發燒可能為膀胱穿孔，應告知醫師。

　(4) 如有解尿疼痛可教導溫水坐浴。

16-4　尿失禁概念

一、尿失禁(Incontinence of Urine)的種類

種　類	定　義	原　因
壓力性尿失禁	當腹壓上升即不自主的排出少量尿液	‧ 骨盆韌帶鬆弛 ‧ 舉重物、跑步、打噴嚏或咳嗽時，會有尿液不自主流出，因外括約肌張力不足
急迫性尿失禁	個體在感受到強烈的急尿感後，立即不自主的排出尿液，無法到達廁所後才排尿	‧ 中風 ‧ UTI ‧ 脊髓或神經的疾病

種　類	定　義	原　因
溢出性尿失禁	膀胱過度膨脹，尿液自行溢漏出來或一滴滴不斷流出	・下運動神經元受損（S$_2$以下受傷） ・尿道慢性阻塞，如：BPH
功能性尿失禁	急於排尿，但到達廁所的時間超過其所能忍受的時間，是一種不自主、不可預期的尿液排出，但其尿道功能正常，可完全排空膀胱	・個體無法及時到達廁所而發生不自主排尿
反射性尿失禁	當尿液達一定量時，便不自主的排出	・上運動神經元受損（S$_2$以上受傷）
完全性尿失禁	一種持續以及不可預期的尿液流出	・中風

二、尿失禁護理

(一) 共通護理措施

1. 教導**定期排空膀胱**，按時如廁，由 q2h 一次慢慢拉長時間到 q4h 一次。

2. **減少咖啡、茶等刺激性飲料**，以減少對膀胱的刺激。

3. **每天攝水至少 2,000c.c.**，以預防尿路感染。

4. 鼓勵病人**說出尿失禁的內心感受**，以減少羞恥感。

5. 安排**適當如廁場所**。

6. 教導抬腿運動以增加腹肌的力量。

7. 給予**皮膚護理**，減少刺激，保持乾燥。

(二) 壓力性尿失禁的護理措施

1. 評估是否有**壓力性尿失禁相關因子**，例如：**停經、肥胖**。

2. 教導**勿從事增加腹內壓的動作**：如**避免提重物、大笑、久站**及**便祕**。

3. 教導**體重控制**。

4. 教導**骨盆底肌肉運動（凱格氏運動；Kegel's exercise）以強化會陰部肌肉的收縮強度、增加尿道括約肌的張力**。

(三) 急迫性尿失禁的護理措施

1. **膀胱訓練**：增加膀胱容量，對抗急迫性感覺，延長排尿間隔至 3~4 小時。

   (1) 7AM~7PM **每小時喝水 150~200c.c.（不含咖啡因飲料）**，記錄量及時間。

   (2) 依據病人膀胱容量及解尿型態來**評估排尿間隔時間，並建立規則排尿時間**。

   (3) **每 30 分鐘至 2 小時協助排尿或間歇性導尿**。教導在**急迫性尿意感發生前 30 分鐘**如廁。

   (4) 訓練過程中若病人能自行控制排尿達 2 小時，則間隔時間再延長 30 分鐘，**逐漸延長**至 3~4 小時。

   (5) **晚上不做膀胱訓練（不夾管夾）**，以免影響睡眠。

   (6) 解尿後測餘尿，**當餘尿量少於 100c.c.或自解尿量與餘尿量比為 3:1 則表示訓練成功**。

2. 教導**骨盆底肌肉運動（凱格氏運動）**，以減緩逼尿肌收縮及增加尿道括約肌張力。

(四) 反射性尿失禁的護理措施

1. 以每 5 秒 7~8 次的速度，**重複輕敲恥骨一分鐘**，以刺激膀胱排空。

2. 以**撫摸大腿內側、龜頭、拉陰毛、敲擊鼠蹊韌帶上方的腹部**等方法引發排尿。

3. 若病人可自行控制腹肌，**可使用 Valsalva 方式觸發排尿**。

16-5　尿瀦留護理

1. **評估尿瀦留的原因及膀胱脹尿情形**，此時叩診為**濁音**。

2. 教導**適當排尿姿勢**。

3. **提供隱密環境**。

4. 使用誘尿方法
   - (1) **聽流水聲**（刺激大腦皮質產生尿意）。
   - (2) **手握冰塊**（利用冷刺激大腦皮質反射）。
   - (3) **會陰沖洗**（放鬆尿道括約肌）。
   - (4) **依醫囑使用熱水袋或濕熱敷在膀胱部位**。
   - (5) **按摩病人的恥骨聯合上方**。
   - (6) **溫水坐浴**。

5. 給予止痛劑減輕排尿不適的恐懼（如產後、手術麻醉後）。

6. **教導克萊台氏法(Cred's method)增加腹壓以利排尿**，方法：向前彎腰，兩手放在髂骨前上嵴沿著恥骨聯合方向以 Ｖ 字型壓迫膀胱。

7. **依醫囑導尿**（間歇導尿或存留導尿）。

8. 導尿管拔除前須做導尿管訓練(foley training)，其步驟為：

(1) 導尿管拔除前 24 小時先以管夾夾住尿管。

(2) 每小時攝水 150~200 c.c（不含咖啡因飲料），使膀胱有一定的容量可刺激尿意感。

(3) 每 2~3 小時開放管夾 10~15 分鐘。

(4) 過程中如有尿意感應開放管夾，再測量尿量（300~350c.c.表示正常）。

(5) 若尿量超過 500c.c.，而病人無尿意感，應縮短開放管夾時間。

(6) 若病人有尿意感，可視情況自 2~3 小時再逐漸延長。

(7) 使用膽鹼激素性藥物，可刺激逼尿肌收縮以致排尿。

16-6 泌尿道感染護理

一、泌尿道感染(UTI)

1. 途徑：細菌經由會陰部或導尿管內外壁上行，或者由腎臟下移。最常導致泌尿道感染的細菌為**大腸桿菌，尿液培養之菌落數目超過每毫升 100,000 個。**

2. 易感群：**女性、留置導尿管者、頻繁的性行為者**、大便失禁者、泌尿疾病史、尿道結石病人、輸尿管結石病人等。

3. 症狀：**排尿燒灼感、頻尿、急尿、血尿、腹痛、側腰痛**，但也有人無症狀。

二、預防泌尿道感染的方法

方　　法	原　　因
鼓勵攝取液體 2,000~3,000c.c./day	・稀釋尿液及自然沖洗泌尿道
不憋尿，白天每 2 小時排尿一次，**晚間至少排尿 1~2 次**	・脹滿的膀胱會減少膀胱的血液供應，使膀胱黏膜易受細菌侵犯
採淋浴	・細菌會藉著浴盆中的水進入尿道
避免穿過緊的內褲、束腹，應穿棉質的衣褲，使會陰部通風透氣	・以免通風不良、細菌孳生
清潔會陰部時由前往後擦	・避免肛門細菌游移至會陰部
生理期間勤換衛生棉	・保持會陰部的清潔
性行為前後均應排尿	
攝取維生素 C 及酸性食物，如肉類、蛋、小紅莓、蔓越莓汁等以酸化尿液，使尿液的 pH 值降低；避免柑橘類果汁（檸檬汁、橘子汁、**柳橙汁、葡萄柚汁**），**會使尿液偏鹼性**	・**鹼性尿液易孳生細菌** ・柑桔類果汁會使尿液偏鹼
若有泌尿道感染症狀應及早就醫治療	
非必要勿長期 on foley	

註：若為留置導尿管病人，其預防泌尿道感染的原則包括：

1. **攝取大量的液體至少 3,000c.c./day，使尿量達 2,000c.c.以上以**沖洗集尿系統，降低沉澱物的形成。
2. **維持尿管引流系統的通暢及密閉性。**
3. **維持尿袋位置低於膀胱（預防尿液逆流），尿量不超過 1/2~2/3尿袋。**
4. **每日執行兩次會陰沖洗(P.P. care)及導尿管護理(foley care)。**
5. 排空尿袋前後應**洗手**，並避免尿袋出口碰到盛尿容器及周圍環境。
6. **盡量不執行導尿管沖洗，必要時應遵守外科無菌技術。**
7. 尿袋及導尿管**每週更換一次**，若尿袋有結晶、血塊、沉澱物、滲漏或異味時也應更換。

16-7 　導　尿

一、基本概念

1. 導尿是經由尿道插入管子到膀胱，以利於尿液流出的方法。

2. 由於**導尿易造成泌尿道感染，只有在不得已的情況下才給予。**

3. 目的：**取無菌標本、測餘尿、預防尿瀦留或長期導尿。**

4. 導管選擇：一般成人為 12-16 Fr.。依性別不同，**女性為 14~16 Fr.，男性為 16~20 Fr.**（長期：18 Fr.）。孩童則 8~10 Fr.。**導尿管號碼越大，尺寸越大。**

二、導尿的方法

(一) 採外科無菌技術

(二) 消　毒

1. **會陰沖洗順序**：中間→小陰唇→大陰唇。

2. 會陰消毒

　(1) Aq-B-I 消毒等 30 秒→N.S.清潔。

　(2) **遠側小陰唇→近側小陰唇→尿道口**（由上到下至肛門口，不可來回擦拭）。

(三) 導尿的注意事項

　　導尿前須**注意導尿包滅菌的有效日期。**

1. 姿勢：女性採**屈膝仰臥**，男性採平躺。

2. 護士的手**由病人臀下**（大腿下）拉治療巾，墊在病人臀下。

3. 將**洞巾頂角向內捲**把手包住，減少手套染汙。

4. 導尿管以 jelly（水性潤滑劑）潤滑**導尿管前端 5~10 公分。**

5. 插入長度：**女性 2 吋**（約 5 公分），**男性 7~8 吋**（約 18~20 公分），陰莖與大腿呈 60~90 度角較能順利插入導尿管。

6. 一般成人注入約 5~10c.c.的無菌蒸餾水為宜，孩童為 3c.c.→**將尿管往外拉到卡住後往內推回 2 公分（減少尿意感）**。若液體打入氣囊時病人表示疼痛，應先抽出液體，將導尿管往內推 2 公分，等整個氣囊進入膀胱後，再打入液體。

7. **固定部位：女性固定於大腿內側，男性固定於下腹部或大腿前側。**

8. **每次導尿不可超過 500~1,000c.c.**，預防膀胱壓力迅速降低造成休克。

9. **尿袋應低於膀胱位置**（依重力原理，預防逆行性感染），下床輪椅活動時，尿袋可固定於**小腿**或用手提。**不可將尿袋置於地面，以避免感染。**

10. **保持密閉系統，每 8 小時排空尿袋或滿 1,000c.c.時排空**（預防逆行性感染）。

11. 正常引流管中的尿液呈**清澈淡黃色**，尿袋每 **7 天更換或有沉澱物時更換。**

12. **每天攝水 3,000c.c.及維生素 C，保持尿量在 2,000c.c.以上。**

13. **衛教病人多攝取維生素 C 及酸性食物，如肉類、蛋、小紅梅、蔓越莓汁等，以酸化尿液；鹼性尿液易孳生細菌。**

14. 病人持續有尿意感的原因及處理
    (1) **尿管阻塞**：評估膀胱漲尿情形、擠壓(milking)尿管保持通暢，平日多喝水是最好的預防方法。
    (2) **水球卡在尿道口刺激內括約肌：**抽出少許尿管氣囊內的液體，並往內輕推 0.5 吋或 2 公分。

15. 每日至少兩次（早晚）執行會陰沖洗或每日一次導尿管護理。

16. **拔除導尿管前 24 小時做膀胱訓練，開始 q2h→q4h 開放管夾一次（5 分鐘）**，拔除尿管後需觀察病人解尿情形。

17. 導尿管留置期間，若有**體溫升高**、**尿液混濁**情形，應立即通知醫師處理。

18. 需更換存留導尿管的時機：**尿道分泌物有異臭味**、**出現絮狀沉澱物**，致**引流不暢**、**尿液滲漏**、**到期**。

19. **一般乳膠導尿管應每週更換一次**、**矽質導尿管應每個月更換一次**。

20. **單路導尿管：導出尿液**；**二路導尿管：導出尿液及固定導尿管**；**三路導尿管：導出尿液、固定導尿管、灌洗或加藥用**。

三、導尿管護理(Foley Care)

1. **戴上清潔手套**撥開小陰唇，**輕輕拉出**導尿管 1/2 吋。

2. 以**優碘棉枝**進行消毒：以**環形方式消毒尿道口**→以環形方式消毒尿道口的導尿管→由尿道口往下消毒導尿管約 10 公分長→再以**生理食鹽水棉枝**清潔乾淨。

四、導尿管訓練(Foley Training)

1. 長期放置導尿管的病人因**膀胱肌肉失去張力**，**而喪失排尿控制力**，故**導尿管拔除前須依醫囑做導尿管訓練**(foley training)
   (1) 於導尿管拔除前 24 小時先**以管夾夾住尿管**。
   (2) 請病人**每小時攝取 150~200c.c.水分**，目的在於**使膀胱有一定容量可刺激尿意感**。
   (3) **依醫囑每 2~3 小時開放管夾 10~15 分鐘**，使膀胱定時排空。
   (4) 過程中如**病人有尿意感時應開放管夾**，若測量小便量 300~350c.c.表示正常，**開放管夾後引流尿液量超過 500c.c.，而病人無尿意感時，應縮短開放管夾時間**。
   (5) 為避免干擾夜眠，**夜間不作膀胱訓練**，盡量集中在早上 7 點至晚上 7 點之間。

(6) 反射性尿失禁之餘尿量小於 100c.c.或自解尿量與餘尿量比為 3:1 時即表示訓練成功。

16-8 膀胱灌洗

1. 種類：分為小量膀胱灌洗及連續性膀胱灌洗兩種。

2. 目的：(1)清洗膀胱內的異物（如血塊），以保持尿路的通暢；(2)灌入藥物治療泌尿系統的感染及出血性膀胱炎；(3)預防或減少泌尿系統手術後，膀胱內血凝塊的形成。

3. 注意事項
   (1) 執行外科無菌技術。
   (2) 溶液溫度：約 37.8~40.6℃（100~105℉）；BPH 術後使用冰的生理食鹽水灌洗（冰水可使血管收縮，減少出血）。
   (3) 常用溶液：生理食鹽水、2%硼酸(boric acid)、1/4000~1/5000 高錳酸鉀溶液(P.P. solution)、1/2000 Zephiran。
   (4) 泌尿道出血病人的膀胱灌洗可使用 18 Fr.以上導尿管。
   (5) 灌洗前先予導尿，連續性膀胱灌洗需使用三腔導尿管(3-way foley)，而小量膀胱灌洗可使用雙腔導尿管(2-way foley)。
   (6) 灌洗壓力：小量膀胱灌洗，液面與膀胱距離 15~20 公分（6~8 吋）；連續性膀胱灌洗為 75~90 公分。
   (7) 灌洗量：「小量」膀胱灌洗，灌洗前應分開導尿管與引流管，每次以 30c.c.溶液來回灌洗，以免膀胱過度膨脹，至回流液澄清、分泌物減少為止，再拔除塑膠空針，使灌洗液回流至彎盆內，將導尿管與引流管相接，重新固定；「連續性」膀胱灌洗約 60~120 滴／分的速度滴注，（總量約 1,000~1,500c.c.），若出血厲害可全速滴注，每次灌入量不宜超過 300c.c.，以避免膀胱過度收縮。
   (8) 灌洗時避免將空氣灌入（膀胱內空氣會引起膀胱脹痛）。

QUESTI🔍N 題│庫│練│習

1. 護理一位移除導尿管後6小時，有尿意感但無法自解出來的產婦，此時護理人員最適當的護理措施為何？(A)以拳頭壓迫腹部以協助排尿　(B)鼓勵多喝水後協助下床解尿　(C)評估膀胱脹尿情形再予以誘尿　(D)立即通知醫師予以單次導尿　　（101專普一）

　解析 對於尿瀦留病人應先評估原因及膀胱脹尿情形，再予以誘尿。

2. 病人常規尿液報告中白血球數量異常，故醫師要求再行尿液培養。則護理人員該如何收集她的尿液標本？(A)取病人醒來第一次解尿的中段尿，置於乾淨的容器內　(B)執行單次導尿法，並將尿液放置在無菌容器中　(C)請病人24小時內不要喝水，每2小時收集中段尿，放置在無菌容器中　(D)請病人先清潔會陰部後，先解前段尿不要，取中段尿於標本試管內　　（101專普一）

3. 腎功能減低或消失，24小時的尿量少於100mL，稱為：(A)餘尿(B)無尿或閉尿　(C)少尿　(D)解尿困難　　（101專普一）

4. 有關膀胱訓練的敘述，下列何者正確？(A)病人的排尿間隔時間要逐漸延長　(B)每6~8小時協助病人排尿或間歇性自我導尿　(C)最好24小時持續訓練，以免影響效果　(D)每日攝取1000c.c.的液體，使膀胱膨脹　　（101專普一）

5. 陳太太因解尿困難，依醫囑給予放置留置導尿管後，主訴一直有尿意感，下列處置何者為宜？(A)告知陳太太，這是正常反應，過一下子就好了　(B)告知陳太太，放置導尿管後是不會有尿意感，請勿多心　(C)協助將陳太太的留置導尿管拔除，重新放入新的導尿管　(D)告知陳太太，可能是導尿管的氣囊頂到尿道口，予以輕輕向內推入1~2公分　　（101專普一）

解答：　　1.C　　2.B　　3.B　　4.A　　5.D

6. 護理人員執行女病人的留置導尿時，下列敘述何者正確？(A)先消毒大陰唇外側再消毒小陰唇外側 (B)導尿管應固定於大腿外側 (C)導尿管插入長度約5公分 (D)可以凡士林潤滑劑潤滑導尿管後再行插入 （101專普一）

解析 (A)消毒順序為遠測小陰唇→近側小陰唇→尿道口；(B)導尿管應固定於大腿內側；(D)應使用水性潤滑液。

7. 教導病人執行Kegel's會陰肌肉運動，可改善何種尿失禁？(A)急迫性尿失禁 (B)完全性尿失禁 (C)功能性尿失禁 (D)壓力性尿失禁 （101專普一）

8. 下列為陳小姐尿液分析的報告內容，其中何項檢查項目異常？(A)顏色：淡黃色 (B)尿比重：1.010 (C)pH值：3.5 (D)酮體：無 （101專普一）

情況：溫小姐，35歲，主訴解尿時疼痛、會陰部有燒灼感、憂慮緊張，外觀臉色潮紅，入院治療。依此回答下列三題。

9. 下列何者為客觀症狀(objective symptom)？(A)解尿疼痛 (B)臉色潮紅 (C)憂慮緊張 (D)會陰部有燒灼感 （101專高二）

10. 承上題，醫囑開立「Urine Culture」，下列敘述何者錯誤？(A)使用無菌檢體收集瓶收集 (B)收集尿液檢體的方法之一為導尿 (C)檢體儘速送至檢驗室檢驗 (D)必須收集清晨第一次的尿液標本 （101專高二）

11. 承上題，護理師教導溫小姐預防泌尿道感染的注意事項，此種護理功能為：(A)獨立性護理功能 (B)相依性護理功能 (C)非獨立性護理功能 (D)互動性護理功能 （101專高二）

解答： 6.C 7.D 8.C 9.B 10.D 11.A

12. 林女士產後6小時還未解尿，主訴下腹部很脹，護理師誘導林女士小便，仍未解出，經醫師評估後醫囑予以單次導尿；護理師執行導尿之技術時，下列敘述何者錯誤？(A)先予會陰沖洗再行導尿　(B)尿道口消毒，應先擦中間尿道口，再擦兩側小陰唇　(C)尿道口消毒後，一個棉球只能用一次，且須由上向下擦拭　(D)一次導尿量以不超過500c.c.為原則　（101專高二）

　　解析 消毒的順序為遠側小陰唇→近側小陰唇→尿道口。

13. 在執行存留導尿的過程，當液體打入存留導尿管的氣囊時病人表示疼痛，下列哪一項護理措施最合宜？(A)先抽出液體，再將導尿管向內推入2公分，使氣囊整個進入膀胱後，再打入液體　(B)告訴病人這是正常現象，請其張口哈氣以轉移注意力　(C)移除導尿管，重新插入　(D)向病人解釋因液體較易引起疼痛，故改注入等量空氣　（101專高二）

14. 有關影響正常排尿的因素，下列敘述何者錯誤？　(1)咖啡及茶有利尿效果　(2)一般手術後，常發生尿失禁現象　(3)含鈉較高的食物，易導致體液滯留　(4)服用止痛劑，會減低神經反射干擾排尿　(5)抗利尿激素分泌增加，尿量增加。(A) (1)(3)　(B) (2)(5)　(C) (3)(4)　(D) (3)(5)　（101專普二）

　　解析 (2)手術壓力會增加分泌留鹽激素(Aldosterone)，使鈉及水分滯留，導致尿液排出減少；麻醉劑亦可能抑制感覺與運動反射路徑，導致尿瀦留；(5)抗利尿激素(ADH)會刺激遠曲小管及集尿管的水分再吸收，使尿液濃縮、尿量減少。

15. 下列何項藥物會刺激逼尿肌收縮以致排尿？(A)膽鹼激素性藥物　(B)抗膽鹼激素性藥物　(C)抗高血壓藥物　(D)利尿劑（101專普二）

16. 正常尿液不含下列何種成分？(A)尿素氮　(B)尿酸　(C)白蛋白　(D)鉀　（101專普二）

解答：　12.B　13.A　14.B　15.A　16.C

17. 有關「排尿作用」的敘述，下列何者錯誤？(A)排尿反射中樞位於S_2~S_4　(B)嬰兒排尿是反射作用所產生，不受意志控制　(C)排尿動作主要源於交感神經的作用　(D)排尿時逼尿肌會收縮
（101專普二）

18. 有關異常尿液顏色的敘述，下列何者正確？(A)黑褐色為綠膿桿菌感染　(B)黃褐色為肝疾患、急性腎炎　(C)青綠色為膿尿、脂肪尿　(D)琥珀色為尿道結石、炎症
（101專普二）

19. 要留取留置尿管病人小便檢體時，先以管夾夾住引流管10~15分鐘後，再以無菌技術進行下列何種措施？(A)將蓄尿袋開啟引流所需之尿液　(B)更換新的導尿管，並引流所需尿液　(C)以空針自導尿管橡皮接頭處抽取所需尿液　(D)將導尿管和蓄尿袋接口鬆開，引流所需尿液
（102專高一）

20. 王老先生70歲，因中風住院，現有導尿管留置，下列護理措施何者正確？(1)若有體溫升高，尿液混濁情形，應報告醫師　(2)應給予足夠水分，維持正常尿量　(3)每天須給予導尿管護理　(4)每天須經導尿管灌洗膀胱一次。(A) (1)(2)(3)　(B) (1)(3)(4)　(C) (1)(2)(4)　(D) (2)(3)(4)
（102專高一）
解析 膀胱灌洗適用於預防或清除血塊、灌入藥物等。

21. 陳小姐因手臂蜂窩組織炎入院治療，目前意識清楚且可下床活動，有關協助其收集常規尿液檢查之敘述，下列何者錯誤？(A)主要在檢驗尿液的一般性狀　(B)尿液檢體應儘量於30分鐘內送檢　(C)若未能立即送檢，可放於4~10°C冰箱內暫存且在2小時內送檢　(D)最好以單次導尿收集陳小姐的尿液檢體送檢
（102專高一）
解析 未插入導尿管者，常規尿液檢查以自解方式收集即可。

22. 護理師為劉老先生執行存留導尿時，下列敘述何者正確？(A)以內科無菌技術導尿，並使用碘酒消毒會陰及尿道口　(B)選用合適的導尿管，一般應為16~18 Fr.　(C)尿管插入約10 cm　(D)插入導尿管後應打入20c.c.蒸餾水於尿管球端，以防脫落
（102專高二）

解答： 　17.C　　18.B　　19.C　　20.A　　21.D　　22.B

> **解析** (A)採外科無菌技術，以優碘消毒會陰及尿道口；(C)男性尿道長度約7~8吋（約18~20公分）；(D)注入無菌蒸餾水約5~10c.c.為宜。

23. 王女士腹部手術後有留置導尿管，護理師執行會陰沖洗時，發現王女士的導尿管滑出尿道口且露出於體外，應立即採取下列何種措施？(A)用優碘消毒導尿管後再插入　(B)重新打入10c.c.蒸餾水再固定導尿管　(C)將導尿管移走換成尿布　(D)更換新的導尿管
> **解析** 導尿管滑脫汙染後應重新更換新的導尿管。　　　（102專高二）

24. 尿液常規檢查的檢體收集後若無法於30分鐘內送檢，應放入何種溫度的冰箱內暫存？(A) −5~−7℃　(B) 0℃　(C) 6~8℃　(D) 13~15℃　　　　　　　　　　　　　　　　　　　　　　　（102專高二）

情況： 護理師為成人男性病人執行間歇導尿以協助排尿。請依此回答下列二題。

25. 執行間歇導尿的過程，下列何者錯誤？(A)尿管插入遇有阻力時，應再更換管徑較粗的尿管再試　(B)需以潤滑劑潤滑尿管約17.5~20公分再插入　(C)導出的尿液不宜超過500c.c.　(D)導尿之尿管選擇16~18 Fr.為宜　　　　　　　　　　　（103專高一）
> **解析** 在插入導尿管時遇有阻力時，應考慮更換管徑較細的導尿管。

26. 承上題，護理師若導出480c.c.尿液，評估下列何種尿液性質方為正常狀態？(A)有少許血絲沉浮其中　(B)尿比重為1.020　(C)混濁狀尿液　(D)暗褐色尿液　　　　　　　　　　　　（103專高一）
> **解析** 正常尿比重為1.010~1.030。

27. 王老太太表示在大笑、劇烈咳嗽或快速走路時，會有尿液滲出（滴出），她在排尿上可能有何種問題？(A)反射性尿失禁　(B)功能性尿失禁　(C)急迫性尿失禁　(D)壓力性尿失禁　（103專高一）

解答：　23.D　24.C　25.A　26.B　27.D

28. 王老先生因車禍，導致腦部出血昏迷住院治療，現個案已經清醒，下腹部尿脹凸起並表示尿急，但解不出來，護理師提供誘尿措施，下列敘述何者正確？(A)請個案憋氣腹部用力　(B)給予雙手握熱水袋　(C)下腹部局部按摩　(D)下腹部局部冷敷

解析 可在下腹部按摩，增加腹壓以利排尿。　（103專高二）

29. 有關泌尿道感染之症狀，下列何者正確？(A)頻尿、血尿、解尿燒灼感　(B)急尿、糖尿、解尿燒灼感　(C)尿失禁、琥珀色尿、腹痛　(D)尿瀦留、蛋白尿、側腰痛　（103專高二）

30. 有關連續性膀胱灌洗(continuous bladder irrigation)的敘述，下列何者正確？(A)溶液溫度為41~43°C　(B)灌洗液與膀胱的垂直距離約75~90公分　(C)若為壓迫止血作用，則氣囊要注入5~10c.c.之無菌蒸餾水　(D)灌洗溶液及管路每三天更換一次　（103專高二）

31. 王老先生手術後，留置一條存留導尿管，下列護理措施何者正確？(A)蓄尿袋應每天更換一次　(B)導尿管應固定於下腹部或大腿前側　(C)每班應執行導尿管護理一次　(D)蓄尿袋全滿時才需排空尿袋內的尿液　（104專高一）

解析 (A)蓄尿袋應每七天更換一次；(C)每日執行導尿管護理一次；(D)每8小時或滿1,000 c.c時排空尿袋。

32. 有關存留導尿的護理，下列敘述何者不適當？(A)不宜長期放置以免膀胱肌肉失去張力　(B)過程中導尿管滑出仍可繼續使用　(C)固定導尿管之氣囊打5~10c.c.的無菌蒸餾水　(D)蓄尿袋需每8小時或 >1,000mL排空　（104專高一）

解析 導尿管滑脫應移除後，再重新插入新的導尿管。

33. 有關護理師執行誘尿措施的敘述，下列何者錯誤？(A)讓病人聽流水聲　(B)讓病人手握冰塊　(C)按摩病人的恥骨聯合上方　(D)教導病人做凱格爾氏運動(Kegel's Exercise)　（104專高一）

解析 (D)教導增加腹壓以利排尿。

解答：　28.C　29.A　30.B　31.B　32.B　33.D

34. 有關尿道之敘述，下列何者錯誤？(A)女性尿道長約10公分　(B)女性尿道口位於陰蒂與陰道口之間　(C)男性尿道長約20公分　(D)男性尿道也是精液排出的管道　（104專高一）

　　解析 女性尿道長度約1.5~2吋（4~5公分）。

35. 下列何項檢驗可作為選擇抗生素使用種類的指標？(A) Urine Culture　(B) CBC　(C) CRP　(D) Sputum Routine　（104專高一）

　　解析 Urine Culture尿液培養可確定尿液中微生物的種類及數目，以作為選擇抗生素的依據。

36. 關於排尿功能障礙之用語及定義，下列敘述何者錯誤？(A)少尿(oliguria)指尿量<400mL／日　(B)多尿(polyuria)指尿量>2500mL／日　(C)無尿(Anuria)指尿量<10mL／日　(D)遺尿(Enuresis)指發生於夜晚的尿失禁　（104專高二）

37. 為裝置有存留導尿管的病人蒐集尿液常規檢查(urinalysis)用檢體，最佳的檢體蒐集方式，下列敘述何者正確？(A)為確保無菌，應採單次導尿法蒐集檢體　(B)以空針自尿管及尿袋交接處抽取尿液，應採無菌蒐集原則　(C)將存留導尿管和尿袋分開，自尿管接口處引流所需尿液　(D)打開尿袋底端開口，倒出所需尿液　（104專高二）

38. 依醫囑為張小姐留取常規尿液檢體，下列敘述何者錯誤？(A)教導張小姐留取中段尿　(B)儘量將尿液檢體於30分鐘內送檢　(C)常規尿液檢體的檢驗值，可作為使用抗生素的依據　(D)留取尿液前，須先評估張小姐目前月經是否來潮　（105專高一）

　　解析 尿液培養的結果，可作為使用抗生素的依據。

39. 有關導尿管導致泌尿道感染之敘述，下列何者正確？(A)與尿管放置天數無關　(B)最常導致感染的細菌為大腸桿菌　(C)通常不需積極治療，可自癒　(D)每天進行膀胱灌洗可降低感染率

（105專高一）

解答：　34.A　35.A　36.C　37.B　38.C　39.B

40. 有關正常排尿的敘述，下列何者錯誤？(A)幼兒膀胱尿量＞50mL即會產生排尿反射　(B)排尿反射是一種自主性脊髓反射　(C)尿道之內、外括約肌皆受意志控制　(D)尿道之內、外括約肌鬆弛，尿液排出 （105專高二）

41. 林女士已6小時未解尿，主訴下腹部很脹，護理師可採取下列哪些方法誘導林女士小便？(1)逆時鐘輕揉膀胱 (2)聽流水聲 (3)會陰沖洗 (4)溫水坐浴。(A) (1)(2)(3)　(B) (1)(2)(4)　(C) (1)(3)(4)　(D) (2)(3)(4) （106專高一）

42. 若尿液中出現膽紅素，其可能原因為：(A)糖尿病　(B)阻塞性黃疸　(C)腎絲球腎炎　(D)腎病症候群 （106專高一）
解析 尿液中出現膽紅素可能為肝膽疾病。

43. 有關泌尿道感染女性病人之護理指導，下列何者不適宜？(A)每次性活動前後均應解尿　(B)排尿後清潔會陰時由前向後擦　(C)鼓勵多食用鹼化尿液之食物　(D)建議每日攝取水分2,000~3,000c.c. （106專高一）
解析 應鼓勵多攝取酸性食物以酸化尿液。

44. 為導尿管留置病人進行尿液培養之敘述，下列何者正確？(A)由尿袋中倒出適量尿液以進行培養　(B)拔除導尿管以收集病人自行解尿的中段尿液　(C)以止血鉗夾住引流管，於30分鐘後打開尿管與引流管的銜接處留取尿液　(D)夾住引流管30分鐘後，以優碘消毒橡皮接頭處，再以空針抽取所需尿液 （106專高一）

45. 蔣奶奶16小時未解尿，膀胱脹，經誘尿無效需導尿。下列護理措施何者較不適當？(A)可採用單次導尿　(B)選擇14 Fr.導尿管　(C)導尿管插入5公分　(D)一次導出所有尿液 （106專高二）
解析 單次導尿不可超過500~1,000c.c.，以避免休克。

46. 陳小姐目前為月經來潮第三天，收集陳小姐尿液以進行常規檢查的方法，下列何者較適宜？(A)以留置導尿管收集尿液檢體　(B)以單次導尿方式收集尿液檢體　(C)直接收集中段尿　(D)先予以會陰沖洗後，再收集中段尿　　　　　　　　　（106專高二）

47. 有關壓力性尿失禁病人之護理指導，下列何者不適當？(A)起床後須立即解尿　(B)有尿意時須立即排尿　(C)執行凱格爾式運動(D)以手壓迫恥骨聯合處助排尿　　　　　　　　　（106專高二補）
    解析 壓力性尿失禁病人應避免從事增加腹內壓的動作。

48. 當導尿管須放置一星期以上時，宜採用下列何種材質的導尿管？(A)塑膠　(B)乳膠　(C)矽膠　(D)橡膠　　　　　　　　（106專高二補）

49. 有關導尿管大小選擇原則，下列何者錯誤？(A)成人一般使用12~16 Fr.導尿管　(B)兒童使用8~10 Fr.導尿管　(C)泌尿道出血病人的膀胱灌洗可使用18 Fr.以上導尿管　(D)選擇能維持合適引流的最大號導尿管　　　　　　　　　　　　　（106專高二補）

50. 劉太太60歲因大量膿尿而入院，醫囑0.9% Normal Saline 1,000mL膀胱灌洗q.8h.，下列敘述何者不適當？(A)目的為降低感染及抑制發炎　(B)每天需更換灌洗所使用之管路　(C)灌洗溶液液面高出膀胱85公分　(D)每次灌入量以Normal Saline 500mL為宜
    解析 連續性膀胱灌洗滴注速度為60~120滴／分。　（107專高一）

51. 有關導致尿滯留之因素，下列何者最不可能？(A)男性前列腺肥大　(B)女性子宮及膀胱脫垂　(C)使用抗膽鹼激素藥物　(D)使用麻醉劑　　　　　　　　　　　　　　　　　　　（107專高一）

52. 陳先生，意識清楚，診斷腎絲球腎炎，醫師開立收集24小時尿液作肌酸酐廓清(CCr)試驗之醫囑，下列尿液收集程序何者最正確？(A)收集當日7AM第一次解的尿不要，之後每次解的尿液收集至次日7AM　(B)收集期間若有尿液遺漏一次，檢驗單註明遺漏一次，繼續收集至次日7AM　(C)協助插上存留導尿管，收集完24小時尿液後將導尿管拔除　(D)將所使用的尿液收集桶放置廁所內，以利尿液收集　　　　　　　　　　　　　　（107專高一）

解答：　46.B　47.D　48.C　49.D　50.D　51.B　52.A

解析 (B)收集期間若有尿液遺漏一次，應重新再採集；(C) 24小時尿液無需使用存留導尿管收集；(D)尿液應放置在冰箱內保存。

53. 可以增加尿道括約肌張力的訓練，下列何者正確？(A)克萊台氏法　(B)凱格氏運動　(C)膀胱訓練　(D)導尿管訓練 （107專高二）

54. 對於一位正常成人尿液性狀之敘述，下列何者錯誤？(A)每日的尿量約為 1,200~1,500c.c.　(B) pH值為 3.5~4.5　(C)尿比重為 1.010~1.030　(D)顏色呈現淡黃色，有氨味 （108專高一）

解析 尿液pH值為4.5~8.0。

55. 張太太產後4小時，無法自解小便，護理人員欲協助誘尿，下列何種方式錯誤？(A)使用冷水沖洗會陰部　(B)手握冰塊，刺激末梢神經　(C)依醫囑給予於膀胱上方熱敷　(D)順時鐘按摩膀胱部位 （108專高一）

解析 應以溫水沖洗會陰部。

56. 常出現於打噴嚏、大笑、咳嗽及快速走路時，因腹壓增加排出少於50c.c.的尿液。這是屬於哪一種尿失禁(incontinence of urine)？(A)急迫性尿失禁(urge incontinence)　(B)壓力性尿失禁(stress incontinence) (C)反射性尿失禁(reflex incontinence)　(D)功能性尿失禁(functional incontinence) （108專高一）

57. 關於留置導尿管護理之敘述，下列何者正確？(1)尿袋維持在膀胱以下　(2)尿袋內尿量可超過3/4　(3)每日執行至少一次的導尿管護理　(4)尿袋若無結晶、血塊或沉澱物不需定期更換。(A) (1)(3) (B) (1)(4)　(C) (2)(3)　(D) (2)(4) （108專高一）

解析 (2)一般尿袋容量約為2,000c.c.，通常當尿量超過1,000c.c.時即需排空；(4)尿袋應每七天定期更換。

58. 關於導尿管水球（氣囊）之敘述，下列何者正確？(A)一般成人注入液體量約5~10c.c.　(B)注入之液體以生理食鹽水為主　(C)注入過程中病人主述疼痛時應先將導尿管回拉兩公分後再回抽液體 (D)病人如有漏尿情形應將注入液體量增加至30c.c. （108專高二）

解答： 53.B　54.B　55.A　56.B　57.A　58.A

59. 有關膀胱灌洗的敘述，下列何者正確？(A)連續性膀胱灌洗需使用雙腔導尿管　(B)小量膀胱灌洗之灌洗瓶底部與病人恥骨的距離約75~90公分　(C)小量膀胱灌洗是每次可以30c.c.溶液來回灌洗　(D)連續性膀胱灌洗溶液的溫度宜維持在41~42℃（108專高二）

   解析 (A)連續性膀胱灌洗需使用三腔導尿管；(B)小量膀胱灌洗之灌洗瓶底部與病人恥骨的距離約15~20公分；(D)連續性膀胱灌洗溶液的溫度宜維持在37.8~40.6℃。

60. 雙手尺骨骨折的病人，手術後6小時未解尿，觸診膀胱鼓脹，下列何者是最適當的獨立性護理功能？(A)進行單次導尿　(B)讓病人手握冰塊　(C)按摩恥骨聯合上方　(D)給予局部用熱

   解析 導尿、使用冷熱敷治療需有醫囑。　　　　　　　　　（108專高二）

61. 張小姐住院期間需留取常規尿液檢體，下列敘述何者正確？(1)最好是清晨第一次的中段尿　(2)檢體收集後，最好於室溫3小時內送檢　(3)若正值生理期，可用導尿方式取得檢體　(4)檢體若3小時內無法送檢，應置於冰箱。(A) (1)(2)　(B) (2)(4)　(C) (1)(3)　(D) (3)(4)　　　　　　　　　　　　　　　　　　　　　　　　　　（108專高二）

   解析 (2)檢體收集後，宜在1小時內送檢；(4)檢體若無法在1小時內送檢，應置於冰箱，且宜在2小時內送檢。

62. 有關造成尿瀦留的原因，下列何者正確？(1)腎臟尿液濃縮能力降低　(2)膀胱出口阻塞　(3)膀胱過度刺激　(4)支配膀胱神經損傷：如脊髓損傷。(A) (1)(3)　(B) (1)(4)　(C) (2)(3)　(D) (2)(4)

   　　　　　　　　　　　　　　　　　　　　　　　　　　（109專高一）

63. 下列何種措施可預防泌尿道感染？(1)鼓勵膀胱漲尿後再解尿　(2)以淋浴代替盆浴　(3)執行Kegel's會陰肌肉運動　(4)性活動前後均應解尿。(A) (1)(4)　(B) (1)(3)　(C) (2)(3)　(D) (2)(4)（109專高一）

   解析 建議採淋浴、性活動前後排尿，預防泌尿道感染。

解答：　　59.C　　60.C　　61.C　　62.D　　63.D

64. 王太太58歲，用力咳嗽或者大笑時就會出現滲尿，心情受影響情緒低落，下列何項護理措施不合適？(A)告訴病人這是中年婦女正常現象，不要太在意　(B)評估是否有壓力性尿失禁相關因子，例如：停經、肥胖　(C)教導勿提重物、突然大笑等增加腹內壓之動作　(D)教導骨盆底肌肉運動訓練，增加尿道括約肌張力

解析 此為中年婦女常見之壓力性尿失禁問題，可提供衛教緩解失禁問題。　　　　　　　　　　　　　　　　　　　　　　　　（109專高一）

65. 關於尿液培養(urine culture)的檢體收集，下列敘述何者錯誤？(A)懷疑尿道感染時，應先使用抗生素再收集檢體　(B)若30分鐘內無法送檢，應置於4~10°C冰箱保存　(C)若病人無法自行解尿，需用導尿方式取得檢體　(D)需以無菌方式取中段尿液於無菌的標本盒中　　　　　　　　　　　　　　　（109專高一）

解析 懷疑尿道感染時，應先收集檢體，再使用抗生素。

66. 有關需要更換存留導尿管情況之敘述，下列何者正確？(1)尿液pH值呈弱酸性　(2)尿道分泌物有異臭　(3)出現絮狀沉澱物，致引流不暢　(4)導管更換時間依材質而定　(5)病人有尿液滲漏情形。(A)　(1)(2)(3)(4)　　(B)　(2)(3)(4)(5)　　(C)　(1)(3)(4)(5)　　(D)(1)(2)(3)(5)　　　　　　　　　　　　　　　　　　　　　　　（109專高二）

解析 正常尿液pH值呈弱酸性。

67. 林先生因意外造成頸椎受損、大小便失禁，有關尿失禁之護理措施，下列何者正確？(A)教導排尿刺激技巧，例如：重複輕敲恥骨上方　(B)每小時喝水300mL，每3~4小時進行排尿刺激　(C)當餘尿量少於250mL，表示小便訓練成功　(D)教導會陰部凱格式運動(Kegel's exercise)　　　　　　　　　　（109專高二）

68. 黃先生因排尿時疼痛求診，主訴：「近日來尿液常呈現暗紅色」，可能的原因：(A)肝病變　(B)念珠菌感染　(C)綠膿桿菌感染　(D)尿道結石　　　　　　　　　　　　　　　　　　　　（109專高二）

解析 尿液呈現紅色可能代表結石造成血尿。

解答：　　64.A　　65.A　　66.B　　67.A　　68.D

69. 關於尿液培養(urine culture)之目的，下列何者正確？(1)檢查是否有細菌感染　(2)測量腎小管再吸收能力　(3)檢驗腎臟過濾與排泄功能　(4)作為抗生素使用的依據。(A) (1)(2)　(B) (2)(3)　(C) (3)(4)　(D) (1)(4)
　　　　　　　　　　　　　　　　　　　　　　　　　　（109專高二）

70. 收集男性病人的尿液標本進行尿液培養之敘述，下列何者正確？(1)將病人晨起第一次解尿的中段尿，置於乾淨尿杯　(2)長期導尿者，打開尿袋底端開口，倒出尿液於標本試管內　(3)收集好之尿液標本，需在30分鐘內送檢　(4)懷疑有尿道感染者，宜先收集尿液檢體後再注射抗生素。(A) (1)(2)　(B) (2)(3)　(C) (3)(4)　(D) (1)(4)
　　　　　　　　　　　　　　　　　　　　　　　　　　（109專高二）

71. 張女士62歲，懷孕7次，生了5個孩子。常常在大笑或咳嗽時排出少量尿液，屬於下列那一種尿失禁？(A)急迫性尿失禁　(B)壓力性尿失禁　(C)反射性尿失禁　(D)功能性尿失禁　（110專高一）

72. 正常成人之尿餘量應少於多少？(A) 200c.c.　(B) 150c.c.　(C) 100c.c.　(D) 50c.c.
　　　　　　　　　　　　　　　　　　　　　　　　　　（110專高一）

73. 吳小姐因懷疑有泌尿道感染，今欲留中段尿送檢，下列相關步驟之護理指導，何者正確？(A)指導留尿前，須先以優碘棉棒由後往前消毒會陰部　(B)先解掉前段小便以沖洗尿道口，再以無菌容器盛取中段小便　(C)所需小便量至少要120c.c.以上，檢驗才有意義　(D)小便標本需留置至少4小時以上，才能送檢
　　解析 (A)尿液分析(urinanalysis, U/A)檢體，不需使用優碘棉棒消毒會陰部；(C)所需小便量至少10c.c.；(D)小便標本建議在一小時之內送檢。
　　　　　　　　　　　　　　　　　　　　　　　　　　（110專高一）

74. 有關執行存留導尿的技術，下列敘述何者錯誤？(A)導尿管號碼越大，尺寸越大　(B)成人個案一般會選用20 Fr.的導尿管　(C)須確定氣囊整個進入膀胱後，才可以打入液體固定　(D)導尿管插入的深度，男性約20公分，女性約5公分　（110專高二）
　　解析 成人個案一般會選用16 Fr.的導尿管。

解答：　69.D　70.C　71.B　72.D　73.B　74.B

75. 病人術後6小時有排尿困難，下列何者誘尿方法需有醫囑才能執行？(A)聽流水聲　(B)手握冰塊　(C)熱水袋熱敷膀胱　(D)溫水會陰沖洗　　　　　　　　　　　　　　（110專高二）

解析 使用熱敷需有醫囑。

76. 放置存留導尿管的病人需收集尿液檢體進行細菌培養 (urine culture)，收集方式之敘述下列何者正確？(A)以無菌空針從導尿管橡皮接頭處消毒後抽取尿液　(B)自蓄尿袋開口流出一段尿液後，再收集檢體　(C)將導尿管及蓄尿袋分開，由接口處收集尿液　(D)拔掉存留導尿管，收集病人自解之中段尿　　（111專高一）

解析 放置存留導尿管的病人需收集尿液檢體進行細菌培養，應於消毒導尿管後，以無菌空針從導尿管橡皮接頭處抽取所需的尿液量，置於無菌標本容器中。

77. 有關尿液培養採檢之敘述，下列何者正確？(A)以清潔方式收集中段尿液於標本容器中　(B)以導尿方式收集中段尿液於無菌標本容器中　(C)晨起第一次解的尿液不要，收集當日7 AM～次日7 AM尿液　(D)睡前最後一次解的尿液不要，收集當日9 PM～次日9 PM尿液　　　　　　　　　　　　　　（111專高一）

解析 未留置導尿管的病人需收集尿液檢體進行細菌培養，可以使用優碘消毒後取中段尿，或是以單次導尿方式留取尿液，置於無菌標本容器中。

78. 護理師協助收集常規尿液檢查，發現尿液呈現螢光黃色，下列何者為最可能之原因？(A)脂肪尿　(B)服用維生素B_{12}　(C)綠膿桿菌感染　(D)尿道結石　　　　　　　　　　　　　　（111專高一）

解析 維生素B群主要是經由腎臟過濾、尿液排出，使尿液呈現黃色的主要成份是維生素B_2，其次是維生素B_{12}。

解答： 　　75.C　　76.A　　77.B　　78.B

79. 有關執行導尿技術時，下列何者違反無菌原則？(A)注意導尿包滅菌的有效日期 (B)導尿管置於無菌區域邊緣1吋以內 (C)消毒會陰後的棉棒應放置於無菌區外的垃圾袋 (D)消毒會陰部後，可於無菌區執行抽取無菌蒸餾水的動作 （111專高二）

解析 消毒會陰部時，左手固定於會陰部，消毒後左手仍持續固定於此狀態，不可移開，以避免汙染尿道口。

80. 楊女士接受子宮全切除手術，術後使用Morphine PCA (patient controlled analgesia)和靜脈輸液持續滴注，術後第一天楊女士移除foley後6小時仍尚未解尿，觸診下腹部膀胱處鼓脹，下列何者不是有關其尿瀦留的原因？(A)尿道括約肌收縮過強 (B)Morphine藥物作用 (C)手術導致膀胱組織受損 (D)靜脈輸液量過少 （111專高二）

解析 尿道括約肌收縮過強、Morphine副作用和膀胱組織受損皆會導致排尿障礙，與靜脈輸液量過少無關。

81. 尿液中紅血球增加的可能原因，下列何者錯誤？(A)導尿受傷 (B)尿路結石 (C)肝膽疾病 (D)輸血血型不合 （111專高二）

解析 若患肝膽疾病，其尿液會呈現黃褐色，而非存在紅血球增加。

82. 當病人使用三路導尿管(3 Way Foley)時，有關其三個管腔作用的敘述，下列何者錯誤？(A)固定 (B)排氣 (C)引流尿液 (D)灌注治療用溶液 （112專高一）

解析 三路導尿管之目的為導出尿液、固定導尿管、灌洗或加藥用。

83. 有關尿液特性之敘述，下列何者錯誤？(A)尿比重正常值為1.030~1.050 (B)尿液pH值正常為4.6~8.0 (C)正常尿液不含膽紅素 (D)混濁尿可能是泌尿道感染所致 （112專高一）

解析 尿比重正常值：1.010~1.030。

84. 有關成人泌尿道感染的敘述，下列何者錯誤？(A)大腸桿菌是常見的致病菌 (B)輸尿管結石者易發生感染 (C)常見症狀有解尿時燒灼感 (D)鹼化尿液能抑制細菌生長 （112專高一）

解析 酸化尿液能抑制細菌生長。

解答： 79.D 80.D 81.C 82.B 83.A 84.D

85. 關於24小時尿液檢體收集（當日早晨7點至隔日早晨7點），下列敘述何者正確？(1)當日早晨7點的小便需要收集在尿瓶內　(2)隔日早晨7點再解最後一次尿，並收集於瓶內　(3)檢驗單上需註明病人24小時尿液總量　(4)女性月經週期期間仍可收集24小時尿液檢體。(A) (1)(2)　(B) (2)(3)　(C) (3)(4)　(D) (1)(4)　**（112專高一）**

解析 (1) 7AM的第一次尿液應先解掉，避免採集到先前留在膀胱內的尿液；(4)遇到女性生理期，勿收集24小時尿液檢體。

86. 為身上有存留導尿管病人進行尿液培養檢體收集，下列敘述何者正確？(A)將管夾或者止血鉗夾住導尿管15~30分鐘，以利取尿液檢體　(B)分別以1%的水溶性優碘及75%酒精溶液的棉棒環形消毒導尿管接蓄尿袋的橡皮端　(C)以清潔空針抽取11~15 mL的尿液檢體，以有足夠的量進行尿液培養　(D)尿液檢體應於2小時內送檢，避免pH值下降　**（112專高一）**

解析 (B)應以1%碘酒消毒穿刺區；(C)抽取3~5c.c.尿液；(D)尿液檢體於2小時內送檢，以避免尿液pH值升高。

87. 尿液中出現膽紅素，可能是因為下列何種狀況所致？(A)脫水　(B)泌尿道感染　(C)阻塞性黃疸　(D)腎臟病　**（112專高二）**

解析 尿液中出現膽紅素，可能是因為肝膽疾病。

88. 有關成人尿液分析的結果，下列何者異常？(A)尿液總量1,450 mL／天　(B)葡萄糖2 mg/dL　(C)尿蛋白質5 mg/dL　(D)白血球20個／高倍視野　**（112專高三）**

解析 (D)尿液中白血球正常為0~5/hpf。

89. 預防因長期導尿管留置而引發感染，下列敘述何者正確？(A)矽質尿管需每3個月更換1次　(B)集尿袋內若有沉澱物，可以用清水清洗以保持清潔　(C)如沒有限水，鼓勵每日攝取液體至少3,000 mL以上　(D)女性病人每日以水溶性優碘執行會陰沖洗3次　**（112專高三）**

解析 (A)矽質尿管應每個月更換一次；(B)尿袋如有沉澱物，應更換；(D)會陰沖洗溶液可使用溫開水、生理食鹽水及Zephiran。

解答：　85.B　86.A　87.C　88.D　89.C

90. 有關收集24小時尿液檢體的敘述，下列何者正確？(A)主要目的是測試膀胱功能　(B)當日7AM起收集，至次日7AM哪一次尿液不留　(C)收集的尿液應置於保溫箱內維持溫度　(D)收集尿液期間如有遺漏，應隔天7AM重新收集　　　　　　　　　（112專高三）

   解析 (A)測定尿液中的特殊成分，例如電解質或肌酸酐；(B)當日7AM先解完第一次尿液後，開始收集至隔天早上7AM最後一次尿液，不可有遺漏；(C)應放冰箱冷藏。

91. 脊髓損傷的病人，無法自行排空膀胱，下列護理措施何者最適當？(A)限制液體攝入量1,000 mL/天　(B)教導凱格爾氏(Kegel's exercise)　(C)教導以手向下壓迫膀胱部位　(D)協助置入留置導尿管　　　　　　　　　　　　　　　　　　　（113專高一）

   解析 (A)脊髓損傷無需限制液體攝入量；(B)如可自行控制腹肌，可使用克萊台氏法(Cred's Method)增加腹壓，以利排尿；(D)嘗試過其他方式皆無法順利排尿後，再考慮置入留置導尿管。

92. 有關導尿管的選擇原則，下列何者錯誤？(A)塑膠材質的導尿管使用期限可長達1個月　(B)泌尿道手術的病人可使用18 Fr.以上的導尿管　(C)當病人需要進行膀胱灌洗時應選擇三路導尿管(D)小孩大多選擇使用8~10 Fr.導尿管　　　　　　（113專高一）

   解析 塑膠材質的導尿管使用期限為每週更換一次。

93. 護理師衛教病人收集24小時尿液檢體，下列敘述何者正確？(A)於7 AM請病人解尿，此次尿液不要，之後開始收集每次解的尿液到次日7 AM　(B)收集尿液期間如果有遺漏收集，則需持續收集到遺漏之時間點　(C)隔日7 AM請病人解最後一次尿液，丟棄不收集　(D)將24小時收集到尿液，栓緊容器瓶蓋，連同檢驗單儘速送檢　　　　　　　　　　　　　　　　　（113專高一）

   解析 (B)如有遺漏，應自隔天7 AM起，再重新收集24小時尿液；(C)隔日7AM最後一次的尿液仍需收集；(D)從24小時收集的尿液中取出少量送檢。

解答：　　90.D　　91.C　　92.A　　93.A

MEMO

繃帶與束帶的應用

出題率：♥♡♡

繃帶的種類與功能

包紮法

繃帶包紮的原則與注意事項

三角巾、多頭帶、丁字帶及彈性束腹帶的應用

使用夾板的注意事項

Fundamentals of Nursing

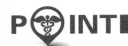

17-1　繃帶的種類與功能

1. 紗布繃帶：質薄輕軟，透氣佳，可預防皮膚浸潤，用於固定傷口敷料。

2. **彈性繃帶：具強力彈性，有最好的患部支托、關節制動、加壓止血、減輕腫脹，並運用於殘肢包紮。但不可用於痛風疼痛的關節。**下肢使用彈性繃帶**可促進血液回流、預防血液鬱積**。

3. 彈性紗捲：有些許的彈性、好操作又可避免血循壓迫的問題，在臨床上廣泛使用。

4. 自黏彈性繃帶：超強彈性繃帶，具強力黏著性，**可達強效壓迫止血作用，常用於乳房切除手術後傷口包紮，注意事項包括：(1)避免過度牽拉→避免皮膚過度壓迫；(2)觀察有無對黏膠過敏；(3)小心謹慎撕除→避免疼痛與感染。**

5. 石膏繃帶：用於骨折病人，以矯正畸形及固定之用。**使用前，需先覆蓋一層棉布繃帶，以防皮膚損傷。**

6. **法蘭絨繃帶：**絨布製成具保暖功用，風濕性關節炎、痛風病人適用，可增進舒適。

7. 棉布繃帶：用於身體某部位需要施予壓力時，可給予**穩定支托**，例如**下肢多處挫傷疼痛及出血**。

8. 橡皮繃帶：用於預防大量出血的加壓止血。

9. **束帶：當患處不宜用捲軸繃帶包紮時，可選用合宜的束帶。**

17-2 包紮法

包紮法	適用部位
環形包紮	**定帶與結帶**或用於固定額頭、手腕、手指等
急螺旋包紮	急救時用於**固定夾板**
緩螺旋包紮	用於肢體粗細均勻部位，如上肢、下肢、手指、手腕、胸、腹部等
螺旋回反包紮	用於肢體粗細不均勻部位，如小腿、四肢
8 字形包紮	用於**限制關節活動**有很好的效果，亦可用於**固定關節敷料**，如肩關節、肘關節、膝關節、踝關節等
人字形包紮	**肢體與軀幹同時包紮，用於拇指、乳房、肩部、髖部、腹股溝等部位**
回反摺形包紮	用以**固定殘肢及肢體末端之敷料**

17-3 繃帶包紮的原則與注意事項

原　則	理　由
1. 先評估包紮部位情況及範圍，**例如關節處使用的捲軸繃帶宜 2~3 吋寬**	· 便於用物準備
2. **若有傷口先消毒後蓋上無菌敷料，再包紮**	· 避免繃帶與傷口直接接觸，**包紮時繃帶須超過敷料邊緣 2 吋以上**
3. 選用清潔、**乾燥**、沒有摺邊的繃帶	· **以避免損傷及壓力不平均**
4. 肢體**保持於正常功能位置**並予以支托	· 降低身體因不活動而造成傷害與不適
5. **站在個案前方**並抬高肢體 1~2 分鐘	· 方便工作及隨時觀察；減輕腫脹
6. 皮膚易摩擦處（如：指間、腹股溝、腋窩、乳房下等處）及骨突處放置紗布或棉墊	· 預防摩擦及過分受壓

原　則	理　由
7. 包紮開始先做 2~3 圈的定帶	・繃帶不易滑動
8. 包紮時每圈使用相同緊度與壓力	・太鬆→繃帶及敷料易脫落 ・太緊→血循不良、組織壞死、影響呼吸
9. 每圈覆蓋前一圈約 1/2~2/3	・避免包紮部位壓力不平均而影響血循
10. 四肢包紮時，由遠心端往近心端方向包紮（逆循環方向）	・促進靜脈血液回流，避免水腫及血循不良
11. 露出肢體末端	・方便觀察末梢血循
12. 應於包紮後 20 分鐘時進行第一次評估，若無異常，則每 2~4 小時評估一次	
13. 必要時 q1h 觀察 CTMS 　(1) 手指或腳趾的顏色(color, C)：皮膚顏色和其他未包紮部位顏色若一樣則為正常；蒼白、發紺、斑駁為不正常指甲床蒼白試驗（微血管充填試驗）用以評估肢體循環，皮膚顏色恢復時間超過3秒為異常 　(2) 溫度(tempature, T)：應為溫暖或和其他部位一樣，冰冷為異常 　(3) 活動功能(motor, M)：應能無疼痛地移動手指或腳趾，如屈曲或伸展 　(4) 感覺(sensory, S)：應有被觸摸的感覺，刺痛、麻木、癢、肢體末端壓迫及緊繃為異常	・如有左列異常情況，宜鬆開重新包紮，通知醫師並且持續觀察

原　則	理　由
(5) **脈搏強度**：應和另一側未包紮 肢體的脈搏強度一樣，**如足背** **動脈搏動強度2+；脈搏強度變** **弱或消失**為異常，可能表示**繃** **帶過緊**	
14. **結帶時，應遠離傷口處、發炎** **處、關節骨突處、皮膚敏感的部** **位、肢體內側及常易摩擦處。**例 如手臂包紮至結束帶尾時，可在 **手臂外側**進行結帶	‧避免造成這些部位的壓力及刺 　激
15. **胸腹部的包紮，需經常評估是否** **影響個案的換氣功能**	
16. 包紮傷口處**如有滲液**造成繃帶潮 濕，應**協助更換，保持清潔與乾** **燥**，以避免感染	
17. 為促進舒適，應**每 8 小時重新包** **紮**	

17-4 三角巾、多頭帶、丁字帶及彈性束腹帶的應用

1. 三角巾可用以支托受傷部位（手臂）或用以固定敷料。

2. 三角巾懸臂包紮法

　(1) 三角巾底邊與身體平行，一端放在肩膀，另一端由胸前往下垂。

　(2) 支托患側上臂，**手腕略高於肘部 10~12 公分**。

　(3) 三角巾的底角放在健側肩上打**平結（不可在頸後及鎖骨上面**
　　　打結）。

　(4) **手腕不可下垂（需托住）且應高於肘關節，患側手心朝內，**
　　　肘關節略微彎曲向上（小於 90 度），以提供適當支撐。

(5) 三角巾頂端往前拉或摺好固定在吊帶前面，手指必須露出三角巾斜邊，以便觀察血循。

3. 使用丁字帶應採**仰臥**的姿勢。

   (1) **單丁字帶**：用以**女性固定肛門口**、**會陰**及**鼠蹊部的敷料**。

   (2) **雙丁字帶**：用以**固定男性生殖器及肛門的敷料**。

4. 四頭帶：可用來固定鼻子、下頜或前額處的敷料。

5. **多頭帶**：**由下往上傾斜包紮，可支托手術後的胸部、腹部傷口**，有助於個案活動。由上往下傾斜包紮，可助腹部排氣、引流液體或促進產後惡露排出，有助於子宮復健。

6. **彈性束腹帶**：**用以支托腹部、減輕腹部傷口疼痛、促進排氣及引流**。

17-5 使用夾板的注意事項

1. 夾板本身需先用毛巾、軟敷料包紮處理好。**夾板長度必須超過骨折部位上下兩端的關節**。

2. 注意固定的鬆緊度，以免影響血循或達不到固定效果。此外，**每 2 小時評估肢體末梢血循**。

3. **結帶應避免在受傷處或肢體內側**，若兩腿均受傷，則在兩腿之前方打結。

QUESTI?N

1. 手臂包紮至結束帶尾時，可在下列哪個部位進行結帶？(A)肘關節　(B)傷口發炎區　(C)腋窩下　(D)手臂外側 （99專普二）

解析 關節或骨突處、傷口發炎區、受壓擦部位（如腋窩下）、肢體內側等部位，皆不宜作為結帶處。

2. 有關繃帶包紮的原則，下列何者錯誤？(A)應避免使用潮濕繃帶包紮，以免增加包紮部位壓力　(B)進行各式繃帶包紮前應先定帶，以免繃帶滑落　(C)包紮時應自肢體近端往遠端包紮　(D)繃帶包紮每圈應蓋住前一圈的1/2~2/3 （99專普二）

解析 包紮時應自肢體遠端往近端、順時鐘包紮。

3. 洪老太太接受全膝關節置換術，目前患肢彈性繃帶包紮固定中，護理師若觀察到肢體出現何種徵象，應鬆開繃帶觀察？(A)足背動脈搏動強度2+　(B)腳趾可以屈曲伸展　(C)抱怨末梢麻木刺痛感增加　(D)末梢溫暖、微血管回填＜3秒 （100專高一）

4. 李先生接受左膝關節上方的截肢手術，術後左腿截肢部位最合適的包紮方法為：(A)急螺旋形包紮法　(B)人字形包紮法　(C)回反摺形包紮法　(D)8字形包紮法

（96專高；98專普二；99專普一；100專高二）

5. 下列何者是用於固定關節處之敷料與限制關節活動的包紮法？(A) 8字形包紮法　(B)螺旋形包紮法　(C)回反摺形包紮法　(D)螺旋回反形包紮法 （100專普一）

6. 有關彈性束腹帶應用在腹部傷口之目的，不包括下列何者？(A)減輕腹部傷口疼痛　(B)促進排氣及引流　(C)支托腹部　(D)固定會陰部 （100專普一）

解答：　　1.D　　2.C　　3.C　　4.C　　5.A　　6.D

7. 有關傷口包紮的敘述，下列何者正確？(A)包紮後8小時，需先執行完整的末梢血循評估　(B)鼓勵病人於受包紮的肢體進行等張運動，以維持肌肉的張力　(C)包紮部位若在皮膚皺摺處，需先墊棉墊，以防摩擦　(D)包紮進行時平放肢體勿下垂，以防血液及淋巴液鬱積　　　　　　　　　　　　　　　　（100專普一）

8. 護理師替張先生的上臂以彈性繃帶進行包紮後，需觀察哪些末梢肢體情形？ (1)顏色 (2)出汗情形 (3)溫度 (4)脈搏 (5)指甲長度。(A) (1)(2)(4)　(B) (1)(3)(4)　(C) (2)(3)(5)　(D) (1)(2)(5)

（101專高一）

9. 為病人執行繃帶包紮時，下列敘述何者正確？(A)包紮者手握的捲軸帶端朝下　(B)包紮第二圈時，應覆蓋第一圈的1/2~2/3寬度 (C)包紮時不用定帶，直接用別針固定　(D)包紮的方向應採順人體循環方向　　　　　　　　　　　　　　　　　　　（101專普一）

10. 使用三角巾懸掛受傷的手臂時，下列何者為維持該手臂在功能性位置的正確方法？(A)使肘關節彎曲，角度維持在90度，手腕自然下垂　(B)使肘關節彎曲，角度維持在90度，手腕須托住　(C)使肘關節彎曲，角度維持小於90度，手腕自然下垂　(D)使肘關節彎曲，角度維持小於90度，手腕須托住　　　　（101專普一）

11. 有關包紮的敘述，下列何者錯誤？(A)胸部手術傷口可用多頭帶向上傾斜包紮法固定　(B)打石膏繃帶前需覆蓋一層棉布繃帶，以防皮膚損傷　(C)丁字帶適用於女性會陰部敷料固定　(D)彈性繃帶彈性好，包紮壓力平均，不會造成血循不佳　　　（101專普一）

12. 有關繃帶包紮後的評估及處理重點，下列敘述何者正確？(A)最初的評估在包紮後的4小時　(B)患肢末梢呈現發紺時應抬高　(C)患肢感覺麻痺為包紮必然的現象　(D)患肢脈搏變弱時應立即重新包紮　　　　　　　　　　　　　　　　　　　（101專高二）

解答：　　7.C　　8.B　　9.B　　10.D　　11.D　　12.D

13. 王先生因運動導致膝關節撕裂傷，有關包紮的注意事項，下列何者不適當？(A)選用2至3吋寬之捲軸繃帶 (B)選用石膏繃帶 (C)覆蓋傷口後再包紮 (D)採取8字形包紮法 （101專普二）

解析 彈性繃帶適用於關節處的制動。

14. 王小弟小學五年級，下課時間和同學到操場遊戲，不慎跌倒造成下肢多處挫傷流血，王小弟大聲哭喊右腳疼痛無法站立。同學通報健康中心，此時護理師應該準備何種繃帶，到現場協助處理較適宜？(A)法蘭絨繃帶 (B)石膏繃帶 (C)棉布繃帶 (D)橡皮繃帶 （102專高一）

解析 當身體某部位需要施予壓力時，棉布繃帶可給予穩定支托。

15. 承上題，健康中心護理師到達現場協助王小弟包紮受傷部位，下列敘述何者正確？(A)包紮時鬆緊度適宜，應完整包住末稍肢體以免二度傷害 (B)包紮壓力應均勻，第二圈應覆蓋前一圈範圍1/2~2/3 (C)包紮時應抬高肢體，由肢體近心端往遠心端包紮 (D)包紮完畢應在傷口部位結帶 （102專高一）

16. 承上題，當護理師護送王小弟就醫過程中，發現王小弟下肢肢體出現何種現象時，表示繃帶過緊，需要重新打開再包紮？(A)肢體末稍皮膚顏色紅潤 (B)肢體末稍脈搏變弱 (C)肢體末稍溫暖 (D)結帶處繃帶鬆脫 （102專高一）

17. 王同學上體育課時，不小心扭傷踝關節，應立即予以何種繃帶包紮及合適護理？(A)彈性繃帶，熱敷扭傷處 (B)橡皮繃帶，加壓預防腫脹惡化 (C)絨布繃帶，抬高患肢 (D)彈性繃帶，抬高患肢 （103專高二）

解析 彈性繃帶適用於關節扭傷時的制動，抬高患肢更可減輕局部腫脹。

解答： 13.B 14.C 15.B 16.B 17.D

18. 王先生不慎被機器壓傷右手手腕，目前需要傷口包紮，下列措施何者正確？(A)採8字形的包紮法　(B)請王先生右手下垂15分鐘後再包紮　(C)包紮時，由右前臂的近心端開始包紮　(D)包紮時，後一圈應覆蓋前一圈的1/3　　　　　　　　（103專高二）

解析 (A)8字形的包紮法適用於固定關節及限制關節活動；(B)包紮前應先抬高患肢1~2分鐘減輕肢體腫脹；(C)包紮時應由遠心端開始包紮；(D)包紮時後一圈應覆蓋前一圈的1/2~2/3。

19. 張先生因車禍右手臂骨折，欲用三角巾懸吊手臂時，須注意下列何者？(1)在頸後結帶　(2)使肘關節彎曲度應小於90度　(3)手腕應高於肘關節　(4)一般三角巾之底邊（最長邊）應置於張先生的右側。(A) (2)(3)　(B) (1)(4)　(C) (1)(3)　(D) (2)(4)　　（104專高一）

解析 (1)應在健側肩上打平結；(4)三角巾的底邊應與身體呈平行。

20. 消化性潰瘍穿孔接受剖腹探查手術，使用束腹帶，下列何者不是其目的？(A)支托腹部、促進舒適　(B)減緩傷口引流　(C)固定腹部傷口敷料　(D)促進腹部排氣　　　　　　　　（104專高一）

解析 束腹帶可用以支托腹部、減輕腹部傷口疼痛、促進排氣及引流。

21. 以三角巾支托上石膏的左手臂，下列措施何者正確？(A)肘關節要彎曲小於60度　(B)腕關節應要微高於肘關節　(C)將三角巾的其中兩角於手腕處打結　(D)左拇指應朝下　　（105專高一）

22. 黃先生因創傷接受膝下截肢手術，今為手術後第1天，護理師欲給予彈性繃帶包紮殘肢，包紮前應先如何處理？(A)測量生命徵象　(B)給予鎮痛藥物　(C)清潔傷口並更換無菌敷料　(D)執行患部關節復健活動　　　　　　　　　（105專高一）

23. 吳小姐走路不慎扭傷右腳踝，局部壓痛、腫脹，醫師診斷韌帶有二級撕裂傷，須以繃帶包紮制動兩週，下列敘述何者正確？(A)以紗布繃帶採螺旋形包紮患部　(B)以套入式彈性網狀繃帶包紮患部　(C)以彈性繃帶採8字形包紮患部　(D)以三角巾採人字形包紮患部　　　　　　　　　（105專高二）

解答：　18.A　19.A　20.B　21.B　22.C　23.C

解析 腳踝處宜採8字形包紮法，且使用彈性繃帶有助於關節制動、減輕腫脹。

24. 有關繃帶包紮的原則，下列敘述何者正確？(A)應順人體循環方向，由近心端往遠心端　(B)結帶部位在病人的肢體外側時，易使病人因包紮而產生身體心像紊亂問題　(C)第一步驟為以環形包紮法定帶　(D)至第二匝時應覆蓋前一匝的1/4~1/3（106專高一）
　　解析 (A)四肢包紮時，應由遠心端往近心端方向包紮；(B)應在肢體外側進行結帶，避免造成局部壓力；(D)每圈應覆蓋前一圈約1/2~2/3。

25. 有關繃帶與束帶的敘述，下列何者正確？(1)包紮四肢時，宜先將四肢放低後，再進行包紮　(2)簡易固定夾板時，可採急螺旋包紮法　(3)粗細不同的肢體，可採螺旋回反形包紮法　(4)固定肘關節敷料時，可採回反摺形包紮法　(5)以三角巾進行懸臂帶包紮法，手腕可高於手肘10~12公分。(A) (1)(2)(4)　(B) (2)(3)(5)　(C) (1)(4)(5)　(D) (2)(3)(4)　　（106專高一）
　　解析 包紮四肢時，應抬高肢體1~2分鐘後再包紮；固定肘關節敷料時，應採8形包紮法。

26. 楊女士接受人工膝關節置換手術後以彈性繃帶包紮固定傷口，術後第二天早上楊女士抱怨傷口腫脹、疼痛不已，無法入睡，則下列護理處置何者最適當？(A)告訴楊女士這是正常傷口疼痛現象，如果疼痛難忍可以施打止痛劑　(B)請家屬多陪伴或與楊女士聊天，以轉移其注意力　(C)協助檢查膝關節處之彈性繃帶是否綁得過緊　(D)通知醫師為楊女士開立鎮靜安眠藥物，以利夜間入睡　　（106專高二補）

27. 有關繃帶與束帶的敘述，下列何者錯誤？(A)需採順人體循環方向包紮　(B)包紮時，需先以環形包紮法，進行定帶　(C)包紮時，應露出肢體末梢　(D)不可在肢體內側進行結帶　（108專高一）
　　解析 應由遠心端往近心端方向包紮，此為逆循環方向。

解答：　24.C　25.B　26.C　27.A

28. 李先生因左小腿脛骨處有一5% TBSA燒傷，進行分層皮膚移植 (split-thickness graft, STSG)，術後以短腿石膏夾板固定，有關包紮注意事項，下列敘述何者錯誤？(A)包紮應從遠心端朝近心端包紮　(B)足踝處置放棉墊再包紮，以減少摩擦及受壓　(C)包紮完成後，結帶固定於左小腿前方　(D)檢查足部的溫度、顏色、麻木感　　　　　　　　　　　　　　　　　　（108專高二）

解析 左小腿脛骨處燒傷位在左小腿前方，需避免將結帶固定在傷口處。

29. 高太太，75歲，早上去公園散步時跌倒，導致右手和右腳多處傷口，護理師欲以繃帶包紮，有關繃帶包紮的原則和注意事項，下列何者錯誤？(A)應先清洗傷口並覆蓋無菌敷料後，再包紮　(B)包紮部位若在骨突處，應先墊棉墊或合適之敷料　(C)包紮時，應抬高肢體，由近心端往遠心端包紮　(D)包紮的壓力應平均分布，第二圈應覆蓋前一圈範圍的1/2至2/3　　　（110專高一）

解析 包紮時，應由遠心端往近心端方向包紮。

30. 承上題，包紮完畢後，可於下列何處結帶固定？(A)傷口區　(B)關節處　(C)上臂　(D)易受壓處　　　　　　　　　　　（110專高一）

解析 不可在傷口區、關節處、易受壓部位進行結帶。

31. 朱老太太因股骨頭骨折接受手術治療，其下肢以彈性繃帶包紮之主要目的為何？(A)促進血液回流、防止鬱積　(B)保暖　(C)固定傷口敷料　(D)加壓止血　　　　　　　　　　　　（110專高二）

解析 下肢使用彈性繃帶包紮可以促進血液回流、防止血液鬱積。

32. 有關繃帶包紮原則敘述，下列何者正確？(A)包紮病人肢體時，應將肢體放低，以利包紮　(B)由肢體近心端往遠心端包紮　(C)繃帶包紮每圈應覆蓋前一圈1/2~2/3寬度為宜　(D)包紮完畢後，應於關節處結帶固定

解析 (A)包紮病人肢體時，應將肢體抬高1~2分鐘，避免腫脹；(B)由肢體遠心端往近心端包紮；(D)包紮完畢後，應遠離關節處結帶固定

解答：　　28.C　　29.C　　30.C　　31.A　　32.C

33. 王先生因車禍意外接受左下肢截肢手術，術後為了減輕腫脹及加壓止血，應使用下列何種繃帶？(A)紗布繃帶　(B)彈性繃帶　(C)石膏繃帶　(D)橡皮繃帶

    解析 彈性繃帶具有加壓止血及減輕腫脹的功效。

34. 林奶奶79歲，因閃避機車不慎跌倒，右手腕有擦傷、腫脹情形，至醫院進行傷口處置與繃帶包紮，下列護理措施何者錯誤？(A)包紮後每30分鐘需評估末梢血液循環　(B)繃帶宜經常更換，保持清潔與乾燥　(C)衛教個案若有分泌物，應告知醫護人員　(D)為促進舒適，每8小時重新包紮　　　　　（111專高二）

    解析 包紮後20分鐘時進行第一次評估，若無異常，之後每2~4小時評估一次。

35. 邱先生為建築工人，在工地不慎被鋼筋壓傷左腳腳踝，目前需要傷口包紮，下列措施何者正確？(A)採8字形包紮法　(B)採螺旋形包紮法　(C)由近心端開始包紮　(D)將肢體平放15~30分鐘

    解析 腳踝處適用8字形包紮法；包紮前應抬高肢體1~2分鐘，並從遠心端往近心端包紮。　　　　　（111專高二）

36. 對於繃帶包紮方法，下列敘述何者正確？(A)包紮時，由肢體近心端往遠心端包紮　(B)包紮開始，可用緩螺旋包紮法定帶　(C)包紮完畢，可將結帶固定於肢體內側　(D)包紮後，患肢出現刺痛、麻木感應立即重新包紮　　　　　（112專高一）

    解析 (A)應由肢體遠心端往近心端包紮；(B)包紮開始和結束，宜用環形包紮定帶；(C)結帶應避免在肢體內側及常易摩擦處。

37. 有關各類捲軸繃帶包紮法與其應用的敘述，下列何者正確？(A)急螺旋包紮法，常用於固定夾板包紮　(B)回反摺形包紮法，常用於粗細不均勻之肢體的包紮　(C)多頭帶包紮法，常用於定帶或結帶時的包紮　(D)人字形包紮法，常用於截肢後肢體的包紮

    　　　　　（112專高一）

    解析 (B)螺旋回反包紮法常用於粗細不均勻之肢體；(C)多頭帶包紮法常用於胸、腹部傷口；(D)回反摺形包紮法常用於截肢後肢體。

解答：　33.B　34.A　35.A　36.D　37.A

38. 韓女士因大腸癌行剖腹手術以切除腫瘤，腹部有傷口引流和一乙狀結腸造口，術後使用束腹帶的主要目的，下列何者錯誤？(A)固定腹部手術之傷口　(B)預防咳嗽造成的疼痛　(C)支托腹部並促進引流及排氣　(D)減少傷口肉芽組織生成　　　　　　（112專高二）

39 彈性繃帶最常應用於下列何種狀況？(A)加壓止血，減輕腫脹　(B)痛風，減輕關節疼痛　(C)骨折部位支托　(D)矯正畸形肢體　　　　　　　　　　　　　　　　　　　　（112專高二）

40. 臨床中有關傷口以繃帶包紮的注意事項，下列何者錯誤？(A)適當地露出肢體末端部位　(B)應順著人體循環的方向進行　(C)包紮者應站在包紮部位的前方或側方　(D)繃帶後一圈應覆蓋於前一圈的1/2~2/3　　　　　　　　　　　　　　（112專高三）

解析 (B)應由遠心端向近心端方向包紮（逆循環方向）。

41. 病人走路滑倒導致右手臂骨折，護理師使用三角巾為病人執行托懸臂包紮法，下列何者為正確的方式？(1)協助病人右手肘關節彎曲小於90度，手掌朝上，手腕高於肘部　(2)協助病人右手肘關節彎曲大於90度，手腕不可下垂　(3)協助病人右手肘關節彎曲維持90度，手腕自然下垂　(4)三角巾底角最後於病人右側肩上打上平結　(5)三角巾底角最後於病人左側肩上打上平結。(A) (1)(4)　(B)(2)(4)　(C) (3)(5)　(D) (2)(5)　　　　　　　（113專高一）

解析 (1)(2)(3)患側手腕不可下垂，需支托高於肘關節，並略微彎曲向上（小於90度）；(4)(5)三角巾底角應於健側肩上打平結。

本題考選部公布答案為(A)，編者按答案應為(1)(5)，但無此選項。

解答：　38.D　39.A　40.B　41.A

出入院護理

Fundamentals of Nursing

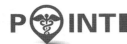

18-1 入院時的心理反應及護理

一、入院時的心理反應

1. **對未知的恐懼**：主動告知有關疾病、檢查及治療的過程與反應。

2. **失去自我**：稱呼病人時以姓氏加上禮貌性的稱謂，如：張先生。

3. **失去控制感**：**擬訂計畫或安排治療前，徵求其意見並盡量遵照病人的期望執行，以增加其控制感。**

4. **分離焦慮與孤獨感**：護理人員與親友定時探視病人，鼓勵病人與其他病友互動。心理的焦慮反應會引起**交感神經的生理作用，使腎上腺素分泌增加，包括：心跳速率增加、呼吸速率及深度增加、血壓上升、心輸出量增加、掌心出汗、手部顫抖、緊張不安、害怕、注意力無法集中、瞳孔擴張、尿量減少、肌肉收縮等。**此外，交感神經系統的反應常見於**全身適應症候群**(general adaptation syndrome, GAS)，會使人產生「**戰鬥或逃跑**」反應，其身體對壓力的生理反應依序為**警覺期→抵抗期→耗竭期**。另外，壓力越大則認知功能就越差，情緒可能出現**害怕、焦慮及悲傷反應**，也可能出現**退縮、失眠及易怒攻擊行為**。病人所感受到的**壓力程度與致病性呈正相關**。

5. **隱私權受到威脅**：尊重且維護病人隱私權，例如：關上房門或拉上床簾。

6. **愧疚**：經濟窘困者，可聯繫醫院社會服務部門或其他社會資源機構。

二、入院護理

1. 備妥病人單位，包括病人會需要使用到的特殊醫療器材，迎接新病人入院。

2. 在迎接新病人入院的過程中，首要執行的護理活動是接待並自我介紹。主動提供環境介紹與正確醫療資訊，以減輕病人焦慮與恐懼的心理反應。

3. 鼓勵病人表達內心的感受，用心傾聽與觀察病人的語言及非語言反應，並協助解決問題。

4. 應盡早與病人建立信任感的護病關係。

5. 稱呼病人時應注意禮貌，通常是以姓氏加上稱謂，切忌以床號來辨識或稱呼病人。

6. 執行各項治療活動前，需給予詳細解說。

7. 考慮病人的文化背景及生活習慣，擬訂具個別性的護理活動，例如可以允許病人穿著個人的衣物。

8. 護理人員應面帶微笑，以親切友善的方式主動接待病人。

9. 優先滿足病人的生理需求，觀察病人有無需立即處理的症狀及徵候，如疼痛、呼吸短促，並盡速通知醫師處置。

10. 收集身高、體重、生命徵象、初步身體評估檢查、心理社會史等，若時機不宜收集，可先暫緩，但需在接病人的 24 小時內完成所有的護理評估等病歷內容。

11. 實際帶領病人及家屬參觀環境設備，並示範使用方式及注意事項。

12. 檢查或執行治療及護理措施前，應先向病人詳細解釋目的、方式、過程、所需時間及注意事項。

13. **檢查時，協助病人採取正確的姿勢，並適當的暴露檢查部位，**注意其隱私性，視需要清潔檢查部位及排空膀胱。

14. 昏迷或無家屬陪伴的病人，其**貴重財物應交由護理長暫時保管，且須有第二人確認簽名。**

15. 收集入院護理資料時，應給予**病人足夠的時間思考與反應。**

16. 協助病人因應壓力，例如：**尋求支持系統協助，訂定事情的優先順序，安排規律運動使身體放鬆、減少壓迫感。**

18-2　痰液標本採集

1. 目的：診斷疾病、監測病情進展、治療參考依據、發現潛在健康問題。

2. 時機：教導病人於**清晨醒來時，取得未刷牙、未漱口、未進食前的第一口痰液**（痰液經一夜的累積而含有最多的微生物）。若為**氣切留置病人，可使用抽痰法取得痰液。**

3. 採集量：咳痰前請病人先做深呼吸，收集量約 1~2 茶匙即可。

4. 痰量不足：**增加水分的攝取或利用噴霧治療方法（0.45% NaCl 蒸氣吸入），或執行震顫叩擊、姿位引流。**

5. 若個案已進食，應給予開水漱口後再留痰。

6. 採集後：於 30 分鐘內送至檢驗室，否則應存放於 4°C的冰箱。

7. 痰液顏色變化
   (1) 黃綠色：化膿性炎症，如慢性支氣管炎或肺部感染。
   (2) **綠色：肺膿瘍。**
   (3) **鐵鏽色：肺炎鏈球菌肺炎、肺壞疽。**
   (4) 痰液含有鮮血（鮮紅色）：肺結核、肺癌、肺栓塞或創傷出血。
   (5) **粉紅色泡沫樣：急性肺水腫。**

8. 痰量變化：正常時應為**無或微量痰液**，若罹患**肺部感染**或**肺水腫**時痰液量會增加。

18-3 轉床的類別

1. 同單位內轉床：於同一病房內進行床位移轉，又稱**轉病床**。常見於**絕對中性白血球數量小於 500/mm^3** 時轉入單人房進行反隔離，或由健保床轉至單人房。

2. 病房專科屬性不同的轉床：轉床至與原病房專科屬性不同的病房，又稱**轉科別**。例如當糖尿病人診斷出肺結核時，即從新陳代謝科轉至肺結核病房。

3. 病房專科屬性相同的轉床：在疾病發生危急或好轉變化時，依醫囑將其轉入加護病房或自加護病房轉出，又稱**轉病房**。常見於疾病急遽惡化、宣告病危，或病況改善且穩定時。

4. 不同機構間轉床：病人在病情穩定下仍需持續性照護時，會由醫院機構轉床至其他健康照顧機構。例如辦理出院後，再轉床至護理之家或復健醫院。

18-4 出院方式與出院護理

一、出院方式

1. **同意出院**(may be discharge, M.B.D.)：當病人病情已達穩定或痊癒，經主治醫師診察後判定可返家療養或於門診追蹤治療，**由醫師主動通知病人或由病人提議經醫師同意**，醫師會於病歷上開立「同意出院(M.B.D.)」。

2. **自動出院**(against-advise discharge, A.A.D.; against medical advise, A.M.A.)：當病人疾病尚未痊癒仍需住院，但**病人或家屬**

依其個別考量要求出院，經醫師解說拒絕治療的危險性後，病人及家屬仍執意辦理出院，則由病人或家屬簽署「**自動出院同意書**」以示其願意擔負出院後的一切責任，醫師會於病歷上開立「**自動出院(A.A.D.)**」的醫囑，以表明不同意病人出院。

3. **死亡出院**(discharge by death)：病人因病情惡化，經心肺復甦術急救失敗或簽署不施行心肺復甦術同意書，**於住院期間內死亡，由醫師向家屬或在場醫護人員宣布死亡時間**，開立死亡醫囑（如 expired at 8:35）及死亡證明書。

二、出院護理

1. 定義：為護理人員協助病人出院時所執行的照護活動。

2. 時機：應在病人**入院之始即擬訂出院計畫**(discharge planning)，又可稱為「出院準備服務計畫」，**此可減輕病人離開醫院前的焦慮。**

3. 方式：針對**病人的健康問題與照護需求**，是由**醫療照護專業團隊與病人、家屬共同擬訂計畫**，並整合各專業性的合作與社區資源，訂定相關照護計畫，**並可轉介至當地衛生所或居家護理機構**，使其能獲得持續性且完整性的照護計畫。

4. 措施

   (1) 出院前：**示教返家後需執行的技術**，如：傷口護理、鼻胃管灌食、注射給藥技術等，並請病人或家屬做回示教，以了解其操作狀況，**及確定病人或家屬已學會照顧技能。**

   (2) 出院時：**需測量生命徵象**，異常時需立即通知醫師處理。並提供**出院衛教**內容，包括：**下次返診時間、需立即回診情況、用藥指導**等，**與病人共同清點及交還公物**。之後，領取出院許可證辦理出院手續。

(3) 出院後：完成病歷記錄，包括：體溫單、護理病歷、護理記錄及給藥記錄單等，並整理病人單位。

(4) **出院後則非住院病人身分，若再返回病房要求治療或照護，應建議病人至門診或急診掛號求醫診療。**

18-5 終期消毒

1. 定義：在病人出院、轉院或死亡後，對病人單位所使用過的物品做徹底的消毒稱之為**終期消毒**。

2. 一般病人：拆除各類布單放置於汙衣桶內送洗，以清潔劑擦拭病人單位，**翻轉床褥**，準備清潔布單重鋪密蓋床，以備迎接新病人入院。

3. 傳染病人

(1) **先以人工紫外線照射 30 分鐘後，再整理病人單位。**

(2) 護理人員應**穿戴口罩、隔離衣、手套**，以保護自己。

(3) 衣物及各類布單放入**紅色塑膠袋**或**特製的傳染性汙衣隔離袋**。

(4) **毛毯、枕頭及床褥應用紫外線照射 30 分鐘或在陽光下曝曬 6~8 小時。**

(5) **使用 1~5%來舒(Lysol)擦拭病床、床墊（防水材質）、床旁桌椅、陪病床、地板等，再吹晾 12~24 小時。**

(6) **若地板沾有血跡、排泄物、分泌物時，應以 0.6%漂白水（次氯酸鈉）清洗擦拭。**

(7) **病床應空置 12~24 小時後再鋪床**，鋪床時需翻轉床褥，準備清潔布單重鋪密蓋床。

(8) **病人所使用過的儀器需先消毒後才能進行清洗。**

QUESTI❓N

1. 有關正常痰液性質之敘述,下列何者錯誤?(A)正常痰液為透明清澈　(B)正常痰液無色無味　(C)每天痰量為30~40c.c.　(D)肺水腫時會有痰液增多現象 　　　　　　　　　　　　　　　(100專高一)

2. 協助陳先生出院當天準備之敘述,下列何者錯誤?(A)與陳先生清點交還公物　(B)領取出院許可證即可辦理出院手續　(C)提醒陳先生及家屬出院相關護理指導項目　(D)協助出院前測量身高以建立離院前之基本資料 　　　　　　　　　　(100專高二)

3. 病人轉出或出院後,其用過物品和接觸環境都必須徹底消毒的過程,稱為:(A)終期消毒(terminal disinfection)　(B)反隔離措施(reverse technique)　(C)標準性防護措施(standard precaution)　(D)全面性防護措施(universal precaution) 　　(99專普一;100專普一)

4. 林先生診斷為急性闌尾炎,緊急由急診送至手術室開完刀後,即被送至病房,此時護理人員宜先執行下列何項護理活動?(A)測量身高體重　(B)介紹病房環境　(C)觀察症狀及徵候　(D)介紹病房相關規定 　　　　　　　　　　　　　　　　　　(100專普一)

5. 下列醫囑常見的用字中,何者表示病人已不需住院,醫師允許並通知病人出院?(A) A.A.D.　(B) M.B.D.　(C) O.P.D.　(D) D.O.A. 　　　　　　　　　　　　　　　　　　　　(100專普一)

6. 有關痰液顏色的敘述,下列何者錯誤?(A)肺水腫者會有粉紅色泡沫痰　(B)慢性支氣管炎者會有黃綠色痰　(C)肺膿瘍者會有綠色痰液　(D)肺炎者會有深綠色痰液 　　　　　(100專普一)
解析 深綠色痰液表示為肺膿瘍。

7. 病人的出院準備計畫應由何時開始實施?(A)出院前1天　(B)出院時　(C)入院第1天　(D)出院前3天 　　　　　　　(100專普二)

解答:　　1.C　　2.D　　3.A　　4.C　　5.B　　6.D　　7.C

8. 有關出院計畫之敘述，下列何者錯誤？(A)出院計畫的目的之一，為減輕病人離開醫院的焦慮　(B)出院計畫開始於醫師開立出院醫囑的那一天　(C)如有需要，協助病人轉介至當地衛生所或居家護理機構　(D)必須確保病人離院後能否自我照顧，或家屬是否已經學會照顧病人的能力。　　　　　　　（101專高一）

解析 出院計畫應從入院時就開始訂定。

9. 楊老太太壓傷出現紅、腫、熱、痛及化膿性滲出物，護理師欲採取傷口標本作培養，下列何者正確？(A)先以生理食鹽水清洗後再取樣　(B)先以雙氧水清洗後再取樣　(C)先以優碘溶液清洗後再取樣　(D)不要作任何傷口清洗，直接取樣　　　　（101專高二）

10. 迎接新入院病人的過程中，護理師首要執行的護理活動是：(A)接待並自我介紹　(B)介紹環境　(C)收集檢體　(D)詢問病情

（101專高二）

11. 傳染病病人出院後，其病房單位的處理包括哪些？ (1)病室需用紫外線進行消毒 (2)病人所使用過的床單直接丟入污衣桶 (3)地板、牆壁若有血跡需以漂白水清洗 (4)使用過的儀器需消毒後才能進行清洗 (5)護理人員需穿戴手套、口罩、隔離衣，以保護自己。 (A) (1)(2)(3)(5)　　(B) (1)(3)(4)(5)　　(C) (2)(3)(4)(5)　　(D) (1)(2)(3)(4)　　　　　　　　　　　　　　　　　（101專普二）

12. 當醫師開立A.A.D.的醫囑時，即表示下列何種情況？(A)醫師不同意病人出院，但病人要求出院　(B)病人不同意出院，但醫師要求出院　(C)醫師同意病人出院，但病人要求住院　(D)醫師同意病人出院，但病人要求轉院　　　　　　　（101專普二）

13. 有關收集痰液標本之敘述，下列何者錯誤？(A)病人咳痰前應先刷牙，以除去口腔內的污染物　(B)收集清晨第一口痰是最佳的　(C)最好在未進食前收集　(D)咳痰前，鼓勵病人先做深呼吸

（101專普二）

解答：　8.B　9.AD　10.A　11.B　12.A　13.A

14. 有關全身適應症候群(general adaptation syndrome; GAS)的警覺期，下列敘述何者正確？(A)心跳加速、心輸量減少，以使身體獲得更多能量　(B)瞳孔縮小，以能集中視野，準備戰鬥　(C)呼吸次數減緩，以獲得更多氧氣及有效換氣　(D)主要產生戰鬥或逃避反應 　　　　　　　　　　　　　　　　　　　(102專高一)

    解析 全身適應症候群警覺期以交感神經系統作用為主，會使心跳加快、呼吸加快、瞳孔擴張及產生戰鬥或逃跑等反應。

15. 陳小姐向護理師表示很害怕一個人住院，下列處置何者適宜？(A)瞭解並確認陳小姐所害怕擔心的事情　(B)告訴陳小姐既然已經住院就不需要想太多　(C)使用醫學術語顯示專業，以取得陳小姐的信任感　(D)對於新的治療與護理措施以簡單方式說明

    　　　　　　　　　　　　　　　　　　　(102專高一)

16. 當病人新入院時，護理師應提供何種措施，以提高病人在醫療環境中的安全？(1)示範床輪與床欄的使用　(2)拉上床簾保護隱私　(3)給藥進行三讀五對　(4)提供陪病證　(5)請假規則說明。(A) (1)(2)　(B) (1)(3)　(C) (2)(4)　(D) (3)(5) 　　　　(102專高一)

    解析 床輪與床欄的使用、給藥三讀五對是攸關病人安全的部分。

情況： 許奶奶82歲，糖尿病多年，右下肢第二、三腳趾有潰瘍性傷口，傷口狀況不佳，門診醫師建議住院行截肢手術，住院第一天許奶奶面有愁容，不肯吃飯。請依此回答下列二題。

17. 您評估個案對壓力的調適狀態中，下列敘述何者錯誤？(A)腎上腺素分泌減少　(B)壓力越大則認知功能就越差　(C)情緒可能有害怕、焦慮及悲傷反應　(D)可能出現退縮、失眠及易怒攻擊行為

    解析 處於壓力狀態下會促使腎上腺素分泌增加，調節全身系統以適應壓力。 　　　　　　　　　　　　　　　　　　(102專高二)

18. 承上題，許奶奶術後第二天，主訴傷口疼痛，護理師評估後依據醫囑給予Panadol 500mg P.O. st.，此種給藥措施為下列何種護理功能？(A)獨立性功能　(B)依賴性功能　(C)合作性功能　(D)診斷性功能 　　　　　　　　　　　　　　　　　　(102專高二)

解答：　14.D　15.A　16.B　17.A　18.B

19. 李小弟2歲，因急性腸胃炎入院，護理師應執行哪些入院護理？ (1)協助收集檢體 (2)測量頭圍 (3)依醫囑提供適當飲食 (4)教導家屬使用床欄。 (A) (1)(2)(3) (B) (2)(3)(4) (C) (1)(3)(4) (D) (1)(2)(4) （102專高二）

解析 急性腸胃炎病人應先暫停進食，使腸胃道獲得休息。

20. 有關壓力與疾病的關係，下列敘述何者錯誤？(A)病人感受壓力的程度與致病性呈負相關 (B)短時間內許多的微小壓力源也可能致病 (C)壓力源持續時間愈長愈可能致病 (D)壓力源愈嚴重愈可能致病 （103專高一）

情況： 高先生，80歲，因發燒至39.5°C，肺部有囉音，診斷為肺炎，故住院治療。醫囑開立需做血液培養及痰液培養。請依此回答下列二題。

21. 有關採集痰液培養檢體，下列敘述何者正確？(A)肺炎雙球菌肺炎病人的痰液顏色常為粉紅色且呈泡沫狀 (B)採集清晨醒來，未刷牙及未進食的第一口痰液為最佳 (C)最好請病人先以牙膏刷牙後，再將痰液咳入檢體收集盒中 (D)痰液應於一小時內送至檢驗室，否則應放置冰箱 （103專高一）

解析 (A)肺炎鏈球菌的痰液顏色為鐵鏽色；(C)應在未刷牙前收集痰液；(D)痰液應於30分鐘內送至檢驗室。

22. 承上題，下列有關血液培養標本收集之敘述，何者錯誤？(A)抽血前，以75%酒精棉籤消毒皮膚3次 (B)抽血後應先更換針頭，再注入培養瓶 (C)注入培養瓶時，應先注入厭氧瓶，再注入需氧瓶 (D)採血後，穿刺處需加壓2~5分鐘，不可按揉 （103專高一）

解析 抽血前應使用三套消毒，每次碘酒加酒精為一套，共計三次消毒。

23. 全身適應症候群(general adaptation syndrome; GAS)是指身體對壓力的生理反應，下列何者正確？(A)警覺期→抵抗期→耗竭期 (B)警覺期→反應期→復原期 (C)抵抗期→警覺期→耗竭期 (D)抵抗期→警覺期→復原期 （103專高二）

解答： 19.C 20.A 21.B 22.A 23.A

24. 林先生因為血糖控制不佳入院治療，此時他不但不接受護理師的關心，並對醫療人員提出諸多要求。此時護理師最合適的處理方式為何？(A)再次進行自省以了解自己的能力　(B)儘量滿足病人的要求以取得其信任感　(C)在進行所有的治療或護理活動前，均先給予解釋以減輕其住院的壓力　(D)先確認病人對治療性人際關係的期待　　　　　　　　　　　　　　　　（103專高二）

25. 為維護住院病人的認同與自尊，下列措施何者正確？(A)以床號代替入院病人姓名　(B)開啟床旁桌要徵得病人同意　(C)規定病人一定要穿住院病人服　(D)執行新的治療或護理措施不需詳細解釋　　　　　　　　　　　　　　　　　　　（103專高二）

解析 (A)不可以床號代替對病人的稱謂；(C)可以允許病人穿著自己的衣物；(D)執行治療或護理措施均需詳細解釋。

26. 有關感染病房終期消毒之敘述，下列何者錯誤？(A)病房及用物應先以紫外線照射30分鐘後，再拆各類布單　(B)清理病房後便可以立即鋪床　(C)耐高溫之用物需先送高壓蒸氣滅菌後再送洗　(D)沾有體液的地板，以漂白水清洗　　　　　　（104專高一）

解析 清理病床後，病床應空置12~24小時後再鋪床。

27. 李太太因肺炎入院，考量家裡經濟欠佳，在醫師勸說後仍執意填寫同意書後出院。此種出院方式為：(A)同意出院　(B)許可出院　(C)自動出院　(D)一般出院　　　　　　　　　　　　　（104專高二）

解析 自動出院是指經醫師解說拒絕治療的危險後，病人及家屬仍執意辦理出院，並簽署自動出院同意書。

28. 傳染性病人出院後，病人單位處理方式，下列何者正確？(A)將使用過的布單類放入一般性袋內　(B)病床、地板、桌椅以紫外線照射15分鐘　(C)布單類、不鏽鋼容器先清洗再以高壓蒸氣滅菌　(D)有血跡、體液之牆壁或地板以漂白水清洗　　（104專高二）

解析 (A)衣物及各類布單放入紅色塑膠袋或傳染性汙衣隔離袋；(B)以人工紫外線照射30分鐘；(C)所有物品應先消毒再清洗。

解答：　24.C　25.B　26.B　27.C　28.D

29. 針對短期在同一醫院反覆入院的末期病人，進行入院護理資料收集時，下列何者正確？(A)須一次完成所有資料收集較能一致 (B)須再次詳細詢問病人過去病史與疾病治療 (C)已經簽署過不施行心肺復甦術意願書者，每次入院都必須再簽署一次 (D)可能需要重複數次提問以讓病人有充分的時間作反應 （105專高一）

30. 一位從未住過院且意識清楚的初產婦入院，因安胎情況需要而須絕對臥床，針對此位孕婦，入院護理的重點與原則，下列何者錯誤？(A)立即戴上手圈並以床號辨識孕婦 (B)首要是測量生命徵象及評估與觀察孕婦 (C)為孕婦安排電動床以增加其自我控制感 (D)允許孕婦能夠適度安排及布置病房環境 （105專高一）
解析 不可以床號來辨識病人。

31. 水痘病人出院後，應以何種方法進行床墊消毒？(A)紫外線消毒法 (B)超音波消毒法 (C)火焰滅菌法 (D)高壓蒸氣滅菌法
解析 傳染病人出院後應以紫外線消毒法進行床墊消毒。 （105專高二）

32. 醫囑中A.A.D.的含義，下列何者正確？(A)到院時已死亡 (B)自動出院 (C)死亡日期 (D)許可出院 （106專高一）

情況： 張先生，50歲，因急性冠狀動脈症候群(Acute Coronary Syndrome, ACS)由急診轉入病房。張先生無過去病史，此為第一次住院，顯得相當焦慮不安，一直詢問護理師問題。請依上文回答下列3題：

33. 有關張先生入院時的心理反應和護理措施，下列敘述何者不適當？(A)能同理病人不斷的提問表示對未知的恐懼 (B)在進行檢查和治療之前，應予以詳細解說 (C)可徵求病人意見，以增加控制感 (D)應減少家屬探視，以讓病人獲得充分休息 （106專高一）
解析 親友探視可減少病人因住院產生的分離焦慮及孤獨感。

34. 下列何者不應屬於張先生的入院護理範圍？(A)測量生命徵象並記錄 (B)收集個人健康史 (C)開立病人治療飲食 (D)病室環境介紹 （106專高一）
解析 開立病人治療飲食不屬於入院護理的範圍。

解答： 29.D 30.A 31.A 32.B 33.D 34.C

35. 經過治療後張先生病情穩定，醫師准許出院。下列有關出院護理之敘述，何者錯誤？(A)護理師應該在病人入院時即擬定出院計畫　(B)教導病人返家後須按時服藥並注意藥物副作用　(C)評估有無可運用的社區資源　(D)病人出院後，須將病人單位進行無菌消毒　　　　　　　　　　　　　　　　　　　（106專高一）

解析 病人出院後，應對病人單位進行終期消毒。

36. 醫囑中M.B.D.的含義，下列何者正確？(A)到院時已死亡　(B)自動出院　(C)死亡日期　(D)許可出院　　　　　　（106專高二補）

37. 關於出院計畫的敘述，下列何者正確？(A)病人處於疾病或治療的恢復期時開始進行計劃　(B)計畫內容是提供病人出院後之生理照護需求的技能　(C)是由醫療照護專業團隊共同自擬計畫(D)是以病人為中心，提供居家及轉介照護機構的需求

解析 (A)病人入院時即應開始擬定出院計畫；(B)計畫內容是以病人的健康問題與照護需求為主；(C)是由醫療照護專業團隊與病人、家屬共同擬訂計畫　　　　　　　　　　　　（106專高二補）

38. 對於病人的稱呼是建立關係很重要的步驟，下列作法何者較恰當？(1)傳統的方式，男性稱先生，女性稱女士　(2)可以姓氏加職稱稱呼　(3)避免弄錯病人應以床號稱呼　(4)全名稱呼最保險也最尊敬。(A) (1)(2)　(B) (1)(4)　(C) (2)(3)　(D) (3)(4)　（107專高一）

39. 趙先生72歲，診斷COPD，此次因呼吸困難入院，監測血氧飽和度88%，護理師為病人進行初次評估時，下列何者最適當？(A)先收集完整性的健康史，再決定處理病人健康問題的優先次序(B)先執行完整性身體檢查與評估，了解呼吸困難對其全身所造成的影響　(C)先處理呼吸困難的相關問題，等情況穩定再執行完整性身體檢查與評估　(D)先執行完整性身體檢查與評估，再詢問家屬有關這次發生呼吸困難之相關訊息　　　　（107專高一）

解析 入院護理必須優先滿足病人的生理需求，並立即處理病人的生理不適症狀。

解答：　　35.D　　36.D　　37.D　　38.A　　39.C

40. 有關需要長期照護病人之出院返家準備，下列何者錯誤？(A)於病人出院前一日開始擬訂計畫　(B)病人、家屬與醫療人員共同參與準備　(C)進行居家環境評估以利輔具準備　(D)確認病人居家照護服務的需要　　　　　　　　　　　　　　（107專高二）

41. 尤先生，66歲，診斷慢性阻塞性肺疾病(chronic obstructive pulmonary disease, COPD)，因呼吸喘、發燒，由急診送入病房，其立即性的入院護理包括：(1)監測生命徵象　(2)病房環境介紹　(3)測量身高體重　(4)測量血氧飽和度　(5)教導呼叫鈴使用　(6)教導檢體收集方法與檢體放置處。(A)(1)(2)(3)　(B)(1)(4)(5)　(C)(2)(4)(6)　(D)(4)(5)(6)　　　　　　　　　　　（107專高二）

　解析 當病人入院時併有不適的生理症狀，應先測量生命徵象及處理病人的問題。

42. 有關痰液常規檢查之敘述，下列何者錯誤？(A)若個案已進食，應給予開水漱口後再留痰　(B)檢體應於20~30分鐘內送檢　(C)若無法即時送檢，應將檢體存放於室溫陰暗處　(D)收集痰液前不可使用牙膏刷牙　　　　　　　　　　　　　　　（107專高二）

　解析 若無法即時送檢，應將檢體存放於4℃的冰箱內。

43. 柯老太太，82歲，身上多處壓傷，入院時GCS：E4V5M5，BP：118/78mmHg，體溫37.6℃，24小時後柯老太太出現下列何種情況需立即報告？(A)GCS：E3V4M4　(B)體溫37.8℃　(C)血壓：98/60mmHg　(D)白班的輸入量：1,050c.c.，輸出量：650c.c.

　解析 正常的意識狀態GCS：E4V5M6，故當意識狀態出現改變時，應立即通知醫師處理。　　　　　　　　　　　　　　　（108專高一）

44. 護理師告知入院病人相關的權利敘述中，不包含下列何者？(A)知道自己診斷與病情的權利　(B)知道醫護人員名字、工作範圍之權利　(C)拒絕治療及護理措施的權利　(D)選擇護理人員及病床位置的權利　　　　　　　　　　　　　　　　　　（108專高二）

　解析 病人沒有選擇護理人員及病床位置的權利。

解答：　40.A　41.B　42.C　43.A　44.D

45. 有關壓力與疾病之關係，下列敘述何者錯誤？(A)壓力愈大愈可能致病　(B)壓力源的性質與致病性無關　(C)個案感受的壓力程度與致病性呈正相關　(D)短時間內許多的微小壓力源也可能致病　（109專高一）

46. 下列何者為痰液呈現粉紅色泡沫樣的可能原因？(A)慢性肺結核　(B)急性肺水腫　(C)慢性支氣管炎　(D)慢性阻塞性肺病　（109專高一）

47. 有關因應壓力處理方法之敘述，下列何者錯誤？(A)降低產生壓力的情境，可利用不斷變化病室布置，以減少對壓力情境的注意力　(B)改善心理對壓力的反應，可尋求支持系統協助　(C)降低產生壓力的情境，可訂出工作優先順序　(D)降低身體對壓力的反應，可安排規律運動使身體放鬆、減少壓迫感　（109專高二）

48. 下列何者為痰液呈現鐵鏽色之最可能原因？(A)慢性支氣管炎　(B)慢性肺氣腫　(C)肺炎鏈球菌肺炎　(D)長期吸菸，焦油沉積　（109專高二）

49. 有關壓力情境下在警覺期(alarm stage)可能出現的身體反應，下列何者錯誤？(A)心跳加快　(B)瞳孔縮小　(C)血壓上升　(D)血糖上升　（110專高一）
　解析　壓力情境會引發交感神經反應，使瞳孔擴張。

50. 趙先生68歲，意識清楚，診斷肝硬化合併食道靜脈曲張，血小板：22,000/µL，痰乾且量少，因病人發燒寒顫，醫師開立收集痰液培養(sputum culture)之醫囑，護理人員應如何執行最為適當？(A)以抽痰方式取得痰液，抽吸壓力維持於150~170 mmHg　(B)鼓勵病人深呼吸後，立刻用力咳出痰液　(C)鼓勵先以漱口劑清潔口腔，避免標本污染　(D)先給予0.45% NaCl噴霧吸入，稀釋痰液後配合呼氣咳痰　（110專高一）

解答：　45.B　46.B　47.A　48.C　49.B　50.D

解析 (A)(B)凝血障礙或出血高風險者，不可鼓勵病人用力咳痰，或以抽痰方式取得痰液檢體；(C)收集痰液前，不可使用市售漱口劑清潔口腔。

51. 有關入院病人護理措施，下列何者適當？(1)需在接病人的當班內完成所有的護理評估等病歷內容　(2)自我介紹及觀察病人是最先的護理活動　(3)需建立身高、體重及生命徵象的資料　(4)護理人員應主動保管病人貴重物品，以免遺失。(A) (1)(3)　(B) (2)(3)　(C) (2)(4)　(D) (1)(4)　　　　（110專高二）

解析 (1)在接病人的24小時內完成所有的護理評估等病歷內容；(4)病人意識不清且無家屬時，貴重物品可交給護理長暫時保管，以免遺失，且必須有第二個人確認簽名。

52. 接觸性隔離病人出院後，其病人單位與用物的處理，下列何者正確？(A)病人服放於塑膠袋內，袋外註明床號、傳染類別，再丟入於一般污衣桶內　(B)枕頭先以塑膠袋包裹，袋外註明床號、傳染類別，送高壓蒸氣消毒　(C)病床應先以紫外線照射30分鐘後，再以消毒液擦拭清理　(D)點滴幫浦，應先以95%酒精擦拭，吹晾8小時後才能再使用　　　　（110專高二）

53. 王先生因氣喘發作而急診入院，剛轉入病房，可聽見呼吸喘鳴音(wheezing)，首要的入院護理措施為何？(A)病史詢問　(B)說明痰液檢體收集方法　(C)病室環境介紹　(D)抬高床頭並測量生命徵象　　　　（111專高一）

解析 病人轉入病房時若出現喘鳴或呼吸困難等症狀，應優先緩解生理症狀，並通知醫師處理。

54. 有關痰液檢體收集方式，下列敘述何者正確？(1)痰液無法咳出，可協助震顫叩擊　(2)早上起床後可先刷牙，再留第一口痰　(3)痰液量少的病人，可以口咽部唾液代替　(4)氣切留置病人，可用抽痰法取得檢體。(A) (1)(2)　(B) (2)(3)　(C) (3)(4)　(D) (1)(4)

解析 (2)早上起床後，應在未刷牙前留取第一口痰液；(3)口咽部唾液無法取代痰液檢體。　　　　（111專高二）

解答：　51.B　52.C　53.D　54.D

55. 病房護理人員針對新入院病人應盡職責，下列敘述何者最不適宜？(A)準備病人單位及所需設備　(B)迎接新病人，給予入院護理　(C)提醒病人住院不習慣時可以轉出之醫院　(D)協助病人財物的處理　　　　　　　　　　　　　　　　　　（112專高一）

56. 王先生住院治療病情已穩定，主治醫師同意辦理出院手續，但王先生自認為病情尚無法回家，因此自行至他院就診要求住院，此現象王先生在原醫院應該是何種出院方式？(A)同意出院(may be discharge, MBD)　(B)自動出院(against the advice discharge, AAD)　(C)抗拒出院(against medical-advice discharge, AMAD)　(D)轉院(referral)　　　　　　　　　　　　　　　　　　　　　　（112專高二）
　　解析 當病人病情已穩定，主治醫師同意辦理出院手續，應辦理同意出院(may be discharge, MBD)。

57. 3天前接受清創術病人即將出院，但向醫師要求能夠繼續住院接受專業照顧，有關護理人員的回應，下列何者最適當？(A)主動向病人提供回診相關諮詢　(B)和病人共同擬定護理計畫　(C)與病人溝通並了解其感受與想法　(D)清楚說明出院的流程讓病人安心　　　　　　　　　　　　　　　　　　（113專高一）
　　解析 若病人對返家後的照護有所擔心時，應與病人溝通並了解其感受與想法。

解答：　　55.C　　56.A　　57.C

臨終護理

護理人員面對死亡的情緒反應與因應策略

臨終者的生理徵象及護理

臨終者的心理反應及護理

臨終者家屬的護理

腦幹功能測試

遺體護理 ┬ 死亡後的屍體變化
　　　　└ 遺體護理原則

Fundamentals of Nursing

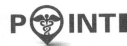

重 | 點 | 彙 | 整

19-1　護理人員面對死亡的情緒反應與因應策略

1. 護理人員面對死亡的情緒反應包括：**焦慮不安、挫折、無力感、失落哀傷、憂鬱、罪惡感、自我懷疑與譴責**等。

2. 護理人員面對死亡的因應策略

   (1) 了解自我對於死亡的想法與態度，並能清楚**區分自己與病人的情緒反應**。

   (2) **抒解情緒壓力**，包括：同儕分享、支持團體、休閒活動、認識宗教、參與臨終照顧教育課程等。

   (3) 多**了解病人對於死亡的想法，尋求適當資源協助，擬定合宜護理措施**，以減輕焦慮與無力感。

   (4) 調整個人對於生命有正向思考的態度。

   (5) 通過**安寧緩和醫療條例，安寧療護為以人為本、尊重生命、提供家屬哀傷輔導及增加病人自主權**，針對生命受威脅疾病的病人與其家屬提供照護，使末期病人面對死亡更有尊嚴。

   (6) 提供病人安寧療護照護模式包含**住院、居家與共同照護**。目前健保給付的安寧照護項目，包含**癌症**及**非癌八大類**（涵蓋老年期及初老期器質性精神病態、其他大腦變質、心臟衰竭、慢性氣道阻塞疾病、肺部其他疾病、慢性肝病及肝硬化、急性腎衰竭及慢性腎衰竭及腎衰竭，未明示者）。

19-2 臨終者的生理徵象及護理

	生理徵象	護理措施
意識狀態	· **意識輕度模糊**：疲倦與嗜睡 · 意識模糊加重或亞急性意識混亂 · **定向感混亂，可能會與已過世的人互動** · 譫妄：視幻覺、吵鬧、具攻擊性 · **昏睡、木僵**：呻吟、躁動不安 · **昏迷：完全無反應**	· **鼓勵家人在旁陪伴** · 選擇病人清醒時與其溝通 · 提供**安全舒適的環境** · **提醒正確的人、時、地、物** · 播放宗教音樂協助放鬆身心
感覺與知覺	· **視力由可看見近物，至只能看見光源，並漸變模糊，最後完全看不見** · 結膜乾燥，眼睛分泌物增加 · **鞏膜出現水狀薄膜**（翳狀膜） · **說話聲音變小、含糊不清，表達逐漸模糊** · 疼痛情形可能會減輕，但也可能產生新的疼痛 · 可能會有**聽幻覺、視幻覺** · 眼球固定、瞳孔放大 · **聽覺是瀕死病人最後消失的感覺**	· 維持**病室環境的明亮** · **清潔眼分泌物**，並增加滋潤感 · 可以**生理食鹽水紗布**覆蓋鞏膜水腫 · 多使用**治療性的觸摸方式** · **避免在病床旁竊竊私語** · **病人**意識混亂或躁動時，可給予**鎮靜劑** · 對話時應清晰、緩慢 · **持續給予止痛藥物，不需擔心麻醉性止痛劑的成癮問題** · 從事各種活動前應予以告知與解釋
呼吸系統	· **呼吸呈現淺快、不規則，或速率變慢且費力，且有張口呼吸、鼻翼搧動、使用呼吸輔助肌**等情形 · **呼吸困難使組織缺氧**，呈現**發紺**	· 維持**室溫約 21~23°C** · 協助**抬高床頭**，或採**坐姿** · 使用**氧氣鼻套管** · 採用**噴霧吸入治療**以稀釋痰液

	生理徵象	護理措施
呼吸系統 （續）	·**呼吸道分泌物增加**，口水或痰液滯留於咽喉內，出現**臨終嘎聲** ·**陳施氏呼吸**(Cheyne-Stokes Respiration)或**喟嘆式呼吸**(sighing respiration)	·出現**臨終嘎聲**時，可抬高**頭部或採側臥**；**減少水分攝入量**；**給予口腔護理**；**依醫囑給予** Hyoscine hydrobromide (Scopolamine) ·可給予**嗎啡類藥物改善呼吸困難** ·視情形向家屬解釋呼吸型態改變的意義，以減輕其焦慮或恐懼，並協助準備相關後續事宜
循環系統	·**心跳快弱且不規則，脈搏呈現絲脈** ·**最後消失的是心尖脈動** ·**血壓逐漸下降，終至無法測得** ·**周邊血管收縮、全身盜汗、皮膚溼冷、蒼白斑駁** ·**肢體呈藍紫色，是為發紺**	·減少肌肉或皮下注射 ·覆以被蓋或熱水袋**保暖** ·**勿使用電毯**以防造成燙傷 ·維持皮膚的潔淨及乾燥 ·**定時翻身並注意舒適擺位** ·**減少或不予靜脈輸液，減輕負荷**
腸胃系統	·**新陳代謝速率下降，出現厭食** ·**吞嚥肌肉無力，出現吞嚥困難** ·**嘔吐反射消失，易造成吸入性肺炎** ·**腸蠕動漸趨緩慢或停止，造成噁心、嘔吐、腹脹或便祕** ·**水分攝取減少及張口呼吸，出現口腔黏膜乾燥、嘴唇龜裂及輕微發燒** ·肌肉張力消失及**肛門括約肌鬆弛**，出現**大便失禁**	·採**流質飲食，少量多餐** ·尊重病人不想進食的意願，改用談話、撫摸等方式來表達關懷 ·**嘔吐反射消失時，應停止由口進食，並改由其他途徑給藥** ·處理腹脹與便祕 ·**執行口腔護理**，避免噁心感 ·**滋潤口腔黏膜及唇部** ·**以檸檬水漱口**，可增加口腔**舒適感** ·維持會陰部皮膚乾爽與舒適

	生理徵象	護理措施
泌尿系統	・肌肉張力消失及**膀胱括約肌鬆弛**，出現**尿失禁**或**尿瀦留**	・維持**會陰部皮膚的乾爽與舒適** ・保持床單平整，防止褥瘡 ・**視情況插入導尿管**
肌肉骨骼系統	・**肌肉張力消失及全身虛弱無力**，若無支托物，無法自行維持某姿勢 ・**出現死容或希氏面容：嘴微張、頷下陷、眼眶凹陷、眼睛可能半張開、眼神呆滯茫然、臉部呈現青灰色、嘴唇呈現蒼白**	・利用支托物協助擺放舒適姿位 ・**每 2 小時更換姿勢，預防壓傷** ・粉妝修飾面容 ・**戴上假牙以使臉部較為圓潤**

19-3 臨終者的心理反應及護理

1. 庫伯勒羅絲博士(Dr.Kübler-Ross)提出臨終者心理反應包括五個時期：**否認**(denial)、**憤怒**(anger)、**磋商**(bargaining)、**憂鬱**(depression)及接受(acceptance)。

2. 其特色包括：
   (1) 五個階段並非依照一定的順序出現。
   (2) 五個階段有可能同時發生或可能停留於某一階段中。
   (3) 並非每一位臨終者均會歷經這五個階段。
   (4) 可能會一再重覆經歷某些階段。
   (5) 死亡前未必均會進入接受期。
   (6) 家屬通常也會經歷類似的過程。

3. 庫伯勒羅絲博士的臨終者心理反應及其護理措施如下表所示：

	特　徵	常見反應	護理措施
否認期	· 防衛機制 · 拒絕接受事實 · 震驚、休克 · 四處尋求奇蹟	· 不可能是真的！ · 不會發生在我身上。 · 一定是弄錯了！ · 再找別家醫院檢查。	· 不宜打擊或否定病人想法 · 瞭解病人的恐懼及焦慮 · 傾聽、陪伴，同理其感受 · 滿足病人生理需求 · 給予足夠的時間以緩和情緒的衝擊 · 醫護人員態度維持一致性
憤怒期	· 感到不公平 · 嫉妒怨恨心理 · 出現敵意 · 挑剔或怒斥	· 為什麼會是我？ · 老天有眼無珠呀！	· 態度嚴謹溫和，不宜談笑輕漫 · 接受病人的行為 · 引導說出憤怒情緒 · 傾聽、陪伴，關懷並同理其感受 · 執行治療前給予充分解釋 · 提供表達憤怒的方法：搥打枕頭、丟球或撕紙
磋商期	· 討價還價 · 祈求奇蹟 · 和善、客氣 · 寄託宗教 · 希望延長生命	· 如果可以痊癒，我願意……。 · 如果能再活十年，我會……。	· 鼓勵說出磋商行為的內涵 · 協助調整期望為實際可行 · 協助探索生命的意義 · 協助發現自我價值感 · 討論治療及護理計畫

	特　徵	常見反應	護理措施
憂鬱期	・無助絕望感 ・退縮、寡言 ・自殺意念 ・擔憂家人 ・想見某些人	・要死的人就是我！ ・現在就讓我死吧！	・定時且經常地探視與陪伴 ・引導表達內心恐懼及哀傷情緒 ・協助尋求實際的希望 ・主動積極處理身心徵狀 ・提供安靜、獨立的環境，但避免獨處及移除危險物品 ・評估個案是否有自傷的行為，適當給予轉介 ・傾聽，並加強非語言溝通：治療性觸摸
接受期	・接受死亡 ・平和安詳鎮定 ・與親友話別 ・安排家人財產 ・討論後事	・我已能接受死亡。 ・我就要離開你們。	・主動滿足生理需要，維持舒適 ・傾聽病人對於家人及後事的安排 ・協助完成病人的計畫與願望 ・回顧人生以達到自我統整 ・尊重獨處的需要並提供安寧環境

19-4 臨終者家屬的護理

1. **評估經濟狀態**並視情況主動聯繫社會服務部門提供援助。
2. 了解其宗教信仰，並**尊重家屬的宗教儀式，主動聯繫神職人員提供協助**。
3. 鼓勵家屬在**病人可接受的情況下，適度告訴疾病診斷及預後**。
4. 擔任病人及親友的協商角色，應**優先尊重病人的想法**。
5. **安排獨立隱私空間**，提供家屬適當宣洩壓力、疏導哀傷情緒。
6. **護理人員要能同理及接受家屬的心理反應**，引導家屬談論有關病人的事件與感受，傾聽家屬的陳述，並陪伴家屬。
7. **尊重病人的需求來決定陪伴的家屬人數**，若病人希望安寧的環境，則僅留一至二位親近的家屬陪伴即可。
8. **鼓勵家屬參與臨終照顧及遺體護理**，營造話別機會，以減少家屬遺憾。當家屬有**情緒失控**時，需**待家屬情緒較為穩定**後，再共同執行遺體護理。
9. **允許家屬暫時留在病床邊，可協助家屬面對病人死亡的事實**。
10. 當家屬因宗教信仰需進行佛教助唸儀式時，護理師可在醫院政策准許下提供助唸環境。
11. **學齡期兒童常會將死亡擬人化**，需多留意心理諮商與輔導。
12. **協助辦理後續事宜，如死亡診斷書、遺體處理、喪葬禮儀等**。

19-5 腦幹功能測試

1. 腦死定義：指腦幹（中腦、橋腦、延腦）功能死亡。
2. 應用：器官捐贈。

3. 判定步驟

(1) **判定前的先決條件**

A. 病人陷入**深度昏迷（昏迷指數≦5），無腦幹反射，無自發性呼吸，必須依賴人工呼吸器維持呼吸。**

B. **已確定昏迷導因。**

C. 病人遭受無法復原（不可逆）的腦部結構損傷。

(2) **排除可逆性的昏迷：如因新陳代謝障礙、藥物中毒及低體溫所導致的昏迷，或者罹病原因不明時，不應列入考慮。**

(3) **在使用人工呼吸器的情況下，至少觀察 12 小時，在觀察期間內，病人持續呈現深度昏迷，無法自行呼吸。**

(4) **必須完全符合上述三個步驟後，始能進行腦死判定（腦幹功能）的測試。**

4. 腦幹功能測試

(1) **腦幹反射測試：必須完全符合下列六項測試結果：**

A. 頭眼（洋娃娃眼）反射消失。

B. **瞳孔光反射消失。**

C. 角膜反射消失。

D. 前庭－動眼反射消失。

E. 在腦神經分布區域內進行任何刺激，均不能引起運動反射。

F. 以導管在氣管抽痰，不能引起**作嘔與咳嗽反射**。

(2) **能否自行呼吸測試：**

A. 由人工呼吸器供應 100%的氧氣 10 分鐘，再給予 95%的氧氣加 5%的二氧化碳 5 分鐘，使動脈血中二氧化碳分壓達到 40mmHg 以上。

B. 移除人工呼吸器，並由氣管內管供應 100%的氧氣，每分鐘 6 公升。

C. 觀察 10 分鐘，以檢視能否自行呼吸。

D. 確定病人無法自行呼吸後，應再把人工呼吸器接上病人的氣管內管。

(3) **再度測試時間與結果：兩次測試間應間隔 4 小時。若兩次測試均無腦幹反射、且無法自行呼吸，即可判斷腦死。**

5. 1968 年哈佛大學醫學委員會的「哈佛腦死標準」：

(1) **對外在刺激沒有反應。**

(2) **無肌肉活動，特別是指沒有自然的呼吸行為。**

(3) **無反射，如瞳孔反射、角膜反射或深腱反射。**

(4) **腦波呈現一直線。**

19-6 **遺體護理**

一、死亡後的屍體變化

遺體變化的順序依序為：**屍冷→屍斑→屍僵。**

	時　間	原　因	部　位
屍冷	・最早出現 ・約 1°C／時 ・約 24 小時後與環境溫度相等	・生理功能終止→體溫下降	・四肢→全身
屍斑	・20~30 分鐘後有紅紫色斑點 ・2~3 小時後呈瘀青狀 ・6~8 小時後為永久性變色 ・突然急性死亡出現屍斑的時間較自然死亡者快	・紅血球破裂→出現墜積性充血（鬱血性紅斑）	・身體底部

	時　間	原　因	部　位
屍僵	・死亡後 2~4 小時發生 ・6~8 小時內完成 ・48 小時達最大僵硬度 ・96 小時後開始減弱	・肝醣凝固 ・乳酸堆積 ・肌蛋白化學變化→肌肉僵硬、屍僵	・不隨意肌→隨意肌（內臟→四肢） ・小肌肉→大肌肉（頜、頭、頸→手、軀幹→腿、臀部）

二、遺體護理原則

1. **在屍僵發生前完成遺體護理**。若進行遺體護理時已出現屍僵，**可視情況熱敷關節軟化遺體，以便穿衣**。

2. **鼓勵家屬一同參與遺體護理**，話別及瞻仰遺容，有助於減少遺憾、疏導哀傷情緒。過程中，**應注重隱私，並向病人及家屬說明目的及過程，以示尊重**。

3. **死亡後應迅速將遺體擺放呈仰臥位置**，下肢保持平直，**雙手置於胸前或兩側，並於頭、肩部墊高枕頭，以免血液滯留於臉部**，出現墜積性充血，影響遺容觀瞻。

4. **在屍僵完成前，將假牙放回口腔；在下巴處墊毛巾以使嘴巴閉合；使用膠布暫時黏貼在眼輪肌以助眼睛閉合**。

5. **使用床簾或屏風，且避免過度暴露遺體**，以維護遺體隱私及尊重臨床病友。

6. 移除身體留置導管及檢視傷口，並視情況覆蓋敷料或縫合，以減少血水流出，如：**將氣切傷口縫合**。另外，可先**反抽胃內容物之後，再移除鼻胃管**。

7. 為避免身體腔道有分泌或血水流出，應予以**棉球填塞或覆蓋敷料**。

8. 以**溫水擦拭清潔遺體**，並更換壽衣。

9. 若為**傳染性疾病者應採隔離技術**完成遺體護理，如：**黃熱病**（急性病毒感染疾病）。

QUESTI?N

情況： 江先生，36歲，外出時遭酒駕轎車追撞，送至醫院急診，經緊急手術後，住進加護病房，經過一個多月的治療，並未改善，目前已面臨「瀕死」的階段。依此回答下列三題。

1. 江先生出現的臨終病人之生理變化，下列哪一項較少出現？(A)嘆嘆式呼吸(sighing respiration)　(B)皮膚蒼白冰冷　(C)四肢出現發紺現象　(D)腹瀉　　　　　　　　　　　　（101專高一）

2. 承上題，江先生於今天下午不幸去世，下列敘述何者最正確？(A)江先生屍體變硬，是因為肌蛋白發生化學變化，常從臀部的肌肉開始　(B)江先生的大體開始降溫，此為死亡後屍體最早的改變，降溫速度約為每小時1℃　(C)為避免臉部屍斑產生，須於江先生頸肩部墊枕頭　(D)視需要冰敷江先生的關節，減少僵硬現象，以便穿上壽衣　　　　　　　　　　（101專高一）

   解析 (A)從四肢到全身；(C)避免出現墜積性充血，需在頭、肩部墊枕頭；(D)使用熱敷以減少僵硬現象。

3. 承上題，給予江先生執行遺體護理時，下列護理活動的敘述何者較不適當？(A)請江太太一同參與遺體護理　(B)以溫水擦拭遺體　(C)執行時，向江先生及江太太說明過程　(D)執行時不戴手套，以表達尊重　　　　　　　　　　　　　　　　（101專高一）

   解析 若為傳染性病人或可能會接觸到其體液的情況下，應戴上手套執行遺體護理。

4. 有些病人在面對死亡時，會希望能有奇蹟出現的想法，而許下諾言作為交換條件，如：「假如能讓我康復，我就終生吃素不殺生」，期望能延長生命或減輕痛苦。此依照庫伯樂羅絲(Kübler-Ross)所提出瀕死病人的心理反應，是屬於下列哪一種反應？(A)接受　(B)憤怒　(C)磋商　(D)憂鬱　　　　　　　　（101專普一）

解答：　　1.D　　2.B　　3.D　　4.C

5. 安寧療護的理念不包含下列哪一項？(A)提供積極與整體性急救醫療　(B)以人為本、尊重生命　(C)提供家屬哀傷輔導，度過難關　(D)讓病人有極大的自主權 （101專普一）

6. 李太太的16歲女兒經醫生診斷為白血病後，李太太恨上帝不該讓女兒在人生剛起步就斷送了花樣年華。李太太是處於古勒羅斯博士(Dr. Kübler-Ross)所提出哀傷階段的哪一期？(A)否認期　(B)憤怒期　(C)磋商期　(D)接受期 （101專高二）

7. 有關屍體護理的措施，下列何者錯誤？(A)應向家屬解釋屍體護理之目的及步驟　(B)在醫院政策准許下提供環境，協助家屬臨終告別儀式　(C)具有傳染病的病人死亡時，應以無菌技術處理　(D)護理記錄內容須註明病人死亡經過與時間 （101專高二）

8. 有關臨終病人的護理措施，下列何者正確？(A)病人若出現臨終嘎聲(death rattle)時，宜側臥以利分泌物流出　(B)由於視力改變，宜轉暗燈光保持安靜　(C)因血液循環減弱，可使用電毯保暖　(D)為維護安靜，宜以耳語小聲溝通 （101專高二）

9. 有關屍僵的變化，下列敘述何項錯誤？(A)人體即將死亡前，全身肌肉是鬆弛的　(B)死亡後6~8小時，肌肉呈現僵硬狀態　(C)因為二氧化碳堆積在肌肉而引起僵硬　(D)遺體在完全僵直後，可能會再次軟化 （101專高二）

解析 因乳酸堆積造成僵硬。

10. 下列哪一項反射不屬於腦幹反射判定的項目？(A)瞳孔反射　(B)喉頭反射　(C)膝反射　(D)氣管反射 （101專普二）

11. 護理人員在執行屍體護理時，下列措施何者錯誤？(A)移除死者的假牙，以防脫落掉入食道　(B)在擦拭死者身體時，與死者說話並告知其病痛已經遠離　(C)可在下巴墊毛巾捲來使嘴巴闔起　(D)眼睛未能閉上時，可用膠布暫時黏貼或在眼輪肌按摩 （101專普二）

解答：　5.A　6.B　7.C　8.A　9.C　10.C　11.A

12. 林先生45歲，平時喜歡與朋友喝酒聊天，最近常感倦怠，食慾不振，上腹部疼痛，且有體重減輕情形，診斷為肝癌末期。林先生聽到醫生的診斷，不斷地說「怎麼可能？」「你們是不是弄錯了？」，他現正處於古勒羅斯博士(Dr. Kübler-Ross)所提出的臨終病人五個心理反應中的哪一階段？(A)否認期　(B)憤怒期　(C)磋商期　(D)憂鬱期 　　　　　　　　　　　　　　　　　　(102專高一)

13. 承上題，林先生病情惡化，家屬已簽定不執行心肺復甦術。有關臨終病人的生理變化，下列何者錯誤？(A)視覺是瀕死病人最後消失的感覺　(B)呼吸型態最後會呈現陳施氏呼吸　(C)肢體末端冰冷蒼白、盜汗　(D)因肛門括約肌鬆弛，會有大便失禁 　　　　　　　　　　　　　　　　　　　　　　　　　　(102專高一)

14. 承上題，醫師宣布林先生死亡，有關遺體的變化和護理之敘述，下列何者正確？(A)屍斑為死亡後最早出現的變化　(B)人死亡後6~8小時軀體開始僵硬，屍僵在12小時內完成　(C)在屍僵完成前，應將假牙放回口腔中　(D)大肌肉比小肌肉僵硬更明顯 　　　　　　　　　　　　　　　　　　　　　　　　　　(102專高一)

15. 有關瀕死個案的知覺變化，下列何者錯誤？(A)定向感混亂，可能會與已過世的人互動　(B)口腔分泌物增加，造成吞嚥困難 (C)語言表達逐漸模糊　(D)可能會有聽幻覺　　　　　　(102專高二)
    解析 (B)因為吞嚥肌肉無力造成吞嚥困難。

16. 臨終病人最後消失的感覺功能為何？(A)視覺　(B)聽覺　(C)觸覺 (D)嗅覺 　　　　　　　　　　　　　　　　　　　　　　　(102專高二)

17. 當癌症末期的病人向護理師表示希望藉由宗教祈求奇蹟出現時，護理師的合宜措施為何？(1)告訴病人化學治療才是有效的治療 (2)指出信仰宗教無法延長生命　(3)傾聽其對宗教及生命期望的感受　(4)聯絡相關宗教的專職人員探視病人。(A) (1)(2)　(B) (1)(3) (C) (2)(4)　(D) (3)(4) 　　　　　　　　　　　　　　　(102專高二)

解答：　12.A　13.A　14.C　15.B　16.B　17.D

情況： 當你照護一位10歲腦膜炎昏迷的王小弟時，發現家屬於病床下地面擺出一套攤開成人形的衣物，影響清潔人員打掃工作。請依此回答下列二題。

18. 你會採取下列何項適切的照護措施以兼顧傳統信仰及科學知識？ (A)告訴家屬以照顧病人為重，勿給予無效的照護活動，請家屬清除衣物　(B)提供研究實證的學理依據供家屬參考，請家屬相信科學證據切勿迷信　(C)評估家屬進行此行為之目的與想法，了解並尊重家屬之信仰與價值觀　(D)趁家屬不在時通知清潔人員清除地面衣物，以保持病房環境清潔　　　　　　　　　（103專高一）
    解析 了解家屬的想法及用意，在不違反醫療處置及住院規範下，應尊重家屬的宗教信仰與價值觀。

19. 承上題，王小弟臥床多日，護理師為了防範病人發生皮膚褥瘡，下列敘述何者錯誤？(A)橡皮中單上應加鋪布中單，以維持皮膚乾燥與舒適　(B)足部上的蓋單宜壓緊，以保持肢體的固定　(C)墊單需要鋪得平整與緊固，以免造成身體皮膚受壓　(D)鋪床後應將床鋪固定於適當高度，並將床輪予以固定　　（103專高一）
    解析 足部蓋單應寬鬆以預防垂足。

20. 有關瀕死個案可能出現的呼吸型態改變，下列何者正確？(1)畢歐式呼吸(Biot's respiration)　(2)潮氏呼吸(Cheyne-Stokes respiration)漸變強、變快　(3)庫斯毛耳氏呼吸(Kussmaul's breathing)　(4)唭嘆式呼吸(Sighing respiration)。(A) (1)(2)　(B) (2)(3)　(C) (2)(4)　(D) (3)(4)　　　　　　　　　　　　　　　　　　（103專高一）

21. 處在憤怒期的瀕死病人，常對護理師發脾氣，此時宜採取何種護理措施？(A)建議醫師給予病人鎮靜劑　(B)接受病人行為，陪伴並傾聽其抱怨　(C)請家屬約束病人　(D)減少探視病人的次數，讓其獨處　　　　　　　　　　　　　　　　　　　（103專高一）

解答：　18.C　19.B　20.C　21.B

22. 有關臨終病人之護理措施，下列何者錯誤？(A)多陪伴及傾聽病人，以滿足其精神和心靈方面的需要　(B)護理病人時，說話要清楚、緩慢，以免增加病人焦慮的情緒　(C)鼓勵病人少用止痛劑，能忍則忍　(D)為改善病人血循環變慢的情形，可多按摩，給予保暖　　　　　　　　　　　　　　　　　　　（103專高一）

解析 持續給予病人止痛劑，以減輕疼痛及增進舒適。

23. 下列何者為臨終病人常會出現的異常呼吸型態？(A)呼吸過速 (Tachypnea)　(B)喟嘆式呼吸(Sighing Respiration)　(C)陳施氏呼吸(Cheyne-Stokes Respiration)　(D)哮鳴(Wheezing)　（103專高二）

24. 在進行遺體護理時，下列敘述何項錯誤？(A)護理人員應戴上手套，避免接觸遺體體液　(B)遺體成仰臥姿勢，頭下放置枕頭可預防臉色變黑　(C)臀部可放置看護墊，以避免尿液糞便排出　(D)將假牙拔除，以避免屍僵後無法移除　　　　（103專高二）

解析 應在屍僵前將假牙放回口中，以維持合宜的遺容。

25. 若病人為末期臨終且死亡為可預期，有關自然死(natural death)之敘述，下列何者正確？(A)尊重病人自主權終止無效維生醫療，為讓疾病自然發展的一個選擇　(B)使用維生醫療延長瀕死期直到死亡　(C)等同安樂死，加速病人死亡並減少痛苦　(D)當治療不符合病人最大福祉，病人也無法自主決定停止此治療

（104專高一）

26. 有關臨終病人呈現的生理徵象，下列何者正確？(A)脈搏漸轉弱，出現洪脈(bounding pulse)　(B)先由軀幹中心體溫下降　(C)因CO_2滯留呈現張口呼吸　(D)頸動脈搏動比心尖脈搏動較晚消失

（104專高一）

解析 (A)脈搏呈現絲脈；(B)先由周邊末梢呈現皮膚濕冷、蒼白；(D)最後消失的是心尖脈。

解答：　22.C　23.BC　24.D　25.A　26.C

27. 有關醫療照護者與末期病人及其家屬之溝通互動，下列敘述何者最適切？(A)協助病人進行生命回顧　(B)迴避死亡相關之禁忌話題　(C)對病人與家屬的苦難表示同情　(D)家屬沒有哀傷情緒，表示無情緒適應問題　　　　　　　　　　　　　　（104專高二）

28. 有關庫柏勒羅斯(Kübler-Ross)所提出的瀕死心理變化，包含否認期、憤怒期、磋商期、憂鬱期與接受期五階段，針對病人的心理變化，下列敘述何者正確？(A)會依照相同順序出現　(B)死亡之前均會進入接受期　(C)磋商期和憂鬱期可能同時存在　(D)每位病人都會經歷此五階段之心理變化　　　　　　　（104專高二）

　　解析 (A)五個階段並非依照一定的順序出現；(B)死亡前不一定會進入接受期；(D)並非每一位臨終者均會經歷這五個階段。

29. 劉奶奶75歲，胃癌末期，宗教信仰為一貫道，病情惡化處於臨終階段，某日虛弱地對護理師說：「我看到我大哥（據家屬訴案兄10年前已過世）來看我」，護理師之回應，下列何者最適切？(A)了解此經驗是否影響病人的臨終平安　(B)聯絡相關宗教的專職人員探視病人　(C)轉移話題並保持病室安靜　(D)否定病人的陳述澄清事實　　　　　　　　　　　　　　　（104專高二）

30. 黃護理師剛到職半年，某日白班因為所照顧的一位年長病人病逝，讓其想起自己已過世的爺爺，哭紅眼眶回到護理站，身為同事看到此狀況，當下之因應，下列何者最適切？(A)告知儘量不要將個人情緒帶到工作場合　(B)同仁彈性支援照護工作讓其抒發情緒　(C)建議加強情緒管理在職教育訓練　(D)鼓勵正向思考投入工作　　　　　　　　　　　　　　　　　　（105專高一）

解答：　27.A　28.C　29.A　30.B

31. 盧先生，40歲，罹患肺癌合併腦、骨頭多處轉移，入院時已簽立「預立安寧緩和醫療暨維生醫療抉擇意願書」，某日哭泣向護理師表達：「請救救我，我想活下去……」時，當下何項護理判斷較為適切？(1)與其討論是否撤回已簽署的意願書　(2)病人處於庫柏勒羅斯(Kübler-Ross)所提出瀕死心理變化的否認期　(3)同理病人想活的渴望並了解病人想法　(4)評估病人身、心、靈與社會層面之困擾。(A) (1)(3)　(B) (1)(4)　(C) (2)(4)　(D) (3)(4)　（105專高一）

32. 有關末期病人出現意識不清及瀕死時的嘎嘎音(death rattle)時提供的護理措施，下列何者錯誤？(A)採側臥姿勢以避免嗆到　(B)給予口腔護理　(C)避免病人嗆到，應隨時抽痰　(D)可給予 hyoscine hydrbronide (scopolamine)　（105專高一）

　　解析 避免抽痰以防黏膜破損及出血，以及造成病人的痛苦。

33. 有關臨終病人的生理反應，下列敘述何者正確？(1)由於循環功能減弱，皮膚發紺、蒼白，肢體末端變冷　(2)由於呼吸肌肉無力，呼吸困難，因而臉部潮紅，體溫上升　(3)心尖搏動比四肢脈搏更早消失　(4)臉部肌肉鬆弛，出現希氏面容　(5)聽覺功能是死亡前最先消失的知覺感官。(A) (2)(3)　(B) (1)(4)　(C) (1)(5)　(D) (3)(4)

　　解析 缺氧使組織呈現發紺，臉部呈現青灰色；心尖搏動是最後消失的脈動。　（105專高二）

34. 劉女士，55歲，平日與先生感情深厚，先生因淋巴癌剛於病房過世，劉女士崩潰大哭，下列照護措施何者較為適切？(A)安慰節哀順變，減輕情緒崩潰　(B)請其克制情緒，避免干擾逝者平安　(C)儘早移走逝者遺體，轉移哀傷情緒　(D)協助帶至安靜房間，鼓勵情緒宣洩　（105專高二）

35. 有關臨終病人的疼痛控制，下列敘述何者正確？(A)因感官知覺衰退，原有的慢性疼痛會消失　(B)持續性疼痛評估，且按時以止痛劑控制疼痛　(C)止痛劑以肌肉注射效果較佳　(D)最好是痛時再給藥，以避免成癮　（105專高二）

解答：　31.D　32.C　33.B　34.D　35.B

36. 有關臨終病人出現臨終嘎聲的護理措施，下列何者錯誤？(A)協助床頭抬高或採側臥姿　(B)與醫師討論減少水分輸液量　(C)協助抽痰清除喉頭痰液　(D)鼓勵家屬把握時間與病人相處

（105專高二）

解析 避免抽痰以防黏膜破損及出血，以及造成病人的痛苦。

37. 有關護理腹瀉病人的原則，下列敘述何者錯誤？(A)教導病人注意活動時的安全，以免眩暈跌倒　(B)限制病人每日的攝取水量，以免腹瀉情形加重　(C)教導病人執行肛門的皮膚護理，以免皮膚破損　(D)限制病人攝取的食物種類，必要時依醫囑NPO

（105專高二）

解析 應教導補充足夠的水分，一天至少2,500~3,000c.c.。

38. 王先生診斷為直腸癌末期併有多處骨頭轉移，住安寧病房，生命存活期以「日」計算，目前血壓下降，脈搏微弱，膝部以下呈現冰冷，其臨終照護，下列何者最適切？(A)設定電動血壓計每隔10分鐘監測生命徵象　(B)將急救車推入病床旁準備插管急救　(C)引導家屬與病人道別並陪伴在側　(D)在病床旁與家屬討論後事準備

（106專高一）

解析 在病人進入瀕死臨終階段時，應鼓勵家屬陪伴病人並與病人話別，說些讓病人可以安心的話。

39. 診斷COPD末期之瀕死病人，醫囑每日執行動脈血液氣體分析，下列護理師的回應何者最適切？(A)與醫師討論調整為隔日抽血，以減少工作負荷　(B)與醫師討論處置的利與弊，及其對病人之意義　(C)病人已經疾病末期，不需要再做任何醫療處置　(D)遵從醫囑執行抽血，以監測氧合與酸鹼平衡　（106專高一）

解析 抽血是種侵入性檢查，會增加臨終病人的疼痛不適，故應考量對病人的利弊與意義後執行。

解答：　36.C　37.B　38.C　39.B

40. 末期病人於意識清楚時，曾口頭表示臨終時不希望接受心肺復甦術，但尚未簽署任何意願書時，便發生意識不清，當病人出現呼吸停止時，病人的母親因為不捨，要求醫師插上氣管內插管及呼吸器，此時病人20歲的女兒到院時，希望能依照父親的心願撤除氣管內插管、呼吸器等維生處置，依據臺灣現行的安寧緩和醫療條例規範，下列處置何者正確？(A)因病人未簽署任何意願書，故無法撤除　(B)病人父母的法律位階高於女兒，故遵照病人母親的意見　(C)女兒可以代為簽署不施行心肺復甦術同意書後撤除　(D)親屬達成一致的共識後，召開倫理委員會後決定　　(106專高一)

41. 楊爺爺，72歲，診斷為肺癌合併右肋、胸椎、骨盆等多處轉移，因疾病惡化處於瀕死階段，喉嚨發出臨終嘎音(death rattle)，下列護理措施何者最適宜？(A)協助抽痰維持呼吸道通暢　(B)給予背部叩擊促進痰液鬆動　(C)依醫囑給予hyoscine hydrobromide (Scopolamine)　(D)協助100%氧氣使用　　(106專高二)

42. 一位50歲男性，離婚，曾擔任機師已被確診為肺癌末期病人，經歷過化學治療、放射線治療及標靶治療。近日因出現嚴重的喘、呼吸困難及意識改變而入院治療，但因疾病持續進展，目前病人已面臨「瀕死」的階段。此階段病人可能會出現之生理變化，下列何者正確？(1)希式面容(Facies Hippocratica) (2)畢歐氏呼吸(Biot's respiration) (3)鞏膜水腫 (4)幻視覺或幻聽覺 (5)疼痛減弱或消失。(A) (1)(2)(5)　(B) (1)(3)(4)　(C) (2)(4)(5)　(D) (3)(4)(5)
解析 畢歐氏呼吸通常出現在腦傷的病人。臨終病人的疼痛情形可能會減輕，但也可能產生新的疼痛。　　(106專高二)

43. 承上題，此階段護理師給予病人的生理照護措施，下列何者錯誤？(A)鼓勵病人攝食或給予非腸道營養以維持體力　(B)雙眼可以生理食鹽水紗布覆蓋　(C)意識混亂或病人躁動，必要時可給予鎮靜劑　(D)可給予嗎啡類藥物改善呼吸困難　　(106專高二)
解析 不宜鼓勵病人進食，以避免造成嗆傷及腸胃負擔。

解答：　40.C　41.C　42.B　43.A

44. 有關預期性哀傷(anticipatory grief)之敘述，下列何者錯誤？(A)讓病人與家屬有時間作道別並完成未了心願　(B)預先經驗哀傷可以避免死亡發生時的急性哀傷　(C)病人與家屬雙方在病人未逝世前就已經驗哀傷　(D)可以幫助漸進性承認死亡為無可避免之事實　　　　　　　　　　　　　　　　（106專高二補）

45. 臨終病人最常見的呼吸型態，下列何者正確？(A)鼾息式呼吸(stertorous respiration)　(B)庫斯毛耳氏呼吸(Kussmaul's respiration)　(C)畢歐氏呼吸(Biot's respiration)　(D)陳施氏呼吸(Cheyne-Stokes respiration)　　　　　　　　（106專高二補）

46. 有關醫療照護者與瀕死病人及其家屬溝通互動之敘述，下列何者正確？(A)藉由肢體接觸表達對病人的愛與關心　(B)避免與病人討論其後事與喪葬準備　(C)護理師與家屬之間的溝通盡量採用耳語　(D)與病人對話時聲音宏亮採開放式問句　（106專高二補）

47. 蘇爺爺72歲，直腸癌末期，出現譫妄，病人躁動不安、意識混亂，時常拍打床欄杆吵著要下床，並且拔除氧氣導管，下列處置何者最不適當？(A)協助於床欄旁增加護墊避免病人受傷　(B)評估原因排除可能引發譫妄的因素　(C)約束病人四肢，避免跌落　(D)視情況與醫師討論鎮靜藥物的使用　　　　（106專高二補）
解析 應針對原因處理，強行約束病人四肢，可能造成其更劇烈的反彈。

48. 有關屍僵發生前屍體擺置的處置，下列敘述何者錯誤？(A)協助仰臥　(B)在下頜未變硬前先裝上假牙　(C)協助側臥以防吸入分泌物　(D)雙手置於身側或前胸　　　　　　　　（107專高一）

49. 有關臨終病人之照護，下列敘述何者正確？(A)減少翻身移動病人次數　(B)移除假牙預防舌頭後倒　(C)若有疼痛問題需持續使用止痛劑　(D)增加靜脈輸液量維持血液動力學恆定　（107專高一）

解答：　44.B　45.D　46.A　47.C　48.C　49.C

50. 宋女士52歲，乳癌末期，因癌細胞侵犯神經導致下半身無力，宗教信仰為基督教，某日眼泛淚光地對護理師說：「如果神愛我，為何將我困在這樣的身體裡？」，當下護理師何種應對最為適切？(A)轉介神職人員解釋基督教義　(B)接納其哀傷為正常反應　(C)再保證神愛世人　(D)鼓勵病人正向面對苦難　　（107專高一）

解析 傾聽、同理與接受病人的情緒與行為。

51. 有關古勒羅斯博士(Dr. Kübler-Ross)所提出瀕死的心理變化及其護理，下列何者正確？(A)初期的否認是暫時的自我防衛機轉，多給一些時間以緩和情緒上的衝擊　(B)處於憤怒期時，護理師應接受病人的情緒表現，不要理他，讓病人獨處即可　(C)接受期，表示病人已接受即將死亡的事實，故可減少給予心理支持　(D)當病人處於憂鬱期，告訴病人：「病情沒有很糟」　（107專高二）

52. 人體死亡後會出現遺體變化，下列何者錯誤？(A)人死後首先出現的變化是體溫降低　(B)屍斑大約在死後12小時出現　(C)小肌肉較大肌肉先發生僵硬的現象　(D)遺體護理最好在屍僵形成前完成　　（107專高二）

解析 死亡後20~30分鐘即有紅紫色斑點。

53. 楊太太，育有兩子一女，長子因神經母細胞瘤惡化而病逝，楊太太思念孩子常以淚洗面，下列何項回應對楊太太的哀傷調適最適當？(A)相信這樣的試煉背後一定有其意義　(B)妳已經盡力了至少孩子走的很平安　(C)往正向去思考至少妳還有其他孩子　(D)我們談一談妳逝去的孩子，好嗎？　　（107專高二）

解析 護理人員應引導家屬談論有關病人的事件與感受，並提供適當宣洩情緒、疏導哀傷的方法。

解答：　　50.B　　51.A　　52.B　　53.D

54. 劉奶奶，75歲，肝硬化末期，腹水、雙下肢水腫3＋，病情惡化處於臨終階段，進食量減少，家屬非常擔心病人會餓死，下列護理處置何者最不適當？(A)用海綿牙棒沾茶葉水協助病人口腔護理　(B)鼓勵家屬用言語與肢體表達愛與關心，不勉強病人進食　(C)同理家屬的擔憂，並告知此為正常瀕死症狀　(D)與醫師討論增加點滴輸液量，並抽血監測白蛋白數值　（107專高二）
    解析 病人已到臨終階段，且已出現體液容積過量的症狀，故不宜再提供靜脈輸液，以及侵入性治療。

55. 有關臨終病人的生理變化與照護，下列敘述何者錯誤？(A)眼神散漫，眼球逐漸固定不動，瞳孔放大　(B)定向感混亂，可能會聽到死去親友與他說話　(C)病人進入臨終狀態，家屬應以耳語交談較佳　(D)臨終前仍有聽覺　（108專高一）
    解析 因臨終病人的感覺與知覺功能下降，應避免使用耳語與病人交談。

56. 有關安寧療護的敘述，下列何者正確？(A)採取消極方式，不做任何侵入性治療　(B)僅針對癌症末期病人及其家屬提供照護　(C)末期病人接受安寧療護服務需要自費　(D)照護模式包含住院、居家與共同照護　（108專高一）

57. 腦死判定適用於下列何者情境？(A)新陳代謝障礙造成的深度昏迷　(B)藥物中毒造成的深度昏迷　(C)低體溫造成的深度昏迷　(D)無腦幹反射無自發性呼吸的昏迷　（108專高一）

58. 有關臺灣2012年修訂的「腦死判定準則」，下列敘述何者錯誤？(A)可逆與不可逆之昏迷均適用　(B)先決條件為陷入昏迷指數≦5　(C)病人需依賴人工呼吸器維持呼吸　(D)應進行兩次程序相同之判定性腦幹功能測試　（108專高二）
    解析 「腦死判定準則」中排除可逆性昏迷。

59. 腦死判定時，有關腦幹反射功能的測試應包括下列何者？(A)吞嚥反射　(B)膝反射　(C)頭－眼反射　(D)抓握反射　（108專高二）

解答：　54.D　55.C　56.D　57.D　58.A　59.C

60. 下列何者最有助於支持剛面臨親人離世家屬的哀傷情緒？(A)「不要難過，有你們陪伴，他的一生很有意義。」　(B)「要勇敢堅強，不要忘記還有其他愛你的家人。」　(C)「時間會治療一切，再困難都會過去的。」　(D)「相信您現在的痛苦難過是難以想像的。」 （108專高二）

解析 面對親人剛離世的家屬，護理師應展現同理及接納的態度，陪伴並傾聽家屬的感受，不需急著撫平情緒。

61. 有關臨終病人的生理變化，下列敘述何者正確？(A)由身體中心往肢體末端方向逐漸冰冷蒼白　(B)出現全身盜汗，周邊血管收縮　(C)視覺是最後消失的感覺　(D)頸動脈比心尖脈較晚消失

解析 (A)肢體末端會先出現冰冷蒼白；(C)聽覺是最後消失的感覺；(D)心尖脈是最後消失的脈動。 （108專高二）

62. 護理師了解死亡後遺體的變化與時間有關是有助於提供適切的遺體護理，下列敘述何者錯誤？(A)初期遺體以2°C/hr的速度降溫(B)死後30分鐘左右就會出現屍斑　(C)屍僵於死後2~3小時發生(D)屍僵於死後首先發生於下頜 （109專高一）

解析 遺體降溫速度約1°C/hr。

63. 有關臨終病人常見的生理變化，下列敘述何者正確？(A)焦慮不安，身體活動力增加　(B)呼吸道分泌物增加，產生呼吸吵雜音(death rattle)　(C)臉色潮紅與腫脹的希氏面容(facies Hippocratica)(D)深且快規則的呼吸型態 （109專高一）

解析 (A)虛弱無力，身體活動力下降；(C)臉部成青灰色與削弱凹陷的希氏面容；(D)淺快不規則或變慢費力的呼吸型態。

64. 當瀕死病人時常出現哭泣行為，處於憂鬱期時之護理措施，下列何者最適當？(1)減少探視病人的次數，讓其獨處減少干擾 (2)移除室內具有自我傷害的危險物品 (3)鼓勵其表達內心害怕，允許哭泣 (4)告訴她憂愁也無濟於事，應該正向看待。(A) (1)(3)　(B) (2)(3)　(C) (2)(4)　(D) (1)(4) （109專高二）

解答：　60.D　61.B　62.A　63.B　64.B

65. 有關臨終病人生理變化之敘述，下列何者錯誤？(A)肌肉張力減低和貧血，出現希氏面容(facies Hippocratica)　(B)呼吸急促、鼻翼搧動及張口呼吸　(C)腸道蠕動快速，易腹瀉及口水分泌多(D)四肢脈搏呈現絲脈，心尖搏動最後消失　　　　　（109專高二）

解析 臨終病人會呈現口乾、腸道蠕動變慢或停止，以及腹脹、便祕。

66. 接受安寧居家照護的臨終病人，其意識不清，且出現瀕死嘎嘎音(death rattle)時之處置，下列敘述何者適當？(A)呼叫119送醫院急診　(B)調高氧氣濃度　(C)協助採半坐臥頭側一邊　(D)協助抽痰避免嗆咳　　　　　　　　　　　　　　　　　（109專高二）

解析 臨終病人出現瀕死嘎嘎音(death rattle)時，可協助半坐臥、將頭側向一邊。

67. 有關遺體護理，下列敘述何者正確？(A)移走枕頭，保持死者身體平直，以避免身體彎曲變形　(B)若有傷口需要縫合，以維護死者皮膚完整性　(C)移除假牙，以防脫落　(D)身體腔道出口保持通暢　　　　　　　　　　　　　　　　　　　　（110專高一）

解析 (A)使用枕頭墊高頭頸及肩部，以避免臉部墜積性充血；(C)將假牙放回口腔，以維持臉部圓潤感；(D)身體腔道出口若有血水或分泌物，應使用棉球填塞或覆蓋敷料。

68. 有關安寧緩和療護之敘述，下列何者正確？(A)以疾病治癒為導向　(B)僅提供病人支持性照護直到死亡為止　(C)照護範圍以疼痛控制和症狀緩解為限　(D)針對生命受威脅疾病的病人與其家屬提供照護　　　　　　　　　　　　　　　　　　　　（110專高一）

解析 安寧療護是以照護(care)為導向，提供全人、全家、全隊、全程、全社區的照護。

69. 有關臨終病人的生理變化，下列何者正確？(A)腸蠕動增快造成腹瀉失禁　(B)呼吸道分泌物增加　(C)肢體末端溫熱潮紅且乾燥(D)視覺是最後消失的知覺　　　　　　　　　　　　（110專高一）

解析 (A)腸蠕動變慢或停止，造成腹脹或便祕；(C)肢體末端濕冷、蒼白斑駁；(D)聽覺是最後消失的知覺。

解答：　　65.C　　66.C　　67.B　　68.D　　69.B

70. 當執行遺體護理時，家屬表示希望為病人進行佛教助唸儀式，護理人員如何處置最為適當？(A)告知家屬至太平間後才能舉行 (B)在醫院政策准許下提供助唸環境 (C)告知須立刻執行遺體護理，不宜舉行儀式 (D)請病房中相同信仰之工作人員及病友一起助唸 (110專高二)

    解析〉當家屬有宗教需求，例如佛教助唸儀式，護理人員可在醫院政策准許下提供助唸環境。

71. 有關死亡後的遺體變化，下列敘述何者正確？(A)屍斑的產生是因肌蛋白發生化學變化導致 (B)屍僵是死亡後遺體最早的改變 (C)屍僵的產生由頷部開始 (D)在完全屍僵後軀體就不會再軟化

    解析〉遺體是從小肌肉開始產生屍僵，首先由頷部開始，再至頭頸、手、軀幹等。 (110專高二)

72. 林先生診斷為肝癌末期，住院期間剛好遇到鄰床同樣是癌末的病人過世，林先生晚上因害怕無法入睡並時常按叫人鈴，下列何者是最優先的護理措施？(A)請家屬夜間留院陪伴 (B)評估病人對死亡的感受 (C)協助轉床減少恐懼 (D)提供唸佛機轉移注意力

    解析〉當病人因為死亡而出現情緒反應時，應先評估病人對死亡的想法與感受。 (110專高二)

73. 有關臨終照護的敘述，下列何者錯誤？(A)依病人意願選擇合宜的進食方式 (B)停止或減少非必要的醫療處置或監測儀器 (C)簡化處方並保留症狀控制藥物 (D)藥物由口服途徑給予，避免造成注射傷害 (111專高一)

    解析〉臨終病人因嘔吐反射消失，應避免由口進食或服用藥物，避免造成吸入性肺炎。

74. 有關屍僵的敘述，下列何者正確？(1)屍僵通常在死亡後6~8小時發生 (2)屍僵乃因血液凝固而引起 (3)小肌肉較大肌肉先發生屍僵 (4)屍僵發生多由頭頸部開始。(A) (1)(3) (B) (2)(4) (C) (1)(2) (D) (3)(4) (111專高一)

解答： 70.B 71.C 72.B 73.D 74.D

解析 (1)屍僵通常在死亡後2~4小時發生；(2)屍僵乃因肝醣凝固、乳酸堆積及肌蛋白化學變化而引起肌肉僵硬。

75. 張先生，60歲，昏迷前未簽署「不施行心肺復甦術同意書」，依據安寧緩和醫療條例可請最近親屬簽署，下列何者不是最近親屬？(A) 20歲孫女　(B) 55歲胞妹　(C) 65歲堂兄　(D) 85歲父親

（111專高一）

76. 依照衛生福利部公告之腦死判定準則，下列何者屬於腦死的認定標準？(1)低體溫昏迷　(2)無腦幹反射　(3)須經一次腦幹功能測試　(4)無自行呼吸。(A) (1)(2)　(B) (1)(3)　(C) (2)(4)　(D) (3)(4)

（111專高二）

77. 根據死亡後的遺體生理變化，有關遺體之擺位，下列敘述何者正確？(1)採側臥以利口腔分泌物流出　(2)採仰臥維持遺容　(3)頭下放置枕頭　(4)將手腳以繃帶纏繞固定。(A) (1)(3)　(B) (1)(4)　(C) (2)(3)　(D) (2)(4)

（111專高二）

解析 為避免墜積性充血影響儀容，應採仰臥，並於頭下放置枕頭。

78. 針對病人離世，喪親家屬之哀傷情緒支持，下列敘述何者最適當？(A)安慰喪親者節哀順變，以避免情緒潰堤　(B)鼓勵以工作轉移注意力，以免過度沉浸哀傷　(C)建議清除所有病人遺物，以避免睹物思人　(D)可透過照片等紀念物引導，以抒發情緒不壓抑

（111專高二）

79. 有關死亡後遺體的變化，下列敘述何者正確？(A)屍斑會在死亡後6~8小時出現　(B)屍僵現象以較大肌肉較為明顯　(C)死亡後遺體最早的變化是屍冷　(D)屍僵最早發生在身體手部末端

（112專高一）

解析 (A)屍斑於死亡後20~30分鐘即會出現；(B)(D)屍僵變化部位由小肌肉漸至大肌肉（頜、頭、頸→手、軀幹→腿、臀部）。

解答：　75.C　76.C　77.C　78.D　79.C

80. 王先生因肺癌末期，依其各系統生理上出現的變化判定即將臨終，下列敘述何者錯誤？(A)感覺功能消失　(B)吸氣時胸壁內陷，呼氣時外突　(C)四肢出現發紺現象　(D)視力改變

(112專高一)

解析 臨終病人會出現陳施氏呼吸（潮氏呼吸）或喟嘆式呼吸。

81. 吳爺爺，肺癌合併腦、骨頭多處轉移，骨轉移疼痛目前有 Morphine 10 mg S.C. q4h+p.r.n.使用，臨終階段出現譫妄、躁動不安之情形，案妻詢問醫療人員：「看他這樣很捨不得，可以用點藥讓他休息一下嗎？」醫療人員如何回應較為適宜？(A)增加嗎啡用藥或鎮靜劑可能加速病人死亡，不符合倫理　(B)這是臨終可能會有的正常反應，不需要特別處理　(C)若是用藥後緩解了躁動不安但病人也有可能在過程中離世，此有醫師協助自殺之虞 (D)與家人共同討論照護目標，解釋用藥可能產生的效應，再做決定

(112專高一)

解析 護理師可先了解家屬的想法，並告知用藥後可能產生的效應，請家屬思考及決定後，再與醫師討論用藥情況。

82. 護理師向病患及其家屬說明安寧緩和療護，下列何種情況無法使用健保給付的安寧照護？(A)心臟衰竭　(B)失智症　(C)癌症 (D)大腸憩室炎

(112專高一)

解析 癌症及非癌八大類病人可使用健保給付的安寧照護。非癌八大類涵蓋老年期及初老期器質性精神病態、其他大腦變質、心臟衰竭、慢性氣道阻塞疾病、肺部其他疾病、慢性肝病及肝硬化、急性腎衰竭及慢性腎衰竭及腎衰竭，未明示者。

83. 王女士近日確診為乳癌末期，要求家人準備動物來放生，期待積功德、累福報，以延長自己的生命，王女士的心理過程正處於 Kübler-Ross 所提出之臨終病人的那個階段？(A)否認期　(B)討價還價期　(C)憂鬱期　(D)接受期

(112專高二)

解答：　80.B　81.D　82.D　83.B

84. 楊先生為境外移入個案，確診為COVID-19新冠病毒染疫病人，住在負壓隔離病房。過去與家人關係緊密，某日病人因病情每況愈下瀕臨死亡，有關楊先生之臨終照護，下列何者較為適切？(A)家屬可能為潛在複雜性哀傷族群，宜轉介醫療專業團隊提供協助　(B)因應感控措施，須避免家屬與病人任何形式之接觸　(C)因屬傳染疾患，故不適用緩和性鎮靜作為臨終症狀控制　(D)醫療團隊可向家屬說明將盡全力搶救病人到底 （112專高二）

85. 有關臨終病人的護理措施，下列何者適當？(A)維持環境安靜，護理師與家屬間儘量以耳語交談　(B)白天時拉上窗簾，室內保持昏暗，減少視覺刺激　(C)以病人的想法為優先考量　(D)病人意識不清，出現嘎嘎聲時，予以抽痰並抬高下顎 （112專高二）

解析 (A)維持環境安靜，避免耳語交談；(B)室內保持明亮的光線；(D)病人意識不清，出現嘎嘎聲時，應抬高頭部或側臥，避免抽痰。

86. 病人腦死判定應符合的先決條件，下列敘述何者錯誤？(A)陷入深度昏迷，且必須依賴人工呼吸器維持呼吸　(B)導致昏迷原因已經確定　(C)遭受無法復原的腦部結構損壞　(D)確定其昏迷原因是可逆性的 （112專高三）

解析 (D)當昏迷原因可逆，則不符合腦死判定的先決條件。

87. 大腸直腸癌末期合併多處轉移病人，呈現意識時而嗜睡，時而清醒，臨床評估下列哪些是瀕死症狀？(1)訴說看到過世的親友　(2)譫妄躁動　(3)出現深且快的呼吸型態　(4)畢歐氏呼吸(Biot's respiration)　(5)全身皮膚乾燥。(A) (1)(2)　(B) (2)(3)　(C) (3)(4)　(D) (4)(5) （112專高三）

解析 瀕死症狀：(3)出現淺快的呼吸型態；(4)陳施氏呼吸；(5)全身皮膚濕冷。

解答：　84.A　85.C　86.D　87.A

88. 罹患大腸直腸癌末期病人，生命存活期有限，因早年喪偶，一手拉拔兒女長大成人，與兒孫關係緊密，有關引導病人進行生命回顧的敘述，下列何者最適當？(A)儘可能於家屬不在場時進行，有助於病人暢所欲言　(B)協助病人舒適護理時，是生命回顧的適切時機　(C)當病人於回憶中出現感傷情緒時宜協助轉移話題　(D)生命回顧之主要目的是論定病人一生的成敗　（112專高三）

解析(A)邀請及鼓勵家屬參與生命回顧；(C)出現感傷情緒時，應給予陪伴與支持；(D)生命回顧主要目的是協助病人進行統整，肯定生命意義與價值。

89. 有關遺體護理的敘述，下列何者最不適當？(A)需協助鼻胃管留置病人反抽胃內容物後，再移除管路　(B)協助遺體口腔護理後，並幫助閉合　(C)拔除留置導尿管前，宜先抽出水囊內蒸餾水再移除　(D)協助採仰臥並移除頭部枕頭，避免頭頸屈曲

（113專高一）

解析(D)應於頭、肩部墊高枕頭，避免血液滯留於臉部，出現墜積性充血。

90. 有關衛生福利部2012年公告的「腦死判定準則」，下列先決條件的敘述何者正確？(A)病人昏迷指數為5或小於5之深度昏迷　(B)體溫低於攝氏35度所致之可逆性昏迷　(C)具有無法復原的肺葉結構損傷　(D)必須依賴氣切管路維持呼吸　（113專高一）

91. 下列何者為臨終病人的瀕死症狀？(1)脈搏出現奇異脈(paradoxical pulse) (2)張口呼吸 (3)肛門括約肌收縮 (4)吞嚥困難。(A) (1)(2) (B) (1)(4) (C) (2)(3) (D) (2)(4)　（113專高一）

解析臨終病人的瀕死症狀：(1)絲脈；(3)肛門括約肌鬆弛。

解答：　88.B　89.D　90.A　91.D

題庫練習 🔵➕　　　　**113 年 第二次專技高考**

1. 有關護理教育在促進護理專業持續發展的現況敘述，下列何者錯誤？(A)護理教育需要因應社會政策和醫療照護型態的轉變而調整　(B)護理科系學生也需要學習新科技以便勝任未來的社會需求　(C)現今護理教育應逐漸走向師徒制，以提供教學內容為導向的學習　(D)護理教育不但重視知識和技術，專業倫理與社會正義的培養同等重要

2. 孕婦懷孕6個月，近日感覺會陰部極癢，且陰道有黃色分泌物流出，自我沖洗外陰部後，仍舊感到難以忍受，因此決定尋求婦產科醫師診治，依馬斯洛(Maslow)的五大需求階層理論，此時孕婦最需滿足的需求是：(A)生理需求　(B)安全需求　(C)愛及歸屬需求　(D)自尊需求

3. 手術室刷手的操作，應符合那些標準？(1)內科無菌　(2)外科無菌　(3)手應高舉至肩上　(4)掌部應高於肘部。(A) (1)(3)　(B) (1)(4)　(C) (2)(3)　(D) (2)(4)

   解析 手術室刷手是為外科無菌技術，應使掌部應高於肘部。

4. 醫院出現火災時，緊急應變守則可遵循RACE 原則，下列措施何者錯誤？(A)將病人撤離疏散　(B)通報以及啟動警報器　(C)關閉氧氣與電器設備並打開門窗　(D)油類及電氣火災，可先使用乾粉滅火器滅火

   解析 醫院出現火災時，應關閉門窗。

5. 劉先生對護理人員抱怨說：「我受夠了每天做那麼多復健，醫生來看我的次數又那麼少，我很不滿」，下列何者為最合宜的回應？(A)「我會請醫生把復健次數減少些，這樣好嗎？」　(B)「聽起來您很生氣，可以再具體多講一點嗎？」　(C)「我會再請醫生每天多來看您幾次！」　(D)「醫生是照您的疾病需要，才會安排復健啊！」

解答：　　1.C　　2.A　　3.D　　4.C　　5.B

解析 當護理人員需更深入了解某種狀況時，可使用集中焦點的溝通行為，引導病人多加表述他的想法。

6. 護理師首次照護王先生，先查閱其病歷資料，進入病室後向王先生自我介紹，隨後運用會談方式了解其昨天晚上睡不好的原因，並提供情緒的安撫。王先生感謝地說：「謝謝您這麼關心我，我現在感覺好多了。」有關治療性人際關係過程的敘述，下列何者錯誤？(A)先查閱病歷資料以了解王先生健康狀況，為介紹前期（互動前期）階段　(B)向王先生自我介紹，為認識期（介紹期）階段　(C)運用會談方式了解睡不好的原因並提供情緒安撫，為工作期階段　(D)王先生對護理師的感謝，為結束期階段

解析 王先生僅表達對護理師的感謝，並不代表其專業性人際關係已到結束期。

7. 有關病歷保存與管理的敘述，下列何者錯誤？(A)病歷內容未經病人、主治醫師許可，不得將病情洩漏　(B)病人想要了解病情及預後，需由主治醫師說明　(C)住院期間，方便醫師查房可先將病歷放在病人單位　(D)依據醫療法及護理人員法，成年人病歷至少保存7年

解析 病歷應放在護理站內，不可放在病人單位。

8. 有關護理目標的訂定，下列何者最具體？(A) 3/15協助病人下床活動　(B) 3/15病人使用止痛藥後疼痛緩解　(C) 3/15病人能增加纖維質的攝取量　(D) 3/15病人能說出三種以上富含鐵質的食物

解析 具體的目標應包括時間、主詞、動詞、具體可評量的標準。

9. 下列護理評估資料的型態，何者屬於客觀資料(objective data)？(A)病人主訴：「肚子痛的時間約持續5分鐘」　(B)病人肌力檢查：右側下肢肌肉力量3分　(C)病人抱怨昨天夜裡醒來3次　(D)個案母親說病人昨天傷口滲出許多血水

解析 經由專業人員的觀察、身體評估及儀器檢測之相關資料稱為客觀資料，例如右側下肢肌肉力量3分。

解答：　　6.D　　7.C　　8.D　　9.B

10. 有關給藥後的敘述，下列何者正確？(1)親自給藥親自記錄，不可在給藥前記錄　(2)若病人拒服藥物，應記錄之，待醫師查房再報告　(3)p.r.n.藥物給予後，待觀察病人反應後再完成給藥記錄　(4)給藥後，若病人出現不適，應立即停藥並觀察生命徵象。(A)(1)(2)　(B)(3)(4)　(C)(1)(4)　(D)(2)(3)

解析　(2)若病人拒服藥物，應立即通知醫師及記錄之；(3)p.r.n.藥物給予後，應立即完成給藥記錄。

11. 有關給藥的禁忌，下列敘述何者錯誤？(A)鐵劑應避免與茶葉水併服，因茶葉中的鞣酸遇鐵會形成沉澱物　(B)服藥時不可與酒精類飲料併服，因酒精會影響藥物的代謝過程　(C)抗組織胺類藥物配合葡萄柚汁服用，不會影響藥物在肝臟之代謝　(D)含鈣及鐵離子的藥物若與牛奶併服，容易抑制藥物的吸收

解析　抗組織胺藥物不可與葡萄柚汁一起服用，避免增加心臟不良反應的風險。

12. 執行肌肉注射時，下列措施何者正確？(A)針頭插入時，動作宜迅速，以減輕疼痛　(B)針頭拔出時，動作宜緩慢，以減少刺激　(C)推藥物進入組織時，動作宜迅速，以縮短注射時間　(D)選擇管徑大針頭，使藥物可迅速推入組織減少疼痛

解析　(B)針頭拔出時，動作宜迅速平穩，以減少刺激；(C)推藥物進入組織時速度宜緩慢，以減輕組織疼痛；(D)選擇管徑較小的針頭，減緩藥物推入組織的速度，可減少疼痛。

13. 高血壓病人醫囑為acetaminophen 1# P.O. QID、MgO 1# P.O. BID、nifedipine 30mg 1# P.O. QD，凌晨0：00開始NPO，今日上午10：00進行上腸胃道攝影，至12：30返回病室後測量生命徵象無異常，13：00執行給藥，下列何者最適當？（備註：該院一天四次給藥常規時間為9-13-18-21）(A) acetaminophen 1#　(B) acetaminophen 1#、MgO 1#　(C) acetaminophen 2#、MgO 1#、nifedipine 1#　(D) acetaminophen 1#、MgO 1#、nifedipine 1#

解析　病人返回病室後，可以依據當時的給藥時間補給前一次未服用的藥物，故選D。

解答：　10.C　11.C　12.A　13.D

14. 關於用熱的合併症，下列敘述何者錯誤？(A)用熱超過1小時，血管會收縮組織會缺氧　(B)出現全身症狀可能會心跳停止、體液失衡　(C)引起局部皮膚發紅、敏感、疼痛或水泡　(D)微血管通透性增加，可能會導致水腫加劇

解析 用熱的全身症狀可能會使基礎代謝率及心肺負荷增加、周邊血管擴張造成昏厥。

15. 王女士乳癌，行右側乳房切除術，今抽血鉀離子：3.0mEq/L，醫師開立0.9%N/S 500mL+15%KCL15mEqIVD Keep 10hrs stat.。將使用精密輸液套管(microdrip set)滴注，下列措施何者正確？(A)右側上、下肢禁止施打靜脈注射　(B)備藥時以15% KCL 20mEq/10mL/amp 抽取1.5mL，加入500mL N/S 中　(C)使用精密輸液套管滴數為50滴／每分鐘　(D)注射部位有發紅、腫脹、壓痛感是注射氯化鉀溶液的正常現象

解析 (A)右上肢禁止施打靜脈注射；(B)應抽取15% KCL 7.5mL，加入500mL N/S中；(D)注射部位有發紅、腫脹、壓痛感並非正常現象。

16. 輸血時發生咳嗽、心搏過速、高血壓及呼吸困難症狀，最有可能發生下列何種反應？(A)溶血反應　(B)循環負荷過量　(C)過敏性反應　(D)熱原反應

解析 循環負荷過量會有心搏過速、呼吸困難、咳嗽及血壓上升的症狀。

17. 王先生因服用毛地黃而出現脈搏短絀情況，下列敘述何者錯誤？(A)護理師需同時測量心尖脈及橈動脈來確認　(B)因為心臟傳導功能失效而導致的脈動改變　(C)顧慮個案隱私與舒適，所以測量30秒即可　(D)測量結果心尖脈次數大於橈動脈次數

解析 出現脈搏短絀時，應同時測量完整一分鐘的心尖脈及橈動脈。

18. 有關一般藥物周邊靜脈注射時，發生浸潤現象，下列敘述何者錯誤？(A)局部腫脹、壓痛　(B)給予局部濕冷敷　(C)點滴速度會變慢　(D)停止注射另覓注射部位

解析 出現浸潤現象時，應給予抬高及熱敷，以促進吸收。

解答：　14.B　15.C　16.B　17.C　18.B

19. 下列何種藥物於注射完後可搓揉按摩，加速吸收？(A)盤尼西林 (penicillin)試驗　(B)胰島素(insulin)注射　(C)肝素(heparin)注射 (D)鹽酸配西汀(demerol)肌肉注射

解析 肌肉注射後可以局部按摩。

20. 尿液pH 值過低的可能原因，下列何者正確？(1)呼吸性鹼中毒 (2)代謝性酸中毒 (3)飢餓 (4)泌尿道感染。(A) (1)(4)　(B) (2)(3) (C) (1)(3)　(D) (2)(4)

解析 尿液pH值過低可能是因代謝性酸中毒和飢餓。

21 有關膀胱灌洗的目的，下列何者錯誤？(A)沖除膀胱內的異物　(B) 保持尿路的通暢　(C)預防泌尿系統手術後膀胱內血凝塊的形成 (D)灌入藥物以治療腸胃系統的感染

解析 膀胱灌洗時灌入藥物可以治療泌尿系統的感染

22. 記錄導尿管留置病人的輸出入量時，發現3小時中尿袋內的尿量 為零，應先執行下列何項處置？(A)準備進行大量輸液　(B)準備 重新放置導尿管　(C)通知醫生進行緊急處理　(D)檢查導尿系統 的通暢性

解析 當尿管未流出尿液時，應先檢查導尿系統的通暢性。

23. 有關移動病人並協助擺位，下列敘述何者正確？(A)護理人員搬 動病人時使用小肌肉比大肌肉不易疲勞　(B)病人仰臥時頭頸脊 椎成一直線，大腿伸直並交叉　(C)病人側臥時上側的髖關節及 膝關節較下側的髖關節與膝關節彎曲　(D)護理人員移動病人時 應多利用拖、拉的方式，少用滾動的方式

解析 (A)護理人員搬動病人時應使用大肌肉，以減少肌肉疲勞；(B)病 人仰臥時頭頸脊椎成一直線，大腿伸直平放，並在膝窩處放置枕 頭，保持微彎曲的角度；(D)護理人員移動病人時應多用滾動或 滑動的方式。

解答：　19.D　20.B　21.D　22.D　23.C

24. 長期服用毛地黃的病人，胸悶覺得全身無力到急診求治，護理師進行心跳評估，下列敘述何者錯誤？(A)協助病人平躺休息15分鐘之後再測量　(B)手掌溫熱聽診器後使用鐘面進行評估　(C)將聽診器置於左鎖骨中線和第五肋間交會處　(D)評估完整1分鐘需要注意心率的規則與強度

    解析 聽診心尖脈應使用聽診器的膜面。

25. 病人頭部受傷，腦壓過高，最有可能出現下列何種呼吸型態？(A)呼吸過速(tachypnea)　(B)呼吸暫停(apnea)　(C)呼吸過慢(bradypnea)　(D)唉嘆式呼吸(sighing respiration)

    解析 顱內壓上升時，會降低呼吸速率，使呼吸過慢。

26. 護理人員至病房巡邏時收集到口腔癌病人許多訊息，下列何者為主觀症狀？(A)病人抱怨，左頸腫瘤處有抽痛感　(B)病人閉眼，表情皺眉、不安　(C)病人移動時左手扶住左頸腫瘤處　(D)病人四處走動，坐立難安

    解析 來自病人或家屬的主訴稱為主觀 資料，例如病人抱怨左頸腫瘤處有抽痛感。

27. 有關三角巾進行懸臂帶包紮法，下列敘述何者正確？(A)手腕應高於手肘10~12公分　(B)肘關節應＞90度　(C)手掌心朝外，手腕不可下垂　(D)三角巾的底邊需朝向患側

    解析 (B)肘關節應＜90度；(C)手掌心朝內；(D)三角巾的底邊與身體平行，朝向健側。

28. 病人採批次灌食(bolus feeding)，下列灌食技巧何者錯誤？(A)每次灌食量約為250~350mL　(B)灌食空針的高度與胃部距離為60~90cm　(C)灌食速度小於30mL／分　(D)灌食後採取坐臥或半坐臥至少30分鐘

    解析 食物液面到胃部的相距高度為30~45公分。

解答：　24.B　25.C　26.A　27.A　28.B

29. 長期臥床不動的病人，容易造成那些生理現象？(1)髖部關節外旋 (2)肺部分泌物減少　(3)血液黏稠度增加　(4)膀胱餘尿減少。(A) (1)(2)　(B) (1)(3)　(C) (2)(3)　(D) (3)(4)

解析 長期臥床不動的病人易造成肺部分泌物增加及膀胱餘尿增加。

30. 有關全關節活動型態，下列敘述何者正確？(A)伸展係指肢體移向身體中線　(B)屈曲使肢體間的角度變大　(C)旋前使前臂旋轉掌心朝下　(D)內翻使手腕朝拇指方向移動

解析 (A)伸展是指關節伸直；(B)屈曲是使肢體間的角度變小；(D)內翻是使踝關節向內翻轉。

31. 適當的飲食原則為均衡地攝取六大類食物，下列敘述何者錯誤？ (A)肉類以脂肪含量較低者為佳　(B)每天至少需要3~5碟蔬菜及2~4份的水果　(C)低脂乳品每天以1杯為限　(D)素食者之蛋白質攝取以每天同時攝取全穀類、豆類、堅果等為佳

解析 低脂乳品為蛋白質來源，無需以一杯為限。

32. 有關死亡之後遺體的屍斑、屍冷和屍僵的變化，下列敘述何者正確？(A)首先出現的症狀是屍僵　(B)屍僵以較大的肌肉最為明顯 (C)屍斑約在死後2小時較為明顯　(D)受到壓迫的部位較容易形成屍斑

解析 (A)首先出現的症狀是屍冷；(B)屍僵以較小的肌肉最為明顯；(D)受到壓迫的部位較容易形成屍斑。

33. 有關病人自主權利法，下列敘述何者正確？(A)重度衰弱者為病人自主權利法第14條所規定的適用臨床條件之一　(B)若病人昏迷或無法清楚表達意願時，僅能由最近親屬出具「同意書」代替之　(C)意願人得由個人參加「預立醫療照護諮商」後，簽署「預立醫療決定書」即可生效　(D)預立醫療決定，可選擇接受或拒絕維持生命治療與人工營養及流體餵養

解答：　29.B　30.C　31.C　32.C　33.D

34. 李先生剛從開發中國家入境，因發燒不適住院，護理師協助收集
　　糞便檢體，下列敘述何者正確？(A)進行阿米巴原蟲糞便檢查
　　前，應先排空膀胱　(B)收集糞便細菌培養，可直接以棉棒挖取
　　馬桶中糞便　(C)收集蟯蟲檢體，應於晚間洗澡後立即採檢　(D)
　　收集糞便蟲卵檢體後，應儘快冷藏，30分鐘內送檢
　　解析 (B)收集糞便細菌培養，應以無菌棉枝輕插入肛門1~2公分及旋轉
　　　　一圈；(C)收集蟯蟲檢體，最佳採檢時機為晨起後、解便前；(D)
　　　　收集糞便蟲卵檢體後，應儘快送檢。

35. 安寧病房末期臨終病人已簽署不施行心肺復甦術同意書，案妻看
　　到病人呼吸微弱且意識不清，緊張地要求對病人進行急救，您為
　　其主護護理師，下列回應何者最適當？(A)「病人已經簽署不施
　　行心肺復甦術同意書了」　(B)「我了解你的心情，您捨不得先
　　生離開」　(C)「您這樣要求只會造成先生的不舒服而已」　(D)
　　「先生已經無法起死回生了，您就讓他走吧」

解答：　　34.A　　35.B

新文京開發出版股份有限公司
NEW WCDP

新世紀‧新視野‧新文京 — 精選教科書‧考試用書‧專業參考書